HOLISTIC INTEGRATIVE MEDICINE
THEORY & PRACTICE

整合医学
——理论与实践⑯

主　编　樊代明
副主编　薛武军　黄晓军
编　者　（按姓氏笔画排序）

丁小明	丁晨光	王学浩	田晓辉	田普训
冯新顺	吕　萌	朱海男	朱翰朝	刘　源
闫晨华	孙于谦	李　杨	李青峰	杨　红
杨佩军	杨洪吉	吴国生	何金光	张　玄
张圆圆	陈必良	陈静瑜	周景师	郑　瑾
项和立	段维勋	侯　军	侯一夫	俞世强
昝　涛	饶建华	粟占国	夏　强	郭　晖
黄晓军	曹乐清	常英军	韩　冬	程　亮
谢　芸	窦科峰	翟蒙恩	潘晓鸣	燕　航
薛武军	魏　莉			

世界图书出版公司

西安北京上海广州

图书在版编目(CIP)数据

整合医学:理论与实践⑯/樊代明主编. — 西安:世界
图书出版西安有限公司,2022.6
ISBN 978 - 7 - 5192 - 9561 - 5

Ⅰ.①整… Ⅱ.①樊… Ⅲ.①医学 - 研究 Ⅳ.①R

中国版本图书馆 CIP 数据核字(2022)第 102046 号

书　　名	**整合医学——理论与实践⑯**	
	ZHENGHE YIXUE LILUN YU SHIJIAN	
主　　编	樊代明	
责任编辑	胡玉平	
装帧设计	新纪元文化传播	
出版发行	**世界图书出版西安有限公司**	
地　　址	西安市锦业路 1 号都市之门 C 座	
邮　　编	710065	
电　　话	029 - 87214941　029 - 87233647(市场营销部)	
	029 - 87234767(总编室)	
网　　址	http://www.wpcxa.com	
邮　　箱	xast@ wpcxa.com	
经　　销	新华书店	
印　　刷	西安雁展印务有限公司	
开　　本	787mm×1092mm　　1/16	
印　　张	27.5	
字　　数	500 千字	
版次印次	2022 年 6 月第 1 版　　2022 年 6 月第 1 次印刷	
国际书号	ISBN 978 - 7 - 5192 - 9561 - 5	
定　　价	238.00 元	

医学投稿　xastyx@163.com ‖ 029 - 87279745　029 - 87279675

☆如有印装错误,请寄回本公司更换☆

　　四川省人民医院前一段时间完成了世界首例双供者且ABO血型不合的胰肾联合移植。当然，胰腺移植并不新颖，肾移植更不新颖，胰肾联合移植也不新颖。这一联合移植的新颖之处在于，胰腺属于一个供者，肾脏属于另一个供者，并且血型不合，难度大大增强。接受移植的患者糖尿病很严重，出现糖尿病肾病并最终形成尿毒症。移植后效果较好，功能逐渐恢复，能够存活多久尚有待观察。

　　参加病例讨论的绝大多数是外科医生，我是参会唯一的内科医生，我是来学习的。有一句话叫"The wise man is one who knows what he does not know"，即智者知道自己不会什么。我经常对我的学生讲，开自己会的会，永远是本家；开自己不会的会，是专家；开自己不会、别人不会、全世界都不会的会，将成为大家。我不是为了成为大家，我是来向各位学习的，因为对移植医学而言我是门外汉。近些年移植医学发展很快，为医学发展奠定了基础。现代医学发展到现在，对外科学来说经历了6个"R"：Resection（切除）、Repairment（修复）、Replacement（移植）、Regeneration（再生）、Rehabilitation（康复）、Rejuvenation（返童）。后3个"R"还只是开始，所以外科学发展到现在的最高境界是移植，继续发展该怎么办？我说过，"If you want to go fast, go alone. If you want to go far, go together"，即"独走快，众行远"。外科学把前3个"R"都做得很好了，但也遇到很大困难，只有把后3个"R"做起来，并且把这些"R"整合起来，才能达到理想的效果。如果给人体种一个细胞，便能形成一个器官，这才是最高境界。要实现这个目标，一定要把现有的知识整合起来（integrative），还要从人体整体（holistic）出发，形成整体整合移植学（holistic integrative transplantation），才能获得更好成果，才能达到更高境界。

两位教授汇报了移植病例的详细情况，全国的外科专家也进行了充分讨论。听了大家的发言，我感到移植领域就像一个竞技场，竞争很激烈。竞争的焦点在于谁移植的病例活得多，谁移植的病例活得长，谁移植的病例活得好。外科医生需要不断改进方法来达到这些目标。国外有一句话，"Improving procedures did not affect any results of survival"，即持续改进的方法并没有对生存有任何影响。大家说移植成功，究竟移植进去了什么？诚然，移植进去两个器官，去代替损坏了的原器官。为什么有的好，有的不好？成功了却说不出道理。我认为移植进去的是一种道理、一种机制，它改变了患者体内的现状。机理是"学"，不是"术"；是"道"，不是"器"。我们如果只拘泥在"术"和"器"，只在器官层面发力，就始终不能改变患者的存活时间和生存质量，那不能算成功的。

今天讨论的这个移植病例是为了治疗糖尿病，糖尿病治疗的机制是为了降糖。什么是糖尿病？过去说，尿中没糖不叫病，只是血糖高一点也不叫糖尿病。过去查糖尿病没有检测方法，都是靠人工尝尿来判断。我大学实习时老师教我们查糖尿病：在太阳底下放五杯尿，他在前头用食指蘸尿用中指尝，我就用食指蘸尿用食指尝，结果都是一样的，因为老师是看哪一杯上面有苍蝇或蚂蚁，而我却直接用嘴尝。现在的糖尿病和过去的糖尿病应该是不一样的，过去是吃进天然食物，然后吸收转化食物中的糖；而现在吃的是人工提炼合成的高浓度糖，人体当然受不了。糖尿病的发病率从十年前的1%增加到现在的10%以上，我推测再过十年会达到20%，再十年可能会达30%。糖吃多了身体受不了，我们就去降糖。大量病例报道揭示，降糖和不降糖两组的最终结局没有统计学差异。在我国大庆进行的队列研究显示，一组通过运动和饮食等生活方式干预，一组不做任何干预，20年后糖尿病发生率相差92%。这里面究竟是什么机制？糖尿病患者并不是"糖人"，他们体内的糖比正常人不是多了，而是少了。糖主要以肌糖原的形式贮存在肌肉内，在肝脏中进行转换，在身体缺糖的情况下，为了保证心脏、脑等重要器官的能量供应，肌糖原就必须游离到血液中来保障重要脏器的能量供应。所以糖尿病患者尽管血糖很高，但实际组织细胞内缺糖，很容易出现低血糖，因为患者体细胞内贮存量很少，血糖用完很容易出现低血糖。胰岛素的功能是将血糖转换到肌肉中去，糖尿病患者体内一定会有各种机制阻止胰岛素细胞的功能，产生胰岛素抵抗，甚至让胰岛 B 细胞凋亡，这样糖尿病患者的胰腺功能就越来越差。中医用"消渴丸"治疗糖尿病，效果不错，可以让尿中的糖降下来，靠的就是这种机制。为什么说移植进去的不只是器官，主要是机制？因为患者胰腺移植后胰岛素水平并不如原来那么高，原来靠注射胰岛素来维持，现在不注射胰岛素也可以控制血糖。如果能将这些机制研究清楚，将来就不需要器官移植，做机制移植即可。所以，英国肾脏病学者说，"肾移植和肾透析是肾脏疾病治疗失败的结果"。

另外，移植过程中很容易出现排异反应，这怎么解决？今天讨论的这个病例属于"三体"移植，3 个人的器官整合到一起了。我曾参加过一个移植病例讨论会，他们先后做过 5 次肾移植都因排异反应失败。我想起曾经看到过的一篇文献，肾脏和肝脏同时出现移植排异反应的概率就小了。但那个患者的肝脏是好的，伦理审查通不过，肝脏外科专家也反对。我认为，既然文献报道成功了，就应该试试看，结果做完肝肾联合移植后排异反应就消失了。王福生和田志刚两位院士的研究都发现，肝脏的免疫细胞分两支队伍，一部分跑到全身，相当于侦察兵；另一部分留在肝脏，作为常驻军。如果只做肾移植，受者的肝脏免疫细胞侦察发现肾脏不是自己的，马上发生排异反应。如果肝肾联合移植，肝脏的免疫细胞侦察发现肾脏是（供者）自家的，就不排异。四川省人民医院最近还做过一例"三体"移植，尸肝加活体肾移植，也成功了。那么，"三体"移植成功的原因是什么？通俗地说，两个人打架，肯定针锋相对，你死我活。如果出现一个第三者，可能会劝架，即便不劝架，第三者对双方都是一种平衡或威慑，如果有一方想打架，第三者站到另一方帮忙，那么这一方就不敢轻易动手了。"三体"移植后，3个人的器官就存在一种相互制约机制，值得去研究。比如说肠菌移植，说不定就能解决器官移植中很多解决不了的免疫问题。我曾看过一篇文献，100多年前的一个患者患肺癌去做手术，结果输错血，患者出现高热反应，立刻停止手术。等过了几天患者再次行术前影像检查时，发现肺癌消失了。肺癌患者的血型正好和输进去的血型针锋相对，输进去的血细胞或血液成分把肺癌细胞干掉了，或者把它改变了。这里面有一个重要机制是"blood group type modification"，即人的血细胞可以变化。血型的基本物质是H物质，ABO型是因为加糖不一样，要么是唾液酸，要么是半乳糖，要么是乙酰氨基葡萄糖，要么是岩藻糖。加糖反应涉及加糖酶和减糖酶。既然血型可以改变，因此当遇到非常合适的器官时，即便血型不合仍然可以移植，随后可采取一些处理措施来降低排异反应。如果我们通过饮食可以改变糖基，发挥加糖酶同样的作用，也许能达到这样的效果。美国有研究发现，肿瘤患者通过限制高糖饮食，能够比常规治疗获得更长的存活期。当然，我们还可以通过肠菌移植起到改变血型物质的效果。如果能研究出一种细菌专门改变血型物质，将发挥更重要的作用。

由此，我想到，中国的外科要发展必须具备新颖的思路和思维，这样才会有新思想出现。最近，我被选为亚太消化联合会的会长。亚太消化联合会包括亚太消化内科学会、亚太肝病学会、亚太消化内镜学会和亚太消化外科学会。中国大陆消化学界除了在亚太消化内科学会有一定的话语权和地位，在其他三个学会中都没有话语权。中国的外科主要是手术例数多，因为在发病率靠前的六大肿瘤中消化系统肿瘤占了5个，即食管癌、胃癌、肠癌、胰腺癌、肝癌，绝对病例数肯定比国外多。另一方面，现在的外科强调肿瘤外科微创治疗。其实微创只是切口小一点，出血少一点，并发症少一点，但对患者的存活率并没有太大的改善。中国移植学未来将去向何处？我建议通过"MDT to HIM"平台来一场全国性大讨论。就以今天讨论的这一移植病例为题，不光是外科参与，所有涉及的相关科室都应该参与发言。因为"Improving procedures did not affect any results of survival",所以我们要做智者,"The wise man is one who knows what he does not know"。智者从何而来,"If you want to go fast, go alone. If you want to go far, go together"。即独走快,众行远,这就是整合医学的概念,对移植医学而言就是整合移植学。

移植医学走到今天,为人类健康及医学发展作出了巨大贡献,且总结出了很多成功经验。当然也发现了许多不易解决的难题,而且不同器官所遇到的困难有相同性,但更多的是不同性。我们只有在解决问题的过程中才能不断前进。针对上述想法,我们邀请三个方面的专家共同编写了这本书,作为《整合医学——理论与实践》的第16卷。编者中有一批专家是专门从事实体器官移植的著名学者,从肾移植、颜面移植、肺移植、心脏移植、肝移植、小肠移植、子宫移植,再到胰肾联合移植等。内容不乏双脏器或多脏器移植的尝试,也有异种移植的研究等。又因肾移植为移植医学开展最早、移植例数最多的领域,所以在集中阐述各移植领域共通的代表性难题及解决办法的内容中,肾移植内容安排最多。另一批专家是专门从事骨髓干细胞移植的著名学者。因为在实体器官移植遇到的问题有可能从骨髓干细胞移植所获经验中得到借鉴,还邀请了专门从事自身免疫病基础和临床研究的著名学者。其实,自身免疫病的病因很大程度上就是自身发生的免疫失稳,而器官移植后如能保持免疫稳态,就能保证移植成功,有关方面可向从事自身免疫病的专家学习。因此,三方面认识的相互联系、三支力量的优势互补、三驾马车的并驾齐驱,共同为器官移植及其相关领域的医学发展贡献力量,这就是整体整合移植学(Holistic Integrative Transplantation,HIT),简称整合移植学。

樊代明

2022 年 2 月 10 日

目录 HOLISTIC INTEGRATIVE MEDICINE
Contents

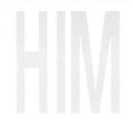

第一章　肾移植

◎ 薛武军

　　被誉为"医学之巅"的器官移植，是 20 世纪最令人瞩目、最富有成效的医学成就之一，它推动了现代外科学、内科学、免疫学、遗传学、药理学、微生物学等多学科的交叉整合与创新发展，是几代学者经过多半个世纪的不懈努力和艰辛奋斗，通过整合医学领域最先进的理论知识与最有效的临床技术有机整合发展起来的新兴技术和学科，代表了现代医学发展的成就和临床技术水平，也是一个国家和地区综合医学水平的标志之一。与器官移植发展相适应的器官捐献作为器官移植学体系的重要组成部分，是现代医学与社会学、人文学相整合的具体体现。我国器官捐献与移植事业的改革与发展成果，被世界卫生组织（WHO）和国际移植界赞誉为：对世界器官移植做出重要贡献，并影响和可能引领全球器官移植未来发展方向的"中国模式"。作为全球第二移植大国，我国正在世界器官移植舞台的中央发挥着积极重要的作用。

　　肾移植是开展最早、最为成熟的实体器官移植项目。从最初的临床试验与探索，发展到作为临床治疗手段拯救尿毒症患者生命，进而带动肝脏、心脏、肺脏等实体器官移植临床技术的应用和发展，形成了最为有效的治疗终末期器官功能衰竭的临床应用技术。肾移植术在发展中经历了探索、实践、成熟的过程，临床技术不断改进，移植效果不断提高。本章针对肾移植的关键技术、特殊和重点问题，系统阐述了肾移植发展历程中如何解决疑难问题、突破瓶颈障碍，实践临床路径、技术创新、方法改进及临床应用的成熟经验，内容包括组织配型、器官捐献（供肾选择与评估）、移植手术、免疫抑制治疗、感染防治、致敏患者移植、肾脏移植病理、活体移植供者问题、肾－胰和肝－肾联合移植、特殊类型肾移植，以及亟待解决的问题和未来发展方向 12 个部分。不仅为临床肾移植提供借鉴，而且为其他器官移植提供一个范式，从而推动移植医学发展中多学科交叉与联合、移植技术的智能融合，从而促进我国移植医学事业在新历史时期实现更高质量发展。

第一节　肾脏移植发展史

◎丁小明　项和立　薛武军

　　器官移植被誉为20世纪"医学之巅"，肾脏移植是器官移植发展的排头兵，不仅在医学上是基础医学、临床医学和康复医学等多学科的整合，而且在发展和实施过程中也融入了人文、伦理、道德、法律、社会学的理念与实践，所以是整体整合医学的先行者。

一、器官移植的古代历史

　　器官移植史可追溯至古代。人类初始产生取出组织或器官以更换受损的组织或器官的想法，用于美容、修复或治疗，在神话、宗教和文学艺术中都存在着有趣的描述。中国古籍《列子·汤问》中记载着神医扁鹊完成心脏移植的故事，西方国家认为这是人类对于器官移植的最早探索，这在 Davis Christopher 主编的 *Textbook of Surgery* 等许多学术专著中均有记载，因此国际器官移植学界一致公认扁鹊为器官移植的鼻祖。1987年第二届国际环孢素学术会议更是以扁鹊像作为会徽，这是我国医学界的荣誉。《圣经新约》中描述了自体器官移植的事例，此外还有关于牙齿、皮肤和骨骼移植的记载。这些描述体现出古代人类的智慧和好奇心，但尚无证据证明其与现代器官移植理论和技术之间的联系。

二、早期现代移植

　　1883年瑞士医生科赫尔（Kocher）将甲状腺组织移植到接受过甲状腺根治术的患者身上，通过替换器官来治疗甲状腺功能减退症，这是已知的首次现代移植。到20世纪初，已有皮肤和角膜等组织移植成功的报道。19世纪末到20世纪初由于血管吻合技术的快速进步，形成了可在动物身上进行器官移植（主要是肾脏）的知识和技能基础。法国科学家卡雷尔（Carrel）在完善血管吻合技术和血管重建方法后，成功进行了狗肾自体和异体原位移植。尽管手术获得了成功，但异体移植物的宿主反应直接影响着移植成功，又因第一次世界大战和经济大萧条使该项医学技术发展出现停滞。此后对严重烧伤和战争创伤后皮肤移植的需求却使这一研究领域重焕活力。英国科学家彼得·梅达瓦（Peter Medawar）在皮肤移植的研究中发现排斥反应是一种具有致敏、记忆和耐受等特性的免疫现象，可能由免疫系统的细胞成分所致。

　　随着移植排斥的免疫机制和外科技术的探索不断进步，同时也出现一些人类肾移植的早期尝试。1936 年，外科医生沃洛诺伊（Voronoy）将 B 型血尸体捐献者的肾移植到 O 型血尿毒症受者身上，由于血型不合（不相容），患者仅存活了两天且移植肾未产生尿液。随后的十几年中，开展死刑罪犯者来源的肾移植取得了手术技术上的成功，但都以受者死亡告终。1951—1952 年，休谟（Hume）及其同事在波士顿进行了 9 例肾移植。第一例为左肾切除术后的原位移植，其后的 8 例移植物植入大腿前部，通过构建的输尿管皮肤引流管引流尿液。9 例受者中有 8 例存活超过 100d，最长达 6 个月。其余包括将黑猩猩的肾移植给人，存活大多不过 2 个月，所有患者均观察到了不可逆的排斥反应和严重感染。

首例成功的肾移植是约瑟夫·默里（Joseph Murray），于 1954 年在同卵双胎兄弟之间完成的，没有排斥反应，受者移植肾功能良好，存活了 8 年，但由于仍然存在高血压，移植肾失功后被摘除。默里与在 1956 年完成首例骨髓移植的托马斯（Thomas）分享了 1990 年的诺贝尔生理学或医学奖，表彰他们在器官和细胞移植作为一种临床治疗方法中的技术突破。在其后 2 年里，布里格姆（Brigham）团队成功地在 7 对同卵双胎间进行了肾移植，其中一名年轻女性术后两年还生育了一个女孩，成为首例接受肾移植后的受孕者。1960 年英国医生拉珀（Raper）完成了尸体供肾的移植手术，使用环磷酰胺控制排斥反应，但患者在移植后 8 个月因病毒感染死亡，这标志着免疫抑制剂时代的开始。埃利昂（Elion）和希钦斯（Hitchings）合作，在免疫抑制领域取得了显著进展，通过使用 6 - 巯基嘌呤的硫取代化合物来生成硫唑嘌呤而得到改进。硫唑嘌呤能抑制免疫反应，可用于预防排斥反应。斯塔齐尔（Starzl）在 20 世纪 60 年代初期的研究表明，在硫唑嘌呤中加入高剂量的泼尼松（200mg/d）能逆转肾移植排斥反应并诱导宿主耐受，之后的免疫抑制随时间推移而减少。肾移植历史的里程碑是 1962 年首次成功地在无基因关联的供 - 受者间进行肾移植，供肾移植于腹膜后。优化的血管吻合方法，运用硫唑嘌呤免疫抑制治疗是该例移植的突破，开启了肾脏移植免疫抑制治疗的时代。Starzl 证明了"鸡尾酒"免疫抑制方法的功效，将肾移植从临床试验转变为初期的临床治疗方法，使得全球移植中心稳步增多，并首次打开了非肾器官移植的大门。但由于抗感染药物、预防及监测方法的不足，Starzl 在研究中发现受者的机会性感染率非常高，且多为混合感染，因而产生了对器官移植的实用性和伦理基础的质疑。

尽管如此，有关实体器官移植的免疫抑制药理学仍在取得进展。1966 年，多克隆抗淋巴细胞球蛋白（ALG）取代了胸导管引流以实现淋巴细胞耗竭，仅用于少数肾和肝受者作为使用类固醇和硫唑嘌呤"三联方案"的一部分。ALG 可能成为治疗难治性排斥反应的重要辅助手段，在一些移植中心作为免疫抑制诱导剂。

我国器官移植起步晚了 10 年左右，奠基者为裘法祖和夏穗生教授。1958 年夏穗生将一只狗的肝脏移植到另一只狗的右下腹，这只狗只存活了 10h，但这是国内对肝移植的开创性探索。在为期 5 年的研究中，夏穗生团队完成了 130 次狗的原位肝移植手术，总结出切实可行的完整术式，攻克了肝脏失活、凝血机制紊乱等难题。肾移植是实体器官移植中临床开展最早的移植技术，1960 年吴阶平等率先进行了 2 例尸体肾移植，但因缺乏有效的免疫抑制药物，移植肾存活未超过 4 周。1972 年，梅骅和于惠元等在广州中山医学院第一附属医院开展了首例活体亲属肾移植，受者存活 1 年以上且移植肾功能良好，后因急性肝衰竭死亡。1977 年上海瑞金医院林言箴等开展了国内首例肝移植，这也是亚洲第一例人体肝移植。随后全国 18 个单位共进行了 57 例肝移植，但由于免疫抑制剂缺乏和技术设备落后，80% 以上的病例均在术后 3 个月内死亡，最长存活病例由夏穗生教授完成，患者存活 264d。

三、现代移植：钙调磷酸酶抑制剂（CNI）时代

1972 年瑞士医生 Jean Bore 从真菌发酵物中分离出环孢素 A（CsA），并发现其具有强烈的免疫抑制活性。1978 年，英国剑桥医生 Roy Calne 首先将 CsA 用于临床肾移植和骨髓移植。1983 年，CsA 被美国 FDA 批准正式注册上市，从此免疫抑制疗法进入了环孢素新时代。CsA 的免疫作用针对细胞介导的 T 辅助淋巴细胞和淋巴细胞衍生的抗体合成，但没有硫唑嘌呤的骨髓抑制或类固醇的广泛免疫抑制的副作用，是器官移植中免疫抑制治疗研究的重大进展。环孢素作为实体器官移植联合免疫抑制方案的主要药物，使 20 世纪 80 年代移植物和患者存活率的增加令人惊喜，肾移植受者的 1 年移植物存活率超过 89%。但环孢素也有严重的不良事件，尤其是在应用早期，主要表现为神经毒性、肾毒性、机会性感染、糖尿病和 B 细胞淋巴瘤。

从 20 世纪 80 年代中期开始，肾移植在中国各地相继开展，由于采用环孢素为核心的三联免疫抑制剂治疗方案、移植器官保存技术的改进和供者与受者间良好的组织配型，移植肾存活率及受者生活质量不断提高，肾移植逐渐成为一项成熟的治疗技术。至 1998 年底，国内开展肾移植的单位已达 80 个，肾移植总计近 2 万例。进入 21 世纪，国内肾移植得到了进一步发展，2004 年曾经达到年肾移植超过 1 万例次。到 2014 年底，我国共施行实体大器官移植 12 万余次，其中肾移植占 83% 以上，累计超过 10 万例次，其中活体肾移植 1 万余次。多器官联合移植也在我国逐渐开展，2019 年中国共实施肾脏相关多器官移植 224 例，其中肝肾联合移植 68 例，胰肾联合移植 149 例，心肾联合移植 7 例。

在 20 世纪 90 年代初期，FK506（他克莫司）在治疗环孢素难治性肝移植排斥中取得了一定疗效，肝移植物和受者的存活率得到了极大改善。与环孢素相比，FK506 具有更高的治疗效力和同等的安全性。同期更多的新型免疫抑制剂也在不断地进入人们视野，如抗淋巴细胞药物、新型抗增殖剂（霉酚酸酯）、白细胞介素 - 2 受体拮抗剂和西罗莫司等。

四、器官捐献与肾脏移植

在临床移植的早期阶段，大量肾脏供者来源于活体，但获取移植器官的时间

和过程缺乏标准。在器官移植早期，心肺死亡概念较为盛行，器官来源以心脏死亡后器官捐献（Donation After Cardiac Death，DCD）为主流，但随着药物及重症监护生命支持技术的发展，这样的定义不能完全反映死亡的生物学变化，也很难促成器官捐献的发展。由此，脑死亡的概念于1968年由哈佛医学院的特设委员会引入，其要求包括不可逆的深昏迷、无自主呼吸、无脑干反射及脑电活动消失。尽管从DCD定义到脑死亡定义的转变仍然是一个主要的生物伦理争议，但一系列移植程序的发展及法案的通过为器官移植的发展提供了保障，这使得长期以来尸体器官捐献来源多样化。肾和肝是从DCD供者中获得的最常见器官，DCD来源的肾移植物及受者存活率与脑死亡供者相比差异不大。

与发达国家相似，我国供者器官短缺的问题也很突出。尽管原卫生部于2003年出台了《脑死亡诊断标准》和《脑死亡判定程序》，但由于人们接受程度不高和器官捐献机构的缺失，没有器官移植法规管理，我国公民器官捐献长期未能开展，从而导致较长时间依赖死刑犯为器官来源，在2009年以前几乎所有的尸体器官均来自死刑犯。尽管最高法院、最高检察院等六部门于1984年联合颁布《关于利用死刑罪犯尸体或尸体器官的暂行规定》，制定了死囚捐献器官的严格程序，但执行过程难免存在漏洞和不规范行为，也由于违背了全球移植界共同遵守的伦理准则，我国器官移植事业引起了国际医学界的广泛争议，遭到了国际社会的诟病与孤立，因此也造成了我国移植事业发展的阻碍。

司法界与移植界共同希望能尽快建立一种公民自愿捐献的体系，废弃由司法途径提供器官的方法。经过10年的艰辛工作，逐步完成了从使用死刑犯器官到公民身后自愿器官捐献的转型。中国人体器官移植技术临床应用委员会（OTC）于2006年11月发布了"广州宣言"，号召全体器官移植医务人员凝聚共识，确立了改革目标。2007年，国务院颁布了《人体器官移植条例》，明确了器官捐献的来源和公民捐献器官的权利，使中国器官移植事业开始走上了法制化、规范化轨道，扭转了我国移植学界在国际社会中的负面形象。为解决器官来源的瓶颈问题，2010年启动了公民逝世后器官捐献（CDCD）工作试点，建立了由中国红十字会为第三方参与的人体器官捐献体系，创新性提出了中国公民逝世后器官捐献的三类标准，即 I 类：国际标准化脑死亡器官捐献（DBD）；II 类：国际标准化心脏死亡器官捐献（DCD）；III 类：中国过渡时期脑 - 心双死亡标准器官捐献（DBCD）。2013年2月我国全面启动了公民逝世后器官捐献工作，为更好地推动中国器官捐献的发展，同年8月出台《人体捐献器官获取与分配管理规定（试行）》，严格遵循公民逝世后自愿器官捐献的三类标准和程序，建立完善的器官获取组织（OPO）和人体器官捐献专业协调员队伍，严格使用中国人体器官分配与共享计算机系统（COTRS）实施捐献器官分配，确保公开、公正、透明、可溯源的器官获取与分配，坚持器官捐献的无偿、自愿、爱心奉献，并对捐献者家庭进行荣誉表彰及合情、合理、合法的人道主义救助。

2015 年 1 月 1 日起我国全面停用死刑犯器官，公民自愿器官捐献成为唯一合法器官来源。此举意义非凡，获得了全社会的热烈响应和国内外广泛赞誉，我国移植事业走向伦理、透明、与世界接轨，标志着我国司法和人权事业的重大进步，彰显了器官移植的纯洁与高尚。截至 2021 年 7 月 31 日，我国共实现公民逝世后器官捐献 35 473 例，捐献大器官 105 392 个。自 2015 年以来，我国在肾移植领域也进行了卓有成效的探索，共实施肾移植 7 万余例次，不仅挽救了终末期患者的生命，提高了术后生活质量，而且开展了供肾器官功能维护、供肾质量评估标准、供肾机械低温灌注和扩大标准供者的临床研究，具有重要的临床意义和医学价值。

五、结　语

肾移植的发展及其成就是由从事医学、法律、政治和伦理学等方面的专家几代人的精诚合作和持续不断的努力造就的，离不开移植领域先驱者的勤奋探索和远见卓识。移植术独特的价值在于它的成功需要团结合作和利他主义的牺牲精神。器官捐献与移植学科体系体现了人类文明进步，也是现代医学与生命科学的深度整合，肾移植的发展任重而道远。

器官的供需矛盾是制约移植事业发展的重要因素。经过十余年的发展和完善，我国建立了遵循《伊斯坦布尔宣言》和世界卫生组织（WHO）人体器官移植指导原则，以"人体器官捐献体系""人体捐献器官获取与分配体系""人体器官移植临床服务体系""人体器官移植科学注册体系"和"人体器官捐献与移植监管体系"五大体系为基础，符合国情和伦理规范的中国器官捐献与移植体系，推动器官捐献与移植事业健康可持续发展，被 WHO 誉为对世界器官移植做出重要贡献的"中国模式"，每百万人口器官捐献率从 2010 年的 0.03 提高到了 2018 年的 4.6，实现了公民自愿捐献率大幅度增长。中国器官捐献与移植的改革经验可供世界上文化背景相似、经济水平相当的国家借鉴，是中华文明对世界的新贡献。

由于器官移植技术和效果明显提高，器官移植的适应证不断扩大，等待器官移植的患者日益增加，器官来源短缺仍面临突出问题，捐献器官的数量需要大幅增长，移植技术和质量也需要进一步提高。因此，需要加强器官捐献的专业化发展、OPO 的学科化建设和器官移植学科的体系化建设，创新器官捐献与移植的中国技术、中国团队和中国体系，推动我国器官移植事业由数量规模型向数量质量型提升，开启由移植大国向移植强国迈进的征程。

参考文献

［1］Linden PK. History of solid organ transplantation and organ donation［J］. Crit Care Clin,2009, 25 (1):165 – 84, ix.

［2］朱有华,石炳毅. 肾脏移植手册［M］. 北京:人民卫生出版社, 2010.

［3］Marino IR, Cirillo C. An abridged photographic history of organ transplantation［J］. Exp Clin Transplant, 2014, 12 (Suppl 1):11 – 6.

［4］Shayan H. Organ transplantation：from myth to reality［J］. J Invest Surg, 2001, 14(3)：135-8.

［5］Stolp J, Zaitsu M, Wood K J. Immune Tolerance and Rejection in Organ Transplantation［J］. Methods Mol Biol, 2019, 1899：159-180.

［6］Timsit MO, Kleinclauss F, Thuret R. History of kidney transplantation surgery［J］. Prog Urol, 2016, 26(15)：874-881.

［7］Hatzinger M, Stastny M, Grützmacher P, et al. The history of kidney transplantation［J］. Urologe A, 2016, 55 (10)：1353-1359.

［8］方其军, 夏穗生. 毕生耕耘在医学［J］. 宁波通讯, 2019(14)：50-53.

［9］刘勇, 黄焱. 器官移植发展简史与现状［J］. 中华医史杂志, 2001, 31(1)：57-59.

［10］《中国组织工程研究与临床康复》学术部. 让昨天告诉今天：漫步世界肾移植的发展史［J］. 中国组织工程研究与临床康复, 2009, 13(44)：8611-8612.

［11］朱有华, 曾力. 肾移植［M］. 北京：人民卫生出版社, 2017.

［12］黄洁夫. 中国器官移植发展报告2019［M］. 北京：清华大学出版社, 2019.

［13］Selck FW, Grossman EB, Ratner LE, et al. Utilization, outcomes, and retransplantation of liver allografts from donation after cardiac death：implications for further expansion of the deceased-donor pool［J］. Ann Surg, 2008, 248(4)：599-607. DOI：10.1097/SLA.0b013e31818a080e.

［14］黄洁夫. 中国器官捐献的发展历程与展望［J］. 武汉大学学报(医学版), 2016, 37(04)：517-522

［15］Huang J, Mao Y, Millis JM. Government policy and organ transplantation in China［J］. Lancet, 2008, 372(9654)：1937-8. DOI：10.1016/s0140-6736(08)61359-8.

［16］中国人体健康科技促进会人体器官和组织捐献专业委员会. 器官捐献：我国新时代下多学科共创的新生学科［J］. 器官移植, 2020, 11(5)：614-621

［17］Ding CG, Li Y, Tian XH, et al. Predictive Score Model for Delayed Graft Function Based on Hypothermic Machine Perfusion Variables in Kidney Transplantation［J］. Chin Med J (Engl). 2018, 131 (22)：2651-2657. doi：10.4103/0366-6999.245278. PMID：30425191; PMCID：PMC6247597.

［18］Xue W, Wang C, Chen J, et al. A prediction model of delayed graft function in deceased donor for renal transplant：a multi-center study from China［J］. Renal Failure, 2021, 43(1)：520-529.

［19］黄洁夫. 器官捐献与移植事业的"中国模式"［J］. 中华医学信息导报, 2017, 32(9)：6.

［20］黄洁夫, 李焯辉, 郭志勇, 等. 中国器官捐献的发展历程［J］. 中华重症医学电子杂志(网络版), 2017, 3(2)：81-84

［21］石炳毅. 中国器官捐献与移植改革历程［J］. 中华医学信息导报, 2020, 35(18)：21-21.

第二节　组织配型与排斥反应

◎郑　瑾　李　杨　丁小明　薛武军

人类主要相容性复合体（MHC）又被称为人类白细胞抗原（HLA）基因复合体，是一组决定移植组织是否相容，与免疫应答密切相关、紧密连锁的基因群。

HLA 具有显著多态性，与同种异体移植中的排斥反应密切相关。移植术后人体 HLA 不完全相容始终是一个潜在的危险因素终身存在，一旦条件成熟，可以在器官移植术后任何时期发生。

随着大量器官移植临床随访资料的逐渐积累分析，HLA 配型在活体亲属供肾移植中的重要意义为大家所公认。但在非亲属移植、尸体移植中 HLA 配型的临床价值存在不少争议。近年来，有关 HLA 配型在器官移植中临床意义的争论已逐渐统一：HLA 配型在器官移植中是必要的，HLA 的相容性程度仍然是 CsA 时代影响移植物长期存活的主要因素之一。同时，其他因素的影响也不容忽视。在肾移植中，Ⅰ类抗原主要影响长期存活，尤以 HLA-B 抗原重要。Ⅱ类抗原对长期存活和短期存活均有影响，但以 1~3 年存活率的影响最为显著。总体分析，尸肾移植中 HLA-DR、DQ 抗原尤为重要，除 HLA-A、B、DR、DQ 抗原外，HLA-C 抗原、HLA-DP 抗原的影响也不容忽视。

近年研究发现 HLA 匹配程度有助于肾移植长期效果。良好的 HLA 匹配可以减少免疫抑制剂的使用，免疫抑制剂的副作用也随之降低，并且可以降低患者致敏的程度，对二次移植尤为重要。组织配型可以评价供受者的组织相容程度，有以下几种方法。常见的最直接的方法是根据 HLA 6 个抗原位点匹配、氨基酸残基匹配、HLAMatchmaker 匹配；另一种是间接预测识别的 HLA 表位（PIRCHE）匹配。

组织配型的目的是最大限度地降低器官移植术后排斥反应的风险。同种器官移植后，由于免疫攻击方向不同，可发生不同类型的排斥反应，一种是宿主抗移植物反应，另一种是移植物抗宿主反应。我们常说的肾移植排斥反应，指的是宿主抗移植物反应，其免疫学机制是宿主体内特异性激活的效应细胞核抗体对移植物进行攻击，导致移植物损伤。随着免疫学、病理学的不断发展以及对排斥反应机制研究的不断深入，排斥反应的分类也在不断发生变化，对排斥反应的治疗也起到了指导作用。

一、组织配型基本技术及配型方法

HLA 是调节人体免疫反应和异体移植排斥作用的一组基因，位于第 6 号染色体的短臂上。HLA 抗原可根据不同基因位点的产物及其功能加以分类，目前研究较充分的有 HLA-A、B、C、DR、DQ 和 DP 等。HLA 抗原可分为Ⅰ、Ⅱ、Ⅲ三大类。Ⅰ类抗原：HLA-A、HLA-B、HLA-C，与移植排斥反应有很强关联，是经典的移植抗原；Ⅱ类抗原：HLA-D、HLA-DR、HLA-DQ、HLA-DP，这类基因与免疫反应关系密切，故称之为免疫反应基因；Ⅲ类抗原：C4A、C4B、C2、Bf 等补体成分和一些细胞因子，其生物学功能也涉及免疫反应。

（一）组织配型基本技术

1964 年 Terasaki 发明了 HLA 微量淋巴细胞毒实验方法及相应的组织配型板，1970 年被美国国立卫生研究院（NIH）确定为国际通用标准技术，血清学方法成为免疫遗传学和组织相容性研究的基本方法与手段。20 世纪 80 年代末期，HLA 的研究进入了 DNA 分型研究阶段。1990 年 WHO 统一了 HLA 基因分型的命名以及与血清学分型的对应关系，并公布了 HLA 核苷酸序列，为规范 HLA 分子生物学研究提供了重要依据。目前已建立了标准化的 HLA 分型，方法学得到统一。HLA 分型方法包括血清学分型、细胞学分型和基因分型。血清学和细胞学分型技术主要侧重于分析 HLA 抗原的特异性，基因分型方法则侧重于分析基因本身的多态性。细胞学分型技术由于分型标准细胞来源困难，且方法烦琐，不适于常规检测使用，已被淘汰。本文主要对近年常用的 HLA 分型技术及淋巴细胞毒交叉配合试验进行介绍。

1. HLA 血清学分型——补体依赖性微量淋巴细胞毒试验

淋巴细胞具有 HLA 抗原，在补体存在情况下，HLA 细胞毒抗体（如 IgG、IgM）能够结合到带有相应抗原的活淋巴细胞膜上，并在膜上打孔致淋巴细胞死亡。死细胞可用数种方法观察，最简单的是染色法。染色液通过死细胞膜进入细胞内，使细胞着色。常用的染料为荧光液和曙红（CFDA 和 EB）。在荧光显微镜下，活细胞呈绿色（CFDA 与细胞膜结合），死细胞呈红色（EB 可通过被破坏的细胞膜进入细胞与 DNA 结合）；在相差显微镜下，活细胞因不被着色而明亮，死细胞由于曙红进入细胞而色暗无光。

T 淋巴细胞和 B 淋巴细胞上都有 HLA-A、B、C 抗原，检测这些抗原可直接用淋巴细胞；但某些 HLA-A、B、C 分型血清中同时存在 DR 抗体，所以，为了避免 DR 抗体可能造成的干扰，通常运用 T 淋巴细胞进行 A、B、C 分型。近几年，HLA 单克隆抗体的出现，可避免 DR 抗体的影响，可以用总淋巴细胞检测 HLA-A、B、C 分型。HLA-DR、DQ 抗原存在于 B 淋巴细胞上。所以，测定 HLA-DR、DQ 抗原时，需从总淋巴细胞中分离出 B 淋巴细胞进行测定。

尽管血清学技术对 HLA-Ⅰ类抗原分型结果有较高的准确性，提供了组织配型的基本手段，并有力推动了 HLA 研究的发展，但血清学方法也存在诸多的缺陷，如无法确定供者特异性抗体，出现较多的交叉反应，进而影响到了分型结果的正确性。特别是Ⅱ类抗原分型错误率更高。随着分子生物学技术的发展，对 HLA 分子结构与核苷酸序列分析的深入研究，每年都有许多新的等位基因特异性被发现和确定。血清学方法已经无法获得能够分辨出所有特异性的标准抗血清，逐渐被 DNA 分型技术所取代。

2. HLA 基因分型

HLA 基因分型是在编码基因产物的 DNA 水平上进行，自 20 世纪 90 年代以来发展十分迅速，在临床器官移植的组织配型中得到了实际应用。HLA 基因分型方法很多，各有特点。检测方法大致可分为八大类：限制性片段长度多态性分析（RFLP），聚合酶链反应寡核苷酸探针杂交方法（PCR-SSO），聚合酶链反应单链构象多态性分析（PCR-SSCP），DNA 序列测定（Sequencing），序列特异引物聚合酶链反应技术（PCR-SSP），寡核苷酸芯片技术，流式细胞仪（FLOW-SSO），参考链构象分析（RSCA）分型系统。

就目前器官移植临床工作常用的 HLA DNA 分型方法有如下几种：

（1）序列特异引物聚合酶链反应技术（PCR-SSP）

根据 HLA 抗原的核苷酸序列，设计出一系列针对各亚型的顺序特异引物，通过聚合酶链反应（PCR）扩增各等位基因的型别特异性 DNA 片段；扩增产物借助常规的琼脂糖凝胶电泳，即可根据是否存在特异性扩增产物的电泳条带直接进行分型。本法快速，准确，所需样本量少，要求低（全血、淋巴细胞和少许脾组织均可），是目前多数医院所采用的 HLA 基因分型方法。

（2）聚合酶链反应 - 序列特异性寡核苷酸探针杂交分型技术（PCR-SSO）

PCR-SSO 法是目前较常用的 DNA 分型技术之一，主要包括提取模板 DNA，以位点间或组间特异性引物进行 PCR 扩增，再与数十个寡核苷酸特异性探针杂交，从而分辨出等位基因的特异性。PCR-SSO 具有灵敏度高、特异性强、所需样品量少、方便等优点。到目前为止，各国学者设计的探针可用于检测几乎所有目前已知的 HLA 等位基因。但随着新等位基因的不断发现，需要越来越多的探针和杂交次数。其缺点包括操作费时、影响因素多、技术要求高、不能进行单倍型分析等。与 PCR-SSP 法相比，PCR-SSO 法具有高通量的优势，PCR-SSO 法以 Luminex 平台为基础，适用于批量检测，而 PCR-SSP 法更适用于单个检测。

（3）DNA 基因序列测定分型方法（SBT）

HLA 序列测定法，根据已知 HLA 基因序列设计群组特异性和基因特异性引物，当引物序列与待测目标序列完全匹配时，进行 PCR。在反应过程中，目标核酸片段将被复制与放大，说明在样本中存在与特异性引物完全相同的基因序列，反之则否。DNA 序列测定通过采集血液样本，提取 DNA，采用自动测序仪对 HLA 分子的核苷酸碱基序列测定，是目前 HLA 分型最直接、最精确、最可靠的方法。常用于对新发现的 HLA 特异性进行 DNA 序列分析。但所需设备昂贵，检测时间长。

自 1991 年第 11 届国际 HLA 专题讨论了 HLA 基因分型方法，SSO 和 SSP HLA 基因分型方法已经在世界各地的许多组织分型实验室得到了 20 多年的常规应用；在临床应用和研究上都发挥着非常重要的作用，可以提供通用低分辨分型到等位基因高分辨的分型结果。基于 DNA 分型的方法比血清学分型方法具有更高的灵敏度、准确性和分辨率，为确定 HLA 抗体特异性提供了可能。SBT 分型，已被用于 HLA- Ⅰ 类和 Ⅱ 类等位基因的高分辨率鉴定，是 HLA 分型的金标准，但由于所需设备昂贵，检测时间长，目前尚未广泛应用于临床实验室。

3. 淋巴细胞毒交叉试验

淋巴细胞毒交叉试验用于评估移植前受者血清是否预存针对供者 HLA 特异性抗体的检测方法，试验原理是补体依赖性淋巴细胞毒性反应。1969 年，Patel 和 Terasaki 首次发表了第一个评估 HLA 抗体存在的试验，称为"补体依赖细胞毒性（CDC）交叉配型试验"。CDC 交叉配型试验经历了传统的"试管法"，改进为目前的"微板法"，非常有效地预测超急性排斥反应的发生风险。随着流式细胞技术的应用，尤其是 1983 年流式细胞交叉匹配（FCXM）技术的出现，提高了 HLA 抗体检测的灵敏度。在过去的近 20 年里，包括 Luminex 平台在内的固相检测技术已经可以检测特定的 HLA 抗体类型。检测 HLA 抗体的基本技术特点如表 1.2.1 所示。

（1）淋巴细胞毒试验（补体依赖性细胞毒试验，CDC）

采用供者外周血淋巴细胞作为抗原，与受者的血清共同孵育，如果受者血清含有针对供者活性淋巴细胞的特异性抗 HLA 循环抗体，则抗体上的可变区蛋白将结合到抗原上形成抗原抗体复合物。加入兔补体后，补体的 C1q 结合在抗体补体结合位点，激活一系列补体成分，导致淋巴细胞死亡。根据淋巴细胞死亡数量百分比判断交叉配型结果，评价受者血清是否预存针对供者 HLA 特异性抗体及其程度。

CDC 结果的判断和临床意义参见表 1.2.2。

表 1.2.1　CDC 检测技术比较

技术	优势	局限性	敏感度[a]	特异度[b]
CDC 交叉配型	对超急性排斥预测性高	视觉评估有主观性，不能检测非补体结合或低浓度的抗体	+	+ + +
FCXM	半定量，低水平抗体检测的敏感性增加，可以独立分析 T 细胞或 B 细胞的影响，快捷	敏感性增加可能增加假阳性结果	+ +	+ +
固相分析	能检测候选者排斥的抗体	缺少标准及抗原变异性，受外部因素（IVIG、ATG）和内在因素（自身抗体、免疫复合物、高水平 IgM）干扰，不同实验室结果差异大	+ + + +	+

注：+、+ +、+ + +和+ + + +表明敏感性和特异性水平的增加。FCXM：流式细胞仪交叉匹配。IVIG：静脉注射免疫球蛋白。a. 供者特异性抗体检测的敏感性。b. 临床抗体介导的排斥反应的特异性

表 1.2.2　CDC 结果的判断及临床意义

死细胞	临床意义
0 ~ 10%	极轻度致敏
11% ~ 20%	轻度致敏
21% ~ 40%	中度致敏
41% ~ 80%	高度致敏
81% ~ 100%	超高度致敏

（2）流式细胞仪交叉匹配（FCXM）

北美大多数组织相容性实验室在移植前风险评估中使用流式细胞仪交叉匹配（FCXM）检测供者特异性 HLA 抗体。目前大多数实验室使用的标准三色 FCXM 检测可分为两部分：第一部分包括供者淋巴细胞的分离和处理（如蛋白酶和 DNA 酶），减少 Fc 受体的表达，清除死亡或垂死细胞。第二部分是交叉配型试验，受者血清与外周血淋巴细胞混合孵育后，抗 CD3-PerCP、抗 CD19-PE 及抗 IgG-FITC 对 T、B 淋巴细胞以及结合有受者血清的淋巴细胞进行标记，最后采用流式细胞仪测试和获取，分析结果。FCXM 比细胞毒性交叉配型法更敏感，可更好地检测低水平 HLA 抗体，从而改善移植前免疫风险评估。

（3）Luminex 固相检测技术（Solid-Phase Assays：Bead Based）

Luminex 固相检测技术是一种新的可以鉴定供者特异性 HLA 抗体的技术。在致敏患者器官移植中，使用 Luminex 技术可以更好地判定可接受或不可接受的抗原。Luminex 固相检测技术是将纯化的 HLA-Ⅰ类或Ⅱ类抗原包被在微粒上，对受者血清中 HLA 特异性同种异体抗体进行检测。这一创新，使多达 100 个 HLA 抗原包被的微粒可以被单独识别。如果器官移植受者血清经 Luminex 固相检测技术证实无供者源性 HLA 抗体时，淋巴细胞交叉配型预测为阴性。基于荧光的固相分析技术是美国 HLA 实验室最常用的检测平台。事实上，在 2009 年，器官共享联合网络（UNOS）规定，必须使用固相分析来识别潜在移植受者的 HLA 抗体。显然，Luminex 技术已经逐渐被世界接受为一个标准。

（4）虚拟交叉配型

虚拟交叉配型（VXM）为一种基于受者同种抗体与供者 HLA 分子的免疫相容性评估。由于 SAB Luminex 方法增强了 HLA 抗体检测能力，VXM 的概念逐渐被接受。VXM 不需要可存活的供者细胞，而是依赖于供者完整的 HLA 分型和受者当前或既往的抗体进行对比分析，从而判断拟接受器官移植受者体内是否存在供者特异性抗体（DSA）或特异性记忆性淋巴细胞。与实际交叉配型相比，VXM 考虑了特定接受者针对特定供者所具有的当前和所有的历史抗体，而实际交叉配型仅对受者移植前一个时间点的抗体进行检测。因此，VXM 是一种基于患者同种抗体图谱更全面的免疫相容性评估。由于 VXM 增强了识别 DSA 的能力，减少了不必要的交叉配型，提高了致敏患者找到交叉配型兼容供者的可能性，因此在许多情况下 VXM 比 CDC-XM 或 FCXM 更具优势。

HLA 纯化抗原固相检测技术具有不必要活细胞、操作简单、可重复性好等优点，近年来在临床上得到了广泛应用，大有取代细胞学检测法（CDC-XM）的趋势。然而，细胞学检测法的诸多优点，如细胞表面抗原的天然完整性、细胞表面包含的同种异体抗原的多样性（HLA 类和非 HLA 类同种异体抗原）等特点，决定其具备了纯化抗原检测法所不可替代的独特优势。而且，由于 HLA 数量巨大、纯化抗原的完整性不易保持等客观原因，漏检和假阳性的问题是 HLA 纯化抗原固相检测技术致命的缺点。FCXM 也是基于细胞学的检测方法，与 CDC-XM 相比具有更高的敏感性，可更好地检测低水平 HLA 抗体。因此，对于致敏受者术前建议在 HLA 纯化抗原固相检测的基础上，再次进行 FCXM。

（二）配型策略

1. 血型系统匹配

人类 ABO 血型系统的基因位于第 9 号染色体，是复等位基因，在染色体上处于同一个基因位点上。在这一系统中，红细胞有两种不同的凝集原，分别称为 A 凝集原和 B 凝集原。血清中含有两种凝集素，分别称为抗 A 凝集素和抗 B 凝集素。ABO 血型分型以红细胞所含的凝集原为依据，分为 A、B、AB 和 O 四种血型。这 4 种血型是由 2 种血型抗原和 2 种抗体决定的。O 型有抗 A 和抗 B 抗体，A 型有抗 B 抗体，B 型有抗 A 抗体，AB 型没有血型抗体（表 1.2.3）。血型不合立即可引发血细胞聚集和早期移植肾血管内血栓形成。因此，肾移植中的相容性选择原则，即 O 型受者接受 O 型供者的肾脏，A、B 型受者可接受 O 型和同血型的肾脏，AB 型受者可接受任何血型供者的肾脏。

表 1.2.3　ABO 血型与血型抗原抗体的关系

血型	血型抗原		抗体	
	A	B	抗 A	抗 B
A	+	-	-	+
B	-	+	+	-
AB	+	+	-	-
O	-	-	+	+

在各类血型系统中，以 A、B 抗原的抗原性最强，D 抗原次之。当受者接受了所缺少的 A、B 抗原后，几乎每个人都会产生特异性的同种抗体。而大约占 2/3 的 D 抗原阴性的人，接受了 D 抗原阳性血液后可产生抗 D 抗体，因此每一个受者除 A 和 B 抗原定型外，最好做 D 抗原定型，然后选择合适的供者。

常规的 ABO 定型包括正定型，即用抗 A、抗 B 做红细胞定型，以及反定型，即用 A 及 B 试剂细胞做血清定型。Rh 定型主要鉴定 D 抗原，定型时包括抗原的阴性、阳性对照以及试剂对照试验。在进行 Rh（D）定型时，可能遇到弱 D 型患者。弱 D 型患者与 Rh（D）阴性患者相似，同样也有可能产生抗 D 抗体。因此，如果患者还未产生抗 D 抗体，在条件许可的情况下，主张选择 Rh（D）阳性的供者。而患者已经产生抗 D 抗体时，则须选择 Rh（D）阴性的供者。

早期对 ABO 的研究主要集中于 ABO 溶血症，主要是母亲和胎儿的血型不合引起的。90% 以上的 ABO 溶血症发生于母亲为 O 型血，而胎儿为 A 型或者 B 型血，可能主要是因为受到 A 型或 B 型抗原物质的刺激后产生抗体，可以通过胎盘进入胎儿体内，导致新生儿溶血或流产，在妊娠第一胎时就有可能发生。对 ABO 血型抗原广泛表达及血型抗体存在，表达抗原的器官接触了含有抗体的血液，会发生抗体介导的排斥反应，因此早期的器官移植均遵循血型相容的原则。随着血液净化技术、免疫抑制剂及血型抗体检测技术的发展，ABO 血型障碍在器官移植领域已经被跨越，ABO 血型不相容肾脏移植已在国内几家移植中心常规开展。

2. 组织相容性抗原系统匹配

（1）HLA 六抗原配型

确定移植供者、受者 HLA 相匹配的标准是组织、器官移植的基础。1987 年 10 月美国器官分配联合网（UNOS）制定了强制性 HLA 六抗原相配肾脏分享政策，要求 ABO 血型相容和 HLA-A、B、DR 六个抗原相配的肾脏在全国范围内共享。早期的临床应用显示能够达到六抗原相配的肾移植仅占 2%～5%。1990 年，UNOS 对六抗原配型标准稍做调整，把表型为纯合子的供者、受者包括在内，使达到六抗原相配的肾移植增加到 5%～8%。1995 年 3 月，UNOS 进一步对原标准进行了修改，将六抗原相配标准延伸为 HLA-A、B、DR 六抗原无错配，即目前国际上通用的 HLA 六抗原无错配标准（zero HLA-A、B、DR Antigen Mismatch，0AgMM）。使达到 0AgMM 的尸肾移植受者明显增加。

尽管按 0AgMM 标准选择供受者的肾移植获得了较为理想的 1 年、5 年、10 年和 20 年肾存活率，但鉴于 HLA 系统的高度多态性，要寻找到 HLA 相匹配的供受者，就必须增加受者的样本量或供者的样本量。由于供者的样本量是随机的，HLA 相配概率的大小在很大程度上取决于受者样本量的大小。就单个移植中心而言，等待肾移植的样本量是有限的，国外大的移植中心达到 0AgMM 的肾移植一般在 8% 以下。我国肾移植的情况更不乐观，由于供者、受者的样本池均很小，各移植中心尚未通过计算机联网以 AgMM 标准分配肾脏，达到 0AgMM 标准的肾移植比例更低。因此，0AgMM 标准的临床实用性，尤其是在我国的临床应用受到很大的限制。

（2）HLA 氨基酸残基配型

鉴于 HLA 六抗原配型标准的临床实际应用受到诸多客观条件的限制，寻找更为实用、临床可行的配型策略成为移植免疫学者、组织配型专家和临床医生共同关注的重要课题。早在 20 世纪 90 年代初期，许多学者的临床回顾性分析发现：同样是供受者的 HLA 错配，有些错配明显影响存活率，而有些错配并无明显影响甚至有益，因此提出所谓"有益错配""中性错配"和"有害错配"的假设。1994 年，Takemoto 对 UNOS 近 4 万例尸体肾移植的随访分析显示：按照 HLA 抗原血清学交叉反应组分类，尽管存在 HLA 错配，但这种错配属于血清学同一交叉反应组内，被认为是可允许的错配。其移植效果与存活率明显好于不同交叉反应组之间的 HLA 错配。并且，按照 HLA 氨基酸残基是否相配进行分析，其相配率由 0AgMM 标准的 15% 提高到 51%，1～4 年存活率仅降低 2%～4%，并无显著性差异。

鉴于此，1996 年 3 月，Terasaki 领导的世界著名的 UCLA 组织配型中心提出了新的配型策略——HLA 氨基酸残基配型（Res M），又称交叉反应组配型（CREG），并于第 11 届国际临床组织相容性会议上一致通过，正式向 UNOS 申请。如能获得批准，将是继 OAgMM 后 "第 2 个最佳配型标准"，必将对组织配型和器官移植产生重大影响。随后，根据对 Res M 标准的研究和大宗临床肾移植患者的回顾性随访分析结果，相继提出了几种模式的 Res M 标准。根据第 11 届国际组织相容性会议（1996 年）Terasaki 的总结和 1997 年 Takemoto、Terasaki 的进一步完善，结合中国汉族人群 5.6 万份样本在美国 UCLA 组织配型中心的 HLA 分型结果计算机分析，目前比较认同的 HLA- I 类、II 类氨基酸残基配型标准参见表 1.2.4 和表 1.2.5。

表 1.2.4　HLA- I 类抗原氨基酸残基配型标准

Res M 分组	抗原特异性
A1（R114）	A1，A3，A11，A29，A36
A2（K127）	A2，A23，A24，A68，A69
A10/A19（Q114）	A25，A26，A34，A66，A19（A31、A32、A33、A74），A43
B5/B8（F67）	B5（B51），B35，B53，B78，B8，B57
B7（A71－D74）	B7，B22（B54、B55、B56），B27，B42，B46，B67
B8（T69－S77）	B8，B14（B64、B65），B16（B39），B78
B12（T41）	B12（B44、B45），B13，B21（B49、B50），B40（B60、B61），B41，B47
B17/B63（S70）	B17（B57、58），B63，B59
Bw4（R83）	A9（A23、A24），A25，A32，B5（B51、B52），B12，B13，B17（B57、B58），B21（B49），B27，B37，B38，B47，B53，B59，B63，B77
Bw6（N80）	A11，B7，B8，B18，B14（B64、B65），B15（B62、B75、B76、B78），B16（B39），B22（B54、B55、B56），B35，B40（B60、B61、B48、B4005），B41，B42，B45，B46，B50，B67，B70，B71，B72

表 1.2.5 HLA- II 类抗原氨基酸残基配型标准

Res M 分组	抗原特异性
DQ1	DR1（DR10），DR2（DR15、DR16），DR6（DR13、DR14）
DQ2	DR3（DR17、DR18），DR7
DQ3	DR4，DR5（DR11、DR12），DR9，DR14
DQ4	DR8，DR18
DRB3	DR3（DR17、DR18），DR5（DR11、DR12），DR6（DR13、DR14）
DRB4	DR4，DR7，DR9
DRB5	DR1（DR10），DR2（DR15、DR16）

（3）Eplet 配型

抗原表位可以被定义为结合特异性抗体所需的最小结构决定因素。抗体的抗原结合位点是由轻链和重链的可变（V）区域的配对形成的。与抗原结合的抗体上的氨基酸结构被称为抗体决定簇（Paratope），对应的抗原结构被称为抗原表位（Epitope）。抗原表位并不是蛋白质的固有属性，而是由它们与对应抗体相互作用的能力来确定。构成抗原表位的氨基酸残基可能在肽链中是连续的或者更常见的是由于肽链折叠的结果。抗体/抗原相互作用的 X 线晶体学研究表明，抗原表位大约由 10～22 个氨基酸残基组成。因此，多数蛋白质包含多种氨基酸的结构，它们可能代表不同的、能够结合多种特异性抗体的抗原表位。

Duquesnoy 小组对抗原抗体复合物结晶结构的研究发现，抗原抗体结合特异性主要是由 2～5 个氨基酸组成的集群决定（称为功能性表位），功能性表位位于一个大的结构表位（约 15～20 种氨基酸组成）之中，所有这些氨基酸都参与抗原抗体结合。功能性抗原表位必须在分子表面至少包含 1 个多态性残基，以具有免疫原性。通过分析常见的 HLA 等位基因序列和三维蛋白质模型，Duquesnoy 等确定了所有表面暴露的多态残基和与之相关的氨基酸簇的列表，这些序列可以定义一个潜在的功能抗原决定位。最初发现的序列只包括线性氨基酸序列，称为三元组，后来又补充了由于蛋白质折叠而产生的不连续序列。Duquesnoy 研究小组随后又整合了相同的等位基因分组共享的重叠集群，并推导出了所有潜在功能表位的列表，并把这些功能表位命名为 Eplet。基于此，Duquesnoy 创立了 HLA Matchmaker 软件（www. epitopes. net），通过分析供者所含有的非患者自身 Epitope 的多少预测移植术后 DSA 产生的概率。研究报道，Eplets 错配数越高，肾移植术后 DSA 产生的概率越大，移植物存活率就越低，这一理论已被多篇临床研究所证实，且 Eplets 匹配独立预测 DSA 发生率的准确性明显优于 HLA 六位点错配数与 HLA 位点氨基酸残基错配数分析。

（4）PIRCHE 配型

DSA 的产生除了与抗原抗体结合的表位相关外，还涉及 B 细胞的 II 类 MHC 分子提呈供者 HLA 抗原给 CD4$^+$ T 细胞和 T 辅助（Th）细胞，以此激活 CD4$^+$ T 与 Th 细胞，并通过招募一系列效应细胞，最终协助产生抗体分泌型 B 细胞。基于此原理，PIRCHE 公司创立了 PIRCHE（predicted indirectly recognizable HLA epitopes）算法（www. pirche. com），预测患者 HLA-DRB1 分子提呈供者 HLA 相关肽链的能力。PIRCHE 分数越高，代表 HLA-DRB1 分子提呈供者 HLA 抗原的能力越强。

德国柏林肾内科与肿瘤研究中心对在其中心于 1995—2015 年 20 年间 2787 例肾移植患者进行回顾性分析，明确 HLAMatchmaker 软件与 PIRCHE 软件在预测 DSA 产生中的能力。研究人员利用 HLAMatchmaker 软件将供受者 Epitope 的错配数进行分析并利用 PIRCHE 软件的 PIRCHE 分数与新生 DSA 发生率进行研究。结果显示，随着表位错配数的增加，患者新生 DSA 发生率也随之增加。随着 PIRCHE

分数的增加，患者新生 DSA 发生率也随之增加。另外研究还发现，表位错配数或 PIRCHE 分数的增加与肾移植患者的移植肾存活率存在明显的负相关关系；A、B、DR、DQ 位点中，PIRCHE 分数低的患者产生 DSA 的概率明显低于 PIRCHE 分数高的患者。进一步研究发现在 HLA 抗原错配不可避免时，通过 PIRCHE 软件进行分析，选择 PIRCHE 分数低的供者可以大大降低患者术后产生 DSA 的概率，且在 DR、DQ 位点错配时，意义更为重大。

伴随 HLA 分型技术的发展，供受者 HLA 匹配从最初的基于血清学分型的六抗原匹配和氨基酸残基匹配，到目前基于 HLA 基因分型的 Eplet 和表位匹配。无论哪一种匹配方法都遵循"错配数越少移植效果越好"的原则。目前，血清型错配数仍然是评估错配负荷最常用的方法，但已经不能满足临床需要，基于 HLA 高分辨分型的 Eplet 和表位错配数可以更准确地评估受者对移植物产生初始同种异体免疫反应的风险，而且可以提高致敏患者找到交叉配型兼容供者的可能性，获得移植机会，有利于减少移植后排斥风险并提高受者的长期存活。

二、群体反应性抗体和供者特异性抗体

（一）群体反应性抗体

HLA 配型工作在我国大中型肾移植中心已经被列为常规检测项目。HLA 抗体的检测也于 1998 年开始在大的器官移植中心开展，尤其是二次以上的器官移植患者、反复输血患者和有过妊娠史的女性患者。群体反应性抗体（PRA）检测能帮助临床医生系统地了解准备器官移植的受者体内抗体水平并及时有效地选择器官和决定移植时机，并且可有效降低术后超急性排斥和急性排斥反应的发生率，提高移植肾的存活率。

PRA 是患者血清中产生的主要针对 HLA 的一系列抗体，其检测方法很多，如标准补体依赖性细胞毒法（CDC）、酶联免疫法（ELISA）、流式细胞仪检测法（FLOW-PRA）、LABScreen 法等。

1. **群体反应抗体检测方法**

（1）酶联免疫法 PRA 检测

将纯化的 HLA-Ⅰ、Ⅱ类抗原包被在酶免疫板上，利用酶联免疫的原理，检测患者血清中同种异体特异性 HLA 抗体。通过反应液颜色及包被 HLA 抗原的位置判断 PRA 水平和抗体的特异性。

（2）流式细胞仪 PRA 检测法（FLOW-PRA）

流式细胞仪 PRA 检测是将纯化的 HLA-Ⅰ类和Ⅱ类抗原分别包被在数十个微颗粒上，纯化的 HLA 抗原包括所有常见的 HLA 抗原及稀有 HLA 抗原。这些颗粒珠与待检血清孵育一段时间后与带有荧光标记的抗人 IgG 抗体结合，通过流式细胞仪可检测出血清标本中 HLA 抗体的特异性及强度（PRA%）。

（3）PRA LABScreen 法

PRA LABScreen 法的原理是利用包被有纯化的 HLA 抗原的微珠对患者血清 HLA 抗体进行检测。一次检测中可能会用到多达 100 个微珠。检测血清前首先要和 LABScreen 微珠进行孵育。测试血清中的 HLA 抗体是否与抗原结合。之后被加入的标有 R 藻红蛋白的羊抗人 IgG 结合物标记。高通量流式细胞仪（Luminex）检测每个被 PE 标记的微珠的荧光强度，实时采集数据。检测血清的反应强度，通过与设定好的血清反应强度的比较来体现 PRA 强度和 HLA 特异性。

2. 结果判定与临床意义

PRA 是检测一组特定 HLA 反应抗体。临床 HLA 配型（检测 HLA 抗原）和 PRA 百分比（检测 HLA 抗体）是影响肾移植存活率的主要因素。根据抗体水平的高低，可分为未致敏（PRA 0~10%）、轻度致敏（PRA >11%~50%）、中度致敏（PRA 51%~80%）和高度致敏（PRA >80%）。2009 年 UNOS 开始采用校准 PRA（cPRA）来评估受者的致敏程度。cPRA 是针对目标人群的 HLA 频率，计算供者 HLA 不能被致敏受者接受的百分比。美国器官获取和移植网络（OPTN）把高致敏定义为 cPRA 达到 98%~100%。欧洲移植肾脏分配系统自 1980 年开始采用虚拟 PRA（vPRA），其计算方式近似于 cPRA。研究发现，vPRA 和 pPRA（Peak PRA，即等待移植患者所有的 PRA 检测中比值最高的一次 PRA）均为评估移植物致敏作用和预测移植物长期存活提供了可靠的方法。

等待肾移植患者术前推荐至少一次 HLA 抗体筛查试验和 HLA 抗体确定试验（SAB 法）来判断 HLA 是否致敏。等待移植期间建议每 3 个月进行一次 HLA 抗体筛查试验，如果 HLA 抗体筛查试验出现阳性，等待移植期间建议每 1~3 个月进行一次 HLA 抗体确定试验（SAB 法）。非致敏患者肾移植术后应每 3 个月进行一次 HLA 抗体筛查试验，如果 HLA 抗体筛查试验出现阳性，则需进行 HLA 抗体确定试验（SAB 法），明确是否存在 DSA。致敏患者肾移植术后第 1 个月，每周应进行一次 HLA 抗体确定试验（SAB 法），明确是否存在 DSA；之后每 1~3 个月进行一次 HLA 抗体确定试验（SAB 法），明确是否存在 DSA。

（二）供者特异性抗体（DSA）

肾移植术后新生 DSA 是肾功能晚期失功的独立风险预测因素。DSA 通过激活补体系统，募集免疫效应细胞等途径对移植物进行攻击，最终导致抗体介导的排斥反应（AMR）发生。研究报道，肾移植术后 HLA 抗体阳性患者的移植效果明显低于抗体阴性患者。DSA 平均荧光强度（MFI）值，多态性位点分类，是否有 C1q、C3d 结合，DSA 的 IgG 亚群分类，受者是否存在预存或新生 DSA，以及 HLA 抗体与抗原的亲和力等诸多因素都会影响到移植物失功、疾病进展、排斥反应发生风险的预测。

1. DSA 检测方法

DSA 是指受者接受器官/组织移植后体内产生的针对供者组织抗原的特异性抗

体，主要包括 HLA 抗体和非 HLA 抗体（如抗内皮细胞抗体、抗波形蛋白抗体、抗 MICA 抗体和抗 MICB 抗体等）。目前临床关注的重点主要集中在供者特异性 HLA 抗体，文献报道中有关 DSA 大多数都是专指 HLA 抗体。

目前国内外 DSA 检测原理为单一抗原微珠法（SAB），即将纯化的单一 HLA 抗原包被在不同微珠上，纯化的 HLA 抗原包括所有常见的 HLA 抗原及稀有 HLA 抗原。这些微珠与待检血清孵育后与带有荧光标记的抗人 IgG 抗体结合，通过 Luminex 可检测出血清标本中同种异体 HLA 抗体的特异性及 MFI 值，通过与供者 HLA 高分辨分型结果的对比，确定是否存在 DSA。

2. 结果判定与临床意义

MFI 值为微珠反应的中值荧光强度，代表了微珠的反应强度：MFI 值 < 500（-），MFI 值 500 ~ 5000（+），MFI 值 5000 ~ 10 000（+ +），MFI 值 > 10 000（+ + +）。MMF > 3000 的患者发生 AMR 的概率是 DSA MFI < 500 患者的 100 倍以上，DSA MFI 值越高，发生排斥反应的风险越大，移植物存活越差。另外，还可以在移植前通过检测已存在的供者特异性抗体，避免移植后 AMR 的发生。在器官移植术后通过有规律的定时监测 DSA，可及早检测到抗体的产生并为临床干预提供更多建议。

（三）非 HLA 抗体

非 HLA 抗体主要包括次要组织相容性抗原抗体，如主要组织相容性复合体 I 类分子链相关蛋白 A（MICA）抗体、谷胱甘肽 S 转移酶 θ1（GSTT1）抗体和抗自身组织抗原抗体，如血管紧张素 II - 1 型受者（AT1R）抗体、蛋白激酶 C ζ（PRKCZ）抗体等。研究发现，在 AMR 过程中存在直接针对非 HLA 抗原的抗体。常见诱发 AMR 的非 HLA 抗体包括 MICA、GSTT1、AT1R 及 PRKCZ 抗体等。MICA 是在应激状态下由内皮细胞、上皮细胞等表达的一种应激标志物，作为 NK 细胞、NKT 细胞、γσT 细胞、CD8$^+$ T 细胞表面的 NK 细胞活化受者（NKG2D）的配体，能够激活细胞毒反应，可增加移植物失功的风险。GSTT1 是催化还原型谷胱甘肽与多种亲电和疏水化合物结合的蛋白质超家族的成员，定位于细胞质，主要在肝脏和肾脏中表达。研究发现，41.7% 的 GSTT1 抗体阳性的肾移植患者发生急性排斥反应，GSTT1 抗体阳性是肾移植患者急性排斥事件的危险因素。AT1R 是表达于内皮细胞、足细胞表面的 G 蛋白耦联受者，可与血管紧张素 II 结合并调节水 - 盐平衡及血压。AT1R 抗体超过 40U/mL（阈值 4 倍）会发生 AMR。移植前预存 AT1R 抗体也是移植后发生排斥反应的风险因素之一。PRKCZ 是 PKC 家族的成员，参与细胞增殖、分化和分泌等过程。术前预存的高浓度 PRKCZ 抗体会导致术后发生急性 AMR。术后 PRKCZ 抗体的 MFI 值超过阈值 4 倍的肾移植受者通常会发生 AMR。

三、排斥反应

肾移植在过去的半个世纪中取得了重大进展，主要是因为对免疫系统在同种异体移植排斥反应中的作用有了更好的认识，对排斥反应的分子机制进行了深入研究，并对免疫抑制进行了更好的研发和应用。但排斥反应仍是肾脏移植术后的主要并发症之一。两个基因不同的供受者之间，受者针对供者抗原启动的免疫反应表现为移植物排斥，治疗不及时会导致移植肾失功。

（一）排斥反应的临床特征

在 20 世纪 60 年代早期，同种异体肾移植受者的免疫抑制治疗药物包括硫唑嘌呤和糖皮质激素，急性排斥反应患者中发热和移植物压痛很常见。钙调磷酸酶抑制剂（CNI）、霉酚酸酯的应用以及供受者良好的组织配型改变了急性排斥反应的特征。传统的这种急性排斥反应的主要表现为尿量减少和血肌酐升高，移植后 1 年内的发生率小于 15%，目前这种表现几乎已经消失了。目前发生的排斥反应比以前明显减少，但却更严重。

传统的排斥反应根据发生的时间和强度，分为超急性（几分钟内发生）、加速性（几天至几周内发生）、急性（1 个月后发生）和慢性（移植后数月至数年发生）。目前倾向于根据排斥反应发生机制将其分为 T 细胞介导的排斥反应和抗体介导的排斥反应，二者又根据病理表现可分为急性和慢性排斥反应。当然，这些分类都不是绝对的，实际情况中细胞性及体液性排斥反应常常同时存在，只是在程度上有主次之分。

1. T 细胞介导的排斥反应

T 细胞介导的排斥反应（TCMR）是排斥反应中的主要效应机制。当供者同种异体抗原通过抗原提呈细胞（APC）提呈给受者的 T 淋巴细胞时，移植物内未成熟的树突状细胞携带供者抗原从移植的器官移植到受者的引流淋巴结和脾脏；在它们的循行过程中，这些抗原成熟为 APC。受者的抗原提呈树突状细胞也参与并通过移植物循环。APC 随后归巢到淋巴器官，在那里它们激活受者的 T 细胞。这些 T 细胞分化成不同的亚群并返回移植物，在那里它们参与破坏移植的器官，就会出现最常见的 TCMR。此外，树突状细胞和巨噬细胞有效地向 T 细胞提呈抗原，但 B 细胞也可以通过使用其表面免疫球蛋白和 MHC-Ⅱ类分子捕获和提呈抗原，以这种方式发挥作用。甚至小管状上皮细胞和内皮细胞也能向活化的 T 细胞提呈抗原。TCMR 可见于传统排斥反应类型中的急性和慢性排斥反应。

2. 抗体介导的排斥反应

抗体介导的排斥反应（AMR）是主要由抗体、补体等多种体液免疫成分作用所致的排斥反应，是目前排斥反应研究的热点。越来越多的研究表明，AMR 不仅存在于传统分类中的超急性排斥反应，在急性排斥反应甚至慢性排斥反应中也发挥了重要作用。可介导排斥反应的抗体包括针对 HLA 分子、内皮细胞抗原，以及针对内皮细胞和红细胞上的 ABO 血型抗原。大多数受者在移植前没有针对 HLA 分子的抗体，除非他们通过怀孕、输血或之前的移植接触同种异体抗原而致敏。AMR 主要有两种机制，一种为受者体内预存的抗供者 HLA 抗体，与移植抗原结合后激活补体，释放血管活性物质，引起血管炎、血栓形成等改变及移植物缺血坏死，多见于超急性排斥反应、加速性排斥反应及部分急性排斥反应。另一种机制为移植后移植抗原激活受者 B 淋巴细胞产生抗供者 HLA 抗体，即新生 DSA，通过激活补体及继发抗体依赖性细胞介导的细胞毒（ADCC）作用损伤移植物，多见于慢性排斥反应，也可见于晚期急性抗体介导的排斥反应。

（二）排斥反应的防治

随着对排斥反应研究的逐渐深入，对排斥反应的治疗也逐渐发生变化，治疗更具针对性，治疗效果也逐渐改善。但是不同的排斥反应由于机制不同，治疗效果及预后差别较大。由于排斥反应对移植肾功能影响显著，因此，如何积极预防及正确处理排斥反应对延长移植肾存活具有十分重要的意义。

1. 超急性排斥反应的防治

超急性排斥反应是移植受者对移植肾发生的迅速和剧烈的免疫应答，来势凶猛，是一种不可逆的排斥反应，因此无有效治疗方法，只能行移植肾切除，发生率为 1%～5%。关键在于预防其发生，移植术前具备良好的组织配型，除 ABO 血型和 HLA 配型外，CDC 试验可检测出受者体内预存的 DSA，从而使绝大多数患者避免发生超急性排斥反应，目前临床罕有发生。PRA 的检测和 CDC 试验可反映受者体内 HLA 抗体水平及致敏状态，特别是随着 CDC 试验技术的改进（流式细胞术或固相抗体分析技术的应用），CDC 试验的特异性和敏感性进一步提高，对于高致敏患者预防超急性排斥反应十分有效。

2. TCMR 的防治

TCMR 的主要诱因是各种原因导致的免疫抑制下降，如腹泻、免疫抑制剂的撤除或减量等，引起 T 细胞的活化导致排斥反应，CNI 为主导的免疫抑制疗法已有效地预防了 TCMR。对于 TCMR 的治疗，主要策略是加强免疫抑制，清除或抑制活化的 T 细胞。对于单纯急性 TCMR，大剂量糖皮质激素冲击是首选和最常用的方法，其使用率可达 85% 以上。急性 TCMR 是所有排斥反应中治疗效果最好的一类，其逆转率可达 90% 以上。约 30% 的急性 TCMR 激素冲击治疗无效称为耐糖皮质激素的急性排斥反应，这类排斥反应的治疗倾向于使用淋巴细胞清除剂，常用的药物有抗胸腺细胞免疫球蛋白和抗 T 细胞免疫球蛋白，由于耐激素的排斥反应往往有抗体介导因素的参与，因此应采取综合的治疗方案，可以使 75%～90% 的耐激素急性排斥反应发生逆转。

慢性活动性 TCMR 主要是由于维持免疫抑制剂的撤退或减量而造成了持久的

免疫性移植物损伤，主要病理变现为间质 T 淋巴细胞浸润，通常还随 B 淋巴细胞和巨噬细胞的浸润以及肾小管炎症，组织学表现以细胞性免疫损伤为主，缺乏体液性免疫反应的相关证据。慢性活动性 TCMR 由于其临床及病理特点，其治疗主要是加强免疫抑制治疗，如将环孢素加量或更换为他克莫司，增加霉酚酸酯或糖皮质激素的用量，部分病例可给予糖皮质激素冲击治疗。对于已经进展为慢性活动性 TCMR 的患者，其治疗效果较之急性期往往较差，治疗目的是通过合理使用免疫抑制剂延长残存肾单位的功能。

3. 抗体介导的排斥反应的防治

AMR 由于早期的治疗效果不佳，一直是研究的热点，近年来随着血液净化技术的提高和新型药物的出现，AMR 的治疗效果有了很大的改善。急性 AMR（aAMR）主要是由受者体内预存的 DSA 或移植早期新生的 DSA 引起的抗体反应，因此多数 aAMR 对于单纯激素冲击或 T 细胞抗体治疗常常无效。目前对于 aAMR 的主要治疗策略是清除外周循环中的 DSA 以及产生 DSA 的细胞，包括血浆置换或免疫吸附、静脉注射高剂量免疫球蛋白、B 淋巴细胞清除剂等，一般采用多种方式联合治疗的方案。通过以上治疗，aAMR 的逆转率可达到 70%。但是，aAMR 机制较为复杂，治疗相对较困难，应根据不同的个体制订个体化的治疗方案。此外，一些试验性用药，如补体 C5 抑制剂（依库珠单抗）、IgG 内切酶、浆细胞抑制剂（硼替佐米）等药物也展现了治疗 AMR 前景，但目前并没有大量的临床数据。

由于 aAMR 属于较为严重的排斥反应，因此在缺乏有效治疗措施的情况下，对其预防十分关键，尤其是对于致敏的等待肾移植患者，移植之前进行有效的脱敏治疗降低预存的 DSA 抗体滴度，通过组织配型避开阳性的位点，术后密切监测DSA 水平以及强有力的免疫抑制治疗预防新生 DSA 形成，能显著降低肾移植术后急性 AMR 发生率。此外，对于疑似发生 aAMR 的患者，如能及早诊断、及时治疗，大部分 aAMR 可被逆转。随着移植肾活检的逐渐普及和病理学技术的进步，通过血清临床表现、DSA 水平以及病理中的标志物，如 C4d 沉积，能够及时、准确地诊断急性 aAMR，尽快采取治疗措施。

目前，慢性活动性 AMR（caAMR）主要是由新生 DSA 引起的体液性排斥反应，通过移植受者体内 DSA 的监测、移植肾活检慢性排斥反应的组织学表现以及抗原抗体反应的证据如 C4d 沉积即可确定。caAMR 目前尚无理想的治疗方法，目前的血浆置换或免疫吸附等措施也是源于治疗 aAMR，对于 caAMR 的治疗效果并不明确和理想。当炎症和增殖反应出现在肾内则表示已形成不可逆的改变，治疗上只是减少移植肾进一步损伤的因素以及延长残肾的功能。对于 caAMR 的预防，主要措施是减少 HLA 错配、避免早期急性排斥反应、合理应用免疫抑制剂及检测其血液药物浓度、定期监测 DSA、提高受者的依从性以及改善非免疫性并发症的发生，重点是针对其危险因素进行可能的干预，努力预防 caAMR 的发生。

参考文献

[1] 朱有华,曾力. 肾移植[M]. 北京:人民卫生出版社,2017:72-85.

[2] 谭建明,周永昌,唐孝达. 组织配型技术与临床应用[M]. 北京:人民卫生出版社,2002.

[3] 龚非力. 医学免疫学[M]. 北京:科学出版社,2014.

[4] Süsal C,Opelz G. Current role of human leukocyte antigen in kidney transplantation[J]. CurrOpin Organ Transplant, 2013, 18(4): 438-444.

[5] Foster BJ,Dahhou M, Zhang X, et al. Relative importance of HLA mismatch and donor age to graft survival in young transplant recipients[J]. Transplantation, 2013, 96(5): 469-475.

[6] Lachmann N, Niemann M, Reinke P, et al. Donor Recipient Matching Basedon Predicted Indirectly Recognizable HLA Epitopes Indipendently Predicts the Incidence of De Novo 4. Donor-Specific HLA Antibodies Following Renal Transplantation[J]. Am J Transplant, 2017, 17(12):3076-3086.

[7] Aubert O, LoupyA, Hidalgo L, et al. Antibody-Mediated Rejection Due to Preexisting versus De Novo Donor-Specific Antibodies in Kidney Allograft Recipients[J]. JASN, 2017, 28(6):1912-1921.

[8] Loupy A, Lefaucheur C, Vernerey D, et al. Complement-binding anti-HLA antibodies and kidney-allograft survival[J]. NEJM, 2013, 369(13):1215-1226.

[9] Gebel HM, Bray RA. HLA antibody detection with solid phase assays: Great expectations or expectations too great? [J]. Am J Transplant, 2014, 14: 1964-1975.

[10] Amico P, H-nger G, Mayr M, et al. Clinical relevance of pretransplant donor-specific HLA antibodies detected by single-antigen flow-beads[J]. Transplantation, 2009, 87: 1681-1688.

[11] Lefaucheur C, Loupy A, Hill GS, et al. Preexisting donor-specific HLA antibodies predict outcome in kidney transplantation[J]. J Am Soc Nephrol, 2010, 21: 1398-1406.

[12] Caro-Oleas JL, Gonza'lez-Escribano MF, Gentil-Govantes MA, et al. Clinical relevance of anti-HLA donor-specific antibodies detected by Luminex assay in the development of rejection after renal transplantation[J]. Transplantation, 2012, 94: 338-344.

[13] Claas FHJ, Heidt S. Epitope-Based HLA Matching: A Useful Strategy With Many Short comings to Overcome[J]. Transplantation, 2017, 101(8):1744-1745.

[14] Duquesnoy RJ. HLA Matchmaker: a molecularly based a lgorithm for histocompatibility determination[J]. I. Description of the algorithm, 2002, 63(5):339-52.

[15] Duquesnoy RJ. The antibody response to an HLA mismatch: a model for nonself-self discrimination in relation to HLA epitope immunogenicity[J]. Int J Immunogenet, 2012, 39(1):1-9.

[16] Duquesnoy RJ. Are We Ready for Epitope-Based HLA Matching in Clinical Organ Transplantation? [J]. Transplantation, 2017, 101(8):1755-1765.

[17] Senev A, Coemans M, Lerut E, et al. Eplet Mismatch Load and De Novo Occurrence of Donor-Specific Anti-HLA Antibodies, Rejection, and Graft Failure after Kidney Transplantation: An Observational Cohort Study[J]. Journal of the American Society of Nephrology: JASN, 2020, 31 (9): 2193-2204.

[18] Philogene MC, Amin A, Zhou S, et al. Eplet mismatch analysis and allograft outcome across racially diverse groups in a pediatric transplant cohort: a single-center analysis[J]. Pediatric nephrology, 2020, 35(1): 83-94.

[19] Konvalinka A, Tinckam K: Utility of HLA antibody testing in kidney transplantation[J]. J Am Soc

Nephrol 2015, 26: 1489 – 1502.

[20] Wiebe C, Kosmoliaptsis V, Pochinco D, et al. HLA-DR/DQ molecular mismatch: A prognostic biomarker for primary alloimmunity[J]. Am J Transplant, 2019, 19(6):1708 – 1719.

[21] Comoli P, Cioni M, Tagliamacco A, et al. Acquisitionof C3d-Binding Activity by De Novo Donor-Specific HLA Antibodies Correlates With Graft Loss in Nonsensitized Pediatric Kidney Recipients [J]. Am J Transplant, 2016, 16(7):2106 – 16.

[22] Malheiro J, Tafulo S, Dias L, et al. Determining donor-specific antibody C1q-binding ability improves the prediction of antibody-mediated rejection in human leucocyte antigen-incompatible kidney transplantation[J]. Transpl Int, 2017, 30(4):347 – 359.

[23] Wiebe C, Kosmoliaptsis V, Pochinco D, et al. Class II Eplet Mismatch Modulates Tacrolimus Trough Levels Required to Prevent Donor-Specific Antibody Development[J]. JASN, 2017, 28 (11): 3353 – 3362.

[24] Parajuli S, Reville PK, Ellis TM, et al. Utility of protocolkidneybiopsiesfor de novo donor-specific antibodies[J]. Am J Transplant, 2017, 17(12):3210 – 3218.

[25] Butler CL, Hickey MJ, Jiang N, et al. Discovery of non-HLA antibodies associated with cardiac allograft rejection and development and validation of a non-HLA antigen multiplex panel: From bench to bedside[J]. American journal of transplantation: official journal of the American Society of Transplantation and the American Society of Transplant Surgeons, 2020, 20(10): 2768 – 2780.

[26] Rampersad C, Shaw J, Gibson IW, et al. Early Antibody-Mediated Kidney Transplant Rejection Associated With Anti-Vimentin Antibodies: A Case Report [J]. American journal of kidney diseases: the official journal of the National Kidney Foundation, 2020, 75(1): 138 – 143.

[27] Chowdhry M, Makroo RN, Singh M, et al. Role of Anti-MICA Antibodies in Graft Survival of Renal Transplant Recipients of India[J]. Journal of immunology research, 2018, 2018 3434050.

[28] Akgul SU, Oguz FS, Caliskan Y, et al. The effect of glutathion S-transferase polymoprhisms and anti-GSTT1 antibodies on allograft functions in recipients of renal transplant[J]. Transplantation proceedings, 2012, 44(6): 1679 – 1684.

[29] Lefaucheur C, Viglietti D, Bouatou Y, et al. Non-HLA agonistic anti-angiotensin II type 1 receptor antibodies induce a distinctive phenotype of antibody-mediated rejection in kidney transplant recipients[J]. Kidney international, 2019, 96(1): 189 – 201.

[30] Sutherland SM, Li L, Sigdel TK, et al. Protein microarrays identify antibodies to protein kinase Czeta that are associated with a greater risk of allograft loss in pediatric renal transplant recipients [J]. Kidney international, 2009, 76(12): 1277 – 1283.

[31] Morris AB, Sullivan HC, Krummey SM, et al. Out with the old, in with the new: Virtual versus physical cross matching in the modern era[J]. Hla, 2019, 94(6): 471 – 481.

[32] Nankivell BJ, Alexander SI. Rejection of the kidney allograft[J]. N Engl J Med, 2010, 363 (15):1451 – 1462.

[33] Sis B, Mengel M, Haas M, et al. Banff'09 Meeting Report: antibody mediated graft deterioration and implementation of Banff working groups[J]. Am J Transplant, 2010, 10:464 – 471.

[34] Stegall MD, Gloor JM. Deciphering antibody-mediated rejection: new insights into mechanisms and treatment[J]. Curr Opin Organ Transplant, 2010, 15:8 – 10.

[35] Ely LK, Burrows SR, Purcell AW, et al. T-cells behaving badly: structural insights intoalloreactivity and autoimmunity[J]. Curr Opin Immunol, 2008, 20:575 – 580.

第三节 尸体供肾选择与评估

◎项和立 丁小明 薛武军

器官紧缺是全球包括我国器官移植发展的瓶颈。现在我国每年有约 150 万终末期肾病患者，约 30 万终末期肝病患者，每年急需移植挽救生命的患者众多。没有捐献就没有器官，没有器官就没有器官移植。器官来源包括活体器官和尸体器官两大类。对活体器官移植而言，我国《器官移植条例》规定，活体器官移植仅限于近亲亲属之间，采用活体器官捐献是在无法得到尸体器官前提下的家庭自救手段，仅是缓解器官来源短缺有益的补充。鉴于我国目前社会认知和经济社会发展的现状，活体器官捐献无法广泛开展。2015 年前，我国是世界上唯一依赖死囚器官作为尸体器官来源的国家。这种做法在当时国际移植界备受批评和争议。2015 年 1 月 1 日后我国取消了死囚器官来源，公民自愿捐献成为唯一合法的器官来源，我国已经建立起一个符合社会伦理和中国国情的可持续发展的器官捐献与移植体系。并取得非凡的成就，我国器官捐献和移植数量处于全球第二位，在世界器官移植舞台上创建了被普遍接受和认可、具有生命力的被 WHO 誉为对全球器官移植作出重要贡献的"中国模式"。

一、我国器官捐献与 OPO 建设

我国器官移植事业经过 60 余年的奋斗，特别是近十年开展公民逝世后器官捐献工作和器官移植改革以来，得到快速发展，取得了举世瞩目的成就，我国器官移植的发展道路和成就，被称为"中国模式"，得到 WHO 和国际社会的广泛认可。但我国器官捐献和器官获取组织（OPO）建设仍然存在不足和需要完善的地方，更加需要从器官移植学科建设的高度进行 OPO 建设和器官捐献工作的体系建设。

（一）我国器官捐献与移植的发展历史及现状

1960 年吴阶平等在北京实施了我国第一例尸体肾移植；1972 年广州梅骅等施行了我国第一例成功的肾移植（活体亲属供肾）；1977 年肾移植在全国多个大城市开始推行，并相继开展了肝脏、心脏移植等；1978 年器官移植成为第九届全国外科学术会议的主要新兴课题之一。20 世纪 70 年代末、80 年代初形成我国器官移植的第一个高潮期，此后因为观念、免疫抑制药物、医药费、移植效果等原因走入低谷。1984 年后随着环孢素 A（CsA）的临床应用，以肾移植为主导的我国器官移植发展迎来第二个高潮，并得到稳步发展、提高和成熟。

2007 年，国务院颁布《器官移植条例》，我国器官移植开始步入法制化发展的道路，随着器官移植技术准入等一系列政策出台，我国器官移植事业在法制化、规范化的道路上得到了健康发展。但是，器官来源依赖死囚器官一直受到国际社会的非议，器官移植事业得不到国际移植界的认可。

自 2010 年我国积极推动公民逝世后器官捐献工作以来，器官移植事业的发展逐步与国际接轨。2015 年 1 月 1 日后公民自愿捐献成为我国器官移植唯一合法器官来源，器官移植在国际化、法制化、规范化的道路上得到快速健康发展，器官捐献和移植数量处于全球第二位，在世界器官移植舞台上创建了被普遍接受和认可、具有生命力的被 WHO 誉为对全球器官移植做出重要贡献的"中国模式"。截至 2020 年 12 月 31 日，全国实施公民逝世后器官捐献 31 035 例，捐献大器官 95 641 个，其中西安交通大学第一附属医院至 2020 年底实施公民逝世后器官捐献 1054 例，捐献大器官 3154 个，移植 2916 例，捐献器官利用率 92.5%，获取器官利用率达到 94.6%，居世界领先水平，为我国实施器官捐献最多的医院。2020 年尽管受新冠肺炎疫情影响，我国仍实施捐献 5219 例，捐献大器官 15 890 个。公民逝世后捐献器官已成为我国器官移植的主要来源，以肾移植为例，2020 年全国实施肾移植 11 037 例，其中尸体供肾（DD）肾移植 9399 例（占比 85.16%），活体（LD）肾移植 1638 例（占比 14.84%）。2020 年我国登记等待肾移植人数超过 6 万人，器官移植的供需矛盾仍然非常突出，器官捐献的数量远远满足不了移植的需求，只有大力推进器官捐献工作才能促进器官移植事业的发展。但是我国器官捐献的发展不均衡，现 OPO 建设存在一定程度的盲目性，器官捐献工作和移植事业发展的体制机制建设和工作链接以及队伍建设等方面存在诸多需要完善的地方。因此，需要密切结合我国器官移植发展的历史和特点，紧密联系我国各地的实际情况，加强具有中国特色的 OPO 建设，建立专业化的器官捐献队伍，成立完全独立于移植科室的 OPO 学科，全面推动器官捐献工作的开展，有力促进我国器官移植事业的发展。

（二）器官移植学科建设的复杂性

器官移植是 20 世纪新兴的临床技术，被誉为 20 世纪医学之巅，是 21 世纪临床医学发展的标志性技术。经过 60 多年的发展，我国器官移植已从单纯的技术发展上升到了学科建设和技术创新层面。临床医学学科建设主要涉及拔尖人才的培养、创新技术的培育和突破性研究的孵化，而我国器官移植学科建设不仅涉及人才、技术和研究三要素，更受到国家政策和体制的导向、医院定位和机制的牵制，以及学科体系建设的互动。我国器官移植的实际工作包括 OPO 建设、公民逝世后器官捐献（CDCD）的实施和临床移植三个环节，从公民逝世后器官捐献到通过移植技术救治终末期器官衰竭患者生命的整个链条，整合了再生医学、转化医学、精准医学等现代医学理念、模式、理论及技术，形成了整合医学全新理论是多学科交叉与融合的成果。在具体实施过程中不单纯是医学学科的建设和发展，也涉及自然科学和社会科学的多个方面，其中公民自愿捐献器官是器官来源的唯一合法途径，是器官移植发展的决定性因素，需要全社会公众的认知和参与，其与社会政治、经济、文化、法律、伦理、道德等多个领域密切相关。在这个环节繁多、过程复杂的体系中，实施器官捐献工作的 OPO 建设与政府和医院的政策体制和机制密切相关，其机构和运行模式、协调员和获取医生等捐献队伍建设决定着器官捐献工作能否健康有序发展，是器官移植工作的基础。捐献医院的体系建设，捐献工作的相关技术标准和实施规范，潜在捐献者疾病预后评估、脑损伤评价、死亡判定和家属及社会协调等环节，影响器官捐献率和捐献器官利用率，是器官移植工作的关键。器官来源数量和质量、移植规模、移植队伍、技术体系建设和质量控制与提升，是移植学科建设的根本。纵观我国器官移植的发展历史，特别是近十年的改革与发展成就，器官移植学科建设和事业发展包含了政策主导、医院定位、学科协同、团队实施的组织体系，捐献队伍、协调队伍、移植队伍、研究队伍等人才团队的实施体系，以及技术开发、项目标准、实施规范和操作流程的技术体系。总体而言，移植事业的发展涉及四个层次的内容：首先是政府、医院政策层面的体制和机制建设，其次是 OPO 机制层面的组织结构和捐献队伍建设，第三是实施器官捐献层面的技术标准和实施规范，第四是临床学科移植层面的人才队伍建设、技术培育与创新和移植技术的应用与患者救治。因此，器官移植学科建设是一个需要政策主导、多方支持与参与、学科努力的复杂而艰难的系统工程。

（三）OPO 建设的重要性

OPO 是依托符合条件的医疗机构，由具有一定基础和条件的执业医生及执业护士组成的从事公民逝世后人体器官捐献工作的医学专门组织或机构，主要工作是从事潜在捐献者甄别、捐献协调、捐献者评估与维护，以及捐献器官获取、分配、修复、保存、运输等工作。OPO 的机构建设是开展公民逝世后器官捐献工作的基础，也是保证移植器官来源、决定移植学科建设和事业发展的关键因素，因此，更要从移植学科的体系建设高度重视和加强 OPO 建设。

首先，OPO 的定位要正确，其目的是服务与发展移植，从事器官捐献的实施和管理工作，是为保障尸体移植的器官来源所建的医学专门机构。其次，OPO 的机构建设受体制、不同地区和单位政策机制，以及社会发展与捐献和移植发展不平衡的影响，难以形成单一固定的模式。因此，不宜追求某种单一形式，而是应立足我国各地和各单位的客观实际，建设有利和促进捐献与移植事业发展的具有中国特色和区域或地方特点的 OPO 专业机构。第三，OPO 的队伍建设是器官捐献工作健康规范开展的关键，需要加强对具有执业资格的医生和护士的 OPO 队伍的学科与事业发展以及专业化、规范化、标准化的教育，器官捐献与移植基本理论、基本知识、基本技能的培训，技术水平、工作能力的提高。第四，各级医院的捐献体系建设是 OPO 开展器官捐献工作的基础，医疗卫生行业及医疗机构工作人员，特别是神经、重症、急诊等捐献相关主要学科医护人员对危重患者，尤其是重度颅脑损伤预后的及时评价，对脑死亡和生命不可逆患者生命指征维护与器官捐献及其器官功能维护的关联意识至关重要，需要建立 OPO 与相关学科潜在捐献者的上报、甄别、评价及维护机制，建立起主观能动性积极的器官捐献相关医疗机构和学科体系。第五，器官捐献相关技术体系是移植来源器官高质量和保证移植效果的基本保证，OPO 需要组织捐献与移植专业技术人员开展我国公民逝世后器官捐献相关技术的基础与应用研究，创建与完善我国潜在捐献者甄别、捐献者评估、捐献者及捐献器官功能维护、捐献器官获取与保存和修复的技术体系。第六，OPO 的机构建设和器官捐献工作需要继续深化和完善"中国模式"的内涵建设，以科学化、国际化、标准化为目标导向，强化器官捐献工作的规范、有序开展和环节管理，建立捐献技术标准和技术操作规范，加强相关技术的质量控制，不断提高捐献器官利用率和器官质量。第七，从体制和运行机制上建设从捐献到移植的制度体系，将脑死亡上报制度化、标准化，在脑死亡上报制度化的基础上健全和完善脑死亡判定标准和实施体系，建立 OPO 的捐献工作与脑死亡上报和判定的链接机制、效率机制和技术及工作标准机制，提高器官捐献率和捐献器官质量。最终切实建立起以移植为原动力和目标、捐献为移植服务、具有高度主观能动性的脑死亡上报和判定等组成的工作体系。

（四）加强器官移植学科的体系建设

器官移植学科建设要紧密围绕《"健康中国 2030"规划纲要》和《国家中长期科学和技术发展规划（2021—2035）》等战略思想和器官捐献与移植事业的发展方向，紧密围绕医学科技发展需要和重大疾病防控需求，把器官移植学科建设提升到促进和加快医学科技成果转化上，支撑科技强国和健康中国建设等国家战略高度，以需求为导向，从体制上加强科学整体布局，优化资源配置方式，完善体制改革和机制创新，构建衔接紧密、转化顺畅、协同整合的器官捐献与移植的学科创新体系，加快推进能促进器官移植学科发展的器官捐献学科建设的体制创新、模式定型及推广。在移植学科发展道路方面坚定公民自愿捐献为唯一合法器官来源的主线，通过理念创新、管理创新、模式创新、技术创新，建立科学、规范能引领发展的器官捐献与移植的学科运行机制，搭建高质高效的运行平台。在保证捐献与移植数量稳步增长的同时，实现从简单数量增长向质量效果提升的转变，从学科管理层面强化质量提升，建立和完善捐献与移植的技术标准和规范，加强相关数据和信息的及时、完整和真实性管理。围绕学科发展的核心命脉，充分发挥转化医学、再生医学、整合医学等现代医学理念，利用"互联网＋"和人工智能（AI）技术平台，实施捐献与技术的系统创新，建立彰显中国特色和优势的技术体系，把握发展前沿和发展趋势的研究方向，实现理论突破及技术系统创新，建设技术特色明显、学术专长优势突出、具有真才实学的技术队伍。建立和完善供者评估、维护、器官获取、保存与修复、移植外科技术及内科处理和长期随访的中国技术体系。

总之，器官捐献是器官移植的基础，没有捐献就没有移植，OPO 是移植事业发展的辅助业务机构，建设具有中国特色、密切结合区域实际的 OPO 运行模式保证器官捐献健康、稳步发展，促进 OPO 建设学科化、器官捐献专业化、移植学科体系化的器官移植学科体系建设。因此，我国器官移植与捐献工作者要为建立和促进我国器官移植事业发展的器官捐献与移植的器官移植学科体系及其相应的工作机制而不断努力。

二、器官捐献分类与标准

（一）尸体捐献（DD）的定义与分类

1. 尸体捐献的定义

尸体捐献指自然人死亡后进行的器官捐献。

2. 心脏死亡器官捐献（DCD）分类

目前，国际上通常采用 1995 年荷兰 Maastricht（马斯特里赫特）国际会议定义的 DCD 分类标准，分类 V 近来被提议作为其他 4 类的补充：

M-Ⅰ类：入院前已经宣告死亡，但时间不超过 45min。

M-Ⅱ类：于医院外发生心脏停搏，急诊入院后经心肺复苏 10min 无效，宣告死亡。

M-Ⅲ类：受到严重的不可救治性损伤，通常为毁灭性脑外伤，但尚未完全达到或完全满足脑死亡的全套医学标准。同时生前有意愿捐献器官，经家属主动要求或同意，在 ICU 中有计划地撤除生命支持和治疗，主要手段为终止呼吸机人工通气给氧，使心脏缺氧而停搏及残余脑细胞彻底失活，等待死亡的发生。

M-Ⅳ类：脑死亡判定成立后、器官捐献手术之前所发生的非计划性、非预见性心脏停搏。

M-Ⅴ类：住院患者的心脏停搏（2003 年新增标准），主要为 ICU 抢救过程中发生的非计划性、非预见性心脏停搏。

M-Ⅰ、M-Ⅱ、M-Ⅳ和 M-Ⅴ类为不可控制型 DCD。不可控制型 DCD 的特点为供者死亡突然，缺乏充分的获取器官的准备，所以器官热缺血时间长，移植物预后差，移植后并发症发生率高。M-Ⅲ为可控制型 DCD，其多在 ICU 有计划地撤除生命支持设备，待供者循环停止后开始获取器官。撤去治疗的时间在严格的限定下是可选择的，在撤去之前可做好充分的准备工作，因此器官损伤较小，移植物远期预后与 DBD 相近。

（二）中国人体器官捐献分类标准

2011 年 2 月，中国人体器官移植技术临床应用委员会通过并公布中国人体器官捐献分类标准（简称"中国标准"，卫办医管发【2011】62 号）将中国人体器官捐献分为三大类：

中国一类（C-Ⅰ）：国际标准化脑死亡器官捐献（DBD），即脑死亡案例，经过严格医学检查后，各项指标符合脑死亡国际现行标准和国内最新脑死亡标准，由通过卫生部委托机构培训认证的脑死亡专家明确判定为脑死亡；家属完全理解并选择按脑死亡标准停止治疗、捐献器官；同时获得案例所在医院和相关领导部门的同意和支持。

中国二类（C-Ⅱ）：国际标准化心脑死亡器官捐献（DCD），即包括 Maastricht 标准分类中的 M-Ⅰ~Ⅴ类案例；其中 M-Ⅰ、M-Ⅱ、M-Ⅳ、M-Ⅴ 几乎没有争议，但成功概率较小，其器官产出对医疗技术、组织结构及运作效率的依赖性极强。M-Ⅲ所面临的主要问题是关于"抢救与放弃"之间的医学及伦理学争论，需要用具有法律效力的、权威性的医学标准、共识或指南来保证其规范化实施。

中国三类（C-Ⅲ）：中国过渡时期脑 – 心双死亡标准器官捐献（DBCD），即：虽已完全符合 DBD 标准，但鉴于对脑死亡法律支持框架缺位，现依严格程序按 DCD 实施；这样做实际上是将 C-Ⅰ类案例按 C-Ⅱ类处理，既类似 M-Ⅳ类，又不同于 M-Ⅳ类（M-Ⅳ为非计划性、非预见性脑死亡后心脏停搏）。

（三）捐献器官分配

在器官资源供需存在显著矛盾的状况下，如何分配器官就不再是临床医生遵循医学客观因素进行配型的问题，还涉及社会伦理和法律。只有建立一个公正、合理、透明的器官分配体系，才有助于更多的人捐献器官、信任器官捐献，让更多的患者受益，促进器官移植事业的发展。根据我国《人体器官移植条例》规定：申请移植的等待者排序，应当符合医疗需要，遵循公平、公正和公开的原则，建立了全国统一的人体器官分配与共享计算机系统。

中国人体器官分配与共享计算机系统：为规范人体捐献器官分配，中华人民共和国卫生部于 2010 年制定颁布了《中国人体器官分配与共享基本原则和肝脏与肾脏移植核心政策》，并组织开发了中国人体器官分配与共享计算机系统（COTRS）（卫医管发【2010】113 号）。2011 年 COTRS 上线试运行，以国家器官分配政策为核心引擎，目标是遵循区域优先、病情危重优先、组织配型优先、等待顺序优先、捐献者亲属优先等国际通行的原则，力求实现自动供 – 受者匹配，确保器官分配与共享的公平、公正与公开。同年，《人体捐献器官获取与分配管理规定（试行）》（国卫医发【2013】11 号）要求捐献器官必须通过 COTRS 进行分配，以确保捐献器官的溯源性和器官分配的公平性。2018 年国家卫生健康委员会印发《中国人体器官分配与共享基本原则和核心政策》，对器官分配核心政策进行了修订并制定了肺脏和心脏的核心分配政策，同时对 COTRS 进行了升级。2019 年国家卫生健康委员会修订了《人体捐献器官获取与分配管理规定》，进一步细化和明确了捐献器官的分配管理和科学要求。

COTRS 作为我国器官捐献与移植工作体系中的重要组成部分之一，由人体器官捐献人登记及器官匹配系统、人体器官移植等待者预约名单系统以及卫生健康行政部门监管平台组成，其使用对象及功能为：①人体器官捐献者登记及器官匹配系统。供器官获取组织（OPO）使用，用于收集器官捐献者医学信息和相关合法合规性文件，适时触发器官分配，按照器官分配核心政策自动进行供受者器官匹配。②人体器官移植等待者预约名单系统。供移植医院使用，用于收集器官移植等待者的医学信息，接收、回复器官预分配通知书。③监管平台。供省级以上的卫生健康行政部门使用，用于实时监管行政管辖地区内的器官捐献和分配。若发现异常，可在第一时间审阅相关合法性文件、强制中断分配过程等。

三、DD 供者的甄别、评估和维护

潜在供者的甄别、评估和维护器官质量及移植风险评估对于开展 DD 器官移植工作至关重要。除了临床经验积累，建立科学、合理、准确的评估标准是目前的重要课题。欧美国家相继建立了一些评估标准或评分系统，如 ECD、DDS、DGF nomogram、Pessione 评分、DRS、KDRI 等。由于器官移植临床的复杂性，目前尚没有一种评估体系能够完全符合临床应用。本节参考国际最新研究进展，结合我国 DCD 器官移植实践中积累的经验，提出临床需重点注意的关键影响因素，并为建立科学有效的评估体系提供建议。

（一）供者选择

1. 潜在器官捐献者条件

由患者主治医生明确患者处于如下状态时，可将其视为潜在捐献者：

1）患者处于需要机械通气或循环支持的严重神经损伤和（或）其他器官衰竭状态，无法避免发生心脏死亡。对于此类患者，主治医生需评估患者撤除心肺支持后短时间发生心脏死亡的可能性。推荐参考 UNOS 评估标准和（或）UW 评分系统进行评估。如果在预测过程中必须进行某些检查，主治医生应该告知患者家属，并把交谈内容和患者家属的知情同意详细记录。如果主治医生认为患者在撤除心肺支持之后心跳停止的时间超过 60min，则不能考虑进行 DCD。

2）患者达到脑死亡状态：根据中国器官捐献分类标准，脑死亡患者严格遵照家属的意愿，按照 C-Ⅰ 或 C-Ⅲ 捐献流程实施器官捐献。

3）具备器官捐赠者一般条件，即：患者身份明确；年龄一般不超过 65 岁；无活动的 HIV 感染；无药物滥用史，或无如下高危活动，如静脉注射毒品史、同性恋/双性恋男性、血友病/凝血机制紊乱；无恶性黑色素瘤、转移性恶性肿瘤，或不可治愈的恶性肿瘤。一些早期阶段的恶性肿瘤在经过成功的治疗后也可以考虑；无活动性或未经治疗的全身细菌、病毒或真菌感染；血流动力学和氧合状态相对稳定；捐赠器官基本正常；严重不可逆的心肺或神经损伤，预计撤除生命支持治疗后将在 60min 内死亡。

2. 供者评估

目前一些评估方法多为对供肾危险因素进行评分，即供者年龄、种族、高血压或糖尿病病史、死亡原因、热/冷缺血时间、HLA-A/B/DR 的错配及感染等因

素。DD 潜在供者存在神经－体液调节失常等病理生理改变，常表现为患者血流动力学的不稳定和全身器官组织灌注不足，从而使全身器官的结构和功能受到不同程度影响。临床上根据血压、尿量、肾功能和全身组织灌注情况、超声检查以及有无高血压、糖尿病等易引起肾损害的原发病等多方面指标来判断患者肾脏可否作为供肾使用。

（1）DD 供者病史评估

供者病史信息主要包括以下内容：供者年龄、体重、原发病、受伤部位等；有无高血压或糖尿病等病史；导致死亡的原因；是否为溺水，有无肺部感染；ICU 住院时间、用药情况；有无低血压，低血压的程度和持续时间；抢救次数；有无心肺复苏，心肺复苏的次数和时间；是否有尿，尿量多少；是否透析；有无用升压药，剂量及时间；肾功能情况（肌酐）；供者的感染情况（参见后文）。

（2）成人供者质量评分体系

国外应用比较广泛的成人供者质量评分体系是 2001 年 Nyberg 等发布的肾移植供者评分系统，Nyberg 等根据供者年龄、有无高血压病史及高血压的病程、肌酐清除率、HLA 错配数和死亡原因是否为脑血管意外等 5 项指标与预后的相关性，采用多因素分析模型，总结出与预后密切相关的成人供者质量评分体系（表1.3.1，表1.3.2）。

表1.3.1 供者评分表

年龄（岁）	评分	高血压病史	评分	肌酐清除率（mL/min）	评分	HLA错配	评分	死亡原因	评分
<30	0	无	0	≥100	0	0	0	非脑血管意外	0
30~39	5	病程不详	2	75~99	2	1~2	1	脑血管意外	3
40~49	10	≤5年	2	50~74	3	3~4	2		
50~59	15	6~10年	3	<50	4	5~6	3		
60~69	20	>10年	4						
≥70	25								

根据以上各项评分综合，计算总分数，根据表1.3.2评估供肾质量。

表1.3.2 供肾质量分级表

供肾分类	评分	供肾等级	术后1年肌酐清除率（mL/min）
非边缘性供肾	0~9	A级	61.0
	10~19	B级	51.8
边缘性供肾	20~29	C级	42.6
	30~39	D级	33.7

引自 Scott L, Nyberg. AJT, 2003, 3: 715-721

目前，我国在供者及其器官评估方面借鉴国外的标准，且不是专门针对供者的评价标准，不完全符合我国的国情和国人的特点，对于供者风险的预测存在偏差，缺乏有效的供者移植物功能延迟恢复（DGF）风险评估体系，既存在肾脏移植后 DGF 的风险和影响治疗效果，也可能造成捐献器官的浪费，不利于捐献器官的充分利用。针对以上问题，为进一步提高器官移植供者及器官质量，改善移植的效果，西安交通大学第一附属医院组织我国 29 家移植中心共同建立了符合我国国情及国人特点的供者评估体系，该评分系统排除了供者以外及手术和手术后影响 DGF 的其他因素，纳入了供者年龄、捐献前血清肌酐水平、原发病、高血压病史、捐献过程的低血压和心肺复苏共六个因素，并对每个危险因素进行分层评分，对应不同的 DGF 风险等级（表 1.3.3，表 1.3.4）。适用于捐献及器官获取前的供者评价和移植后 DGF 风险预测。该评分系统纳入捐献供者评估过程中最常见的六个关键危险因素，符合我国的国情和国人的特点，评分简便易行。与 Nyberg 供者评分表相比，该评分系统与临床预后有更高的相关性，对捐献供者评估有重要指导意义，是目前适合我国公民逝世后器官捐献供者的评估体系。

表 1.3.3　成人供者评分系统（中国标准）

项目		评分	项目	评分
年龄（岁）			原发病	
16～39		0	脑外伤	0
40～49		1	其他原因	3
50～64		2	脑出血	6
≥65		3	缺血缺氧脑病	3
低血压			SCr（μmol/L）	
SBp＜80mmHg	SBp＜50mmHg		＜177	0
无	无	0	177～265	7
＜1h	＜10min	5	266～442	8
≥1h	≥30min	8	＞442	17
高血压			心脏复苏	
无		0	0～10min	5
0～4 年		5	10～29min	7
5～9 年		6	≥30min	8
≥10 年		7		
总分			0～49	

表 1.3.4 供者质量分级（中国标准）

评分结果	供者评价	DGF（%）	DGF 风险
≤5	优	<15	低
6~11	良好	15~25	较低
12~25	一般	25~60	较高
>25	差	>60	高

（3）供者原发病

DD 供者的原发病与器官质量和移植效果明显相关，与脑血管意外供者相比，颅脑损伤供者的器官质量较好，这类供者更年轻，既往身体健康，器官功能良好。对于脑血管意外的供者，大部分既往有较长时间的高血压，一般会存在或轻或重的动脉硬化，供者器官的功能会受到一定影响。正是基于以上原因，Nyberg 等提出的临床尸体供肾评分系统单独将供者是否死于脑血管疾病作为积分的变量。因此对于脑出血的供者要进行客观、详细器官评估和合理的取舍，才能保证器官质量和移植效果。

（4）心肺复苏

脑死亡患者易发生非计划性的心脏停搏，较长时间的心肺复苏对器官的功能有明显损害，因此对这一类供者的器官功能需要动态深入评估。研究表明，心肺复苏患者在胸外按压条件下，氧运输仅为生理量的 1/4，低于氧运输的危险临界氧耗量（330mL/min）；氧提取率明显升高达 0.65±0.16，远远高于生理状态下的氧提取率 0.22~0.32，这是机体在缺氧条件下的生理代偿机制。也有研究表明，自主循环恢复（ROSC）时间在 5min 内的患者机体缺血时间较短，未造成脏器严重受损，在 ROSC 5~15min 组及 15~45min 组患者脏器受损数及受损程度明显加重，尤其后者衰竭脏器明显增多。分析认为复苏超过 10min 后全身组织严重缺血、缺氧，组织代谢紊乱，特别是复苏后出现组织低灌注、再灌注产生有害的酶和自由基，后期释放大量炎性细胞活性因子导致脏器功能障碍，受损器官为心脏、大脑，继发受损器官为肺、肝、肾、肠等。供者心肺复苏对供肾质量及移植术后受者的 eGFR 有明显影响，因此，对于曾接受过心肺复苏的供者应进行详细、全面的评估。因此，对于这一类的供者，在全面评估基础上，恢复自主循环时间 <10min，无肾脏病史，入院后最高肌酐清除率 >60mL/min，终末血肌酐 <300μmol/L，应用 LifePort 机械灌注冷保存的肾脏是可以利用的。恢复自主循环时间在 10~30min，需对供肾质量进行综合评估来决定供肾是否可以利用。对于恢复自主循环时间 >30min，供肾一般应弃用。

（5）低血压

脑死亡患者常存在神经－体液调节失常等病理生理改变，表现为血流动力学不稳定、全身器官组织灌注不足及水、电解质、酸碱失衡，机体常处于低血压和缺氧状态，这对器官功能损害较大。对于低血压的供者要详细了解低血压的程度和持续的时间、低血压后的尿量、器官功能情况及低血压纠正后的尿量、器官功能，进行综合评估，以决定肾脏是否可以利用。特别是心肺复苏的低血压，建议对于心肺复苏后的持续低血压供肾可利用的标准为：收缩压 < 100mmHg 不超过 4h，收缩压 < 80mmHg 不超过 2h，收缩压 < 50mmHg 不超过 30min。

（6）合并急性肾功能衰竭的供者选择

急性肾功能衰竭（ARF）供肾是否使用主要根据发生急性肾小管坏死前供者的肾功能状态，一般要求本次发病前血清肌酐水平 < 133μmol/L，肌酐清除率 > 80mL/min（Cockcroft-Gault 公式）。

ARF 供肾选择标准：年龄 < 60 岁；无肾脏疾病史，肾脏大小外形正常；本次发病前最高肌酐清除率 > 60mL/min，终末尿量 ≥ 50mL/h；供肾活检显示无微血栓形成、皮质坏死或明显的慢性改变（如肾小球硬化比例 > 10%，有间质纤维化、肾小管萎缩和血管改变如小动脉内膜增厚和玻璃样变）。

（7）感染性供者的器官应用问题

1）真菌感染：毛霉菌可通过供肾传染给受者，特别是在血管吻合口处，因此供者毛霉菌感染建议禁止使用。曲霉菌感染同样可使移植肾脏丢失。因此，建议曲霉菌感染供者的肾脏应慎用。念珠菌感染的供者也可以通过移植使受者感染。肾移植受者也可因血管吻合口处形成动脉瘤而严重影响受者存活。新型隐球菌性脑膜炎供者，如果没有经过治疗，其传染给受者的机会较高，因此，建议禁用。经过治疗的供者，只有证实隐球菌已经被根治才可行器官捐献。如果是捐献后才发现供者有隐球菌感染，则应及时报告，并对受者要接受预防治疗。组织胞浆菌病（网状内皮细胞真菌病）供肾移植后，受者移植肾脏功能正常。

2）细菌感染：全身性细菌感染是供者捐献的禁忌证。如果供者仅显示轻度菌血症，例如肠杆菌属菌血症（除沙门菌和绿色链球菌外），或提示用抗生素治疗有高治愈率，可作为供者捐献器官。金黄色葡萄球菌、铜绿假单胞菌或者耐青霉素链球菌的菌血症至少治疗 2 周，停用抗生素 1 周后血培养阴性，确保痊愈才能作为供者。相反，如果难根治的脓毒症应视为禁忌。如果是全身性的多重耐药菌感染，则也应视为禁忌。细菌性脑膜炎（如流脑）并不是捐献器官的禁忌证。但是供受者均应给予充分的抗感染治疗。曾有报道细菌性脑膜炎或细菌性心内膜炎的供者肾移植成功。结核感染的患者，可根据是潜伏感染还是活动性感染，是拟捐献的器官受累还是其他器官受累而区别对待。

3）病毒感染：HIV 感染供者禁用。儿童供者有水痘病毒感染者也禁用，因可能发展成脑炎。巨细胞病毒（CMV）和 EB 病毒阳性者，术后需采取预防措施。曾报道供者梅毒因有有效的治疗药物，肾移植获得成功。流行性乙型脑炎供者，目前尚无相关文献报道资料。但曾有乙脑供者，术后两受者均因并发乙脑死亡，但是否存在相关性并没有确定。因此建议乙脑供者慎用。携带 HBV 或 HCV 的供者，可将病毒传播至受者，接受 HBV 阳性供者肾脏，10 年后将威胁受者生命，曾注射过 HBV 疫苗的受者，感染率减少，但不排除新基因型病毒感染的可能。对供者 HBV 及 HCV 感染，具体分析如下：

HCV 阳性供者：在 HCV 阳性受者被告知同意的情况下，HCV 阳性供者器官也可以用于移植。HCV 阴性的受者，如果使用 HCV 阳性供者器官，那么受者感染 HCV 的风险将很高，但是，在急诊并且受者告知同意的情况下也可以进行移植。

HBsAg 阳性供者：HBsAg 阳性的受者，知情同意后可以移植。HBsAg 阴性的受者，如果抗 HBs 抗体滴度很高，而且 HBc 抗体阳性的情况下可以移植。HBsAg 阴性的受者，如果抗 HBs 抗体滴度中等水平，可以移植，但是感染的风险会很高。HBsAg 阴性的受者，如果抗 HBs 抗体检测阴性，只有在挽救生命的情况下才可以进行移植。

HBc 抗体阳性供者：肾脏传染 HBV 的可能性比肝脏低，但并非不会传染。因此，如果受者 HBsAg 阳性，或者 HBsAg 阴性，但是抗 HBs 抗体滴度 $\geq 10\text{mU/mL}$ 时可以移植。

HBsAg 阴性的受者：无抗 HBsAg 抗体，只有在挽救生命的情况下才可以进行移植。

需要注意的是，HIV 感染后两个月或者肝炎感染后 6 个月内血清学检查有可能是阴性，而有研究也发现，复苏过程中大量的液体输入也可能因为稀释的影响，使血清学检查正常。因此，血清学检查需要重复进行并且需要 PCR 等复检以排除血清学假阴性感染可能。

曾报道有一例狂犬病病毒感染的供者，术后肾移植受者、肝移植受者及动脉节段移植的受者均发生脑炎并且死亡，检查为狂犬病病毒感染。因此，狂犬病病毒感染供者应禁止捐献。

4）其他：阿米巴原虫感染也可通过供者传染至肾移植受者中，因此建议禁用。

吉兰－巴雷综合征（Guillian-Barre 综合征，GBS）是常见的脊神经和周围神经的脱髓鞘疾病，又称急性特发性多神经炎或对称性多神经根炎。多数患者发病前有 CMV、EB 病毒或支原体等感染，但少数病例的病因不明。对 GBS 患者是否适合成为供者，目前偏向于可以作为供者，只要肾脏没有其他损伤。曾有报道 GBS 供肾移植后，受者两个月内因 GBS 死亡，但是其相关性并不明确。

（二）供者维护

DD 供者的维护是保证器官质量的重要环节，主要措施包括：

1. 保证血容量

停用脱水药物（甘露醇、甘油果糖等），补足血容量。

2. 呼 吸

结合患者的血气分析结果调整呼吸机参数，保证血氧分压 $> 100\text{mmHg}$。一般采用容量控制通气模式，频率 12 ~ 20/min，5 ~ 12mL/kg，气道平台压不超过 30 ~ 35cmH₂O，吸呼比为 1:(1.5 ~ 2)，呼气末正压 5 ~ 6cmH₂O，吸氧浓度初始阶段可达 100%，以迅速纠正缺氧，之后视血气分析结果调整。

3. 体　温

由于供者内环境紊乱，时常发生中枢性高热或低体温的现象，应使用物理降温或加热毯等措施维持供者体温在 35℃ ~ 38℃。

4. 心　率

维持供者心率 > 100/min，供者在发生脑死亡后，由于脑内血液循环停止，阿托品无法解除迷走神经对心肌的抑制作用，可应用异丙肾上腺素等药物提高心率。

5. 血　压

收缩压维持在 100mmHg 以上，保持中心静脉压 6 ~ 10mmHg。根据患者的病情、容量负荷等实际情况，在使用代血浆羟乙基淀粉 130/0.4 氯化钠注射液（万汶）、白蛋白等补足供者血容量后，联合使用多巴胺、去甲肾上腺素、肾上腺素等血管活性药物，将收缩压维持在 100mmHg 以上水平。使用中小剂量心肌正性肌力药物特别是多巴胺［剂量为 2 ~ 10μg/(kg·min)］能维持稳定的血压使组织有良好的灌注，但大剂量血管活性药物治疗如多巴胺剂量 > 10μg/(kg·min)，会对移植物存活有不良影响。

6. 尿　量

维持尿量 > 100mL/h。必要时在补足有效血容量的基础上应用呋塞米 40 ~ 80mg，观察尿量。

7. 应用体外膜肺氧合（ECMO）

脑死亡供者血流动力学不稳定，大剂量升压药及强心药的使用进一步损伤肝、肾功能，不可控性心脏死亡供者热缺血时间较长。使用 ECMO 在适当的时机介入，辅助 DBD 循环及氧合功能，恢复 CDCD 供者腹腔再循环，可减轻供者器官的缺血缺氧损伤，是提高器官捐献成功率、提升供者器官质量的重要手段。

8. 使用糖皮质激素

由于脑死亡患者脑内血液循环停止，脑垂体分泌的促肾上腺皮质激素不能进入血液循环，致使供者皮质激素水平低下，需要补充糖皮质激素。

9. 积极纠正水、电解质紊乱和酸碱失衡

脑死亡患者通常会发生高钠血症、低钾血症等，这种严重的电解质紊乱对于供者器官功能有非常严重的影响，在器官切取前必须纠正。

10. 抗凝与溶栓

在抢救脑死亡供者时，经常发生低血压（收缩压 < 90mmHg，特别是 < 50mmHg）的状况和心肺复苏过程，可能在器官内形成血栓，应根据病情应用肝

素抗凝或尿激酶溶栓。

11. 抗感染

根据病原微生物培养结果，选用敏感的抗感染药物。

四、供肾评估、修复与保存运输

供肾质量是影响移植肾存活的重要因素，准确评估供肾质量是移植医生面临的重要课题。目前有一系列预测和评估供肾质量的工具及方法，可以帮助移植医生评估 DD 供肾是否适宜进行肾移植。例如移植前供肾穿刺活检、供肾危险评分、机械灌注参数、供肾分子标志物和分子诊断工具、供肾活力评估等方法。规范供者选择和供肾评估、优化供肾保存策略，不仅将有助于临床医师在合理选择供者上有章可循，而且也将有利于 DD 肾移植供肾的长期存活，降低急性肾移植排斥和 DGF 的发生率，具有重要的理论和临床实践意义。

（一）供肾评估

1. 生化肾功能评估

血生化肾功能检测实用、易行。对潜在捐献者应该密切进行血液生化检测，关注肌酐或肾小球滤过率（GFR）、尿素氮和电解质。一般而言，获取时血肌酐 < 200 μmol/L 提示肾脏功能较好。但在临床实践中，也有获取时血肌酐处于低值水平的肾脏在移植后肾脏功能恢复不佳甚至出现移植肾原发性无功能（PNF）的情况。在评估肾脏功能时，血肌酐是重要的指标，但也需要结合实际情况具体分析，要充分权衡捐献者发病前的肌酐水平（反映肾脏的基础状态）和获取前的肌酐水平（叠加了发病后的损伤因素）。在器官维护阶段，可能会出现血肌酐值急骤上升，甚至需要辅助血液透析等治疗的情况。此时需要仔细鉴别血肌酐升高的原因。如果结合患者的原发疾病和具体医疗过程，认为血肌酐升高由肾脏不可逆性损伤导致，就需要慎重考虑是否使用肾脏。如果是由急性肾小管坏死等可逆性损伤导致，则仍然可以考虑使用。

2. 供肾外观评估

获取供肾后，一般可以从供肾外观大致评估供肾质量：质量较好的供肾灌注后表面光滑颜色白；无整体或局部红色斑块样微血栓形成；外观形态饱满、边缘较锐利，无明显肿胀，肾脏包膜完整；局部无粘连及梗死等病变；质量好的供肾有弹性，无僵硬感；血管条件较好，无内膜损伤、脱落及钙化斑块。虽然供肾灌注后颜色偏暗，有的情况下也能利用。即使血管条件较差，通过移植前的修整及术后抗凝等综合治疗，仍能获得良好的肾功能。

3. 供肾缺血时间

（1）热缺血时间

由于热缺血时间和移植肾预后存在密切关联，无论是 PNF、DGF，还是移植肾失功都与供肾热缺血时间延长相关，因此过长的热缺血时间是供肾的禁忌。目前国内外对 DD 供者的热缺血时间有以下几种标准。

·心脏死亡缺血时间：从心跳停止到开始冷灌注的时间，心脏死亡热缺血时间一般应 <15min。

·濒死期热缺血时间：从撤除呼吸机及心脏支持至开始冷灌注的时间一般应 <1h。

·功能性热缺血时间：从动脉收缩压 <50mmHg 或者血氧饱和度 <80% 到开始冷灌注的时间，一般应 <30min。功能性热缺血时间的引入可能会对 DD 供者的选择更合理。

（2）冷缺血时间

供肾冷缺血时间与 DGF 密切相关，同时也是导致急性排斥反应的独立危险因素。因此，应尽可能采取一切措施缩短冷缺血时间。欧洲肾脏病最佳实践（ERBP）指南推荐，由于 DCD 供肾热缺血时间更长并且发生 DGF 的可能性更高，冷缺血时间应当更短，建议对可控下心脏死亡供肾（M-III 型）冷缺血时间控制在 12h 内；对于长时间的冷缺血时间，如大于 36h，资料很少，但由于其很高的 DGF 及急性排斥风险，除非在特殊情况及充分考虑风险和收益的情况下，一般不主张使用。建议冷缺血时间越短越好。对于 CDCD 供肾，推荐冷缺血时间 <12h。对于是否使用冷缺血时间 >36h 的供肾，建议根据具体个例情况判断。推荐来源于脑死亡供肾冷缺血时间 <24h。

4. 术前供肾病理活组织检查（零点穿刺）

DD 供肾移植前供肾穿刺活检对评估供肾质量、发现供肾潜在病变和急性损伤及移植后病理的零点对照等非常具有价值。供肾损伤一般分为基础病变、缺血、缺氧损伤以及炎症损伤等。肾功能生化指标能反映基础病变，以及死亡前的缺血、缺氧损伤和炎症损伤，但完全不能代表死亡后冷热缺血损伤，而术前病理活检则可反映上述损伤。术前病理活检组织学检查可直观地了解肾小球硬化、肾血管狭窄、肾小管萎缩和间质性纤维化等形态学改变，从而预测术后肾功能和存活率。

Remuzzi 供肾活检组织病理学评分标准评估供肾穿刺病理的质量，从而决定供肾是否采用及决定单肾还是双肾移植（表 1.3.5）。

表 1.3.5 Remuzzi 供肾活检组织病理学评分标准（半定量法）

	0	1	2	3
肾小球硬化	无	<20%	20%~50%	>50%
肾小管萎缩	无	<20%	20%~50%	>50%
间质纤维化	无	<20%	20%~50%	>50%
动脉狭窄	无动脉壁增厚	动脉壁增厚，厚度小于管腔直径	动脉壁增厚，厚度等于或稍大于管腔直径	动脉壁增厚，大于管腔直径，或者堵塞

最后得分为各指标得分的总和：① 0 ~ 3 分，轻度，可行单肾移植；② 4 ~ 6 分，中度，需行双肾移植；③ 7 ~ 12 分，重度，不应移植。

总之，供肾的组织病理学评估是临床综合评估中非常重要的一部分，是对临床评估的有效补充和完善，但由于供肾病变的多样性和病理活检诊断的局限性，组织病理学评估不能作为供肾取舍的唯一依据，必须与临床各项评估方法密切结合以做到综合评估。

5. 应用 Lifeport 肾转运器参数判断供肾质量

目前，很多移植中心开始采用 LifePort 机器灌注的方法对移植肾进行保存，其灌注参数与术后肾功能和存活率有关。低温机械灌注具有评估肾脏质量、清除残存血栓、降低灌注阻力、改善肾脏微循环、保护肾脏、减少 DGF 发生的作用，适用于 DD 供肾的体外灌注和保存。

应用 LifePort 参数作为肾脏移植供肾的标准。可应用标准：阻力指数（RI）< 0.40mmHg/（mL·min），流量 > 70mL/min。RI 在 0.4 ~ 0.5mmHg/（mL·min）时，则须根据临床资料进行综合判断是否可以应用。RI > 0.5 mmHg/（mL·min）的供肾一般予以弃用。

LifePort 灌注时间：当 RI < 0.30mmHg/（mL·min），流量 > 100mL/min，灌注时间 2 ~ 3h 可以移植；RI > 0.35mmHg/（mL·min），流量 < 100mL/min，灌注时间适当延长，但最长不超过 8h。

LifePort 灌注压力：应用 Lifeport 单纯保存时应采用低灌注压力（25 ~ 30mmHg）。

Lifeport 肾转运器应用注意事项：

·机器灌注对判断供肾质量有一定的应用价值，但不是唯一指标。

·应用 Lifeport 前，获取肾脏应充分灌注，并清除肾周脂肪等多余组织，减少供者血细胞和脂肪等组织细胞在 Lifeport 中的循环运转。

·仔细结扎动脉细小分支，防止漏液，导致读数假象等。

·注意 Lifepor 运行过程中动脉的折叠、扭转。

·Lifeport 工作时动态观察调整，根据 RI 和流量调整灌注压，开始灌注压力 35mmH$_2$O，最高不超过 40mmH$_2$O，流量维持 80 ~ 130mL/min，最高不超过 150mL/min。

·如果半小时内 RI 下降至 0.35mmHg/（mL·min）以下，则提示供肾质量良好。

·对 CDCD 供肾及高危供者供肾有一定的保护作用。

·如果将 RI 与供者年龄、移植前肾小球滤过率预测值、热缺血时间等结合进行综合评价，预测价值则更高。

西安交通大学第一附属医院肾移植团队经过大量的临床研究，对 Lifeport 各运行参数进行量化打分，制定出 Lifeport 供肾评分系统对供肾质量进行量化评估（表 1.3.6，表 1.3.7）。

表 1.3.6　Lifeport 供肾评分系统

变　量	得　分	变　量	得　分
流量（mL/min）		阻力指数［mmHg/(mL·min)］	
> 120	0	< 0.3	0
100 ~ 120	1	0.3 ~ 0.39	2
80 ~ 119	2	0.4 ~ 0.49	4
60 ~ 79	3	0.5 ~ 0.59	6
< 60	5	≥0.6	8
灌注时间（h）			
< 12	0		
≥12	1	总分	14

表 1.3.7　Lifeport 供肾评分分级

评　分	供肾质量分级
< 4	良
4 ~ 7	一般
8 ~ 11	差
> 11	很差

6. 灌注液的生化指标

目前，大量研究希望能在肾脏灌注液或者保存液中找到一种或多种能反映供肾质量的生物标志物，从而准确、快速地判断供肾的质量，决定移植方案等。但是，目前并没有一个完全可靠的、临床常规应用的此类生物标志物。以下所描述的一些临床研究的发现，其实用价值仍有待更多临床观察的进一步验证。

·检测灌注液中的 α 谷胱甘肽转移酶、乳酸脱氢酶水平和氧化还原活性铁浓度均有助于预测术后肾功能。DCD 灌注液中 α 谷胱甘肽转移酶的水平与热缺血时间、PNF 和近曲小管坏死的发生率呈正相关，可用于判断术后移植肾是否有功能。

·乳酸脱氢酶因缺乏细胞特异性，不能区分移植肾能否发挥功能，但可从能发挥功能的肾中挑选出术后能快速发挥功能者。

·有报道指出灌注液中的氧化还原活性铁浓度在灌注 1h 后明显增加，且随着热缺血时间的延长而增多。有研究还发现，在上述 3 种物质中只有氧化还原活性铁浓度在 PNF 和 DGF 中有明显差别。氧化还原活性铁浓度结合其他供者、肾相关参数对术后 PNF 的预测具有较高的灵敏度和特异度。

（二）供肾的修复

1. 供肾多支血管的处理

肾多支动脉或取肾时损伤动脉应做成形手术。①双支肾动脉口径相似时，可行侧－侧吻合术。②较小一支动脉可与肾主动脉主干做端－侧吻合，尽可能避免结扎动脉。③供肾 4/5 血运良好，下极分支动脉或下极副肾动脉对输尿管的血运无影响，直径在 1mm 以下时，可考虑结扎，否则尽量重建或与腹壁下动脉吻合。

供肾多支静脉较少见。解剖学上在肾实质内肾静脉之间有丰富的交通循环，故此主干静脉较粗，其余静脉支较细小的可考虑结扎，由于肾内静脉存在侧支循环，因此可结扎较细的肾静脉。

2. 供肾异常情况的处理和修复

器官获取前需完善双肾及输尿管超声检查，明确有无肿瘤、囊肿、结石等异常，从而协助判断供肾是否可用，及需做何种处理。很多供肾术前无相关超声检查等影像学资料，修肾过程中如果发现供肾有以上情况，需综合判断供肾是否可用。

对于较大单纯囊肿，肾实质大部位受压，估计能满足受者肾脏功能需要，可行供肾囊肿去顶术后移植。

肾盂结石、输尿管单个结石致输尿管扩张等病理情况，只要处理恰当，如体外取石成功，可不影响作为供肾。

3. 改善供肾灌注功能措施

LifePort 低温机器灌注可清除残存血栓、降低灌注阻力、改善肾脏微循环等作用。对需要长时间运输、CDCD、高龄、高血压和糖尿病史、有心肺复苏和低血压过程、肾功能损害、缺血时间长等边缘供肾，以及获取过程中灌注不良等具有DGF 高危因素的供肾尤其适用。

当获取过程中灌注不良，怀疑供肾存在微血栓可能以及 LifePort 灌注供肾阻力指数偏高时，可以加入改善血管顺应性、溶栓的药物。建议 LifePort 灌注 2h 后，若 $RI > 0.40mmHg/(mL \cdot min)$，在灌注通路中加入具有溶栓、扩管等作用的维拉帕米 10mg、罂粟碱 10mg、酚妥拉明 5mg 或尿激酶 25 万～50 万单位，可降低 RI，增加灌注流量，改善供肾功能。

（三）器官的保存和运输

器官静态冷保存：该方法因其有效、简单、廉价，已成为目前最常用的器官保存方式。这种保存方式以降低细胞代谢水平、防止细胞肿胀为目的，对于保存时间不长的标准供者，可以起到很好的器官保护作用；但这种方式保存器官时间有限，器官恢复血流后有引起缺血－再灌注损伤的风险。

低温机械灌注：由于扩大标准供者（ECD）器官移植的 PNF 和 DGF 风险较高。ECD 供器官的广泛使用对器官保存技术提出了新的要求，传统的静态冷保存技术已经无法满足临床需求，低温机械灌注技术引起了移植专家的重视。目前已有多款肾脏灌注仪器获批上市，包括在欧洲及我国广泛应用的 LifePort（美国 Organ Recovery System 公司）、RM3（美国 Waters Medical System 公司）以及 Kidney Assist（荷兰 Organ Assist 公司）等。

LifePort 是便携式带有简单监控系统的机械灌注机器，具有评估肾脏质量、清除残存血栓、改善肾脏微循环、降低灌注阻力、保护肾脏、降低 DGF 发生率的作用，适用于公民逝世后器官捐献供肾的体外灌注和保存，尤其适用于需要长时间运输、CDCD、高龄、高血压和糖尿病史、有心肺复苏和低血压过程、肾功能损害、缺血时间长等边缘供肾，以及获取过程中灌注不良等具有 DGF 高危因素的供肾。LifePort 使用低黏滞度的 SPS-2 循环液，可以在器官转运过程中对器官进行持续灌注，但应避免颠簸，以免机器启动断电保护机制。

常温机械灌注（NMP）：是利用机械装置将供者的血液充分氧合后在体外移植物内进行常温循环，定时监测循环液的电解质和酸碱度并进行及时调整。NMP 保存能在保存期间稳定细胞膜、提供 ATP、维持移植物的正常生理状态、能够预测移植后器官功能、清除代谢产物、促进移植物的修复。NMP 保存优于冷保存，较长时间的 NMP 保存时间优于较短时间的 NMP 保存时间。

肾脏体外 NMP 保存，同时具有器官保护、器官功能评估和损伤修复的作用，能够延长移植物的保存时间，降低 ECD 供肾 DGF 和 PNF 的发生率；能够通过 RI 和肾脏排尿量评估移植物的功能，对于部分本拟弃用的 ECD 供肾，通过 NMP 的评估和修复，有再利用的可能。

参考文献

[1] 黄洁夫. 推动我国器官移植事业健康发展的关键性举措——心死亡器官捐献试点工作原则性思考[J]. 中华器官移植杂志，2011，32（1）：1 – 4.

[2] 薛武军. 加强具有中国特色器官捐献与获取组织建设，促进我国器官移植事业快速发展[J]. 实用器官移植电子杂志，2012，9（2）：102 – 104.

[3] 卫生部. 卫生部办公厅关于启动心脏死亡捐献器官移植试点工作的通知[J]. 实用器官移植电子杂志，2013，1（1）：8.

[4] 张睿，李超，李志伟，等. 心脏死亡器官捐献器官移植的发展现状及展望[J]. 中国普外基础与临床杂志，2012，19（5）：493 – 497.

[5] 王海波，史赢，周稚烨，等. 我国死亡器官捐献与分配工作建设的现状[J]. 中华器官移植杂志，2021，42（4）：195 – 196.

[6] 江苏省医学会泌尿外科学分会，肾移植学组. DCD 供者选择及供肾质量评估——江苏专家共识[J]. 江苏医药，2017，43（9）：652 – 657.

[7] 薛武军，王长希，陈江华，等. 建立尸体肾移植术后肾功能延迟恢复风险的供者评价系统的多中心研究[J]. 中华器官移植杂志，2020，41（11）：666 – 671.

[8] Lee JH, Hong SY, Oh CK, et al. Kidney transplantation from a donor following cardiac death supported with extracorporeal membrane oxygenation[J]. J Korean Med Sci, 2012, 27（2）：115 – 119.

[9] Singh N, Huprikar S, Burdette SD, et al. Donor-derived fungal infections in organ transplant recipients: guidelines of the American Society of Transplantation, infectious diseases community of practice[J]. Am J Transplant, 2012, 12(9):2414 – 2428.

[10] 宫念樵. 器官捐献供肾质量评估[J]. 临床外科杂志, 2016, 24(10):729 – 731..

[11] Bellingham JM, Santhanakrishnan C, Neidlinger N, et al. Donation after cardiac death: a 29-year experience[J]. Surgery, 2011, 150(4):692 – 702.

[12] 郭晖. 公民逝世后器官捐献供肾的病理学评估[J]. 器官移植, 2018, (1):1 – 8.

[13] 吴建永. 公民逝世捐献供肾临床和病理个体化评估策略[J]. 肾脏病与透析肾移植杂志, 2019, 28(1):43 – 44.

[14] de Vera ME, Lopez-Solis R, Dvorchik I, et al. Liver transplantation using donation after cardiac death donors: long-term follow-up from a single center[J]. Am J Transplant, 2009, 9(4): 773 – 781.

[15] 中华医学会器官移植学分会. 中国公民逝世后器官捐献供肾体外低温机械灌注保存专家共识(2016 版)[J]. 中华移植杂志(电子版), 2016, 10(4):154 – 158.

[16] 项和立, 薛武军, 田普训, 等. 机械灌注在公民逝世后器官捐献肾移植中的应用[J]. 中华器官移植杂志, 2015, 36(6):330 – 334.

[17] 冯志鹏, 张亚慧, 沈璟春, 等. 肾血管变异的基础与临床研究进展[J]. 局解手术学杂志, 2018, 27(8):597 – 599.

[18] Kayler LK, Magliocca J, Kim RD, et al. Single kidney transplantation from young pediatric donors in the United States[J]. Am J Transplant, 2009, 9(12):2745 – 2751.

[19] Halldorson JB, Bakthavatsalam R, Salvalaggio PR, et al. Donor-recipient size matching influences early but not late graft function after pediatric en-bloc kidney transplantation[J]. Transplantation, 2010, 89(2):208 – 214.

第四节　免疫抑制药物的发展和应用

◎田普训　丁小明　郑　瑾　薛武军

一、免疫抑制药物发展和应用概述

免疫抑制药物的发展和应用是 20 世纪器官移植领域的重大突破，具有重要的里程碑意义。免疫抑制药物的发现、发展和应用充分体现了基础医学（药理学、免疫学、微生物学、生物工程学等）和临床医学（内科学、外科学、临床药学、检验医学、病理学、影像学等）的完美融合，显著提高了众多实体器官功能衰竭患者移植后长期健康存活率，造福了家庭和社会。这一巨大贡献在医学发展史中具有光辉的记载，有关免疫抑制药物（可的松、硫唑嘌呤、单克隆抗体）发现者分别在 1950 年、1984 年、1989 年获得诺贝尔生理学或医学奖。此外 Roy Calne、Thomas E. Starzl 因促进了新型免疫抑制药物的临床应用等贡献而获诺贝尔生理学或医学奖提名。

免疫抑制药物的发现发展经历了四个重要阶段：

（一）第一阶段：对移植免疫的认知不足阶段

1952 年，Michon 在巴黎完成了世界上第一例亲属活体肾移植，将母亲的供肾移植于儿子的髂窝内，但术后 23d 因突然发生急性排斥反应而丧失功能。原因是当时对同种肾移植的排斥现象尚未完全认识，更无任何抗排斥的治疗对策。直到 1954 年 12 月 23 日哈佛大学约瑟夫·默里（Joseph E Murray）成功开展首例同卵孪生兄弟间的肾移植后，才对肾脏移植供、受者免疫机制有了新的认知，发现了同质移植与同种移植的差异，从而诞生了同质移植的概念和分类，同时也说明了供、受者免疫学差异是产生术后排斥反应的基础，但仍苦于无特效的免疫抑制药物。

（二）第二阶段：硫唑嘌呤（Aza）时代

Aza + 泼尼松（Pred）二联免疫抑制方案是 20 世纪 80 年代中期之前以 Aza 为基础的经典免疫抑制方案。

1958 年，Schwartz 发现 6 - 巯基嘌呤（6-MP）作为嘌呤代谢的抑制物，可抑制细胞增殖和抗体的产生，延长实验兔同种异体移植物的存活时间。1960 年，Schwartz 和 Dameshek 开始应用 6-MP 防治肾移植后的排斥反应。从此肾脏移植临床免疫抑制治疗工作的大门再次被敲开。1961 年，Elion 等首先合成硫唑嘌呤，它是 6-MP 的衍生物。剑桥 Roy Calne 在 Joe Murray 的指导下应用 Aza 使同种狗异体肾移植存活水平从 7.5d 延长到 23.7d。后来又发现用于抗炎的糖皮质激素对狗和人体都有抗排斥作用，并且与 Aza 合用效果更佳。在 20 世纪 60 年代早期 Thomas E. Starzl 最先报道了在临床肾移植中应用 Aza 和 Pred 可成功地抑制排斥反应，移植肾的 1 年存活率接近 50%，从而引起了人们对免疫抑制剂研发应用的重视。1967 年由 Najarian 和 Simmons 进一步改进并研制出抗淋巴细胞球蛋白（ALG）应用于临床，这是生物免疫抑制药物发展史上重要的一步。从 1966 年到 1980 年（我国到 1984），常规免疫抑制治疗是 Aza + Pred 二联免疫抑制剂用药。Aza 和 Pred 成为免疫抑制治疗的两大支柱，故称为"硫唑嘌呤时代"，是 20 世纪 80 年代中期之前以 Aza 为基础的经典免疫抑制方案。

（三）第三阶段：CNI（CsA/Tac）为主的联合免疫抑制时代

主要代表的药物是环孢素 A（CsA）、他克莫司（Tac）、霉酚酸（MPA）和西罗莫司（SRL）

1. 环孢素时代

20 世纪 80 年代中期至 90 年代中期以 CsA 为基础的经典免疫抑制方案（CsA +

Aza + pred）：1972 年瑞士 Jean Bore 从真菌发酵产物中分离出 CsA，并发现 CsA 具有强烈的免疫抑制活性。1978 年，英国 Roy Calne 首先将 CsA 用于临床肾和骨髓移植。1983 年，被美国 FDA 批准正式注册上市，从此免疫抑制疗法进入一个环孢素新时代。我国是 1984 年后应用 CsA，开启了 CsA + Aza + pred 广泛应用的经典三联免疫抑制方案，1995 年应用微乳化的环孢素。该方案使急性排斥反应发生率明显降低，尸体移植肾的一年存活率上升至 90% 甚至 90% 以上，彻底地改变了临床肾移植的状况。

2. 霉酚酸（MPA）的应用

20 世纪 90 年代中期以后日益广泛的 CsA + MPA + Pred 三联免疫抑制剂方案。

霉酚酸（MPA）是免疫抑制剂霉酚酸酯（MMF）和霉酚酸钠肠溶片（EC-MPA）的活性成分，二者同属于 MPA 类免疫抑制剂。MPA 于 1896 年由 Gosio 从青霉菌培养液中发现，1969 年 Mitsui 和 Suzuki 证实其潜在的免疫抑制活性，1990 年 Sollinger 将其应用于临床同种异体尸肾移植，取得明显的免疫抑制疗效。1995 年被美国 FDA 批准用于同种肾脏移植排斥反应的预防和治疗。在与 CsA、Pred 联用（CsA + MMF + pred）时，MPA 比 Aza 更为有效地预防排斥反应的发生，显著降低了急性排斥反应发生率，且无 Aza 明显的骨髓移植和肝功损害副作用，MPA 成为 Aza 的首选替代药物。免疫抑制方案发展为 CsA + MPA + Pred 的三联免疫抑制方案，该方案较之于 CsA + Aza + Pred 方案急性排斥反应发生率更低，不仅短期存活率进一步提高，而且 MPA 可以提高长期存活率。CsA + MPA + Pred 的三联免疫抑制方案使得 CsA 的使用剂量减少，为降低 CsA 的肾毒性提供了很大的空间。2002 年 Braun WA 等在 *Transplant Rev* 杂志报道了 4 年临床结果，显示：CsA + MPA + Pred 较 CsA + SRL + Pred 方案的移植肾存活率显著提高，而移植肾的丢失率显著降底。

3. 他克莫司（Tac，FK506）的应用

20 世纪 90 年代后期至今，FK506 + MPA + Pred 与 CsA + MPA + Pred 三联免疫抑制方案统称为 CNI（CsA/Tac）+ MPA + Pred 三联免疫抑制方案

Tac 是由日本藤泽公司 Kino 等于 1984 年从土壤真菌的肉汤培养基中提取的一种大环内酯类强效免疫抑制剂，1987 年 Ochiai 等首次证实该药对大鼠同种异体心脏移植有免疫抑制作用，1989 年 Starzl 首次将 Tac 应用于器官移植临床，取得了显著的免疫抑制效果。1994 年被美国 FDA 批准用于临床肝脏移植，1997 年被美国 FDA 批准用于临床肾脏移植。在过去 20 年间，CNI 已被广泛用于移植后免疫抑制方案中，几项标志性的试验比较了 CsA 和 Tac。两项多中心研究显示，使用 CNI（CsA 微乳剂 *vs* Tac）联合 Aza 和糖皮质激素的方案，结果显示使用 Tac 的急性排斥反应发生率显著降低，但移植后患者存活率或移植物存活率没有差异。随后的研究将尸体供肾受者随机分配到三种免疫抑制方案之一（均包括糖皮质激素）：①Tac 与 Aza；②Tac 与霉酚酸酯；③CsA 微乳剂和 MMF。每组的急性排斥反应发生

率相似（<20%），但 Tac 组的耐激素性排斥反应发生率较低。3 年随访发现肾功能、受者或整体移植物存活没有统计学差异，但在 Tac 组的 DGF 受者的移植物存活率更高。最近，ELITE Symphony 试验证明，低剂量 CsA 方案不如低剂量 Tac 方案有效。

近年来，安斯泰来公司又研发出 Tac 缓释片和颗粒制剂，这将进一步方便临床成人和儿童移植患者服用。

至此 FK506 + MMF + Pred 与 CsA + MMF + Pred 三联统称为 CNI（CsA/Tac）+ MMF + Pred 三联免疫抑制方案。根据 2009 年 KDIGO（kidney disease-improve global outcome）指南推荐联合用药，CNI + 抗增殖药 + 糖皮质激素作为肾移植后免疫抑制剂维持方案（1B），建议 FK506 为一线 CNI 药物（2A），建议维持 CNI 为基础的免疫抑制方案，不建议撤除 CNI 方案（2B）。

期间还有咪唑立宾、西罗莫司（SRL；雷帕霉素，RPA）等化学类免疫抑制药物相继在临床应用，为临床合理使用免疫抑制治疗提供了更多的组合选择方案。

（四）第四阶段：生物免疫抑制剂与口服免疫抑制剂相结合的时代

1963 年 Woodruff 和 Anderson 首次报道采用由纯化人淋巴细胞制备而成的异源性抗血清能延长小鼠皮肤移植的存活时间。1965 年 Starzl 将其首先用于临床肾移植，1967 年由 Najarian 和 Simmons 进一步改进并研出抗淋巴细胞球蛋白（ALG）应用于临床，这是生物免疫抑制药物发展史上重要的一步。从 20 世纪 70 年代至今，从单克隆抗体 OKT3 到抗淋巴细胞球蛋白 ALG、兔抗人胸腺细胞免疫球蛋白 rATG，这些生物免疫抑制剂在临床移植免疫抑制诱导治疗以及在对急性排斥反应的逆转治疗中被广泛应用。近年来，随着基因工程技术的日益成熟，一批高效低毒的嵌合型/人源化单克隆抗体面世（抗 CD25 单抗、抗 CD20 抗体、抗 CD52 抗体等），生物免疫抑制药物与口服化学免疫抑制药物相结合为临床免疫抑制治疗提供了新的更佳选择。

目前在欧美和我国，肾脏移植的生物免疫抑制剂诱导和抗排斥治疗中，多克隆抗体仍占主导地位。在免疫诱导期、排斥反应发生时国人的使用起始量和疗程总量均低于北美和西方国家的药物说明书剂量，排斥反应发生率和机体感染发生率（特别是肺部感染率）显著降低，使术后受者、移植肾的长期存活率显著提高。

在肾脏移植免疫抑制治疗的发展过程中，除化学免疫抑制药物、生物免疫抑制药物外，还有具有免疫抑制作用的其他疗法（如放疗法、脾切除、胸导管引流、血浆置换、免疫吸附等），为临床肾脏移植的发展也做出了重要的历史贡献和探索，本章对这些非药物免疫抑制疗法不予详述。

纵观肾脏移植免疫应答，免疫排斥反应发生机制，免疫抑制药物的发现、发展和应用历程，体现在针对排斥反应发生机制认知及研发应用的免疫抑制药物过程，特异性作用于受者 T 细胞抗原识别和细胞内信号转导、淋巴细胞增殖和代谢、细胞因子等环节靶点，实现由无药可用、单一用药的缺陷到免疫抑制药物三联为主的联合方案、国内外肾脏移植临床用药剂量的演进，核心是医学、药学和生物医学工程学等多学科多专业的交叉融合发展和进步，体现在临床肾脏移植免疫抑制药物方案建立、药物剂量探索、改良与优化，进一步减少排斥反应与感染、继发肿瘤的发生率，从而更好地提高肾脏移植受者的人、肾长期存活率。

二、肾移植目前临床常用的免疫抑制药物

肾移植的免疫应答过程：终末期肾病受者在接受肾移植后一定会针对供者移植肾产生免疫排斥反应，免疫抑制药物就是针对受者对供者移植肾的攻击而防御免疫排斥反应的。移植免疫反应发生的一般过程有三个阶段。①感应阶段：也称识别相，是受者 T、B 淋巴细胞通过他们的受者 TCR 和 BCR 识别供者移植肾抗原。②增殖和分化阶段：也称激活相，识别抗原的淋巴细胞发生增殖、分化，产生效应细胞、效应分子和记忆细胞。③效应阶段：也称效应相，效应细胞、效应分子发生一系列反应来清除供者移植肾抗原。实际上这三个阶段是紧密相关又不可分割的连续过程。

免疫抑制剂是一类对机体的免疫应答和免疫病理反应具有抑制作用的药物，能抑制与免疫反应相关细胞（主要是 T 细胞和 B 细胞）的增殖和功能，降低受者对供者的免疫应答反应。由于各种免疫抑制剂的作用机制不同且其不良反应的程度多与使用剂量有关，因此，针对移植排斥反应发生的不同靶点和关键环节常采用多种免疫抑制药物联合的方案，这样既可协同增强免疫抑制效力，又可降低各种免疫抑制药物的剂量和不良反应的发生率。合理的免疫抑制方案是保障移植受者长期高质量存活的重要基础，其目的是最大限度发挥其抗排斥反应作用，同时又最大限度减少其不良反应。

目前临床肾脏移植常用的免疫抑制药物及其作用环节参见图 1.4.1。

免疫抑制药物一般分为化学免疫抑制药物、生物免疫抑制药物两类，本节介绍常用的化学免疫抑制药物、生物免疫抑制药物特点，旨在反映 1960 年后免疫抑制药物的发展、临床用药演变及药物特点。

（一）常用的化学免疫抑制药物

目前常用的化学免疫抑制药物有四类：①钙调磷酸酶抑制药物（CNI），包括环孢素 A（CsA）和他克莫司（Tac 或 FK506）；②抗细胞增殖类药物，包括硫唑嘌呤（Aza）、霉酚酸酯（MMF）、霉酚酸钠肠溶片（EC-MPS）、咪唑立宾（MZR）和来氟米特（LEF）；③哺乳动物雷帕霉素靶蛋白抑制药物（mTORi），包括西罗莫司（SRL）和依维莫司；④糖皮质激素。

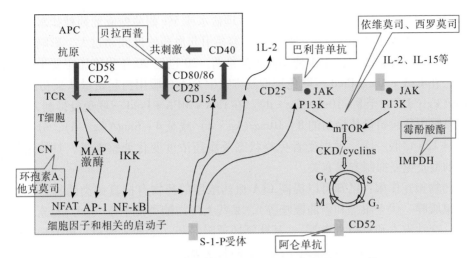

图 1.4.1　临床肾脏移植常用免疫抑制药物的作用环节

APC = 抗原提呈细胞；IL = 白细胞介素；TCR = T 细胞受体；JAK = Janus 激酶；PI3K = 磷脂酰肌醇 – 3 – 激酶；mTOR = 哺乳动物雷帕霉素靶蛋白；CN = 钙调磷酸酶；MAP 激酶 = 有丝分裂原活化蛋白激酶；IKK = 核因子 – κB 激酶抑制剂；NFAT = 活化 T 细胞核因子；AP-1 = 激活蛋白因子；CKD/cyclins = 周期蛋白依赖激酶；IMPDH = 次黄嘌呤核苷酸脱氢酶。图片源自 HALLORAN PF, KREEPALA C, EINECKE G, et al. Therapeutic approaches to organ transplantation[M]//LI XC, JEVNIKAR AM. Transplant Immunology. Hoboken：Wiley Online Library，2015

1. 环孢素 A

CsA 是第一种 CNI 制剂，1983 年美国食品与药品监督管理局（FDA）批准其上市，从此器官移植领域正式进入 "CsA 时代"，1995 年采用微乳化技术进一步改善了药代动力学特性从而提高了临床疗效。

经 1978 年英国剑桥大学 Roy Calne 首次应用于临床肾移植和骨髓移植，随后 CsA 的广泛应用推动了各种器官移植的迅速发展，从而使器官移植进入了一个划时代发展的新时期，科研工作者、临床工作者、医药研发公司开启了 CNI 在器官移植领域发展应用的热潮，同时对于临床免疫相关疾病治疗的理念和疗法也起到了促进作用。

（1）作用机制

CsA 主要通过选择性抑制 T 淋巴细胞活化而发挥免疫抑制作用。主要机制如下：①抑制淋巴细胞在抗原或分裂原刺激下的分化、增殖，阻断淋巴细胞生长周期使其停滞在 G0 期或 G1 期，使白细胞介素 – 2（IL-2）、γ 干扰素（IFN-γ）分泌抑制；②选择性作用于 B 淋巴细胞的某些亚群；③不仅阻断巨噬细胞中 IL-2 的释放，使其与细胞毒 T 淋巴细胞（CTL）的活力完全抑制，还通过抑制 T 淋巴细胞和促炎因子进而影响巨噬细胞产生和释放 IL-1。

（2）临床应用的演变

剂量、剂型的演变：CsA 早期采用静脉途径给药，起始量通常为静脉制剂

3mg/（kg·d），按 1:（20~100）稀释于生理盐水或 5% 葡萄糖或葡萄糖盐水中缓慢滴注，时间不少于 2~6h。后因静脉滴注容易引起血药浓度波动过大，影响疗效和增加肝、肾毒性，故现已很少使用此方法给药。20 世纪 90 年代临床主要采用口服给药，在 CsA + Aza + Pred 三联免疫抑制方案中 CsA 口服用药起始量从最初的 10~15mg/（kg·d）减至 8~10mg/（kg·d）。在 CsA + MPA + Pred 三联免疫抑制方案中，CsA 口服用药起始量从最初的 8~10mg/（kg·d）减至 4~6mg/（kg·d），分 2 次服用，每 12h 口服一次，根据受者免疫状态及血药浓度变化调整剂量，具体用量与 CsA 剂型及免疫抑制方案有关。

药物相互作用：已知可以提高 CsA 血药浓度的药物有抗真菌类药物（如酮康唑、氟康唑、伏立康唑和伊曲康唑等），某些大环内酯类抗生素（如红霉素、阿奇霉素、交沙霉素和克拉霉素等），某些钙通道阻滞药（如地尔硫䓬、尼卡地平和维拉帕米等），多西环素，口服避孕药，五酯胶囊等。

已知可以降低 CsA 血药浓度的药物有抗结核药（如利福平、异烟肼等），巴比妥酸盐，卡马西平，奥卡西平，苯妥英钠，安乃近，奥曲肽，萘夫西林钠，磺胺二甲嘧啶静脉注射剂（非口服剂）和甲氧苄啶等药物。

CsA 可出现于母乳中，故接受本药治疗的母亲不应哺乳，CsA 在动物实验中无致畸作用，但在孕妇中使用的经验仍有限。

药物不良反应：不同年代、不同的免疫抑制方案不良反应表现的程度不同，常见不良反应如下：

· 约 1/3 的患者可出现与剂量相关的肾功能损伤，可致血清肌酐增高，肾小球滤过率下降等，慢性、进行性肾毒性多发生于 CsA 治疗后 12 个月。

· 较常见的不良反应包括肝毒性及神经毒性。

· 高钾血症。

· 部分服用者有厌食、恶心、呕吐等胃肠道反应，以及多毛、牙龈增生伴出血、疼痛等。

· 过敏反应、胰腺炎、白细胞减少、雷诺综合征、糖尿病、血尿等较少见。

2. 他克莫司

FK506 是一种大环内酯类抗生素，是继 CsA 后的又一 CNI 类药物。1994 年被美国 FDA 批准用于临床肝移植，1997 年被批准用于肾移植，1999 年在我国上市。与 CsA 相比，FK506 具有有效剂量小和对正在发生的排斥反应有效的优点，已成为器官移植的一线基础药物之一。

（1）作用机制

FK506 和体内的 FK506 结合蛋白 12（FKBP12）相结合形成复合物，该复合物特异性地与钙调磷酸酶结合并抑制其活性，从而抑制 T 细胞中产生钙离子依赖型信号转导通路，阻止淋巴因子基因的转录，影响 IL-2 和其他细胞因子如 IL-3、IFN-γ、肿瘤坏死因子（TNF）-α 等的表达和 CD25 的表达，抑制 CTL 的生成。

（2）临床应用的演变

剂量、剂型的演变：FK506 包括静脉和口服两种剂型，主要以口服给药为主。2011 年 FK506 缓释剂型在我国上市，为移植受者带来方便，提高了服用药物的依从性。国内在使用初期主要参考国外用量，起始量为 0.10 ~ 0.15mg/（kg·d）。因为毒副反应大、药物不良反应多，后根据国人使用情况，探索出国人适合的剂量，目前 FK506 与其他免疫抑制剂联合应用时起始用量为 0.05 ~ 0.10mg/（kg·d）；儿童起始剂量是成人推荐量的 1.5 ~ 2.0 倍，以达预期的血药理想目标浓度；老年人使用 FK506 时可适当减少剂量。

药物相互作用：FK506 通过细胞色素酶系统进行代谢，因此诱导或抑制细胞色素酶 CYP3A5 的药物，均可对其代谢产生影响。已知可以提高、降低 FK506 血药浓度的药物与 CsA 相类似。使用 FK506 时应避免与布洛芬、氨基苷类抗生素及其他肾毒性药物联合使用。FK506 对胚胎和婴幼儿具有毒性，并且能够分泌进入乳汁，在育龄妇女中应用 FK506 应充分权衡利弊，处于哺乳期的妇女服用 FK506 则不应哺乳。

药物不良反应：不同年代、不同的免疫抑制方案不良反应表现的程度不同，FK506 的不良反应与其血药浓度密切相关，大部分不良反应在停药或减量后均能缓解，故使用时应加强 FK506 血药浓度监测。常见不良反应如下：①神经毒性和消化道不良反应较明显，临床表现有头痛、失眠、无力、恶心、呕吐、腹泻等；②肝、肾功能损伤，高钾血症及低镁血症；③常见的不良反应还有高血压、白细胞增多等；④胰岛细胞毒性，导致胰岛素的合成和分泌减少而发生继发高血糖。

3. 霉酚酸

霉酚酸（MPA）是免疫抑制剂吗替麦考酚酯（MMF，霉酚酸酯）与霉酚酸钠肠溶片（EC-MPS）的活性成分。MMF 是 MPA 的吗 - 乙基酯类衍生物，在体内脱酯化后形成具有免疫抑制活性的代谢产物 MPA。EC-MPS 是一种羧基钠 MPA 的肠溶剂型。霉酚酸钠与吗替麦考酚酯，同属于霉酚酸（又称麦考酚酸）类免疫抑制剂。两者的研发均源自 1896 年发现的霉酚酸。

MPA 为几种青霉菌的发酵作用产物。1995 年 MMF 被 FDA 批准用于肾移植排斥反应的预防治疗。在与 CsA 和糖皮质激素联合使用时，MPA 比 Aza 更能有效地预防排斥反应的发生。

（1）作用机制

MPA 抑制 T、B 淋巴细胞，平滑肌细胞和成纤维细胞的增殖。MPA 是次黄嘌呤核苷酸脱氢酶（IMPDH）的非竞争性、可逆性抑制剂，而 IMPDH 是鸟嘌呤核苷酸合成的限速酶，抑制 IMPDH 可导致鸟嘌呤核苷酸耗竭，进而阻断 DNA 的合成。

MPA 抑制 T、B 淋巴细胞在有丝分裂原和同种异体抗原刺激下所引起的增殖，会抑制 B 淋巴细胞生成抗体。

MPA抑制与内皮细胞黏附有关的淋巴细胞和单核细胞表面黏附分子的糖基化，从而阻断淋巴细胞和单核细胞向排斥部位和炎症部位的迁移。

（2）临床应用的演变

剂量、剂型的演变：我国临床肾移植最初应用剂量参考药物说明书，国外为1.0~1.5g，每日两次口服，因为毒副反应大、药物不良反应多，经过临床实践，目前推荐口服MMF初始剂量为0.75~1.00g（剂型包括胶囊和片剂，分别为每粒250mg和每片500mg），每日2次，于移植术前12h或移植术后24h内开始口服。维持治疗根据临床表现或MPA血药浓度曲线下面积（AUC）调整剂量。

静脉滴注MMF的剂量为每瓶500mg，建议0.75~1.00g，每12h一次，采用5%葡萄糖盐水两步稀释法配制，稀释浓度建议为6mg/mL，静脉缓慢滴注应超过2h，速度为84mL/h左右。静脉滴注MMF的疗程一般为7~14d，主要适用于胃肠道功能异常，或不能进食的患者，如无禁忌应改为口服。

大剂量MMF（2g/d）可用于持续性或难治性急性排斥反应的挽救性治疗，其逆转疗效优于大剂量糖皮质激素，可减少移植肾丢失，改善移植肾功能，降低患者病死率或治疗失败率。随着MMF剂量的增大，应警惕药物不良反应的发生率相应增加。

霉酚酸钠肠溶片（EC-MPS）是一种羧基钠MPA的肠溶剂型，与吗替麦考酚酯同属于MPA类免疫抑制剂，EC-MPS肠溶剂型的主要作用是能够改善MPA的胃肠道不良反应，多项临床研究结果显示与MMF治疗组比较，EC-MPS治疗组患者由于胃肠不良反应或感染所致的剂量调整和停药的发生率均低于MMF。

EC-MPS为片剂，每片180mg，免疫抑制效力相当于MMF 250mg，推荐初始剂量360~720mg，每日2次，于移植术前12h或移植术后24h内开始口服。

由于MPA衍生物与其他免疫抑制药物联用时效果良好，且无肾肝毒性，MMF和EC-MPS已基本替代Aza，是目前Aza的首选替代药物。

药物相互作用：移植受者由于手术应激、激素使用等对胃黏膜损伤的危险因素，通常在围手术期常规使用质子泵抑制剂（PPI），如泮托拉唑等抑制胃酸分泌，保护胃黏膜。文献研究表明，吗替麦考酚酯在胃内迅速代谢为MPA及吗乙酯（羟基乙基吗啉）后吸收，而去酯化水解的代谢过程依赖胃内酸性环境。PPI可通过影响H^+-K^+-ATP酶抑制胃壁细胞泌酸功能，造成吗替麦考酚酯代谢、吸收障碍，从而使MMF暴露量相对不足，而EC-MPS由于在肠道碱性环境下释放吸收，因此不受此影响，EC-MPS独特的药代动力学特征是围手术期合用PPI移植患者的首选方案。

药物不良反应：随着MMF和EC-MPS临床广泛应用，对其毒副作用的了解也越来越全面，两者的不良反应主要在胃肠道毒性、骨髓抑制及感染的发生率增加。相对来说，由于麦考酚钠是肠溶片，故胃肠道反应较MMF为轻。

常见的不良反应包括：①胃肠道毒性。常见腹痛、腹泻（大剂量或敏感人群）、腹胀恶心、呕吐和胃肠炎等。②骨髓抑制。主要表现为白细胞减少、血小板减少及贫血，发生率与 Aza 相近，需要进行剂量调整。③感染。MMF 可使患者发生机会性感染，组织侵袭性巨细胞病毒病和侵袭性真菌感染的发生率较 Aza 高。④肿瘤。与其他免疫抑制剂联合应用时，可能会增加淋巴瘤和其他恶性肿瘤（特别是皮肤癌）发生的风险。⑤致畸作用。据文献报道有致畸和孕妇流产，因此，育龄妇女服用 MMF 前 6 周、服用期间以及停药后 6 周内均应采取有效的避孕措施。

4. 硫唑嘌呤

硫唑嘌呤（Aza）于 20 世纪 60 年代早期由 Elion 合成，1963 年 Starzl 等将 Aza 与糖皮质激素联合应用，使其成为肾移植术后经典免疫抑制方案直至 CsA 问世。

（1）作用机制

Aza 为嘌呤类抗代谢剂，可干扰细胞分裂，抑制核酸生物合成，进而抑制活化的 T、B 淋巴细胞的增殖，以及其他细胞类型如红细胞前体的增殖，并可引起 DNA 损害。

（2）临床应用的演变

剂量、剂型的演变：Aza 对初次免疫反应具有很强的抑制作用，但对再次反应几乎无任何作用，故其仅适用于肾脏移植术后排斥反应的预防性治疗。Aza 与 Pred 联用比单用其中一种药物为佳。在 Aza + Pred 方案中移植前 1 ~ 2d 和术后应用 3 ~ 4mg/（kg·d）。CsA + Aza + Pred 方案中，移植前 1 ~ 2d 和术后应用 3 ~ 4mg/（kg·d），术后 1 周减为 1 ~ 2mg/（kg·d）。自 20 世纪 90 年代中期以来临床上使用 FK506 + MPA + Pred 与 CsA + MPA + Pred 三联免疫抑制方案，MPA 比 Aza 能更有效地预防排斥反应的发生，显著降低了急性排斥反应发生率，且无 Aza 明显的骨髓抑制和肝功能损害副作用，因此 Aza 已被 MPA 替代。目前 Aza 较多见于早期（MPA 类药物在我国未上市前）的肾移植受者小剂量应用。对不耐受 MPA 或多瘤病毒（BK 病毒）感染等的受者仍可考虑选择性应用。

药物相互作用：Aza 与别嘌醇、奥昔嘌醇或硫嘌呤合用时可抑制 Aza 代谢，增加本药的疗效和毒性，为此应将 Aza 的剂量减少 3/4，以防止 Aza 毒性作用增加。此外，Aza 还可通过抑制精母细胞分化引起少精症或无精症。由于 Aza 可能的致畸效应，孕妇应禁用或权衡利弊后使用。

药物不良反应：Aza 的不良反应通常有剂量相关性。与其他抗增殖药物相同，Aza 可引起恶心、呕吐等消化道症状和脱发。抑制骨髓是 Aza 的主要不良反应，常导致白细胞减少和血小板减少，引起感染和出血；有时也可引起全骨髓抑制，出现再生障碍性贫血。通常以白细胞水平下降幅度作为调节药物剂量的指标，将 Aza 减至半量或者停药。此外据统计约有 20% 应用 Aza 的患者肝功能异常，主要表现为转氨酶和总胆红素可逆性升高。此时需酌情减量或暂时停用 Aza，经保肝治疗，待肝功能恢复正常时，Aza 可从小剂量开始服用，但应进行严密监测。

5. 咪唑立宾

咪唑立宾（MZR）早期作为抗真菌药物开发，以后发现其具有免疫抑制效应，1984 年 MZR 获日本厚生省批准用于肾移植术后排斥反应的预防治疗，1999 年在我国上市。可替代 Aza 与其他免疫抑制剂构成不同的组合方案。

（1）作用机制

MZR 是一种嘌呤类似物，在细胞内通过腺苷激酶磷酸化形成有活性的 5 - 磷酸咪唑立宾，后者是次黄嘌呤单核苷酸脱氢酶和鸟苷酸合成酶的竞争性抑制物，故 MZR 能竞争性抑制嘌呤合成系统中的肌苷酸至鸟苷酸途径从而抑制核酸合成。阻止增殖的淋巴细胞由 G0 期进展为 S 期，抑制抗体的产生及记忆性 B 淋巴细胞和记忆辅助性 T 淋巴细胞的产生，延长移植物的存活。体外实验证明，MZR 具有以下免疫抑制作用：①抑制淋巴系统的细胞增殖；②抑制各种致有丝分裂因子引起的母细胞化反应；③抑制初次应答及二次应答的抗体产生。

（2）临床应用

用药方案：MZR 为片剂，有两种剂型，通常采用移植当天或次日起口服用药治疗。初始剂量为 2 ~ 3mg/(kg·d)，每日早晨顿服或分两次服用，以后逐渐减量至维持剂量 1 ~ 3mg/(kg·d)。MZR 的使用方案包括与其他免疫抑制剂联合使用，作为器官移植后初始免疫抑制剂，也可在发生 Aza 或 MPA 类药物引起的白细胞减少、肝功能异常或腹泻等严重消化道不良反应时，作为替代药物治疗。近年在临床应用过程中发现 MZR 有以下特点：①其不要求进行血药物浓度监测，主要根据受者对其耐受性来调整剂量；②与 CsA/FK506 联用增加免疫抑制效果；③具有增强激素的作用；④具有抗病毒作用；⑤具有抗致癌作用；⑥和别嘌醇可以安全并用。

药物相互作用：MZR 与现有免疫抑制剂之间无药物相互作用。同时应避免或者少用可以增加尿酸的药物。

药物不良反应：MZR 的主要不良反应是高尿酸，其症状发生同使用剂量呈正相关。此外 MZR 骨髓抑制作用较 Aza 或 MPA 类抗增殖类药物轻，但也可出现血小板减少、红细胞减少等，必要时可减量、停药，加服升白细胞药物等对症治疗；偶可出现食欲不振、恶心、呕吐、腹痛、腹泻。

6. 来氟米特

LEF 为人工合成的异噁唑衍生物类抗炎及免疫抑制剂。

（1）作用机制

LEF 具有抗增殖活性，能高效、特异、非竞争性抑制线粒体内二氢乳酸脱氢酶的活性，通过抑制嘧啶的全程生物合成，影响活化的淋巴细胞嘧啶合成，使 T 淋巴细胞和 B 淋巴细胞的增殖停止在 G1 期，从而抑制淋巴细胞介导的细胞性和体液性免疫应答。

（2）临床应用

用药方案：LEF 与目前使用的免疫抑制剂在化学结构上无任何相似性。近年来，有学者尝试将其用于肾移植临床，预防排斥反应的发生。在国内外研究中证实，LEF 确实可延长移植物生存，可替代 MMF 或 Aza，但在实际临床应用中，LEF 通常不作为临床各移植中心的首选免疫抑制联合方案，主要是由于其不良反应较多，长期应用患者耐受性差。但是，LEF 对巨细胞病毒（CMV）、多瘤病毒（BK 病毒）复制亦具有一定的抑制作用。故临床上移植科医生可在确认 BK 病毒感染或 BK 病毒性肾病时更换 LEF 维持治疗，可获良好效果。LEF 为片剂，每片 10mg。由于其半衰期较长，应间隔 24h 给药。使用方法为术前 3～5d，每日 50mg 的负荷剂量，之后每日 20mg 维持。

药物不良反应：较常见的有腹泻、瘙痒、可逆性丙氨酸氨基转移酶（ALT）和天冬氨酸氨基转移酶（AST）升高、脱发、皮疹、白细胞下降等不良反应。孕妇和哺乳妇女禁用。

7. 西罗莫司

西罗莫司（SRL）又称雷帕霉素，为大环内酯类抗生素，1969 年首次在复活节岛的泥土中被分离发现。1988 年，在动物模型中被发现具有免疫抑制作用。1999 年 FDA 批准西罗莫司口服液上市，并用于肾移植患者，预防器官排斥反应。2000 年 SRL 口服液在中国上市。

（1）作用机制

哺乳动物雷帕霉素靶蛋白（mTOR）是一种多功能激酶，在淋巴细胞的共刺激活化和细胞周期中均存在，主要作用机制：与 FKBP12 相结合形成复合物（SRL-FKBP12-mTOR），能抑制钙依赖性和非钙依赖性的 IL-2R 后转导信号，以及由非淋巴性细胞因子如成纤维细胞生长因子（FGF）、干细胞因子（SCF）、血小板源性生长因子（PDGF）等因子所传递的增殖信号，从而阻断 T 淋巴细胞及其他细胞周期中由 G1 期至 S 期的进程，在转录水平上抑制蛋白质的合成。

SRL 抑制丝裂原诱导的 T 淋巴细胞增殖但不影响细胞因子和细胞因子受体的表达，SRL 也抑制外源性细胞因子（IL-2、IL-4 和 IL-15）激发 T 淋巴细胞的活化和增殖，以及抑制 B 淋巴细胞产生抗体。

SRL 与 CNI 免疫抑制的重要区别在于，SRL 只影响 IL-2R 的信号传递，并不像 CNI 那样干扰 IL-2 的转录与合成。因此 SRL 虽可抑制由 IL-2 介导的 T 淋巴细胞增殖，但并不抑制由 IL-2 所介导的 T 淋巴细胞凋亡过程，而后者对于免疫耐受或免疫低反应性的诱导和维持起着重要的作用。

（2）临床应用

用药方案：西罗莫司和 CsA 或 Tac 一样，属于基础免疫抑制剂，应用于肾移植术后患者，可以有效地防止急性排斥反应。SRL 早期剂型主要以口服液为主，2008 年 SRL 片剂在我国上市。与口服液相比，片剂的保存和服用更为方便。

在临床应用中发现，与 CsA 或 Tac 等 CNI 相比，SRL 具有肾毒性低和抑制肿瘤生长的优点。目前，国内外 SRL 在器官移植术后的应用包括以下两种方式：在器官移植的受者中立即使用，即为初始治疗；在稳定期的受者中替换其他免疫抑制剂，包括在器官移植术后发生肿瘤的受者，又称为转换治疗。

器官移植术后初始治疗包括以下 3 种方案：①SRL + CNI + 糖皮质激素，加用或者不加用诱导治疗；②CNI（慢撤离或低剂量长期合用）+ SRL + 糖皮质激素治疗；③不含 CNI 的两联方案（SRL + 糖皮质激素）或者三联方案（SRL + MPA + 糖皮质激素），多数加用诱导治疗。本方案多用于老年受者或者边缘性供者的器官移植，以减少 CNI 的肾毒性。不含 CNI 方案不推荐作为初始治疗方案。

器官移植术后转换治疗包括以下 3 种方案：①减量使用 CNI，在原有 CNI + MPA + 糖皮质激素三联方案中减少 CNI 的用量，加用 SRL，构成低剂量的四联方案，此方案需要适当减少抗增殖药物的剂量，以免增加感染的风险；②替代 MPA，将原有 CNI + MPA + 糖皮质激素三联方案中的 MPA 撤除，换为 SRL；③替代 CNI，在原有 CNI + SRL + 糖皮质激素三联方案中撤除 CNI 后，SRL 单独与糖皮质激素两联应用或加用 MPA 构成三联方案。

药物相互作用：所有影响 CYP3A4 同工酶的药物都可能影响西罗莫司的代谢。常见的升高西罗莫司浓度的药物包括钙通道阻滞剂（尼卡地平、地尔硫草、维拉帕米等），抗真菌药物（氟康唑、伊曲康唑和伏立康唑等），大环内酯类抗生素，胃肠动力药等。常见的降低 SRL 浓度的药物包括抗惊厥药（卡马西品、苯巴比妥、苯妥英钠），抗结核药物（利福平、利福喷丁）等。

药物不良反应：不同于 CsA 和 Tac，SRL 的肾毒性较低，其常见药物不良反应主要有：①高脂血症，机制尚不清，现已证明 SRL 血药谷浓度与血清总胆固醇（TC）和甘油三酯水平显著相关；②SRL 与蛋白尿的发生密切相关，合并糖尿病的受者较易在转换后出现蛋白尿；③可能会引发与 SRL 相关性间质性肺炎；④可导致骨髓抑制及切口愈合不良。

8. 糖皮质激素类药物

糖皮质激素是器官移植最早也是最常用的免疫抑制剂，用于器官移植亦有近 50 年的历史，被誉为预防和治疗器官移植急性排斥反应的关键药物。

（1）作用机制

糖皮质激素主要在肝内代谢，由肾脏排泄，经胆汁及粪便的排泄极微。其免疫抑制作用是通过抑制淋巴细胞活性以及抗原提呈细胞的功能来达到其抑制同种异体免疫反应以及炎性反应的作用。具体机制主要包括：①诱导 IL-10 等抗炎因子的合成；②抑制树突状细胞成熟及抗原提呈功能；③抑制促炎因子的合成；④抑制单核细胞、中性粒细胞和巨噬细胞向炎症部位募集；⑤诱导炎症细胞凋亡。常用的糖皮质激素各制剂的药理学特性及效力比较参见表 1.4.1。

表 1.4.1 常用的糖皮质激素各制剂的药理学特性及效力比较

制剂	抗炎强度	等效剂量（mg）	水钠潴留强度	血浆半衰期（min）
氢化可的松	1.0	20	++	90
可的松	0.8	25	++	30
泼尼松	4.0	5	+	60
泼尼松	4.0	5	+	200
甲泼尼龙	5.0	4	+	180

（2）临床应用

剂量、剂型的演变：常用的糖皮质激素有多种剂型，主要为移植术中静脉滴注甲泼尼龙（MP）用于诱导治疗方案和口服泼尼松用于维持治疗方案。各大移植中心糖皮质激素使用经验并不一样。常规诱导方案采用移植术中经静脉使用甲泼尼龙 500~1000mg（10~15mg/kg），术后前 3d 每日静脉滴注 250~500mg，在使用多克隆抗体进行免疫诱导时，一般应减少甲泼尼龙的剂量。术后第 4 天起改为泼尼松顿服，早期起始量为 30~40mg/d，每 1~2d 减 5mg，至 20mg/d 维持，后因为激素不良反应和 CNI 的药物疗效，起始量减为 20mg/d，维持量 10~20mg。长期口服者可 5~10mg/d。在 Tac + MPA + Pred 方案中待术后静脉用 MP 结束后泼尼松起始量 10mg/d，可以显著降低继发糖尿病的发生率；急性排斥反应冲击治疗通常采用 MP 250~500mg（6~8mg/kg）静滴 3~5d，然后直接恢复到冲击前用量，也有中心改为口服泼尼松 30mg/d，若移植肾功能稳定或改善则每周减少 5mg，直至恢复到冲击前用量。

药物相互作用：糖皮质激素可引起糖耐量降低，在与 Tac 联用时，应较与 CsA 联用时的剂量减少，减少移植后糖尿病的发生。同时，糖皮质激素，尤其是大剂量使用时易发生消化道溃疡，甚至引起出血、穿孔，因此在应用糖皮质激素前，给予受者胃黏膜保护药物。

药物不良反应：糖皮质激素的不良反应个体差异较大，可能是由不同个体间糖皮质激素受体水平和代谢方面的差异造成的。其常见的药物不良反应为：①增加感染和恶性肿瘤的发生，增加病毒性肝炎和肝癌的复发率；②易引起移植后糖尿病及代谢性骨病；③可致伤口愈合延迟；④长期使用可致白内障、高血压、肥胖、骨质疏松、消化道溃疡、儿童生长抑制、肾上腺皮质功能减退等。

（二）生物免疫抑制药物

生物免疫抑制药物是指非化学或糖皮质激素类药物的抑制移植免疫反应的生物抗体制品，它是伴随着人类生物医学工程的发展在临床药物治疗中的应用，抗体诱导的优势：①针对免疫排斥反应发生的 T 和 B 细胞、效应分子靶点，能够通过静脉输注一般在数小时快速、精准、特异性清除淋巴细胞或阻断效应分子，而口服的化学免疫抑制剂一般服药后需 3~5d 药物作用才达到稳态；②减轻肾脏移植过程中必然经历缺血、再灌注损伤，因为移植肾内肾小球、肾小管和肾间质处于脆弱阶段易发生急性肾损伤（AKI）。

根据临床药理学上将诱导治疗用药分为两类，即多克隆抗体和单克隆抗体。

1. 多克隆抗体

多克隆抗体是将不同来源的人类淋巴细胞作为免疫原，致敏鼠、兔、猪或马等动物，激活其 B 淋巴细胞分泌特异性抗体（免疫球蛋白）后，采集并纯化这些抗体而制成。目前临床应用的多克隆抗体有两类：抗胸腺细胞球蛋白（ATG）和抗人 T 细胞免疫球蛋白（ALG）。ATG 包括兔抗人胸腺细胞免疫球蛋白（rATG，即复宁）和兔抗人 T 细胞系淋巴母细胞免疫球蛋白（ATG-F），国内产品有猪抗人 T 细胞免疫球蛋白。

（1）作用机制

多克隆抗体是作用于 T 淋巴细胞的选择性免疫抑制剂，基本机制是致使 T 淋巴细胞耗竭。抗体与淋巴细胞结合后在补体协助下对后者产生细胞溶解作用，再由单核细胞和吞噬细胞作用形成的 Fc 依赖性调理素机制从循环中清除，消除时间约 6h。

（2）临床应用

用药方案：1963 年 Woodruff 和 Anderson 首次报道，采用由纯化的人淋巴细胞制备而成的异源性抗血清可延长小鼠皮肤移植物的存活时间。1965 年 Starzl 将其首先用于临床尸肾移植。从 20 世纪 70 年代起直到现在，ATG、ALG 在临床移植的免疫抑制诱导治疗以及在对急性排斥的逆转治疗中被广泛应用。以 rATG 为例，预防排斥反应的剂量为 0.4 ~ 1.5mg/（kg·d），治疗急性排斥反应的剂量为 1.5 ~ 3.0 mg/（kg·d），稀释后经外周静脉滴注，时间在 6h 以上，疗程 3 ~ 7d。目前在美国和我国器官移植抗体诱导和抗排斥治疗中多克隆抗体占主导地位。但近年来，随着基因工程技术的日趋成熟，一种嵌合型/人源化单克隆抗体面世，为临床免疫抑制治疗提供了新的选择。

药物不良反应：①ATG、ALG 均为异种血清产品，具有强烈的抗原性，可能会引起不同程度的过敏反应，故使用前应询问既往过敏史，根据说明书注射前需预防性应用抗组胺药物、退热药及糖皮质激素，使用期间以及停药两周内均应进行密切观察，某些不良反应可能与滴速过快有关；②白细胞减少和血小板减少较常见，治疗结束后应继续观察 2 周血细胞计数；③使用多克隆抗体可能会增加巨细胞病毒感染的发生率；④反复多次应用可增加淋巴组织增生障碍和恶性肿瘤的发生率。

2. 单克隆抗体

单克隆抗体是由单一 B 淋巴细胞克隆产生的高度均一、仅针对某一特定抗原表位的具有高度特异性的抗体。1979 年 Kung 和 Goldstein 等首次成功制备出用于鉴别 T 细胞亚群的抗 T 细胞 MAb，1981 年 Cosimi 等首先将抗 CD3⁺T 细胞的 MAb 用于肾移植临床。1986 年，获得 FDA 批准在临床移植中正式应用，其在免疫抑制的历史和现实临床使用中均占有重要的地位。目前主要为免疫诱导治疗的白细胞介素 –2 受体拮抗剂（IL-2RA）。

（1）作用机制

IL-2RA 是一种人鼠嵌合的、针对 IL-2 受体的 α 链（CD25）的 IgG1 单克隆抗体。其以高亲和力、特异性竞争性封闭限制 IL-2 受体，阻断 T 细胞活化的第 2 信号，使 T 细胞分化停滞在 G0 期或 G1 期而不能进入 S 期，随之发生凋亡，从而抑制急性排斥反应。

（2）临床应用

用药方案：目前临床上用于免疫诱导的主要为白细胞介素 –2 受体拮抗剂（IL-2RA），其是 T 细胞活化第 3 信号的阻滞剂，国内常用药物为巴利昔单抗（IL-2RA）。巴利昔单抗是嵌合的或人源化的单克隆 IgG 抗体，靶向活化 T 淋巴细胞表面的 CD25，即 IL-2 受体的 α 链。其于 2000 年被 FDA 批准用于肾移植急性排斥反应的预防治疗。用法用量为：标准总剂量为 40mg，分两次给予，每次 20mg，首次应于移植术前 2h 内给予，第 2 次于术后第 4 天给予。经配制后的巴利昔单抗可一次性静脉注射，亦可在 20～30min 内静脉滴注。如果术后出现对巴利昔单抗严重的过敏反应或移植物丢失等，则应停止第 2 次给药。

药物不良反应：IL-2RA 不良反应较少。少见的不良反应包括发热、乏力、头痛、胸痛、咳嗽、呼吸急促、心率加快、血压升高、血糖升高、恶心、呕吐、便秘、腹泻、皮肤切口愈合缓慢等。用药前和用药期间需监测血糖，血常规，肝、肾功能和生命体征。未见细胞因子释放综合征，故不必使用糖皮质激素预防。妊娠期、哺乳期妇女慎用。

三、肾脏移植常用免疫抑制治疗方案的选择

从肾脏移植免疫抑制药物的发展历程带来的思考：由无免疫抑制剂导致患者近期死亡，到单一免疫抑制防治免疫排斥反应效力不足，再到两联或三联免疫抑制的协同低毒、增效，最后到近年来生物免疫抑制剂与化学免疫抑制药物的序贯优化临床应用，肾脏移植早期急性排斥反应降至 10% 以下，移植肾 5 年长期存活率接近 90% 且感染率显著降低。科学工作者对于肾脏移植免疫抑制剂的应用一直在探索，向着更好更高质量的人、肾长期健康存活迈进。

从上节介绍的临床常用免疫抑制剂的种类和药物作用临床特点不难看出，已有众多的免疫抑制剂可供临床医生选择，但如何科学合理选择药物和临床使用免疫抑制方案其实至关重要，为移植受者选择制订合理的免疫抑制方案应结合供受者组织配型结果、免疫学风险分层、供受者器官匹配程度、供器官缺血 – 再灌注损伤程度、受者依从性以及个体对药物的敏感性和不良反应等因素进行综合评估。尤其是供肾功能状态、移植受者术前免疫状态风险分层、个体药物代谢、冷热缺

血时间长短、移植肾功能状态等是要重点考虑的。

肾脏移植受者免疫抑制方案选择应用的基本原则：①在有效预防排斥反应的前提下，尽量减少不良反应。②联合应用不同作用机制的免疫抑制药物，通过利用不同免疫抑制剂作用于免疫反应不同环节点的协同作用，增加药物的联合免疫抑制效果，减少每种药物的剂量，降低每种药物的不良反应。③遵循个体化的用药原则，制订个体化的用药方案，根据不同的个体或同一个体不同时段以及个体对药物的代谢差异和不良反应适时调整用药种类和剂量。④治疗药物监测（TDM）是目前实现药物治疗个体化的重要手段之一。免疫抑制剂大多存在口服生物利用度低、药代动力学个体差异大、治疗指数低、有效血药浓度目标范围窄等缺陷，通过监测 TDM 以确保药物治疗的安全性和有效性。

免疫抑制方案按受者手术时间和状态分为围手术期的免疫诱导方案、出院后维持免疫抑制方案（中长期）和受者出现特殊情况——排斥反应时的紧急治疗。

（一）肾脏移植诱导性免疫抑制剂治疗（围手术期）

在移植早期，临床注重排斥反应和感染之间的平衡。肾脏移植受者围手术期的免疫抑制剂方案包括两方面：第一方面，基础免疫抑制方案，也是很重要的免疫抑制药物起始方案。口服免疫抑制方案，从早期的 Aza + Pred 到目前的 CNI + MPA + Pred 方案，活体亲属肾脏移植大多术前 3d 采用口服免疫抑制诱导方案，也可术中或术后采用生物免疫抑制剂 + 糖皮质激素（甲泼尼龙）诱导（不同时期免疫抑制口服药物的剂量见前文），对于免疫低风险肾移植受者采用抗 CD25 单抗在术中、术后第 4 天应用，很少采用多克隆免疫抑制抗体（如 rATG）诱导治疗。第二方面，在尸体肾脏移植中，因为手术通常是限期手术，术前基础口服免疫抑制方案无法保证，目前一般术中、术后采用生物免疫抑制剂 + 糖皮质激素（甲泼尼龙）诱导 3~5d，术后第 1 天开始口服基础免疫抑制方案，通常是 CNI（CsA/Tac）+ MPA 方案，原则是结合术中情况和术中术后尿量、早期足量 MPA + CNI（CsA/Tac），待口服 3d 免疫抑制药物 MPA 达到理想药物治疗范围（30~60ng/mL）和 CNI（CsA/Tac）在理想目标浓度范围（参见下文）。目前在欧美国家和我国肾脏移植的生物免疫抑制剂诱导治疗中，多克隆抗体仍占较大比例。

1. 目前临床存在问题

肾脏移植往往是限期手术，存在以下几方面不利因素：①供肾来源时间的不确定性；②供者及捐献器官评估维护需观察，何时获取具有不确定性；③受者经组织配型等中国人体器官分配与共享计算机系统（COTRS）流程确定后急诊收住院因时间短，无口服基础免疫抑制药物诱导的时间，尤其对排斥反应风险高的肾脏移植受者在确定收住院后免疫抑制诱导治疗就非常重要。因此为减少肾脏移植排斥反应发生，多克隆 T 细胞清除性抗体的免疫诱导就很有必要。

2. 免疫诱导治疗的机制

免疫诱导治疗是指移植受者免疫系统首次接触供者肾脏时使用的高强度预防

性治疗措施，以阻断受者免疫细胞对供者移植肾抗原细胞的攻击，减少急性排斥反应的发生；同时减轻经缺血、再灌注损伤的移植肾免疫损伤。

免疫诱导治疗的生物学基础：受者移植肾受到由两种非生理环境不利因素支持的病理性免疫应答。第一种是受者的胸腺和造血系统选择了适合他们的淋巴细胞簇群，这些簇群有相对低的自体反应细胞（细胞响应自体 MHC 或自体多肽）前体频率，那些具有自体反应潜能的细胞一般依赖于辅助信号激活。第二种非生理因素导致的器官特异性免疫反应与移植过程中不可避免的缺血、再灌注及相关的组织损伤有关。这些因素可改变抗原提呈的机制，改变 T、B 淋巴细胞的活化阈值且改变细胞转运，从而促进同种免疫反应。这形成了同种免疫的基础，并为同种免疫排斥反应的初始免疫调节方法提供了适当的概念框架。

免疫抑制诱导治疗成为肾脏移植的必要治疗手段。目前临床上常用的免疫诱导方案主要针对 T 细胞介导的排斥反应，这也是基于目前可用的药物，并非忽视移植后同种抗体产生的重要性。T 细胞前体频率、天然免疫、移植中组织损伤和缺血再灌注损伤是导致使用免疫诱导疗法的主要因素。其优点：①主要是降低早期急性排斥反应发生率；②简化受者肾移植围手术期免疫抑制口服药物管理、代偿早期免疫抑制口服药物的浓度；③减轻了移植肾缺血、再灌注损伤时所致的炎症环境对免疫系统的应激，降低了非免疫相关因素导致的肾功能损害（AKI、再灌注因素、技术问题）诱发排斥反应发生的可能性；④增加了免疫分层高风险患者肾移植手术的机会。其缺点是增加了细菌、病毒感染和肿瘤［病毒诱发的癌症、移植后淋巴组织增生性疾病（PTLD）］发生的风险。

3. 临床常用免疫诱导治疗的药物

（1）T 细胞清除性多克隆抗体

rATG、ATG-F、ALG 系 T 细胞清除性多克隆抗体，包含与多种细胞抗原特异性结合的抗体，如参与抗原识别、T 细胞黏附、共刺激的 TCR 细胞表面标志物（$CD2^+$、$CD3^+$、$CD4^+$、$CD8^+$、$CD11a^+$、$CD18^+$、$CD25^+$、$CD44^+$、$CD45^+$），针对 T 淋巴细胞、B 淋巴细胞以及其他胸腺组织抗原的多种特异性抗体。经人体中央静脉输注后，rATG 能很快（6h）诱导淋巴细胞的清除，甚至能杀伤部分浆细胞，因而 rATG 被认为是作用较强的免疫诱导药物。

目前对于 rATG 诱导治疗的最佳使用剂量及方法尚缺乏全球共识，不同的国家及移植中心对 rATG 的使用方法也存在较大的差异。美国 rATG 诱导治疗使用最多的是每日 1.5mg/kg，疗程 3~5d。我国经问卷调查 32 个肾移植中心，以肾移植受者体重 60kg 为例使用较多的方案包括：① rATG 50mg/d，使用 3d（第 0~2 日，以移植当日为第 0 日）；② rATG 首剂 50mg（第 0 日），之后 25mg×4d（第 1~4 日）；③ rATG 25mg/d，使用 3d（第 0~2 日）。前两种方案 rATG 使用总量为 150mg，一般用于免疫高风险受者的诱导治疗。第 3 种方案仅用 rATG 总量为 75mg，属于小剂量诱导治疗方案，可作为免疫低风险受者首次移植的诱导治疗的选择之一。

Brennan DC 等 2006 年在 *NEJM* 报道：比较 rATG 与巴利昔单抗对急性排斥反应或 DGF 的高危受者作用的临床观察，采用随机前瞻性试验，结果显示：278 例患者随机接受 rATG 或巴利昔单抗免疫诱导治疗，rATG 组较少发生活检证实的急性排斥反应（BPAR）（15.6% *vs* 25.5%，P = 0.02），且较少发生耐激素性排斥反应，但两组移植肾失功率、DGF 发生率和死亡率无明显差异；不良事件、严重不良事件和癌症发生率无明显差别。因此，多克隆抗体可用于免疫风险分层的高危受者肾脏移植免疫诱导方案。

（2）单克隆抗体：IL-2RA——巴利昔单抗

国际上 Nashan B 曾报道了有关 IL-2RA——巴利昔单抗——在免疫诱导治疗方案中的作用，该研究为一项前瞻性随机试验，将巴利昔单抗诱导联合 CsA 和糖皮质激素治疗与安慰剂治疗比较，结果显示：6 个月巴利昔单抗治疗组的 BPAR 较安慰组低，耐激素性排斥反应发生率也较低，且无细胞因子释放综合征，类似的感染和 PTLA 发生率也很低。这一结果在其他三个不同医疗机构的不同试验中获得再次证实。IL-2RA 可作为免疫风险分层低危受者的肾脏移植免疫诱导方案。

4. 免疫诱导治疗方案的选择

免疫诱导治疗是指移植围手术期短期使用的单克隆或多克隆抗体类免疫抑制治疗。迄今国内外尚无明确的标准指征，需临床专家根据受者的众多免疫风险因素综合考虑：年龄，妊娠史，EB 病毒感染状况，器官移植史和移植次数，MHC 匹配，供者维护期间的临床情况（血压、氧饱和度、体温、尿量、升压药种类及剂量、心肺复苏和既往有无高血压糖尿病）以及供肾冷热缺血时间。免疫诱导治疗应根据供受者具体特点选择个体化的诱导方案。通常对于"排斥风险高"（高免疫风险）肾移植受者常选择使用 T 细胞清除性抗体的诱导治疗方案。受者因素主要包括：①供者预存的特异性抗体（DSA）、群体反应性抗体（PRA）水平高；②再次移植；③多次妊娠或输血史；④基础状况，包括心血管疾病史、体重指数（BMI）>35kg/m^2。供者因素主要包括：扩大标准供者、心脏死亡供者、供肾冷保存时间超过 12h、供肾在维护过程中有血流动力学不稳定因素、低血压超过 2h 以上且纠正不满意。

对于"排斥风险低"（低免疫风险）受者常会选择使用 IL-2RA 单抗诱导治疗方案，也包括有显著的白细胞、血小板水平降低及低血压的移植受者。根据近年来美国移植受者科学登记系统（SRTR）的数据，当前约有 80% 肾移植受者采用免疫诱导治疗，而约 75% 使用 T 细胞清除性抗体。美国约有 4% 受者联合使用 T 细胞清除性抗体 + 抗 CD25 的诱导治疗，其优势还需等待时间和大数据结果进一步评价。我国尚无详细报告，但在公民逝世后器官捐献时代会有免疫诱导治疗方案增多的趋势。

KDIGO 指南建议：除受者和供者是同卵双生兄弟或姐妹外，所有肾移植受者都需要接受诱导治疗以预防排斥反应；在我国 2017 年肾脏移植技术指南——肾移植受者免疫抑制治疗指南中，活体亲属肾移植受者（不包括 ABO 血型不相容）和公民逝世后器官捐献供者的首次肾移植受者低免疫风险抗 CD25 的诱导治疗为优先推荐级别（1-A）；对排斥风险较高的肾移植受者，建议用淋巴细胞清除性抗体进行诱导治疗，推荐等级中等质量循证医学等级（2-B）；据国内多数移植中心数据因公民逝世后器官捐献供者的肾移植往往是急诊，受者无法提前接受有计划的免疫诱导，大多数中心采用 T 细胞清除性抗体在手术中诱导，急性排斥反应的发生率在 12% ~ 20%；对于有上述三个风险因素的中高风险受者，诱导治疗方式常选择清除性抗体，3 ~ 5d 诱导疗程。个别有局灶节段性肾小球硬化症（FSGS）、DSA 平均荧光强度（MFI）＞5000 的高致敏患者即便是淋巴细胞交叉配型试验（CDC）阴性，也要术前进行血浆置换或免疫吸附、免疫球蛋白（IVIG）、利妥昔单抗等提前预处理以减少术后排斥反应的发生。

（二）肾移植维持性免疫抑制剂治疗（中长期）

维持期是指移植后期，这个时期重点要关注慢性排斥反应与免疫抑制剂长期用药后的心血管病变、恶性肿瘤、肝或肾功能异常之间的平衡等。

随着免疫学的发展及新型免疫抑制剂的应用，可供选择的维持免疫抑制治疗方案日益增多。虽然目前临床肾移植已有国际公认的、被推荐的首选免疫抑制维持方案，但由于不同免疫抑制剂在作用机制、免疫抑制强度以及不良反应等方面存在差异，但都遵循科学、个体、合理化的用药原则。目前临床上常用的口服免疫抑制剂主要分为三大类，即 CNI、抗细胞增殖类抑制剂及糖皮质激素。一般情况下，分别选择以上每类中的一种药物进行组合，形成预防排斥反应的维持治疗"三联免疫抑制方案"。

1. 目前免疫抑制维持期临床存在的不足

在过去 60 年的肾移植实践中，免疫抑制剂的发展和免疫抑制剂方案逐步优化且积累了丰富经验，但仍存在不足：①对患者的预后无预警的指标；②即使患者免疫抑制剂浓度在理想治疗窗范围，但因为排斥和毒性是两种不同机制，在一个浓度范围，仍然可能同时发生急性排斥反应和毒性反应；③治疗窗是针对普遍的指导原则，每个受者都有个体差异及药物代谢的不稳定性，而传统免疫抑制剂浓度监测是在服药达到稳态后测定的，缺少针对个体化较精准的动态及结合其他指标的用药指导计划。

免疫抑制方案的优化推动了肾脏移植的重大进步，环孢素在 20 世纪 80 年代通过降低急性排斥反应发生率和改善短期移植肾存活率，具有里程碑意义地提升了肾移植的质量；90 年代他克莫司和霉酚酸又改善了肾移植的临床效果，但均缺乏有利于移植肾长期存活的明确证据。新的免疫抑制剂包括西罗莫司和贝拉西普，已被纳入减少 CNI 和糖皮质激素的终身暴露和提高移植肾长期存活的发展战略。为了改善效果，临床医生在评估受者发生排斥反应危险因素的基础上采用了多种常规维持性的免疫抑制策略，如高危患者接受强力长时间免疫抑制剂方案，低危受者接受较弱（较温和）的免疫抑制方案；对于受者病毒感染、恶性肿瘤和疾病复发等病例，指导调整降低免疫抑制的方案。

一套理想的免疫抑制方案能在一定程度上延长移植物功能存活时间，维持性免疫抑制治疗因药物针对免疫反应的不同位点及药物协同作用可使药物毒性最小化；在过去的 10～20 年，将治疗方法从"一刀切"转变为定制个体化的免疫抑制剂策略是时代发展科技应用的现实需要，但掌握的基本原则仍是：防止免疫抑制不足诱发排斥反应和免疫抑制过度发生相关感染和肿瘤，实际是免疫抑制与自身免疫力的平衡。具体从以下四方面介绍：指导患者维持期免疫抑制方案时应关注危险因素、感染与维持性免疫抑制、癌症与维持性免疫抑制、移植后不同时期的维持性免疫抑制方案。

（1）维持性免疫抑制方案治疗的动态观察

在指导患者时应关注以下危险因素。①免疫因素（PRA、配型结果、组织分型）和其他免疫学指标：检查预先形成的 T 细胞记忆，干扰素（IFN）-酶联免疫斑点法检测特异性记忆 T 细胞，高频的供者反应记忆 T 细胞与移植物不良预后相关；反映总体免疫激活水平的生物标志物，如可溶性 CD30 在血浆中可测到，其是由活化 T 细胞的膜结合 CD30 蛋白水解生成，故可溶性 CD30 被用于预测肾移植后 DSA 的产生。②供者和受者特征：有多中心报道供肾冷缺血时间与 DGF 密切相关，每 6h 的冷缺血使 DGF 的风险增加 23%。急性排斥反应更常发生在有 DGF 的患者中。受者特征方面：受者急性排斥反应的风险因素包括年龄、移植前的透析和再次移植，有报道认为依赖透析、进行更长时间的移植等待和再次移植的状态也对术后受者和移植肾存活具有重要的负面影响。③种族：从移植历史上看，非洲裔美国人和白种人、亚裔黄种人之间肾脏移植的免疫抑制剂量、存活期具有差异。④依从性：依从性差与排斥反应、移植肾失功、移植后不良预后直接相关，尤其是在青少年受者中。⑤妊娠：妊娠可增加急性排斥反应和移植肾失功发生的风险。目前资料显示，尽管供受者 HLA 错配数和受者预存的 DSA 是维持期排斥反应发生的强有力证据，但以上其他因素也要予以重视。

（2）感染与维持性免疫抑制

由于免疫抑制药物的使用，所有肾移植受者都属于感染的高危人群，移植后感染常见的微生物谱包括病毒（疱疹病毒、乳头瘤病毒、肝炎病毒等），细菌（李斯特菌、星状诺卡菌、沙门菌等），真菌（新型隐球菌、卡氏肺囊虫、念珠菌等）和寄生虫（粪类圆线虫等）。肾移植术后感染的预防是最重要、最有效的方法；当感染发生时，进行针对性治疗的同时，适当降低免疫抑制强度也非常重要。

BK 病毒（BKV）：BKV 是人类实体器官移植后激活的最常见的多瘤病毒。BK 病毒肾病（BKVN）主要见于肾移植受者（1%～10%）。临床表现包括无症状病毒感染、膀胱炎、肾小管间质肾炎、肾病综合征、输尿管狭窄和移植肾失功。抗排斥治疗和累积糖皮质激素暴露是 BKVN 的危险因素。几项研究表明，基于他克莫司的免疫抑制方案与 BKVN 的发病风险有关。80% 的病毒血症在移植后 3 个月内发生。共识建议受者移植后每 1~3 个月筛查病毒血症。由于 BK 病毒血症代表 BKV 再激活和 BKV 特异性细胞免疫之间的失衡以及缺乏有效的抗病毒药物，降低免疫抑制以发展 BKV 特异性免疫仍然是治疗的基础。本文介绍两种检测病毒血症后降低免疫抑制水平的方法：CNI 减少 25%~50%，然后减少抗增殖剂；另一种方法是首先减少或消除抗代谢物，然后在必要时减少 CNI，从而实现对病毒血症的清除。对移植物功能障碍的患者，应进行移植物活检以指导治疗。由于 BKVN 活检时看起来与炎症有关，因此可能被误诊为排斥反应，也可能与排斥反应同时发生。IVIG 的使用对 BKVN 和排斥反应难以鉴别的患者可能特别有益。对于通过降低免疫抑制而清除 BK 病毒血症后发生急性排斥反应而采用传统抗排斥反应治疗的患者，应在治疗后每 2 周仔细监测 BK 病毒血症复发。

巨细胞病毒（CMV）：与 BKV 相反，CMV 在所有实体器官移植受者中都具有很高的感染率和死亡率。虽然没有一种免疫抑制剂确定与 CMV 感染相关，但淋巴细胞消耗性药物和 CNI（特别是环孢素）的使用似乎与风险增加有关，而 mTOR 抑制剂西罗莫司和依维莫司的使用可能具有保护作用。关于应用霉酚酸和硫唑嘌呤导致 CMV 发病率升高的临床研究是有争议的，部分但不是全部研究显示，霉酚酸酯的使用可能会导致更高的发病率和疾病严重程度。对于复发性或难治性 CMV 疾病的患者可以考虑转换为应用 mTOR 抑制剂。使用抗病毒药物治疗 CMV 感染和疾病，特别是证实已累及器官时，降低免疫抑制的整体水平应考虑作为辅助疗法。

丙肝病毒（HCV）：丙型肝炎患病率在实体器官移植组之间存在很大差异，在肝脏和肾脏移植人群中患病最高。HCV 在肾移植受者的患病率因地域差异为 5%~46%。使用糖皮质激素对 HCV 复发及对抗病毒治疗反应的影响也存有争议。总的来说，临床研究没能证明使用基于抗代谢药物的免疫抑制方案在 HCV 复发方面始终具有有效性。

乙肝病毒（HBV）：由于免疫抑制药物治疗，HBV 复制可能发生在实体器官移植之后。类似于 CMV 预防，防止移植后 HBV 再活化的两种方法是预防（最大激活风险期间抗病毒药物管理）和包含移植后病毒血症监测的预防策略。在抗病毒治疗取得进展（包括拉米夫定、乙肝免疫球蛋白）之前，肝移植术后 HBV 再活化几乎是普遍的。虽然免疫抑制可能导致 HBV 复制，但尚缺乏信息以指导针对当前抗病毒药物可用性和有效性的维持性免疫抑制管理。目前的建议支持基于个体免疫风险评估的最小化免疫抑制方案。例如，对于 HBsAg 阳性肝移植受者，可考虑激素撤除方案，因为使用糖皮质激素被证明在体外会增加 HBV DNA 合成。

EB 病毒（EBV）：临床上，实体器官移植后 EBV 感染的最重要表现是 EBV 感染的 B 细胞不受控制地增生，这是导致移植后淋巴增殖性疾病（PTLD）的部分原因。PTLD 的发病率呈现双峰形态。移植后第 1 年发病的病例往往发生在 EBV 血清学阴性的受者接受了 EBV 血清学阳性器官的病例中，绝大多数表现为表达 CD20

的 B 细胞淋巴瘤。免疫诱导和（或）治疗排斥反应所用的消耗性抗体确定与 PTLD 发生的风险增加相关，特别是移植后早期。然而，维持性免疫抑制剂的使用和整体的免疫抑制程度也可通过抑制 EBV 特异性 T 细胞的反应而增加 PTLD 的风险。移植失败后停用免疫抑制剂可使淋巴瘤的风险降至移植前的水平。与使用二联或三联免疫抑制剂的患者相比，使用四联免疫抑制剂的患者风险最高。注册分析显示，采用基于 CNI 疗法的患者 PTLD 的风险增加，尤其是那些使用他克莫司的患者。然而，这种风险的增加主要在未接受诱导治疗的患者中可以观察到。mTOR 抑制剂西罗莫司和依维莫司对 PTLD 的影响尚不清楚。PTLD 的治疗包括减少免疫抑制剂、抗病毒治疗（EBV 相关的）、化疗、放疗和局部切除。

（3）癌症与维持性免疫抑制

移植后免疫抑制剂的使用增加了实体器官移植后恶性肿瘤的远期风险，清除性抗体治疗与 PTLD 发生的风险增加有关。单个免疫抑制剂的致癌潜力是否独立于它们的免疫抑制效果尚存争议。在肾移植受者中，与使用环孢素者相比，使用他克莫司患者新发肿瘤（包括 PTLD）的发生率增加。然而，这种观察报告仅限于那些没有接受诱导治疗的受者。硫唑嘌呤被认为与皮肤和唇部鳞状细胞癌的发生风险增加有关，可能是通过紫外线 A 辐射的光敏作用引起。相反，霉酚酸酯似乎并没有增加恶性肿瘤风险。西罗莫司在动物模型中抗肿瘤效应的证据正在增加，其抑制肿瘤生长的机制包括抑制 p70 S6 激酶（抑制细胞增殖）、IL-10（JAK/STAT 活动）、细胞周期蛋白（阻断细胞周期活动）以及 VEGF 信号。在雷帕鸣维持性治疗方案研究中，肾移植患者随机分配到泼尼松 + 环孢素 A + 西罗莫司组或西罗莫司单药组中，环孢素撤除组恶性肿瘤的风险几乎低两倍。在 CONVERT 试验中，转换为西罗莫司治疗的患者相比继续使用 CNI 者，其非黑色素瘤皮肤癌的发病率更低。虽然减少免疫抑制在已确诊的恶性肿瘤治疗中可能是有用的，但这种方法主要对肾移植受者有用，因为排斥反应导致的移植物失功并不是致命的。将肾移植受者的环孢素替换为西罗莫司可使卡波西肉瘤完全消退。对于恶性肿瘤患者，无论是处于缓解期还是正在治疗中，都可以考虑改用以西罗莫司为基础的治疗方案。

（4）移植后不同时期维持性免疫抑制方案关注的问题

移植后早期管理：三联疗法，或联合使用 CNI、泼尼松、硫唑嘌呤，已成为一个使免疫抑制效应最大化且毒性最小化的策略。尽管他克莫司和霉酚酸在很大程度上取代了环孢素和硫唑嘌呤作为初始维持性免疫抑制剂，但三联疗法仍然是在实体器官移植后应用的主要方法。由于急性排斥反应的发生风险在移植后前 3 个月最高，在此期间使用高剂量，然后情况稳定的患者减少剂量以降低毒性。即使在移植后早期，人们仍然对最小化免疫抑制感兴趣。CNI 问世以来，目标剂量水平得到降低，从而在降低肾毒性效果的同时可以保持可接受的急性排斥反应发生率。无 CNI 方案并未广泛使用，因为急性排斥反应发生率高，尤其是在免疫原性更强的实体器官移植中。人们关注的还是尽量减少和避免使用糖皮质激素。然而，尽管同时使用 CNI，但在这些方案中还是观察到了较高的排斥反应发生率，这在一定程度上阻止了这些方案的广泛使用。关于术后立即使用维持性药物的特殊问题需要进一步回顾。"改善全球肾脏疾病预后组织（KDIGO）"临床实践指南建议，如果使用 mTOR 抑制剂，应该直到移植肾功能建立和手术伤口愈合后再开始使用。

移植后中期到长期管理：移植后中期到长期管理着重于预防慢性排斥反应和减少药物毒性。药物毒性和管理选择的总结参见表 1.4.2。CNI 往往伴随着剂量依赖的毒性反应。多毛症、牙龈增生、高血压、高脂血症在环孢素治疗中比他克莫司更常见，而神经毒性、脱发和潜在的移植后糖尿病在他克莫司治疗中比环孢素更常见。应用他克莫司存在的一个问题是可能会相对增加糖尿病的发病率，这已在单独接受肾移植的受者中发现。糖皮质激素具有包括高血压、血脂异常、葡萄糖耐受不良、骨质疏松症等副作用。抗代谢药物与骨髓抑制和胃肠道副作用有关。西罗莫司和依维莫司可能具有许多不良反应，包括白细胞减少、血小板减少、贫血、黏膜炎、高胆固醇血症、高甘油三酯血症、胸腔积液、心包积液、卵巢囊肿和水肿，首次使用西罗莫司可出现伤口愈合延迟和淋巴囊肿形成，延长移植肾功能延迟恢复时间。

表 1.4.2　针对免疫抑制不良事件的治疗方案调整

不良事件	免疫抑制相关诱因	免疫抑制方案调整
移植后新发糖尿病	糖皮质激素、他克莫司、环孢素、mTOR 抑制剂	避免使用，降低剂量
血脂异常	糖皮质激素、环孢素、西罗莫司、依维莫司	避免使用，降低剂量，改用他克莫司
高血压	糖皮质激素、环孢素、他克莫司、mTOR 抑制剂	避免使用，降低剂量
骨质疏松	糖皮质激素	避免使用，降低剂量，应用维生素 D
骨髓抑制	霉酚酸、硫唑嘌呤、西罗莫司、依维莫司、他克莫司	降低剂量
切口愈合延迟	西罗莫司、依维莫司	避免使用
胃肠道不良反应	霉酚酸酯、他克莫司、西罗莫司	改用霉酚酸钠肠溶片，降低剂量，改用硫唑嘌呤
蛋白尿	西罗莫司、依维莫司	避免使用
肾毒性	环孢素、他克莫司、西罗莫司	避免使用，降低剂量，改用贝拉西普

移植肾失功：针对移植肾失功的合适的免疫抑制方案尚不明确。移植肾失功后撤除免疫抑制剂的一个例外情况是当后续的移植（例如活体肾移植）迫在眉睫。在这种情况下，维持性免疫抑制可能是有益的，以避免提高同种抗体水平。考虑

到越来越多的患者回到透析状态并寻求再次移植，移植物失功后亟须相对无毒的免疫抑制策略来避免同种致敏作用。

原发病复发：原发病复发是一个已知的影响移植物存活的因素。然而，目前各种免疫抑制方案对原发病复发的严重程度和进展的影响还不是十分明确。总的来说，具有免疫介导的原发疾病（如自身免疫性肝炎和狼疮性肾炎）的患者需使用更高剂量的免疫抑制治疗，包括糖皮质激素，而具有感染问题（如 HCV）的患者可能受益于较温和的免疫抑制方案。

（5）小　结

KDIGO 临床实践指南建议：联合应用免疫抑制药物作为维持性治疗，包括 CNI 和增殖药物，联用或不联用糖皮质激素；他克莫司作为一线 CNI，MPA 作为一线抗增殖药物；在低风险和接受诱导治疗的患者中，糖皮质激素可在移植后 1 周停用。我国肾脏移植免疫抑制剂指南提示：关于维持期应以 CNI 为基础的三联免疫抑制剂方案，即 CsA 或 Tac 联合一种抗增殖类药物（如 MPA 类药物或咪唑立宾等）加糖皮质激素。主张撤除 CNI 或糖皮质激素的观点尚存在很大争议。

2. 解决办法的考虑因素

在决定维持期免疫抑制方案时，结合药物基因组学、药物代谢学、药物效应学的进展与药物治疗浓度监测，并及时应用于临床，是对目前治疗学的有益补充。基因组学时代促进了药物基因组学的发展，有关药物治疗与个体遗传背景差异的研究显示，有 20% ~95% 的药物反应与治疗个体差异是因为遗传因素所致且伴随终生；②环境因素和非遗传因素：也是影响药物动力学和药物效应动力学的因素，如肝肾功能状态、消化功能不全、药物之间相互作用等。

3. 目前的维持期免疫抑制方案

20 世纪 80 年代中期之前以 Aza 为基础的经典免疫抑制方案：Aza + Pred 方案中 Aza 用量为移植前 1 ~2d 应用 3 ~4mg/kg，维持量 1 ~2mg/kg；观察骨髓抑制和肝功损害等副作用。

（1）CsA + Aza + Pred 三联免疫抑制剂方案

CsA + Aza + Pred 三联免疫抑制剂方案：自 1978 年 CsA 临床肾移植应用以来，CsA + Aza + Pred 作为基础免疫抑制剂方案广泛应用于临床，从此成为肾、肝、心肺、胰腺和小肠等各类器官移植和骨髓细胞移植后免疫抑制治疗的基石，在器官移植医学发展中起到了相当重要的作用，也成为开发免疫抑制剂广泛应用的大发展时期。我国肾脏移植受者免疫抑制剂用量也经历了按国外和药物说明书用药剂量（毒副作用大）到国人实际用药剂量（毒副作用显著减小）的探索。

较之 Aza + pred 两联方案，此三联免疫抑制剂方案使急性排斥反应的发生率由 50% 减至小于 30%，移植肾 1 年存活率为 85% ~90%，取得了令人惊喜的移植效果。随着 MPA 替代 Aza，CsA + Aza + Pred 三联作为起始疗法已淡出临床。

使用方法：①CsA 在肾功血肌酐恢复正常或接近正常后应用，初始计量为 8 ~

10mg/（kg·d），DGF 时 CsA 减半量；②Aza 在骨髓造血功能恢复后用量为 50～75mg/d；③Pred 在冲击治疗结束后应用，起始量为 40～60mg/d，每 1～2d 减 5mg，维持量为 20mg/d；④使用地尔硫䓬 60mg/d（30mg，每 12h），配合 CsA 口服，既提高环孢素血浓度，又能降低血压。

目标浓度：为保证有效抑制急性排斥反应，此方案的 CsA C0、C2 目标浓度参见表 1.4.3。

表 1.4.3 CsA + Aza + Pred 三联免疫抑制剂方案中 CsA C0、C2 目标浓度

时间（月）	CsA	
	谷浓度（C0）/（μg/mL）	峰浓度（C2）/（μg/mL）
1	250～350	1200～1500
2～3	200～300	800～1200
4～12	150～250	600～1000
>12	100～200	400～800

（2）CsA + MPA + Pred 三联免疫抑制剂方案：低毒高效的免疫抑制维持方案

1997 年后，吗替麦考酚酯（MMF）在临床肾移植中开始应用，采用 CsA + MPA + Pred 新三联免疫抑制剂方案，本方案有利于移植肾的早期恢复及肾功能长期稳定，急性排斥反应发生率进一步降低，近期移植肾存活率更高。MMF 的临床应用具有减少 CsA 剂量、CsA 肾肝毒性降低和骨髓抑制副作用减少的优点。

使用方法：①CsA 在血肌酐恢复正常或接近正常后应用，初始计量为 4～5mg/（kg·d），DGF 时 CsA 减半量；②MMF 或 EC-MPA 在麻醉期过后开始使用，用量为 1.0～2.0g/d 或 0.72～1.44g/d；③Pred 在冲击治疗结束后起始量为 40mg/d，每 1～2d 减 5mg，维持量为 20mg/d。④使用地尔硫䓬 60mg/d（30mg，每 12h），配合 CsA 口服，既提高环孢素血浓度，又能降低血压。

目标浓度：为保证有效抑制急性排斥反应，此方案的 CsA C0、C2 目标浓度参见表 1.4.4。

表 1.4.4 CsA + MPA + Pred 三联免疫抑制剂方案 CsA C0、C2 目标浓度

时间（月）	CsA	
	谷浓度（C0）（μg/mL）	峰浓度（C2）（μg/mL）
1	150～300	1000～1500
2～3	150～250	800～1200
4～12	120～200	600～1000
>12	100～200	400～800

（3）FK506（Tac）+ MPA + Pred 三联免疫抑制剂方案

Tac 于 1997 年被 FDA 批准用于肾移植临床。目前 FK506（Tac）+ MPA + Pred

　　三联免疫抑制剂方案已广泛应用于各类实体器官移植的临床，是目前 FDA 认为免疫抑制作用最强的组合，本方案有利于移植肾的早期恢复及肾功能长期稳定，急性排斥反应发生少，肝肾毒性作用较轻。但受者胰腺损害概率高，易导致药物性高血糖。在泼尼松用量为 20mg/d 时继发血糖升高明显，经减至 10mg/d 后继发性高血糖升高显著减少，急性排斥反应无增加。

　　使用方法：①FK506 在血肌酐恢复正常或接近正常后应用，初始剂量为 0.05 ~ 0.10mg/(kg·d)，DGF 时减半量，根据血药浓度调整 FK506 用量，维持血药浓度在理想治疗窗范围；②MPA 类药物在麻醉期过后开始使用，用量为 1.0 ~ 2.0g/d 或 EC-MPS 0.72 ~ 1.08g/d；③Pred 初始用量维持量为 10mg/d；④使用地尔硫䓬 60mg/d（30mg，每 12h），配合 FK506 口服，既提高 FK506 血浓度，又能降低血压。

　　目标浓度：为保证有效抑制急性排斥反应，此方案的 FK506 C0 目标浓度在术后不同月如下：术后 1 个月以内 FK506 谷浓度 8 ~ 12μg/mL，术后 2 ~ 3 个月 FK506 谷浓度 6 ~ 10μg/mL，术后 4 ~ 12 个月 FK506 谷浓度 5 ~ 10μg/mL，术后 1 年后 FK506 谷浓度 4 ~ 8μg/mL。

　　CNI 类药物是最重要的基础免疫抑制剂，其问世对器官移植具有划时代的重要意义，极大地提高了移植物的存活率。CsA 和 FK506 相比，FK506 的免疫抑制作用更强，不良反应相对更低，因而成为现阶段肾移植术后首选的核心基础免疫抑制剂。FDA 及 KDIGO 指南均建议 FK506 + MPA + 糖皮质激素为肾移植术后标准免疫抑制方案。

　　在 CNI 为基础的三联免疫维持方案应用过程中需要注意以下事项：

　　·CNI 类免疫抑制剂早期血药浓度不达标是 T 细胞介导排斥反应（TCMR）发生的危险因素。因此，初始用药应保证绝大多数受者第 1 次血药谷浓度达到所需要的安全范围。对于 FK506 而言，移植前检测受者的 CYP3A5 基因型有助于更合理的初始用药剂量选择。

　　·早期足量抗增殖药物 MPA 的使用也有利于预防急性 TCMR 的发生，其使用剂量也需要因人而异，具体用量要根据受者的性别、体重、外周血白细胞计数及对药物的耐受性而定；由于人种差异，中国人对抗增殖类药物的总体耐受性比欧美白种人低，需要适当降低初始剂量（如 MMF 为 1 ~ 2g/d）；在长期维持用药阶段，抗增殖类药物的剂量往往选择受者能长期耐受而不至于引起骨髓抑制不良反应的适宜剂量。

　　·早期使用糖皮质激素对预防急性 TCMR 是必要的，各移植中心均有其糖皮质激素使用常规，通常遵循递减的原则，一般减至 5.0 ~ 7.5mg/d 维持。

　　根据国内外人体遗传学基因的不同，在肾移植 30 多年 CNI（CsA/FK506）+ MPA + Pred 三联免疫抑制剂方案临床应用实践中，形成了国人的低剂量 CNI + 合适剂量 MPA + Pred 的低毒高效经典三联方案，体现了以下特点和效果。①不断优化、增加药物协同作用：减少 CNI（CsA/FK506）的肝肾毒性等副作用，发挥 MPA 选择性抑制增殖的 T、B 淋巴细胞，临床肾移植短期存活率令人鼓舞，6 个月内的急性排斥反应发生率已控制在 10% 以下，1 年的人/肾存活率已经达到 95%/90% 以上。②在强化免疫抑制作用的同时，通过监测免疫抑制药物浓度或治疗药物监测（TDM），使免疫抑制用药量个体化，减少了感染的发生率。③扩大了肾脏移植适应证的范围：如尿毒症合并肝炎、多囊肾多囊肝合并尿毒症、糖尿病合并尿毒症患者的肾移植。④通过地尔硫草提高 CNI 浓度以减少 CNI 绝对用量，并使用"四联利尿合剂"改善微循环，扩管利尿，更利于移植肾功能的早期恢复，减少了术后 DGF 的发生率。该项国人低毒高效免疫抑制方案的研究成果获得了国家科技成果进步奖，且早于欧美国家 Ekberg 等领衔的多中心临床研究。

正如"免疫抑制剂发展和应用概述"中提到的，三联疗法四十余年的发展变迁，根据国人的特点逐步从 CNI 的每日超大剂量（CsA 12～15mg/kg）减为约 1/3，每日 MPA 剂量减少 1/3，方案和剂量一步比一步精细化、个体化、合理化。

（4）CNI 类药物相互间转换方案

在免疫抑制剂发展和应用过程中，肾移植的临床中存在实际问题，即不仅不同的个体免疫抑制剂存在个体差异，即便同一个体接受肾脏移植术后不同时期也存在不适应某一种免疫抑制剂的问题，经临床切换 CsA 至 FK506 一段时间，又由 FK506 切换至 CsA 一段时间，移植肾功能奇妙地正常了，虽然机制不明确但临床肾功能正常的事实说明了临床医学的复杂性和探索的长期性。

CNI 类药物主要包括 CsA 和 FK506，肾移植受者对两种药物的耐受情况往往不同。据国内外文献报道，CsA 因许多药物通过竞争性抑制或诱导 CsA 代谢和排泄的肝酶，尤其是细胞色素 P450，从而提高 CsA 血浓度而导致肝毒性。而 FK506 的作用受影响要小些，目前国内外均提倡选择 FK506，但体重指数（BMI）高、糖尿病或胰岛功能异常、HBV 和 HCV 携带的受者可选择 CsA。CNI 类药物之间的转换一般出现在对已用药物不耐受或者出现明显不良反应时。研究较多的与临床免疫抑制剂密切相关的药物代谢酶是细胞色素酶 P450、CYP3A4 和 CYP3A5 以及 ATP 结合级联转运 P 蛋白（P-gP）；通过 *CYP*、*MDR*1 等基因检测，可以优化 CsA 和 FK506 的给药方案。

CsA 转换为 FK506，可能因为免疫不足而导致血清肌酐升高、高胆红素血症以及 CsA 所致的多毛、齿龈增生等不良反应；FK506 转换为 CsA，可能因为使用 FK506 后出现药物性肾损伤、FK506 血药浓度过低或服药量过大、药物性糖尿病等不良反应。

转换的方法：CsA 转换为 FK506 时，转换的剂量按 30～50mg ：1mg，建议采用 50mg ：1mg。反之，FK506 转换为 CsA 也相同。

转换注意事项：两种药物转换时需要停服 1 顿（12h）CNI 类药物；然后服用转换后的 CNI 并于转换后 3～7d 复查转换药物的血药浓度，以期尽快达到 CNI 目标浓度。

（5）无 CNI 免疫抑制维持方案——SLR（Rapa）+ MPA + Pred 三联免疫抑制剂方案

以 CNI 为基础的免疫维持方案在预防排斥反应方面效果良好，因肾移植受者的个体差异国内外临床上的确存在部分患者在使用 CsA 或 FK506 时，血药浓度长期偏高导致肝肾毒性作用，尤其是慢性肾毒性，表现为慢性移植肾功能减退和患者的生活质量下降。虽然确切原因不清楚，但临床医生为保护移植肾功能，不得已采用无 CNI 免疫抑制维持方案观察。

SLR + MPA + Pred 三联免疫抑制剂方案：西罗莫司（SLR）于 2003 年被 FDA 批准用于肾移植临床。因具有较好的免疫抑制效果、增高肾小球滤过率和抗肿瘤作用，又无肾脏、胰腺副作用，近年来 SLR + MPA + Pred 三联免疫抑制剂方案临床逐渐增多。主要适用于：①血肌酐连续两次升高大于 20%，又排除急性排斥反应和可逆性急性肾毒性，且无蛋白尿和血常规正常；②移植肾功能慢性损害（CAN）；③移植术后继发肿瘤或伴发肿瘤的患者和肿瘤患者移植术后。

使用方法：①SLR 在移植术患者伤口愈合后应用，首次负荷剂量为 1.0mg/d，维持剂量 0.5 ~ 1.0mg/d，根据血药浓度调整用量，维持 24h 的 C0 血药浓度在 6 ~ 10 治疗窗范围；②MPA 类药物在麻醉期过后开始使用，用量为 1.0 ~ 2.0g/d 或 EC-MPS 0.72 ~ 1.08g/d；③Pred 初始用量维持量为 10 ~ 20mg/d。

目标浓度：此方案的 SRL C0 目标浓度 1 ~ 2 个月内为 6 ~ 10ng/mL；3 个月以上为 4 ~ 8ng/mL；在 FK506(Tac) + SLR + Pred 三联免疫抑制剂方案中，SLR 谷浓度要求与 FK506（Tac）两者浓度和≥10ng/mL；在 CsA + SLR + Pred 三联免疫抑制剂方案中，CsA 谷浓度除以 100 的商相加的和≥10ng/mL。

针对 CAN 的免疫抑制治疗方法主要包括从环孢素转化为 MPA、FK506 或在原有免疫抑制剂方案基础上加用 MPA、FK506、SLR 等，各种方案的报道效果不一。其中，将 CsA 或 FK506 转换为 SLR 方案应用越来越多。欧洲一项有 400 余例患者参与的多中心临床试验显示，在停用 CNI 并以应用 SLR 为主的免疫抑制剂方案后，移植肾功能得到了持久改善。移植术后 36 个月时，GFR 值在 SLR + Pred 组中更好。

采用无 CNI 免疫抑制维持方案观察，三联方案为 mTORi + MPA + 糖皮质激素部分患者的移植肾功能和肝功能转为正常，个别特殊情况下也有单用 mTORi 或 MPA 与糖皮质激素组合。总之无 CNI 方案出现是对 CNI 三联疗法中 CNI（CsA 或 FK506）毒副反应"不得已"的补救方案，而非首选和转换的原因。众多学者均建议转换前一定要做移植肾病理穿刺和药代动力学、肝肾功等检查以明确诊断，必要时要行移植肾程序性病理活检，关注急性排斥反应发生。

CNI 转换为 SRL 治疗所需的 SRL 的目标浓度：①早期转换为 SRL + MPA + 糖皮质激素（CNI 慢撤除或直接撤除），SRL 血药谷浓度控制在 6 ~ 10ng/mL；②晚期转换为 SRL + MPA + 糖皮质激素（CNI 慢撤除或直接撤除）方案，将 SRL 血药谷浓度控制在 4 ~ 8ng/mL。目标浓度测定方法详见下文内容。

CNI 转换为 SRL 治疗的用法用量：①因 SRL 半衰期长，通常采用每日顿服的给药方案，可建议固定饭前或饭后服药。②SRL 说明书中给药方法为负荷剂量 6mg，维持剂量 2mg，每日 1 次，因给予负荷剂量有利于快速达到稳定的血药浓度（3 ~ 4d），否则需要 7 ~ 14d。经临床实践，国人临床应用时 SRL 说明书中给药方法中负荷剂量为 2mg，维持剂量 1mg，每日 1 次。需注意给予负荷剂量可能造成血药浓度过高，引起与血药浓度相关的不良反应，可根据受者的免疫情况、是否合并应用 CNI 类药物等，考虑是否给予负荷剂量及具体应用剂量。

虽然无 CNI 免疫维持治疗方案可以改善因 CNI 长期服用导致的移植肾功能损伤，但以下问题应引起关注：①安全性问题。免疫抑制不足可能导致急性排斥反应的发生率增加。②耐受性问题。mTORi 与 MPA 类药物均有骨髓抑制的不良反应，联合应用时易导致较多患者不能长期耐受；单用 mTORi 或 MPA 对药物的剂量或血药浓度要求较高，也存在患者长期服用的耐受性问题。

因此，目前无 CNI 免疫抑制方案使用并不普遍，尤其是不建议肾移植术后初始使用。在长期服用 CNI 为基础免疫抑制方案未发生过排斥反应的低危患者中，如出现血清肌酐慢性升高，且有明确证据证实其与 CNI 肾毒性相关者，可以考虑转换为无 CNI 免疫抑制维持治疗方案。

（三）特殊情况——急性排斥反应时的免疫抑制剂治疗方案

"特殊情况"在本节中的定义是指：针对肾移植出现急性排斥反应时临床所采取的免疫抑制剂治疗方案的干预措施，在早期诊断后，目前免疫抑制剂方案有足够的效力来逆转出现的排斥反应过程，以免延误治疗时机导致移植肾失功。免疫抑制剂发展的历史上，既往经典的挽救治疗是临床上显著的急性细胞性排斥反应（ACR）的治疗，移植肾的损伤几乎90%成功逆转率，但当延迟一周后的挽救性治疗成功率则不足50%。更有效的免疫抑制方案的发展已经大大解决了这个在肾移植早期阶段曾经不可克服的问题。近十年来，急性抗体介导的排斥反应（AMR）在急性同种异体移植肾损伤中的作用越来越重视，足以体现挽救治疗的重要性。本节就有关 ACR、AMR 的免疫抑制方案予以介绍。

1. 急性细胞性排斥反应（ACR）

在临床肾移植的前 30 年，多达 80% 的患者发现有 ACR，并且是早期同种异体移植物急性损伤（功能障碍包含很多其他原因）的常见原因，且 Almond PS 和 Pirsch JD 分别在 1993 年和 1996 年在 *Transplantation* 杂志报道 ACR 的单次发生可预示同种异体移植物的长期存活，机制不详；近年来移植后 6 个月内 ACR 的发生率从 1995 年的大约 40% 显著降低到 15% 以下。但这种降低没有使移植物的长期存活率显著增加。表明早期 ACR 和长期结局之间的联系可能没有以前报道的那么紧密。如果在 ACR 治疗后达到完全功能恢复，似乎对长期结果没有不良影响。

我国 2017 年肾脏移植免疫抑制治疗指南：推荐使用糖皮质激素作为 ACR 的初

始治疗（1-D）；对于糖皮质激素冲击治疗效果不佳或复发的 ACR，建议使用淋巴细胞清除性抗体或 OKT3（2-C）。

（1）糖皮质激素治疗

从早期的临床移植开始，糖皮质激素已被用作 ACR 的维持治疗和辅助治疗。部分是由于这些年肾移植领域的快速发展以及未治疗已发 ACR 的严重影响，尚未进行比较使用糖皮质激素和不使用糖皮质激素治疗 ACR 的随机试验。对于临床上明显的、活检证实的 ACR 治疗，多数当前的治疗方案要求对有临界改变、活检分数为 Banff ⅠA 或 Banff ⅠB 的受者使用大剂量甲泼尼龙治疗。耐糖皮质激素性排斥反应定义为临床上对糖皮质激素治疗无反应，但其精确的定义有很大不同。肾移植术后早期发生 ACR，糖皮质激素冲击疗法作为一线治疗方案。大部分细胞介导的急性排斥反应对糖皮质激素冲击疗法有效。静脉滴注 3 ~ 5d 后，改为口服糖皮质激素维持。

大多数试验需要使用整整 3d 的大剂量甲泼尼龙，且没有符合这一定义的临床改善，还需进一步临床总结观察。

（2）抗淋巴细胞治疗

适用于耐糖皮质激素 ACR 或严重 ACR。耐糖皮质激素 ACR 约占急性排斥的 20% ~ 40%；国内外部分移植中心倾向于直接使用抗体治疗（ALG、ATG、OKT3），具体剂量见下文。建议使用抗淋巴细胞球蛋白［特别是抗胸腺细胞球蛋白（Thymoglobulin，Genzyme，Cambridge，MA）］来治疗临床上明显的 Banff ⅡA、Banff ⅡB 或 Banff Ⅲ级急性排斥反应，或与具有"混合"急性细胞和 AMR 受者的血浆置换相结合；与使用糖皮质激素一样，抗体制剂作为一线治疗的使用，在耐糖皮质激素性排斥反应中的使用以及治疗的持续时间，不同肾移植中心还有不同的剂量和使用时间。

注意：用药前 1h 给予抗过敏药物（糖皮质激素或抗组胺药）；监测白细胞和血小板水平。

2. 急性抗体介导的排斥反应（AMR）

近 10 年来，同种异体抗体介导在急性肾同种异体移植物损伤中的作用越来越受到重视。根据 Banff 分类的急性 AMR 的诊断标准是：①在血清中检测到 DSA；②管周毛细血管 C4d 染色；③急性组织损伤的形态学证据，包括肾小球微血栓、肾小球膜炎、肾小球炎和（或）涉及嗜中性粒细胞、巨噬细胞和淋巴细胞的毛细血管炎。早期 AMR 可以与 ACR 的特征相关联也可以单独发生，虽然同种异体抗体的重新发展可能是 T 细胞依赖性的，并因此意味着在某一水平的 T 细胞活化，但由于未知原因，这不总是在同种异体移植物中显示。急性排斥反应的诊断详见第二节。

（1）目前 AMR 的治疗策略

诊断清楚后应及时进行综合治疗。①去除体内抗体：血浆置换或免疫吸附，大剂量 IVIG（1～2g/kg）。②抑制或去除产生抗体的细胞：T 细胞免疫抑制剂，单克隆抗体或多克隆抗体——硼替佐米或利妥昔单抗，蛋白酶抑制剂。③对症治疗：抗补体治疗（依库珠单抗或糖皮质激素，通过阻断末端补体激活来改善同种异体移植物损伤的药剂），抗凝治疗，糖皮质激素冲击治疗。

（2）临床挽救性治疗

根据梅奥诊所的经验使用血浆置换（PE）和 PE 后低剂量（100mg/kg）静脉注射免疫球蛋白（IVIG）脱敏。高水平 DSA（持续性 DSA 或"记忆"反应）的患者会发展为 AMR，而移植后 DSA 保持低水平的患者通常不会发生 AMR。在这种情况下，AMR 的发生相当迅速，并且如果不积极治疗，可能导致移植物丢失。所以这对高致敏性肾移植受者术前行脱敏治疗很有必要。

AMR 治疗的主要方法是多重 PE 治疗联合低剂量 IVIG 或高剂量 IVIG 单独应用。在更严重的情况下，例如具有 DSA 增加和频繁血浆交换仍无法解决的严重移植物功能障碍，可使用脾切除术进行观察。最近的一项回顾性分析表明，用 PE、低剂量 IVIG 和利妥昔单抗联合治疗急性 AMR 优于高剂量 IVIG。原因可能是 DSA 水平在 3 个月时较低，36 个月时的移植物存活率较高。

蛋白酶体抑制剂硼替佐米也已经用于治疗急性 AMR，主要与 PE 联合应用，使用硼替佐米的机制：是其可能在体外和体内从骨髓中消耗抗体分泌性浆细胞。它可能对新激活的淋巴细胞有额外的影响。硼替佐米的不足是生物利用度较低，可能需要多次剂量才能产生疗效。

3. 混合型排斥反应（ACR + AMR）

致敏的肾移植受者在肾移植组织配型时淋巴细胞交叉配型试验阴性的条件下，行肾移植后最常见的 AMR 形式是与 ACR 可能同时发生，术后应严密监测 DSA 和非 HLA 抗体。

混合型急性排斥反应一般发生在术后 1 年以上，多与患者依从性不佳、未能定期复查以调整免疫抑制剂而出现，这种形式的 ACR 和 AMR 通常已患有慢性移植肾损伤。

挽救性治疗应该解决免疫过程中的细胞性和体液性原因，应当给予大剂量糖皮质激素和（或）清除性抗体，PE + IVIG + 硼替佐米和利妥昔单抗以治疗抗体因素所致的 AMR。PE 和（或）硼替佐米的持续时间没有明确定义，但有文章报道使用了一个 4 剂次硼替佐米"周期"（第 1、4、8、14d 用药），但无论采用何种治疗，移植后晚期混合型急性排斥反应的长期预后相当差，超过半数移植物在治疗后 4 年内发展成慢性损伤或移植物丢失。

肾移植受者免疫抑制方案制定的目的是优化精准的免疫抑制治疗体系，必须依据供者肾脏的相关资料、受者的免疫状态风险因素分层，采纳有针对性的生物免疫抑制抗体结合个体精准化的基础免疫抑制方案诱导性治疗和维持期治疗，保证 MPA、CNI 早期足量暴露，并行 CNI（CsA/Tac）、MPA、SRL 等药物的药代动力学和目标浓度、受者免疫状态、移植肾功能状态动态评估监测，以期在术后不同时期个体化、精准化调整免疫抑制方案中免疫抑制药物剂量，减少药物的毒副作用和长期肾脏移植受者的内科并发症，保持积极乐观心态并定期复诊，从而提高肾脏移植受者的长期康复率。目前，在临床实体器官移植中免疫抑制治疗依旧处在经验治疗向个体化治疗转化的阶段，免疫抑制方案和药物剂量尚未能完全结合个体特性，这是导致临床免疫不足或免疫过度的重要原因，进而影响到患者长期存活率。因此，合理选择免疫抑制剂方案，并且应用治疗药物监测、药物基因组学、药效学等方法指导免疫抑制剂个体化合理用药，对于提高免疫抑制剂治疗效果和长期存活率具有重要的意义。

四、肾移植受者免疫抑制药物血液浓度检测

免疫抑制剂大多存在口服生物利用度低、药代动力学个体差异大、治疗指数低、有效血药浓度范围窄等缺陷，必须实施个体化用药，以确保药物治疗的安全性和有效性。

治疗药物监测（TDM）是实现药物治疗个体化的重要手段之一，通过测定患者生物样品中的药物或其代谢产物浓度，并应用各种药代动力学方法，设计最佳给药方案，从而达到用药安全、有效、经济的目标，是免疫抑制剂治疗中不可缺少的一部分。免疫抑制剂定量分析的方法主要有免疫分析法和高效液相色谱法（HPLC），其中免疫分析法包括荧光偏振免疫分析法（FPIA）、微粒子酶联免疫法（MEIA）、酶倍增免疫测定技术（EMIT）、酶联免疫吸附分析法（ELISA）等，MEIA 和 EMIT 在临床应用最为广泛。

免疫抑制药物血药浓度监测意义重大，其检测的数据受多种因素影响：①受者因素，如术后时间、状态、术后用药（尤其是增加或降低其他免疫抑制剂）；②检测设备的性能和检测方法；③各个移植中心检验质控体系。故在分析受者的免疫抑制剂血药浓度时应综合考虑。

（一）环孢素 A 血药浓度监测

1. 临床意义

口服 CsA 后主要在小肠吸收，吸收慢且不完全，个体差异显著。口服 CsA 的达峰时间 T_{max} 为 2～4h，分布在血中与血细胞和血浆蛋白结合率都很高，其主要在肝脏由细胞色素 P450 肝微粒体酶系统代谢，代谢产物和原形药进入胆汁从粪便中排出，$T_{1/2}$ 10～27h，影响药物代谢的药物多，所以应测定药物谷浓度和 C2 浓度。

CsA 在治疗剂量下，其生物利用度和药代动力学的个体差异及机体对 CsA 的敏感性和差异性很大，治疗过程中进行血药浓度监测可以降低排斥反应和药物不良反应的发生率，提高移植器官的存活率。相关研究表明，移植受者 CsA 的浓度－时间曲线下面积（AUC）是移植物存活和急性排斥反应发生的敏感预测因素，而个体内 CsA 的 AUC 变异性则是慢性排斥反应的危险因素之一。

2. 检测方法

准确的 AUC 测定方法操作复杂、费用高昂，并不便于临床应用。研究发现，CsA 服药后 2h 的血药峰浓度（C_2）与 AUC 相关性最大，此时 CsA 达到最高浓度，因此，临床上主要依靠患者 CsA 服药后 12h 的血药谷浓度（C_0）和 C_2 来指导临床用药。

CsA 血药浓度检测法有 EMIT、ELISA、放射免疫法（RIA）、FPIA、高效毛细管电泳（HPCE）、HPLC、液相色谱 – 串联质谱（LC-MS/MS）等。EMIT 法和 FPIA 法是目前临床上采用的主要方法，具有灵敏、快速、自动化程度高的优点，检测过程在 1h 以内，当测试完毕后，检测仪器可自动根据标准曲线计算待测样本的 CsA 血药浓度。HPLC 法和 LC-MS/MS 法检测结果准确，可区分 CsA 母药和代谢产物，但耗时较长，操作过程复杂，技术要求高，不能进行批量样品操作，在临床应用上受到限制。RIA 采用放射性核素 ^{3}H 或 ^{125}I 标记 CsA 作为示踪剂，也具有灵敏度高、精确度高的特点，在具有放射性核素检测资质的中心，也是可选用的检测方法。

3. 监测频率

移植术后短期内隔日检测，直至达到目标浓度；在更改药物或受者状况出现变化可能影响血药浓度时随时测定；出现肾功能下降提示有肾毒性或排斥反应时随时测定。

4. 目标血药浓度

移植术后要监测 CsA C_0、C_2 或浓度 – 时间 AUC。CsA 血药浓度治疗窗详见表 1.4.5。

表 1.4.5 中国肾移植受者应用 CsA + MPA + 糖皮质激素三联方案的目标浓度（ng/mL）

移植后时间	C_0	C_2
<1 个月	150 ~ 300	1000 ~ 1500
1 ~ 3 个月	150 ~ 250	800 ~ 1200
4 ~ 12 个月	120 ~ 250	600 ~ 1000
>12 个月	100 ~ 200	>400

（二）他克莫司血药浓度监测

1. 临床意义

FK506 属于狭窄治疗指数药物，即药物的疗效、毒性与血药浓度密切相关。

2. 检测方法

FK506 在血液中绝大部分分布于红细胞，血浆药物浓度与全血药物浓度不一致，目前使用全血样本检测受者体内的血药浓度。血药浓度检测血样采集时间为移植受者次日晨服药前（谷值）。抽取全血 1mL 置于乙二胺四乙酸（EDTA）抗凝试管中，采用校准品制作标准曲线，以此为基础计算结果。

目前临床常用的血药浓度监测方法为免疫分析法，因试剂商品化、自动化程度高，准确性和重复性较好，检测速度快，操作方便等特性，在临床常规检测中得以广泛应用。比较常用的几种免疫分析方法：化学发光微粒子免疫法（CMIA）和 EMIT 法有自动化程度高、操作简单、测试速度快（1h）、所需样品量较少的特点，临床应用较成熟，均是国内广泛使用的检测方法。受者的个别情况会干扰 FK506 浓度测定结果，应注意分析：以 CMIA 法为例，当总胆红素（TB）> 684μmol/L、甘油三酯 > 20.8mmol/L 或尿酸 > 2 380μmol/L 时，实际结果 < 测定值 12%；如有胆汁淤积时，实际结果 < 测定值；经小鼠单抗治疗的受者，血中可能产生了抗鼠抗体，会影响测定结果。

3. 目标血药浓度

详见表 1.4.6。对于有新生抗供者特异性抗体（dnDSA）阳性且肾功能稳定的肾移植受者，建议维持 FK506 血药浓度 > 6ng/mL。

表 1.4.6　中国肾移植受者应用 FK506 + MPA + 糖皮质激素三联方案的目标浓度（ng/mL）

移植后时间	C_0
<1 个月	8 ~ 12
1 ~ 3 个月	6 ~ 10
4 ~ 12 个月	5 ~ 10
>12 个月	4 ~ 8

（三）霉酚酸类衍生物血药浓度监测

1. 临床意义

MPA 类药物包括 MMF 和 EC-MPS。两者进入体内后，虽吸收时间及效率不同，但在体内的有效成分均为 MPA。MPA 在人体内药代动力学个体差异大，对服用 MPA 的移植受者进行血药浓度监测，可防止或减少药物的毒性及不良反应，延长移植物存活期。

2. 检测方法

98% 的 MPA 与血浆蛋白结合，送检样本最好是 EDTA 抗凝管全血。目前检测 MPA-AUC 的方法有全点采样法和有限样本采样法（LSS）以及单点采样法。全点采样法是评估 MPA-AUC 的金标准，但由于采样点多，临床可行性差；单点采样法使用单一时间点的浓度评估 MPA-AUC，准确性差，多不被临床采用；LSS 方法选取有限的时间点利用多元回归方程或贝叶斯估算方程评估 MPA-AUC，由于贝叶斯估算方程需要使用计算机系统和软件，也给临床操作带来不便，因此目前多采用多元回归方式得出公式进行计算，但缺乏统一的公式。中国也缺乏多中心的研究探索适合中国移植受者的公式。FDCC 研究是一项多中心的研究，采用了 Tomasz 等开发的公式：MMF 联合他克莫司时 $MPA\text{-}AUC_{0 \sim 12h} = 7.75 + 6.49C_{0h} + 0.76C_{0.5h} + 2.43C_{2h}$；联用环孢素 A 时 $MPA\text{-}AUC_{0 \sim 12h} = 11.34 + 3.1C_{0h} + 1.102C_{0.5h} + 1.909C_{2h}$。

MPA 浓度可通过 EMIT 或 HPLC 测定。两种方法之间的换算公式为 $MPA_{EMIT} = 1.0743MPA_{HPLC} + 0.582$。MMF 的监测推荐至少一次全点法，其余随访点采用 LSS 法。经对比研究发现 LSS 法（MMF 采样 C_0、$C_{0.5}$、C_2，EC-MPS 采样 C_0、C_1、C_2）通过公式测算与服药 AUC 相关性最好。现在推荐的 MPA 的药物治疗检测目标范围为 $30 \sim 60ng/mL$，反映术后 MPA 早期是否足量暴露。

3. 影响 MPA 清除的因素

影响因素包括肝、胃肠道和肾组织中葡萄糖醛酸转移酶，MPA 的肠肝循环，MPA 的游离部分比例，急、慢性肾功能损伤，其他免疫抑制剂的影响，移植后的时间及种族因素等。

（四）西罗莫司血药浓度监测

1. 临床意义

SRL 的有效血药浓度范围窄，血药浓度易受药物影响。因此，临床要求对其血药浓度进行监测，以制定个体化治疗方案。

2. 检测方法

SRL 的血浆蛋白结合率 > 92%，最好采集全血置于抗凝管内进行检测，采样时间为次日清晨服药前（谷值）。

检测 SRL 血药浓度的方法有 CMIA 法、MEIA 法、HPLC 法和 LC-MS/MS 法等。CMIA 法和 MEIA 法是临床广泛采用的免疫学检测方法，具有检测速度快、方便快捷的优点。HPLC 法和 LC-MS/MS 法检测结果准确，但需要时间长，操作程序复杂，不利于临床开展。

3. 目标血药浓度

SRL 联合 CNI 类及糖皮质激素作为初始治疗的血药谷浓度为 $8 \sim 12ng/mL$；早期转化 SRL + MPA + 糖皮质激素方案是可行的，建议 SRL 血药谷浓度为 $4 \sim 10ng/mL$；晚期转换 SRL + MPA + 糖皮质激素方案，SRL 血药谷浓度应控制在 $4 \sim 8ng/mL$。

五、免疫抑制剂未来发展方向

免疫抑制剂的发展和应用体现了科技发展中基础药学、化学、制药、生物医学工程等的有机融合。从 Aza 发现、到 CsA、CNI、MPA 及抗体不仅是科学发展中具有临床里程碑的重要意义，而且同时使成千上万的移植受者人/移植物 1、3、5、10 年存活率显著提升。随着药理学、免疫学及相关学科发展，对免疫抑制剂的研发将进一步深入。人们对免疫应答、细胞信号通路的认识在不断进步和深入，现有的免疫抑制剂在临床应用时还存在下列主要缺点：①缺乏特异性（主要原因还是排斥反应的免疫机制），可同时影响机体的正常免疫应答功能，长期应用易引发肿瘤和感染。②许多免疫抑制剂的有效剂量和中毒剂量很接近（治疗窗窄）。③免疫抑制剂对初次应答的抑制比对再次应答更为有效，对已建立的免疫反应不易抑制。因此，无论从免疫抑制剂的治疗效果还是从临床需求，以移植免疫生物学为基础，以现代分子生物学、生物合成学技术为手段，以基因组学、代谢组学、蛋白组学和药学制剂学为方法，潜心探究移植免疫排斥发病的分子机制，进而寻找新的药物作用靶点，开发现代新型免疫抑制剂具有十分重要的现实意义。

（一）有望成为国内肾脏移植受者应用的新型免疫抑制药物

随着当代药物分析、药物基因组学、分析化学、有机化学和合成免疫生物学、生物医学工程技术进步，针对当今如免疫抑制剂的严重副作用、高致敏患者、难治性排斥反应、非典型溶血尿毒综合征（aHUS）导致的慢性肾功能不全（尿毒症期）是肾脏移植的禁忌证等肾脏移植领域的难点，新型的免疫抑制剂已在蓬勃发展，有些新药已取得令人鼓舞的临床初步结果，优化了经典免疫抑制药物的部分治疗效果，体现出多学科交叉融合与转化的实际临床医学成就。以下简要介绍近年来 5 种新型免疫抑制药物。

1. 依维莫司

依维莫司（Everolimus，EVL）是西罗莫司的衍生物，与西罗莫司相似。依维莫司在我国于 2015 年上市，主要用于治疗晚期肾癌，但目前其适应证在我国尚未纳入肾移植。

（1）作用机制

通过与细胞中的 FK 结合蛋白（FKBP）结合，抑制 T 淋巴细胞增殖以及抑制细胞因子的信息转导从而发挥免疫抑制作用。与 CsA 及 Tac 之间有协同作用。亦可抑制血管内皮细胞增殖。口服依维莫司后血药浓度达峰时间为 1~2h。血浆蛋白结合率约为 74%。主要在肝脏经 CYP 代谢，部分在胃肠道代谢；大部分代谢产物经粪便排出，少量经尿液排出。

（2）临床应用前景

依维莫司应用于器官移植的片剂为 0.25mg，其用法和用量：成人口服 0.75mg/d，分 2 次服，移植术后尽早服用。因其药代动力学优于西罗莫司，在我国肾移植有望近期成为其适应证。

目前已知其主要常见不良反应包括白细胞减少、血小板减少及贫血等。偶见溶血现象。其他常见不良反应有高脂血症、高胆固醇血症、高甘油三酯血症、高血压、囊性淋巴管瘤、静脉血栓形成及胃肠道不适。

药物说明书中未注明有肾移植的适应证，故其在肾移植受者中的安全性和有效性还需进一步临床观察。

2. FTY-720

20 世纪 80 年代后期，Fujita 从冬虫夏草的滤液油中提取了一种强效免疫抑制剂 ISP-1（myriocin/thermozymocidin）。1995 年 Fujita 与 Y shitomi 制药有限公司合作从子囊菌亚门赤僵菌（Isariasinclarii）培养液中提取的 ISP-1 经化学修饰而研制了一种新的免疫抑制剂，化学名 2 - 氨基 - 2 - ［2 - (4 - 正辛基苯基) 乙基］ - 1,3-丙二醇盐酸，分子式 $C_{19}H_{33}NO_2 \cdot HCl$，相对分子量为 343.94，取名为 FTY-720。

（1）作用机制

该药物为鞘氨醇 - Ⅰ - 磷酸（sIP）受体的调节剂，可以影响二级淋巴器官功能，改变淋巴细胞的迁徙，进而促使外周血中的淋巴细胞进入淋巴组织（归巢）；另一方面，可以通过改变 Bcl-2/Bax 的比值，诱导淋巴细胞凋亡，进而达到免疫抑制的效果。

（2）临床应用前景

已在肾移植患者中进行了Ⅰ期和Ⅱ期临床研究。Ⅱ期临床研究表明，口服 FTY-720 2.5mg/d 与现有的常用免疫抑制剂如 CsA、Tac 具有协同效应。联合使用时免疫抑制效果显著，与标准的 MMF + CsA 方案具有相同的安全性。FTY-720 5mg/d 可减少这类传统免疫抑制剂的用量，从而降低其毒性反应。

同时还具有其他特点：①联合应用不影响 CsA、Tac、Sir 等药物的代谢。FTY-720 虽通过肝脏细胞色素代谢，但并非通过肝细胞色素 P450 系统。②尚未发现有神经毒性、致突变性、基因断裂等作用。③并不增加机会性感染的发生率，虽然观察到使用 FTY-720 可较长时间地导致可逆性和剂量依赖性外周血淋巴细胞减少，但免疫记忆并未被破坏，粒细胞水平及功能均未受影响。

有研究显示在首剂用药 48h 内，有 25% 的患者可能出现可逆性心动过缓的不良反应，但无血流动力学异常，还需进一步临床观察。FTY-720 在既往研究中显示出了广阔的前景。

但目前国内尚未临床应用，其在临床肾脏移植中的免疫抑制地位尚待正在进行的大规模、多中心、随机、对照的Ⅲ期临床研究证实。

3. 蛋白酶体抑制剂

新型蛋白酶体抑制剂，即硼替佐米（bortezomib），是哺乳动物细胞中 26S 蛋白酶体糜蛋白酶样活性的可逆抑制剂。卡非佐米（carfilzomib）是继硼替佐米后，被 FDA 批准的第二个蛋白酶体抑制剂，用于治疗之前接受至少 2 种药物（包括硼替佐米和免疫调节剂治疗）的多发性骨髓瘤患者。卡非佐米是一种特异性、不可逆的靶向抑制剂，最初由 Proteolix 公司研发，由奥尼克斯（Onyx）制药公司生产，FDA 于 2012 年 7 月 20 日批准上市。

（1）作用机制

26S 蛋白酶体是一种蛋白质复合体，可降解泛素蛋白。泛素蛋白酶体通道在调节特异蛋白在细胞内浓度中具有重要作用，以维持细胞内环境的稳定。蛋白水解通路受阻会影响细胞内多级信号串联，这种对正常的细胞内环境的破坏会导致细胞的死亡。硼替佐米作为新型蛋白酶体抑制剂，国内外文献总结硼替佐米治疗抗体介导的排斥反应（ABMR）可能作用机制如下。①浆细胞凋亡：通过阻滞蛋白酶体抑制蛋白质的降解，减少细胞核内 κB 因子（转录激活因子），使得蛋白生成过程中部分功能未能被调节，大量缺陷的核蛋白体在胞浆内质网内积聚，最终引起浆细胞凋亡；②B 细胞凋亡：通过抑制骨髓基质细胞生成 IL-6 从而导致 B 细胞在不同成熟阶段凋亡；③诱导激活 T 细胞的凋亡、T 细胞耗竭、NF-κB 抑制，降低 I 类主要组织相容性复合体表达并降低 Th1 反应；④影响树突细胞功能：蛋白酶体受到抑制，降低共刺激分子表达，降低细胞因子产生并促进凋亡。

（2）临床应用前景

硼替佐米临床上先是在血液科治疗多发性骨髓瘤，之后学者利用硼替佐米的浆细胞清除抑制作用，将其应用于肾移植领域，用于高致敏患者的术前脱敏及术后难治性抗体介导的排斥反应的治疗。这也是基于硼替佐米药理作用又根据肾脏移植免疫排斥反应中浆细胞的机制而成功转化应用的多学科实例。卡非佐米用于治疗之前接受至少 2 种药物（包括硼替佐米和免疫调节剂治疗）的多发性骨髓瘤患者。目前该药在我国尚未上市，在肾移植领域尚无临床应用经验。

同时联合应用血浆置换、大剂量糖皮质激素或 CD20 抗体（利妥昔单抗）治疗，可显著增加硼替佐米的临床治疗效果，使其针对浆细胞的靶向治疗，并能显著清除抗 HLA 抗体，使肾移植术后难治性排斥反应的治疗看到希望，在肾移植临床治疗中具有广泛应用的前景，但硼替佐米在国人中的应用剂量、远期疗效及并发症有待进一步临床观察。国外文献中报道的硼替佐米严重不良事件发生率很低，具备良好的安全性。

然而，国内多个中心的应用经验显示，按照说明书推荐剂量，肾移植患者对硼替佐米的耐受性差，这可能与人种异质性以及硼替佐米在肾移植领域应用经验不足有关，尚需在多方面、多中心进一步深入临床观察。

4. 补体的单克隆抗体

补体系统 C5 的单克隆抗体，即依库珠单抗（eculizumab，soliris），是以鼠肿瘤细胞培养、常规生物处理技术产生的重组人源型单克隆抗体，含有获自人 IgG 序列的人免疫球蛋白恒定区、鼠互补决定区移植至人网状结构轻链和重链可变区。2007 年被 FDA 批准治疗阵发性睡眠性血红蛋白尿（PNH），效果显著，被定为治疗 PNH 的首选特效药。之后，在 2011 年 9 月，依库珠单抗的治疗适应证被扩展应用于 aHUS。2015 年，依库珠单抗应用于器官移植，可有效预防并治疗排斥反应。

（1）作用机制

依库珠单抗为补体系统 C5 的单克隆抗体，可特异性地阻滞补体系统 C5 成分的断裂，抑制人补体 C5 向 C5a 和 C5b 的裂解来阻断炎症因子 C5a 的释放和 C5b-9 膜攻击复合物的形成，从而抑制补体系统介导的免疫损伤，减轻靶细胞受损。无论疾病发生于补体的经典途径、旁路途径还是凝集素途径，最终都将经过 C5 的裂解这一条最终通路，所以，依库珠单抗的作用靶点具有高度特异性，可打断整个补体系统的作用。

在肾脏移植临床中，依库珠单抗治疗难治性排斥反应的疗效已经得到证实，但机制尚不完全明晰，目前认为可能是由于抗体介导的排斥反应中，抗原–抗体复合物结合后的效应阶段需要依赖补体系统，而依库珠单抗抑制 C5 裂解限制了攻膜复合物的形成，减轻了移植肾的损伤。

（2）临床应用前景

依库珠单抗最初的临床应用主要集中在 PNH 和 aHUS 的治疗上，在肾移植领域，随着依库珠单抗的问世，PNH 和 aHUS 导致的慢性肾功能不全（尿毒症期）不再是肾脏移植的禁忌证。依库珠单抗作为抗体制剂可替代传统的血浆置换，疗效稳定。不仅如此，肾移植术后抗体介导的排斥反应过程中，最终效应通路也包含补体系统的作用，2015 年器官移植权威杂志——《美国移植杂志》（*American Journal of Transplantation*）——报道，在高致敏患者中发生的抗体介导的排斥反应，当传统治疗方法如血浆置换、IVIG、利妥昔单抗、硼替佐米等均无效时，使用依库珠单抗阻断补体系统可获得满意的效果。在肾脏移植领域，依库珠单抗这种新型免疫抑制剂正在逐步进入临床视野。

目前在国内外研究中，针对依库珠单抗不良反应的报道并不多见，证明依库珠单抗的临床安全性是可靠的。但也有研究认为，依库珠单抗可引起严重脑膜炎双球菌感染。如未能早期发现并治疗，因患者的补体系统免疫反应被阻断可能出现致死性感染。鉴于此，目前国外对于应用依库珠单抗治疗的患者，推荐应用药物两周前进行脑膜炎双球菌疫苗接种，开始应用药物后应密切监测，一旦怀疑脑膜炎双球菌感染，除非有明确证据证明延迟治疗风险大于脑膜炎，否则应立即停药。除上述严重的致死性并发症之外，文献报道发生率与安慰剂组对比相差 ≥ 10% 的并发症主要包括头痛、鼻咽炎、背痛、恶心、高血压、上呼吸道感染、腹泻、头痛、贫血、呕吐、恶心、泌尿系感染和白细胞减少。

目前国内针对依库珠单抗的有效性和安全性尚需要进一步临床观察。

5. 选择性 T 细胞共刺激信号阻断剂

选择性 T 细胞共刺激信号阻断剂，即贝拉西普（belatacept, nulojix），用于预防成年肾移植患者的急性排斥反应。贝拉西普是一种可溶性融合蛋白，由经修饰的胞外结构区 CTLA4 融合至人免疫球蛋白 G1 抗体的 Fc 结构区组成，用重组 DNA 技术通过哺乳动物细胞表达系统生产。

（1）作用机制

T 细胞活化的共刺激信号是一个多层次序贯表达的网络系统，T 细胞表面分子 CD28 与其配体 B7 结合所提供的共刺激信号最为重要。贝拉西普是一种选择性 T 细胞共刺激信号阻断剂，是对 CTLA4-Ig 的两个氨基酸进行置换后合成的 CTLA4-Ig 高度相关的异变体，两个氨基酸置换后与 CD86 和 CD80 的解离速率变慢，效能较 CTLA4-Ig 提高了 10 倍，能够有效阻断 CD28 与 B7 分子的结合，从而抑制 T 细胞的活化，保护移植器官免遭排斥，但不会抑制对其他病毒或病原体的免疫应答。

（2）临床应用前景

临床上贝拉西普主要应用于肾移植术后预防排斥反应。作为新型免疫抑制剂，贝拉西普疗效与 CsA 类似，但是远期肾小球滤过率（GFR）要优于 CsA，这可能与贝拉西普更小的肾毒性有关。两项关于肾移植患者的多中心随机对照试验对贝拉西普的疗效和安全性进行了评估。这些试验评估了贝拉西普两种剂量的给药方案，均与 CsA 对照方案进行比较，结果显示贝拉西普组和 CsA 组 3 年内活检证实的急性排斥反应发率分别为 24.0% 和 22.8%，移植物丢失率分别为 2.2% 和 3.6%，1 年 GFR 贝拉西普组明显高于 CsA 组。

肾移植患者接受贝拉西普治疗，合并使用已知通过 CYP450 代谢的药物时，可造成疗效改变或不良事件体征和症状的变化。欧美多中心前瞻性临床观察资料显示：与吗替麦考酚酯联用，吗替麦考酚酯剂量 500~1500mg，每日 2 次；与 5mg/kg 的贝拉西普或 CsA 联用，联用贝拉西普后的血浆 MPA C_{max} 和 $AUC_{0~12}$ 值分别比联用 CsA 高 20% 和 40%。其在中国人中的安全性和有效性还需进一步探索。

（二）未来免疫抑制疗法的发展方向

免疫抑制药物的终极目标：无毒副作用，高效、特异的免疫抑制作用，并能通过现代先进的监测手段或平台智能集成的系统评估受者个体的免疫抑制状态和药物代谢水平，掌控不同药物在联合方案中的目标浓度和效能，从而精准化使用免疫抑制药物和方案，以及与移植肾功能状态的关系，提高移植肾和受者的长期存活率。

1. 特异性药物的研发

深入探究机制：移植免疫学的核心是移植生物学中针对自身抗原和异体抗原机体所发生的免疫反应，采用现代生物技术（基因组学、代谢组学、蛋白组学）如何在免疫反应的感应阶段及增殖分化阶段找准发生的生物化学反应的核心靶点，是研发特异性免疫抑制剂的基础。

靶向药物制剂开发：依据现代药物技术手段，以合成生物学和结构物理学（空间转录、冷冻电镜、生物合成等），新材料学与应用学（基因修饰、微纳米技术等）为基础，以现代制药工艺学（3D 打印、空间模拟等）为抓手，开发创新药物的特异靶向性研究，近年来已有 IDES 等新药已进入药物研发 I 期、II 期阶段。

2. 临床疗法的改进

在现有免疫抑制药物的基础上，采用随机、双盲、多中心的前瞻性临床研究，观察新型免疫抑制药物针对免疫排斥反应的临床疗效，改进、优化临床免疫抑制药物的疗法，客观比较不同免疫抑制药物疗法的优缺点，期待曙光的出现。

3. 建立智能一体化免疫抑制治疗体系

利用人工大数据进行真实世界的临床研究，免疫抑制药物浓度监测、免疫抑制功能评价指标、移植肾功能状态和药物不良反应评估的智能一体化，比较有效个体化指导受者免疫抑制药物的合理应用，提高移植肾的长期高质量生存。

回顾免疫抑制剂发现、发展的辉煌过程，展望未来现代科技的发展及在现代移植学中的应用，借鉴干细胞疗法、类器官、异种移植的发展经验，相信许多科研工作者会用现代人的智慧和手段，创造出免疫抑制诱导免疫耐受灿烂的明天，以造福更多的器官移植受者。

参考文献

[1] 石炳毅,郑树森,刘永峰.中国器官移植临床诊疗指南[M].北京:人民卫生出版社,2017.

[2] WANG X, QIN X, WANG Y, et al. Controlled-dose versus fixed-dosemycophenolate mofetil for kidney transplant recipients: a systematic review and Meta-analysis of randomized controlled trials [J]. Transplantation, 2013, 96(4):361 – 367. DOI:10. 1097/TP. 0b013e31828c6dc7.

[3] BRENNAN DC, LEGENDRE C, PATEL D, et al. Cytomegalovirus incidence betweeneverolimus versus mycophenolate in de novo renal transplants: pooled analysis of three clinical trials[J]. Am J Transplant, 2011, 11(11):2453 – 2462. DOI: 10. 1111/j. 1600 – 6143. 2011. 03674. x.

[4] VEROUX M, TALLARITA T, CORONA D, et al. Sirolimus in solid organ transplantation: current therapies and new frontiers [J]. Immunotherapy, 2011, 3 (12): 1487 – 1497. DOI: 10. 2217/imt. 11. 143.

[5] THOMUSCH O, WIESENER M, OPGENOORTH M, et al. Rabbit-ATG orbasiliximab induction for rapid steroid withdrawal after renal transplantation (Harmony): an open-label, multicentre, randomised controlled trial[J]. Lancet, 2016, 388(10063):3006 – 3016. DOI:10. 1016/S0140 – 6736(16)32187 – 0.

[6] 陈实. 移植学[M].北京:人民卫生出版社,2011.

[7] AITHAL GP, WATKINS PB, ANDRADE RJ, et al. Case definition and phenotype standardization in drug-induced liver injury[J]. ClinPharmacolTher, 2011, 89(6):806 – 815. DOI:10. 1038/clpt. 2011. 58.

[8] 何晓顺,朱晓峰.多器官移植与器官联合移植[M].广州:广东科技出版社,2009.

[9] USUI J, YAMAGATA K, IMAI E, et al. Clinical practice guideline for drug-induced kidney injury in Japan 2016: digest version[J]. Clin Exp Nephrol, 2016, 20(6):827 – 831. DOI:10. 1007/s10157 – 016 – 1334 – 0.

[10] BARNETT AN, et al. The use of eculizumab in renal transplantation. Clin Transplant, 2013, 27 (3):E216 – 229.

[11] BROEDERS EN, et al. A 'silent', new polymorphism of factor H and apparent de novo atypical haemolyticuraemic syndrome after kidney transplantation[J]. BMJ Case Rep, 2014, 2014,1(1):1 – 4.

[12] 郑克立.临床肾移植学[M].上海:上海科学技术文献出版社,2006.

[13] 薛武军,田普训,丁小明,等. 低剂量 CsA、MMF 和 Pred 三联免疫抑制疗法在肾移植中的应用[J]. 西安交通大学学报(医学版), 2003(3):290 – 291.

[14] 石炳毅,袁铭.中国肾移植受者免疫抑制治疗指南(2016 版)[J]. 器官移植,2016,7(5):327 – 331.

[15] 潘晓鸣,薛武军,田普训,等. 肾移植三联免疫抑制剂应用合适剂量的探讨[J]. 实用器官移植电子杂志, 2013, 1(3):147-151.

[16] 陈实,石炳毅. 他克莫司在临床肾移植中的应用指南[J]. 中华器官移植杂志, 2010(9):565-566

[17] VAN DEN HOOGEN M, HILBRANDS L. Reduced exposure to calcineurin inhibitors in renal transplantation[J]. N Engl J Med, 2008, 358(23):2519;

[18] 田普训,薛武军,丁小明,等. 肾移植2508例次临床总结[J]. 现代泌尿外科杂志, 2009, 14(1):53-56.

[19] 田普训,薛武军,丁小明,等. 肾移植后不同免疫抑制方案的效果及不良反应的临床分析[J]. 中华器官移植杂志, 2011(4):201-204.

[20] 薛武军. 器官移植免疫抑制治疗策略[J]. 实用器官移植电子杂志, 2015, 3(5):268-271.

[21] 石炳毅,李宁. 肾移植排斥反应临床诊疗技术规范(2019版)[J]. 器官移植, 2019, 10(5):505-512.

[22] 田普训,敖建华,李宁,等. 器官移植免疫抑制剂临床应用技术规范(2019版)[J]. 器官移植, 2019, 10(3):213-226.

[23] 中华医学会器官移植学分会中华医学会泌尿外科学分会. "环孢素A在肾移植中的应用"专题研讨会专家共识[J]. 中华器官移植杂志, 2008, 29(12):749-750.

[24] Lodhi SA, Lamb KE, Meier-Kriesche HU. Solid organ allograft survival improvement in the United States: the long-term does not mirror the dramatic short-term successv. Am J Transplant, 2011, 11(6):1226-35.

[25] Sis B, Mengel M, Haas M, et al. Banff 09 meeting report: antibody mediated graft deterioration and implementation of Banff working groups[J]. Am J Transplant, 2010, 10(3):464-71.

[26] Burns JM, Cornell LD, Perry DK, et al. Alloantibody levels and acute humoral rejection early after positive crossmatch kidney transplantation[J]. Am J Transplant. 2008, 8(12): 2684-94.

[27] Lefaucheur C, Nochy D, Andrade J, et al. Comparison of combination Plasmapheresis/IVIg/anti-CD20 versus high-dose IVIg in the treatment of antibody-mediated rejection[J]. Am J Transplant, 2009, 9(5):1099-107.

[28] Locke JE, Magro CM, Singer AL, et al. The use of antibody to complement protein C5 for salvage treatment of severe antibody-mediated rejection[J]. Am J Transplant, 2009, 9(1):231-5.

[29] Everly MJ. An update on antibody reduction and rejection reversal following bortezomib use: a report of 52 cases across 10 centers[J]. Clin Transpl, 2010:353-62.

[30] 中华医学会器官移植学分会肾移植学组. 他克莫司在临床肾移植中的应用指南(续)[J]. 中华器官移植杂志, 2010(10):630-631.

[31] 季曙明. 我国肾移植受者免疫抑制策略之我见[J]. 中华移植杂志(电子版), 2010, 4(3):187-190.

[32] 石炳毅,袁铭. 中国肾移植受者免疫抑制治疗指南(2016版)[J]. 器官移植, 2016, 7(5):327-331.

[33] Ekberg H, Tedesco-silivaH, Demirbas A, et al. Reduced exposure to calcineurinInhibitors in renal transplantation[J]. New England Jourrnal of Medicine, 2007, 357:2562-2575

第五节　肾移植外科技术的演变

◎潘晓鸣　丁小明　薛武军

一、器官获取技术

从脑死亡供者获取器官是器官移植的必要部分，器官获取外科技术对于器官获取本身和受者植入手术都非常重要。这一阶段对器官的外科损伤或保存不当都可能引起不可逆的器官损害或导致严重的受者并发症。

腹部器官获取一般采用基于原位冷灌注的快速腹部器官获取技术，特点是降温迅速可靠。主要步骤为在器官表面冷却的同时行主动脉插管，然后采用 2℃ ~ 4℃保存液进行器官灌洗。不同器官灌洗技术具有一定的差异，如肝脏获取时需行门静脉和主动脉灌洗，小肠获取时需行血管和肠管双重灌洗。器官获取后将其置入盛有冷保存液的无菌袋中，由器官转运箱转运。器官获取过程宜迅速，尽量缩短热缺血时间，必要时在保存液内加入肝素、地塞米松及抗生素等。此外，获取及修整器官时，操作需轻柔细致，避免机械性损伤。供肝处理时要注意保护胆管血供，对胆总管周围组织不宜游离过多，避免发生术后胆道缺血性损伤等并发症。对于心脏死亡器官捐献（DCD）和脑死亡器官捐献（DBD）的器官获取，涉及供者生命支持系统的撤除，部分中心采用体外膜肺氧合（ECMO）支持可改善移植物预后。其后器官获取的方法与前述类似，但更强调抗凝管理，可加入肝素和纤维蛋白溶解剂如链激酶、重组组织型纤维蛋白酶原激活剂，同时灌洗液也需预冷。

1. 器官联合切取

在插管灌注后，游离肝脏周围韧带，以免操作时牵扯撕裂肝包膜或组织，游离肝肾韧带，暴露出肝脏下方下腔静脉右侧，游离左侧三角韧带和冠状韧带，注意避免食管损伤。从幽门上方沿胃小弯紧贴胃壁离断肝胃韧带，并游离食管下段右侧。剪开胃结肠韧带，于幽门处插入十二指肠冲洗管，以 10 号丝线结扎固定，自十二指肠冲洗管内依次注入 4℃的生理盐水 200mL、甲硝唑溶液 200mL 及 UW 液 200mL 冲洗十二指肠肠腔，冲洗过程中用手将肠腔内的液体挤向远端。冲洗完毕后，分别在幽门处及距 Treitz 韧带 10cm 处以 10 号丝线结扎并横断肠腔。分别切断脾胃韧带、脾结肠韧带、脾肾韧带和脾膈韧带，游离胰腺和脾脏。助手提起回盲部，沿右结肠旁沟紧靠结肠壁沿升结肠、结肠肝曲及横结肠离断结肠系膜，再沿左侧结肠旁沟将乙状结肠、降结肠和结肠脾曲，离断结肠系膜。沿回盲部逆向离断小肠系膜达 Treitz 韧带远侧端水平，将肠管全部牵向供者左下侧腹壁切口外。移植物周围游离完成，门静脉和腹主动脉灌注完毕后，沿肝脏冠状韧带周围剪开膈肌，助手双手保护肝脏向供者方牵引，术者在膈肌上方离断肝上腔静脉和胸主动脉，以大弯血管钳夹住上腔静脉和胸主动脉作为牵引，紧贴脊柱和腰大肌前方沿下腔静脉和腹主动脉后方将肝脏、双肾、胰腺和脾脏从后腹壁整块游离，直至盆腔离断双侧输尿管和髂血管后整块联合切取，并取双侧髂血管备用。器官切取后再次检查灌注是否满意，如有必要，继续离体灌注。将器官整块置入装有 4℃ 的 UW 液的器官保存袋内浸浴，并保存在保温冷藏箱内。

2. 双肾整块切取

单独获取肾脏手术依然采用腹部十字大切口，充分暴露后右推降结肠和脾脏，暴露出左肾，剪开肾包膜，游离左肾脂肪囊至肾门，游离左侧输尿管后于远端用血管钳夹闭后切断备用。打开肠系膜根部使左右贯通，备用。左推升结肠向上牵拉右肋下缘，暴露右肾，剪开肾包膜，游离右肾脂肪囊至肾门，同样游离右侧输尿管，切断备用。经肠系膜根部开口处将左肾及输尿管牵至右侧，用左手将左、右肾提起（注意保护双侧输尿管），以两侧肾门为原点，切断腹主动脉及下腔静脉上下端，纵行剖开腹主动脉，暴露双侧肾动脉开口，立即用肾保存液冷灌注（0~4℃），灌注良好的供肾质软、色泽灰白均匀，肾静脉流出液清亮。修剪多余的肾周肾门处的脂肪组织，游离出肾动静脉及输尿管，尽可能地结扎血管的细小侧支以及可能的淋巴管，冷保存备用。

3. 单肾分别切取

大体过程同上，分别切取左、右侧供肾及输尿管，分别冷灌注保存。

二、器官保存技术

目前临床常用的供肾保存方式有静态冷保存（SCS）、低温机械灌注（HMP）和常温机械灌注（NMP）。几种保存方式各有利弊，在器官保存效果方面也有争论。

1. 单纯冷保存

应用 2℃~4℃ 的专用器官保存液在容器中进行 SCS 是目前移植肾保存的主要方法。理论上，UW 液可保存肾脏 72h，由于移植物功能延迟恢复（DGF）发生率与冷缺血时间直接相关，因此在准备充分的条件下，应尽量缩短冷缺血时间可提高移植术后疗效。目前，移植肾冷保存溶液主要包括 UW 液、HTK 液和 HCA 液。对于长时间的肾脏保存，UW 液与 HTK 液的保存效果存在争议，有研究认为 UW 液优于 HTK 液，也有文献认为两者的保存效果相近。HCA 液具有配置简单、价格便宜等特点，可安全保存肾脏 24h，更新换代产品 HCA-2 保存液可保存肾脏达 48h。

2. 机械灌注冷保存

肾脏 HMP 系统主要包括 lifeport 肾脏转运系统（organ recovery systems，

Zaventem，Belgium）、脉冲式灌注泵系统（RM3，waters medical systems，Minneapolis，USA）和肾脏辅助设备（organ assist BV，Groningen，Netherlands）。自 HMP 问世以来，供肾保存方式的选择一直是争论的焦点，理论上，HMP 具有保持血管通畅、提供部分能量和氧气、清除代谢废物等优势，大量基础与临床研究证实 HMP 可显著降低肾移植术后 DGF 的发生率，减少肾移植受者住院费用，减轻医疗负担。然而，DGF 的发生率与受者长期存活时间无直接相关。目前尚无肾脏携氧 HMP 的报道。

肾脏 HMP 保存液主要为 KPS-1 液（kidney preservation solution 1）和 HTK 液，KPS-1 液为国际公认的标准肾脏机械灌注液，在国内也得到广泛使用。灌注压、流量、阻力指数和温度是肾脏 HMP 系统的主要参数，可作为评价供肾质量的部分依据。阻力指数高为肾脏质量低的独立危险因素，单肾灌注压为 30～50mmHg 的情况下，灌注流量应至少 >40mL/min。高灌注压有可能对肾脏产生灌注损伤。研究表明，肾脏平均流量 >156mL/min，阻力系数 <0.27mmHg/(mL·min) 时（按肾脏质量100g计算）可能提示移植肾术后不发生 DGF。然而不能单纯根据这些参数来决定供肾的使用或废弃，应结合临床综合考虑。尽管 HMP 修复移植肾的机制不完全明晰，但诸多研究证实，在灌注充分的情况下（流量、阻力指数符合标准，灌注参数稳定），尽量减少冷缺血时间及灌注压力对移植肾术后功能恢复有积极作用。

在 20 世纪 60 年代，临床中最先尝试使用 HMP，之后由于 UW 液的出现，加之对 HMP 优势存在争议，HMP 在肾移植的应用研究陷入低谷。然而，随着器官短缺成为移植医学亟待解决的首要问题，边缘供肾（包括 DCD 供肾与扩大标准供肾）逐渐应用于临床，其与 DBD 供肾相比，前者的术后并发症发生率增高，功能恢复较差，移植肾的长期存活率较低。因此，常规冷保存已不能满足修复边缘供肾质量的需求，移植肾 HMP 再次成为研究热点。目前，HMP 在边缘供肾的有效性已得到初步证实。近年来，NMP 的出现可能为边缘供肾的修复和保存提供新的途径，相比于 SCS，采用 NMP 的供肾术后 DGF 发生率明显降低，其在改善热缺血损伤和抗氧化反应方面有一定价值。

3. 常温灌注保存

NMP 是一种常温下保存离体肾脏的技术，能够模拟肝肾脏的正常生理环境，最大限度地减轻损伤，并提供肝肾脏自我修复的机会，同时能够对肾脏进行针对性的预处理，以提高器官质量。大量研究证明，NMP 有修复扩大标准供者（ECD）供肾质量的效果，对提高 ECD 供肾质量及改善肾移植预后具有重要意义。当前 NMP 系统的改进以及其与许多新兴治疗方法的结合取得了显著的效果，如干细胞治疗、基因疗法和纳米材料应用开拓了 NMP 新的研究领域。

NMP 与 HMP 最大的区别在于，NMP 可提供氧及营养物质，通过保持灌注液的生理温度维持器官的正常生理状态，利用肝细胞可再生的特点修复已存在的损伤，

NMP 可以避免无氧代谢产物堆积所致的细胞损伤和死亡。

4. 器官缺血损害

热缺血损伤与供器官质量密切相关，热缺血时间是衡量热缺血损伤最直接的标志。热缺血时间延长会继发术后移植肾失功和肝移植后胆道狭窄等并发症。器官获取时需尽可能缩短热缺血时间。

常见三种意义上的热缺血时间：①心脏停搏导致供器官缺血损伤，过程不可逆；②低血压过程导致一过性供器官供血不足，过程可逆但有限度，超过时限供器官会有不可逆性损伤；③器官离体尚未低温保存，供器官没有血供，这一过程必须尽可能缩短，可减少组织细胞缺血坏死。目前热缺血时间普遍定义为从功能学热缺血［收缩压持续低于 50mmHg（至少 2min）或血氧饱和度低于 70%］开始直至冷保存液开始灌洗的时间间隔。各个脏器对热缺血时间耐受度不同，一般认为供肝少于 30min，供肾少于 60min。热缺血对胆道的损伤很大，热缺血可导致动脉内皮细胞损伤。内皮素引起血管收缩物质分泌增加，一氧化氮引起血管扩张物质分泌减少，使胆道血管收缩、血流减慢、血小板聚集，导致胆道缺血损伤，吻合口狭窄。心脏的热缺血期限应＜10min，心肌才具有良好的组织结构。对于供肾而言，缺血损害会减少术后残余肾功能的保留，导致移植肾功能的恢复延迟，增加急性排斥反应和慢性移植肾病的风险，肾损伤程度随肾脏热缺血时间的延长而加重。热缺血导致的轻微肾损伤是可逆的，急性缺血的肾功能可逐渐恢复正常，而严重的肾损伤会明显增加受者病死率，且会导致移植肾慢性肾脏病（CKD）及终末期肾脏病（ESRD）的发生。

三、肾脏移植外科手术

(一) 肾移植部位选择

肾移植是解决 ESRD 的有效方法，人们在探索移植部位时脑洞大开，初期有腋窝、腹股沟等部位，但发现对患者的行动有很大影响。随着时间的推移，人们发现以下部位比较理想。

1. 原位肾移植

肾窝原位移植，多选左侧，肾动、静脉较长，便于手术操作。首先要切除病肾，利用自身留下的血管及输尿管残端，分别与供肾的血管、输尿管端吻合。优点：同一手术切口，既切除病肾，移植肾又在正常解剖部位，患者心理生理乐于接受。缺点：手术时间长，患者负担大；手术位置深，手术操作有一定难度；排斥反应等并发症不易观察。目前已不作为肾移植首选部位。

2. 异位移植

髂窝是目前公认的理想移植部位。优点：部位浅，显露容易，手术操作简便易行；对患者干扰少，术后恢复快，不影响患者自由活动；超声检查表浅，易于发现排斥反应等并发症。首次移植一般放在右侧髂窝，置于左髂窝易压迫乙状结肠易导致受者便秘。2～3周内再次移植可以在原来移植位置移植，2～3周后再次移植一般选对侧髂窝。多次肾移植，由于局部组织粘连，部分手术可选择腹腔内为移植部位。体重20kg以上儿童的移植部位选择同成人。20kg以下通常选择下腰部即腹膜内途径。儿童双肾移植，一般选择腹部正中切口，腹膜外或经腹腔入路。成人边缘供肾双肾移植，一般选择双侧腹部斜切口，腹膜外入路。

（二）肾脏移植手术切口

最早肾移植手术切口选择泌尿外科常规输尿管中下段切口，由于术野暴露不佳，部分患者的髂总、髂外动静脉及膀胱操作不便。后经改良，形成了以下切口类型。①L形切口：优点在于能充分暴露膀胱，便于操作。如图1.5.1所示，常规肾移植手术采用右下腹弧形切口，上端起自髂嵴内上方3cm，斜向右下腹，下达耻骨联合上缘3cm。②腹直肌旁切口：上端平脐水平，下至耻骨联合上2cm，这种切口便于安放移植肾。③小切口：随着手术技术的进步，术者可根据供受者情况采用小切口甚至超小切口。对于BMI<25kg/m^{2}的患者，在所有吻合保持不变的情况下，仅采用肾移植常规手术切口的1/（2～3），不但能够明显缩短手术时间，减少受者术后疼痛及镇痛药物使用量，且切口美容效果更好。该技术不需要复杂的手术器械，仅需要术者的手术技巧即可完成，适宜广泛应用。

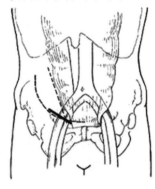

图1.5.1 图片源自 https：//jbk. jiankang. com/shoushu/3675/buzhou/

（三）肾动/静脉吻合

常见有两种方法：移植肾动脉与髂内动脉端-端吻合，或与髂外动脉或髂总动脉端-侧吻合，静脉多采用供肾静脉-髂外静脉端-侧吻合；髂动脉严重硬化者也可选择与腹主动脉端-侧吻合，两种方法各有利弊。与髂外动脉吻合，术中操作简单，视野清晰，操作时间短，缺点是术后血管吻合口感染出血并发症相对多见。一旦术后发生髂外血管血栓、感染等并发症，对患者生命存在较大威胁。与髂内动脉吻合，术中血管游离操作复杂，需要更高的手术技巧，手术时间有所延长，但只要掌握好血管分离吻合技术，术后危及生命的严重并发症较少见，且处理起来相对简单。Benedetti等认为不管选择髂内还是髂外，动脉吻合口狭窄发生率并无明显差别，最佳术式就是术者最熟练、手术操作时感觉最顺手的术式。儿童患者由于动脉管径小，与成人血管管径相差太大，自身髂内及髂外动脉血供相对不足，应当采用与髂总或腹主动脉端 - 侧吻合方式。儿童双供肾手术血管吻合的方式及具体操作详见下文；多支动脉的处理原则上讲就是充分保证移植肾血供，尽最大可能保留供肾血管，一般常采用"V"形吻合或端 - 侧吻合，也有人采用供肾来源的髂血管或受者本身血管用于修补重建。静脉吻合有些医生采用两点固定褥式牵引外翻吻合，有些医生愿意采用一针贯通"降落伞"连续吻合，两种吻合方式没有明显区别，需要注意的是血液透析患者术前往往有股静脉透析管路留置病史，容易引起髂静脉粘连包裹硬化，或者导致静脉管腔狭窄乃至闭塞，给手术增加难度或失败。

建议受者术前常规行髂血管的超声检查，必要时可以通过 CT 动脉造影明确髂血管是否存在硬化和斑块、程度如何、静脉管腔是否狭窄，根据影像学结果制定动静脉吻合的方式和部位，术中常规探查髂内动脉，未扪及明显粥样斑块，则选择与髂内动脉吻合。除非是活体供肾肾移植，否则尽量在髂内动脉分出多支血管之前将其钳夹、阻断并离断，简化针对多支血管的手术操作，减少出血可能。髂内动脉的游离不用太长，否则易于扭曲引起狭窄或梗阻。与髂内动脉吻合技术的重点在于预防出血和狭窄。对于远端血管断端，最好结扎并缝扎，这较之单纯结扎要安全得多。将供肾动脉与髂内动脉分别于 6 点、12 点处纵形剖开，再采用外翻连续端 - 端缝合，使得吻合口形成稍向外膨出的"竹节状"；供肾带腹主动脉片者，则仅剖开受者髂内动脉呈"V"字形。这种情况下外膜不会内翻形成血栓引起梗阻和狭窄，止血效果也很好。熟练掌握操作技巧后，游离髂内动脉并行血管吻合过程约 20min。

动脉缝合方法有以下几种（图 1.5.2）。①连续缝合法：用 6-0 无损伤血管缝合针线行两断端外翻褥式定点缝合，然后再分别连续缝合血管前后壁，此法用于动脉口径较粗者。②间断缝合法：用尼龙单丝 5-0 无损伤缝合针线，先做两断端定点缝合，然后前后壁分别间断缝合，此法用于动脉口径较细者，以防术后吻合口狭窄。③钛轮钉机械吻合法：选用与血管断端管腔直径相适合的钛轮钉，将两端血管套入轮钉然后外翻内膜，利用机械力量使两断端外翻的内膜相对合，完成供肾动脉与髂内动脉对端吻合。④磁吻合法（MCA）：是利用极性相反的一对磁体相互吸引，将需要吻合的血管连接起来并愈合的一种无缝线吻合技术。

移植肾动脉吻合涉及的问题首先是吻合口狭窄、出血并发症，具体原因包括操作精细、手术技巧、受者本身血管条件、感染等因素，其出现与否是影响术后效果的重要因素。应视吻合动脉粗细、是否硬化分层等采取不同的吻合方式，一般采用不可吸收尼龙线（5~7-0），采用两点固定连续外翻吻合或者间断外翻吻合术式，可用动脉阻断钳阻断吻合口远近端动脉血流，为防止硬化血管内膜脱落，有些医生选用胶套保护钳臂钳夹阻断，也可以用动脉牵引带前后牵拉阻断血流，遇到动脉分层严重的情况，可先在动脉开口周围用 7-0 尼龙线固定分层的动脉内膜然后吻合。

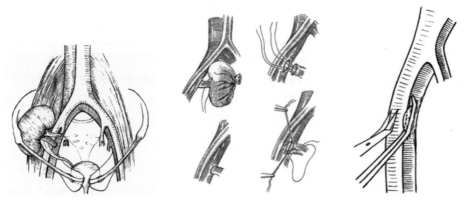

图 1.5.2 图片源自 https：//jbk. jiankang. com/shoushu/3675/buzhou/

（四）输尿管吻合

输尿管吻合技术永远不变的主题是如何减少漏尿、狭窄等并发症，主要因素包括供肾输尿管残端血供处理、残端留置长度、吻合方式、吻合部位选择、精细止血、避免受压等。一般来说，供肾输尿管残端在保障充分血供的前提下精细止血，避免术后因为残端缺血坏死而导致漏尿，也需要避免因止血不好导致术后出血，血块压迫引起梗阻。临床手术技术的革新层出不穷，但相当多的早期移植物功能丧失源于手术技术问题，术后并发症成为影响移植手术病死率的重要因素之一，其中泌尿系统并发症，比如漏尿、梗阻及远期尿路狭窄更为常见，发生率为3% ~27%。目前肾移植手术膀胱输尿管吻合常采用 Lich-Gregoir 术式，其他还有 Shanfield、Taguchi 和 Barry 的"一针法"术式，最早由 Shanfield 于 1972 年报道，后经 Taguchi 改良应用至今。"一针法"技术因快速、简便而在临床得到推广应用。一些学者认为"一针法"技术和 Lich-Gregoir 技术所致的泌尿系并发症相同，但另一些研究报道"一针法"技术增加了泌尿系并发症。

1. 改良的"一针法"

操作时间较 Lich-Gregoir 术式明显缩短，最大限度减少了因吻合操作时间过长而造成的输尿管损害。此外，根据其吻合特点，改良的"一针法"更符合人体生理要求，一方面它提供了双重的抗反流机制（黏膜对黏膜的输尿管襻和黏膜下隧道抗反流），另一方面，该技术可能更适应更高的尿流通过率。

吻合方法：肾移植手术动、静脉吻合完毕，开放血循环后，上推膀胱腹膜反折，暴露膀胱前顶外侧壁，由外上向内下方向纵向切开膀胱肌层，钝性加锐性分离膀胱肌层，暴露出膀胱黏膜，大小约2cm×2.5cm，在暴露出的膀胱黏膜上刺口备用。处理供肾输尿管残端血供，用5-0无损伤尼龙线结扎输尿管距残端1cm处的滋养血管，沿结扎血管对侧纵向剪开输尿管壁，长约0.5~1cm，使其呈马蹄形。用4-0可吸收肠线（单、双头带针线均可，以单头带针线为例），在暴露好的膀胱黏膜远心端距顶点约1cm处的膀胱壁上，由外向内贯穿膀胱壁全层进针，在由黏膜刺口引出针头。接着，在输尿管蹄形中央顶点由内向外全层进针，在距残端约 0.5~1cm 处（即蹄形片翻转后的输尿管乳头开口处）的输尿管外壁上由外向内全层进针，将针头通过膀胱黏膜刺口伸入膀胱腔内。在距原膀胱进针处（第一次进针处）远端 0.5~1cm 处由内向外贯穿膀胱前壁全层出针，将输尿管位置摆正，用无损伤镊子夹住输尿管残端通过尿膜刺口送入膀胱腔内，由助手打结固定输尿管，1 号丝线间断缝合包埋输尿管，长约 2~2.5cm，至此吻合过程结束。

2. 经典膀胱外隧道输尿管 - 膀胱直接吻合术式

（1）纵向切开膀胱浆肌层法（图 1.5.3）

膀胱在充盈状态下，在其顶部右侧纵向切开膀胱浆肌层，长约 2.5cm，使膀胱黏膜膨出。吻合口用 5-0 可吸收缝线，连续或间断缝合输尿管全层与膀胱黏膜，然后用 1 号丝线间断缝合膀胱浆肌层，包埋输尿管，形成膀胱黏膜下 "外隧道" 抗反流装置。输尿管末段系膜与膀胱浆肌层使用 5-0 无损伤针线缝合固定两针，防止由于手术后大量尿液排出而促使输尿管蠕动加快，致使牵拉、撕脱输尿管，导致膀胱吻合口发生尿漏。

（2）横向切开膀胱浆肌层法术式（图 1.5.4）

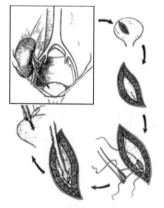 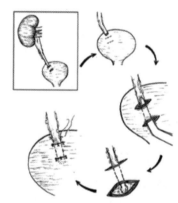

图 1.5.3　图片源自 https：//jbk. jiankang. com/shoushu/3675/buzhou/

图 1.5.4　图片源自 https：//jbk. jiankang. com/shoushu/3675/buzhou/

在膀胱顶部偏右侧，做两个长约 2.5cm 的横行切口，其间隔相距不超过 2.5cm，在膀胱浆肌层下做黏膜分离，然后自下端切口拖出输尿管，形成 "内隧道"，输尿管与膀胱吻合方法同上。

（3）输尿管 - 输尿管吻合术式（图 1.5.5）

当供肾输尿管过短时，将受者输尿管于髂血管水平切断，向下稍做游离，注意保护血供；供、受者输尿管残端裁剪成 "马蹄" 状。吻合口用 5-0 可吸收无损伤针线，上下端先两定点黏膜外翻褥式缝合两针，然后间断、全层缝合输尿管前后壁。

（4）肾盂－输尿管吻合术式（图1.5.6）

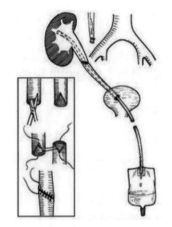

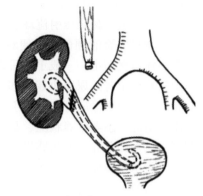

图1.5.5　图片源自 https：//jbk. jiankang.
com/shoushu/3675/buzhou/

图1.5.6　图片源自 https：//jbk. jiankang.
com/shoushu/3675/buzhou/

供肾输尿管过短或肾盂输尿管部狭窄时采用该方法，吻合过程同上，需放置支撑管引流移植肾尿液，2周内拔除支撑管。

（5）输尿管－膀胱瓣吻合术式（图1.5.7）

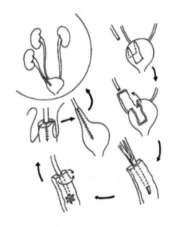

图1.5.7　图片源自 https：//jbk. jiankang.
com/shoushu/3675/buzhou/

移植肾输尿管较短者，根据其短缺长度，可采用 Boari 膀胱瓣成形方法。

（五）管道及引流：支架、尿管、引流管问题

尽管有些移植中心不主张于创口内放置引流物，但一般认为放置引流物对患者较为安全，理由是：①移植受者术前多有长期透析病史，终末期肾病患者均存在出血倾向；②手术创伤、腹膜后一定程度的解剖分离，可使组织间隙渗出物增加；③髂血管周围分离损伤淋巴管，使淋巴液积聚；④重建尿路可能发生漏尿等并发症。因此，放置引流物有利于及时了解术后创腔的变化，以便及时处理。因此，一定要放置有效的引流物，如果引流不畅，将适得其反。

切口引流放置需要视移植肾的位置、肾动静脉吻合、输尿管蠕动情况而定，要仔细检查出血点并予妥善止血。无论使用何种引流物，均要经由输尿管的后方（避免引流物经输尿管前面放置而压迫输尿管，术后发生输尿管梗阻），最好使用硅胶管引流，尾端连接负压引流球囊，不仅能保证引流确切有效，可记录24h引流液量，还可观察引流液颜色，以便对创腔的变化作出判断。何时拔除引流物，需根据创腔引流情况而定，一般于术后3~5d即可拔除。

目前针对移植肾的尿路重建，多数移植中心一般采用输尿管－膀胱外隧道抗反流吻合，常规使用输尿管内支架引流，一般在手术后2周至3个月内予以拔除。具体视术中情况、患者营养状况、是否漏尿、引流量多少而决定支架管留置时间，留置期间注意加强营养、预防感染，鼓励多喝水。

无论是否采用输尿管内支架管引流，术后经尿道放置气囊导尿管，引流膀胱尿液都是必需的。如无特殊情况，导尿管于术后72h内拔除。导尿管留置期间，需每天清洗尿道口分泌物，拔除导尿管后要用消毒药水浸泡阴茎，女性患者需清洗会阴，常规预防感染。

四、移植前预处理、移植后外科处理

（一）移植前预处理

肾移植术前预处理一般包括术前透析、纠正贫血、控制感染、治疗消化性溃疡及高敏患者的预处理等。

1. 术前透析

对部分拟行肾移植受者行透析治疗，维持内环境稳定，为手术创造了理想条件。对患者体内潴留的毒素及合并症等采用透析治疗。

透析种类：根据患者的不同情况选择血液透析或腹膜透析，透析方式不影响肾移植术后存活率。

透析方法：①腹膜透析持续至术前，以保证机体内环境的稳定以及术中、术后病情稳定，减少伤口渗巾和感染。术前应常规检查腹膜透析液，必要时进行细菌学检查。腹膜透析液要在术前完全排空；②血液透析的频率为每周3次，每次透析4~5h。对于常规透析的患者，如果手术当天距离末次透析时间较长，可在移植术前24h内增加一次透析。

2. 纠正贫血

对拟行肾移植的贫血患者用重组人促红细胞生成素治疗，并补充铁剂。以往认为术前输血可改善肾移植存活，减少排斥反应，但由于免疫抑制剂的使用，急性排斥反应的发生率明显下降，而且输血易使患者致敏，所以等待移植期间应该尽量避免输血。

3. 控制感染

对拟行肾移植的易感染或感染患者实施预防和控制措施。

感染因素：原发病的长期慢性消耗，移植候选者常存在营养不良、贫血、代谢性酸中毒、低白蛋白血症等，致使免疫功能减退。抗生素的广泛应用，使菌群失调、机会性感染增多。移植术前的有创性诊疗措施，也会增加机会感染。

术前感染控制：①充分透析，改善营养不良和心血管并发症，纠正贫血、代谢性酸中毒、低白蛋白血症及凝血障碍，维持机体内环境稳定，积极治疗原发病；②肾移植受者术前借助咽拭子、痰、中段尿、腹膜透析液做细菌、真菌培养并加药物敏感试验，对低热患者行 X 线胸片或肺部 CT 检查，加强病原学检测手段，包括真菌、细菌、病毒感染检测；③对于合并恶性高血压、反复尿路感染、肾肿瘤及肾增大等明显影响肾移植手术者应切除原病肾；④术前解除尿路梗阻，减少移植术后泌尿系统感染。

4. 消化性溃疡的治疗

对拟行肾移植的消化性溃疡患者实施对症和对因治疗。

对症治疗：止血、抑酸、促进溃疡愈合，改善消化道症状，保障术后免疫抑制剂的应用。保持良好的生活习惯，避免劳累过度、精神紧张，忌食辛辣、刺激的食物，戒烟酒，停用或禁用非甾体抗炎药。药物包括 H_2 受体阻滞剂、胃黏膜保护剂及质子泵抑制剂。

对因治疗：对于幽门螺杆菌阳性者，应进行相应根除治疗。常采用三联方案，即以质子泵抑制剂为基础用药，再加两种抗生素，最常用的是克拉霉素和阿莫西林或甲硝唑。初次治疗失败者可用四联方案，即质子泵抑制剂、胶体次枸橼酸铋合并两种抗生素治疗。溃疡病严重患者可行手术治疗，然后再行肾移植。

5. 高敏患者的预处理

对拟行肾移植高敏患者，临床常用的手段主要有免疫吸附、血浆置换、注射大剂量静脉用免疫球蛋白、预先口服免疫抑制剂、抗体诱导、抗 CD20 单克隆抗体等。

（二）移植后外科处理

1. 移植肾静脉血栓形成或移植肾静脉栓塞

此类并发症发生率为 0.6% ~6%，然而一旦发生，肾脏血液回流即受阻，直接影响移植肾肾功能和预后，常导致移植肾丢失，并发肺栓塞或肾动脉栓塞。对于早期部分栓塞形成，可在严密观察的前提下，在静脉内注射肝素和尿激酶溶栓。溶栓无效时及时手术探查，若移植肾栓塞时间长或移植肾内广泛梗死时，需切除移植肾脏。合理应用免疫抑制剂，尽量避免在不明确诊断的情况下贸然冲击治疗（特别是糖皮质激素）。移植肾静脉血栓的溶栓治疗效果受制因素较多，效果不定。因此应尽早手术探查，切开血管、取出血栓，用 0~4℃ 肝素溶液冲洗后再次行肾静脉吻合术。若失败，可行移植肾二次灌注重新进行血管吻合，术后给予抗凝治疗，严密观察。预防方面注意血管吻合时的设计，提高血管吻合技术，防治感染，合理使用免疫抑制剂，纠正凝血功能紊乱。

2. 移植肾动脉血栓形成或移植肾动脉栓塞

肾动脉血栓的发生率为1%～2%，多见于术后1～2周，但4周后也可出现，导致移植肾血液供应差，临床上一旦怀疑有移植肾动脉主干栓塞即应尽快手术探查。肾动脉血栓形成早期，可行溶栓或切开血管取出血栓，并用低温肝素溶液进行冲洗，必要时可切除原吻合口、重新作血管吻合，无效者切除移植肾。肾动脉栓塞晚期，移植肾多已呈紫褐色，此时肾功能已无挽回的可能，应予切除移植肾，恢复透析治疗。预防需要了解受者术前是否处于高凝状态，尽早纠正，以改善内环境。供肾动脉插管灌注时，要避免损伤动脉内膜，提高血管吻合技巧，如间断吻合、勿游离过长的髂外动脉、固定好肾动脉的位置、预防急性排斥反应和感染。

3. 移植肾动脉或静脉破裂

移植肾血管破裂为严重的并发症，常危及生命。一般多发生在术后1～3周，发生率0.2%～2%。一旦确诊应行急诊手术探查，紧急时可在床边行紧急手术探查。若为单纯血管破裂可做血管破裂修补术，术后应严密观察，感染所致者有再次破裂的可能。若裂口较大或有严重感染，须切除移植肾保证患者的生命安全。提高血管吻合技术、积极防治伤口感染和尿漏等并发症可以有效减少此类并发症。

4. 肾动脉狭窄

肾动脉狭窄的发生率为3%～16%，主要为吻合口狭窄，一般在3个月至半年以后发生。狭窄部位小，经合理抗高血压药物治疗后血压控制，血肌酐维持在200μmol/L及以下，说明保守治疗有效。目前多数学者认为，肾动脉主干局限性狭窄且距吻合口在1cm以上，可通过移植肾动脉造影时行球囊扩张治疗，症状立即改善率在60%～80%，随访30个月无复发，但也有21%的移植肾丧失率和9%的患者死亡率。外科手术矫正或移植肾切除术常面临术区粘连严重、手术难度高，一般行狭窄段切除、血管重新吻合，手术成功率为33%～76%，术后复发率在12%。缺点是移植肾无法低温保存，移植肾损伤。如果肾动脉狭窄引起严重的高血压，降压治疗不理想时，应行移植肾切除。预防此类并发症，应做到完善手术技术，避免扭曲或成角，预防血管损伤，不要过分剥离血管壁。

5. 尿 漏

肾移植术后尿漏是泌尿系常见的外科并发症，发生率为2.1%～9.4%。近年来，随着外科技术的改进及输尿管支架管的留置，尿漏的发生率逐渐下降。该并发症不仅影响移植肾功能，而且可继发感染等并发症。术后早期发生的尿漏以吻合口和膀胱漏居多，多为部分漏，一般无须手术修补，只要保证引流通畅和充分有效的膀胱引流，多数都能愈合，但愈合时间不一，少则几天，长者可达数月。

术后早期大量尿漏可行再次一期输尿管膀胱吻合或修补术，行膀胱原位或膀胱悬吊于腰大肌前筋膜，输尿管膀胱再吻合术，输尿管留置支架管。对于输尿管坏死段较长无法与膀胱再吻合者，可根据受者自身输尿管条件，施行供肾肾盂与受者输尿管吻合或供肾与受者输尿管与输尿管吻合，输尿管留置支架管。输尿管与输尿管吻合因输尿管血液供应的影响，愈合能力较差，支架管须留置较长时间，一般以留置 3 周以上为宜，术后加强感染防治措施。若局部水肿严重，周围组织有严重的粘连和瘢痕，自体输尿管难以寻找，可作膀胱瓣替代缺损输尿管与移植肾残留输尿管或肾盂吻合，此类手术成功应确保再次吻合后无张力，可将膀胱代膀胱瓣与腰大肌前筋膜缝合数针，以减少吻合口张力。

预防要点为保证移植肾肾盂、输尿管血液供应。取肾、修肾、植肾时注意保护损伤输尿管末端供应的血管。由于移植肾输尿管的血供仅来自肾血管分支，其位于肾门、输尿管上端，即所谓的"金三角"，修肾时在移植肾下极输尿管之间的三角部位应保留周围的脂肪和结缔组织。输尿管长度适宜，避免过短。输尿管膀胱黏膜吻合口应均匀整齐，避免膀胱黏膜撕裂。移植肾输尿管断端剪去一部分后观察有无出血，输尿管表面光泽，并有蠕动，吻合输尿管膀胱黏膜时应对合适当，缝合间距、松紧度、输尿管长度要适宜。吻合口放置单 J 管，保证排尿通畅，避免憋尿、尿潴留。

6. 尿路梗阻

根据梗阻发生的时间、程度、进展速度以及有无并发症进行相应处理。早期急性梗阻一旦发生，应手术治疗，根据梗阻类型，去除梗阻原因，一般需行输尿管膀胱再吻合术。晚期发生的梗阻，以吻合口或输尿管狭窄居多。膀胱输尿管镜下行输尿管口扩张或剪开，置入单 J 管，内镜下通过吻合口置入输尿管支架或扩张术。若治疗失败以及有明确手术指征的患者，可行开放手术，做术中扩展或切除狭窄段后重新吻合。若移植肾有积水，可行经皮肾造瘘，顺行肾盂造影后置入双 J 管。顺行球囊扩张输尿管膀胱吻合口狭窄，短期成功率为 50% ~ 90%，长期效果尚不确定。必要时经腹寻找自体输尿管，行同侧自体输尿管与移植肾肾盂或输尿管吻合术。预防方面需注意移植肾输尿管留存长度合适且放置恰当，术中止血完善，术后引流通畅，完善吻合技术，防止输尿管膀胱吻合口狭窄，术后抗生素预防感染。

7. 移植肾切除

对于临床医生而言，判断是否进行移植肾切除术是一个充满矛盾的过程。切除移植肾意味着高风险、高病死率，不切除移植肾对于某些患者则意味着危及生命以及失去再移植的可能性。各移植中心报道，行移植肾切除率为 0.5% ~ 43.5%，而移植肾切除占移植肾失功的 10% ~ 60%。近年来该比例有不同程度的降低，得益于更好地把握切除适应证、免疫抑制方案改善、手术技术提高、广谱抗生素应用和该类患者整体治疗的提高。

目前，对于一些移植肾出现难以控制的并发症时宜采取移植肾切除。早期移植肾切除指征包括：①反复发生排斥、高热、肾肿大；②移植肾局部症状严重，有梗死可能；③移植肾破裂；④严重血管并发症。晚期经过小剂量糖皮质激素治疗仍存在症状或拟行再次移植可以行移植肾切除，其切除指征为：①伴发不能控制的感染；②严重血尿；③持续低热或高热不退；④移植肾明显肿痛；⑤难治性高血压；⑥高水平的群体反应性抗体（PRA），拟再次肾移植。

移植肾切除分为包膜内和包膜外两种方法。包膜内切除最早是 1978 年由 Sutherland 等提出，因为对于晚期移植肾切除，该方法的外科并发症发生率低、腹膜内器官及髂血管损害少而被提倡。在选择包膜内或包膜外法时并不是随意的，而是根据手术探查结果决定。O'Sullivan 等提出，早期移植肾切除因肾周粘连较少，容易带肾包膜剥离下来，切除手术难度较低，暴露肾蒂较容易，动、静脉可分别结扎。但此类患者常在紧急情况下进行，常伴有患者一般情况很差，全身有不同程度氮质血症，短期内曾接受过较大剂量糖皮质激素及生物制剂治疗，全身抵抗力低下，存在潜在感染的风险，因此术后病死率较高。晚期移植肾切除时，患者经过长期透析，一般情况较为理想，但常合并心功能不全、肾性贫血、凝血功能障碍等不利因素，同时由于移植肾周粘连较多，尤其是与后腹膜粘连，肾脏若从肾包膜外剥离出来，手术难度较大，常需做肾包膜下切除，肾包膜沿纵轴切开，将肾包膜与肾实质钝性分离，失血量明显增加，外科并发症发生率高。

五、目前问题及未来方向

自 1954 年世界第一例临床肾移植成功实施以来，经过半个多世纪的发展，相较于最初的肾脏移植手术，如今手术的适应证、禁忌证、围手术期预判处理和维持术后肾脏长期功能方面均取得了长足的进步。然而，器官移植手术由于高风险、高创伤、恢复慢、开放手术不美观等特点不易为常人所接受，尤其在涉及亲属活体供者和女性患者手术时尤为突出。随着移植效果不断改善、医学科技的进步、手术技术创新以及患者对于术后美观的需求提升催生了未来的器官移植发展方向，越来越多的前沿科技应运而生，着重表现在外科手术的微创化以及智能化（腔镜和机器人辅助）。

（一）机器人辅助腹腔镜异体肾移植术

传统的开放肾移植手术（OKT）仍然是肾移植的首选术式，但随着达芬奇手术系统（dVSS）的发展，机器人肾移植手术（RAKT）逐渐受到人们的青睐（图1.5.8）。机器人手术需要更大的操作空间，首次报道 RAKT 技术的 Giulianotti 等将移植肾放在腹腔内；2011 年 Boggi 等改进了手术方式，首次报道机器人辅助腹腔镜完全腹膜外肾移植术。目前，国内外仅

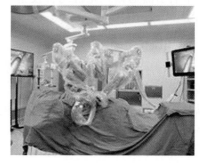

图 1.5.8　图源自 http://cms-bucket.nosdn.127.net/catchpic/c/cb/cb3682cc2b2f214aaf7d1e730f033939.jpg?imageview&thumbnail=550x0

有少数移植中心成功开展了此项手术，肾脏可通过腹壁，也可通过女性阴道等自然腔道或空隙放入，美容效果更佳。

（二）婴幼儿供肾移植手术术式创新

儿童供肾移植尤其是婴幼儿供肾移植，因手术难度大、风险高，在以往被认为是"边缘供肾"，但随着器官捐献的发展，儿童捐献者占据相当比重，儿童供肾得到越来越广泛地应用。了解儿童供者以及供肾的特点，选择合适的受者以及手术方式，通过技术改进减少移植术后并发症，是婴幼儿供肾移植成功的关键问题。

儿童供肾移植分为单肾移植和双肾移植。如果儿童供肾给成人，什么情况下选择单肾移植，什么情况下选择双肾移植，Lorente 等主张，年龄 <5 岁，体重 <15kg，或者肾脏长径 <6cm 应行双肾移植，反之则行单肾移植。另有学者认为，儿童供者单肾移植的年龄可以放宽至 2 岁。国内彭龙开教授经研究认为，年龄≥2 岁，或体重≥10kg，或肾脏长度 >6cm 的儿童供者供肾移植给成年受者时，可实施单肾移植，此观点得到了国内普遍认同。细分标准是肾脏的长径：①肾脏长径≤6cm，选择双肾移植；②6cm <肾脏长径 <7cm，可选择单肾移植或双肾移植，若选择单肾移植则需选择体重较轻（体重 <60kg）的受者；③肾脏长径≥7cm，可选择单肾移植，且受者体重不受限制。他们通过技术创新，对双肾整块移植的术式进行了改良。利用主动脉远端建立流出道，与受者的髂外动脉或腹壁下动脉进行吻合（图 1.5.9）。该术式有以下优点：①血液在主动脉内快速流动，避免淤积形成血栓，即便有小的血栓形成，也有很大概率从流出道内被冲出，降低了肾动脉栓塞的风险；②避免了传统整块移植主动脉盲端涡流形成，容易形成血栓的缺点；③保留肾门周围结缔组织，维持供肾在供者体内的原有状态，可防止肾血管扭曲，保护血管鞘，最大限度保护肾动脉壁的血供，避免肾动脉痉挛，管壁缺血、挛缩；④静脉分叉平面关闭，有利于肾门周围结缔组织滋养血管的静脉回流。

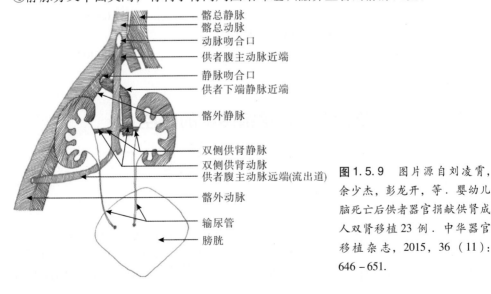

- 髂总静脉
- 髂总动脉
- 动脉吻合口
- 供者腹主动脉近端
- 静脉吻合口
- 供者下端静脉近端
- 髂外静脉
- 双侧供肾静脉
- 双侧供肾动脉
- 供者腹主动脉远端(流出道)
- 髂外动脉
- 输尿管
- 膀胱

图 1.5.9　图片源自刘凌霄，余少杰，彭龙开，等．婴幼儿脑死亡后供者器官捐献供肾成人双肾移植 23 例．中华器官移植杂志，2015，36（11）：646 – 651.

参考文献

［1］钟自彪，叶放发，范林，等．应用机械灌注保存心脏死亡器官捐献供肾的效果分析［J/CD］．中华移植杂志（电子版），2013，7（1）：1－5

［2］Xu H, Berendsen T, Kim K, et al. Excorporeal normothermic machine perfusion resuscitatespig D CD livers with extended warm ischemia［J］. J Surg Res, 2012, 173（2）：e 83－88.

［3］Schon MR, Kollmar O, Wolf S, et al. Liver transplantation after organ preservation with normothermic extracorporeal perfusion［J］. Ann Surg, 2001, 233（1）：114－123.

［4］Gravante G, Ong SL, McGregor A, et al. Histological changes during extracorporeal perfusion s of the porcine liver：implications for temporary support during acute liver failures［J］. J Artif Organs, 2013, 16（2）：218－228.

［5］Lv Y, Shi Y. Xi'an consensus on magnetic surgery［J］. HepatobiliarySurg Nutr, 2019, 8（2）：177－178.

［6］TZVETANOV I, D'AMICO G, BENEDETTI E. Robotic-assisted Kidney Transplantation：Our Experience and Literature Review［J］. Curr Transplant Rep, 2015, 2（2）：122－126.

［7］GIULIANOTTI P, GORODNER V, SBRANA F, et al. Robotic transabdominal kidney transplantation in a morbidly obese patient［J］. Am J Transplant, 2010, 10（6）：1478－1482.

［8］BOGGI U, VISTOLI F, SIGNORI S, et al. Robotic renal transplantation：first European case［J］. Transpl Int, 2011, 24（2）：213－218.

［9］赵鉴明，范阳，孙圣坤，等．机器人辅助腹腔镜完全腹膜外化异体肾移植术（附3例报告）［J］．微创泌尿外科杂志，2019，8（4）：222－225.

［10］Lorente D, Trilla E, Seron D, et al. Current status of pediatric donor enbloc kidney transplantation to young adult recipients［J］. Actas Urol Esp, 2013, 37（6）：383－386.

［11］Wengerter K, Matas AJ, Tellis VA, et al. Transplantation of pediatric donor kidneys to adult recipients. Is there a critical donor age［J］. Ann Surg, 1986, 204（2）：172－175.

［12］刘凌霄，余少杰，彭龙开，等．婴幼儿脑死亡后供者器官捐献供肾成人双肾移植23例［J］．中华器官移植杂志，2015，36（11）：646－651.

［13］胡善彪，余少杰，彭龙开．婴幼儿供肾移植［J］．临床外科杂志，2016，24（10）：741－744

第六节　肾移植感染的防控

◎ 燕　航　丁小明　薛武军

目前，虽然在组织配型、移植外科技术及免疫抑制药物的开发、应用等方面取得重大进展，但感染和排斥仍是肾移植的两大难题和受者死亡的主要原因。肾移植受者术后需要长期使用免疫抑制剂来预防和治疗排斥反应，从而长期使受者的细胞免疫及体液免疫功能低下，继发各种病原体感染的风险显著增加，尤其在术后早期大剂量免疫抑制剂使用期或再次冲击治疗时期。感染是肾移植患者最常见的并发症和死亡原因，移植后一年内发生率50%～70%，死亡率3%～10%，发病率和死亡率明显高于一般人群。并且感染和排斥密切相关，直接影响到人/肾的长期存活，成为肾移植术后对受者及移植肾长期存活最大的威胁。

肾移植术后感染病原谱广泛，有细菌、真菌、病毒和寄生虫等，但以细菌为主，结核的发生率有上升的趋势。近年来由于手术技术的改进、新型免疫抑制剂的应用、新型抗生素的应用和针对各种感染的监控，使细菌感染发生率明显下降，而病毒感染发生率有所上升，尤其是应用 ALG、ATG、CD3、CD4 等各种多抗或单抗的抗淋巴细胞抗体，可以激活受者体内存在的一些病毒，使巨细胞病毒和肝炎病毒感染发生率明显上升。

自 2015 年公民自愿捐献为我国器官移植唯一合法来源以来，公民逝世后器官捐献成为器官移植受者获得器官的主要来源。来源于捐献的供者，死亡前绝大部分入住重症监护室（ICU），接受气管插管等器官辅助支持，供者本身携带的病原体成为受者感染的主要原因之一。严重的感染不仅损害移植物功能，而且显著增加器官移植受者的病死率，使器官移植面临更大的挑战。回顾性研究显示，器官移植术后 1 年内的死亡原因中，由于感染导致的比例达到 41%；而前瞻性研究显示，未来的几年，这种比例将更高。在全面进入公民逝世后器官捐献时代后，器官移植术后面临感染的形势将更加严峻。如何有效防治感染始终是器官移植的焦点和难点问题。

肾移植术后发生感染的时间有一定的规律性，不同感染有不同的发生时间（感染发生时间表），可以分为三个关键阶段：术后第 1 个月的感染，多术后 1～6 个月和术后 6 个月以后。术后第 1 个月的感染，多由 3 个因素引起：①供肾的感染或污染；②受者本身存在的感染术后恶化；③作为移植手术或术后护理的并发症，类似于其他外科手术后的感染情况。术后 1 个月内发生的感染约 80% 与外科技术操作以及支架管、引流管、导尿管、围手术期血管通路等有关。术后 1～6 个月，引起感染的两个主要原因是免疫调节病毒 CMV、EBV、HBV、HCV、HIV 的直接感染，以及耶氏肺孢子菌、李斯特菌及真菌等机会性感染。术后 6 个月以后，根据感染情况可将患者分为 3 类：80% 以上的患者主要以呼吸道病毒性感染、肺炎球菌性肺炎、尿路感染等为主；5%～10% 的患者发生慢性病毒感染，同时发生机会性感染的危险性增高，如耶氏肺孢子菌、李斯特菌及曲霉菌感染；10%～15% 的患者发生 HBV、HCV、CMV、HIV 等慢性病毒感染，若未给予有效的抗病毒治疗，可导致病毒复制加剧，感染扩散。

一、细菌感染

1. 病原学

肾移植术后早期（＜3 个月）细菌感染多为医院获得性或医疗相关性，耐药细菌感染发生率较高。可显著延长住院时间和医疗费用，是影响移植医疗质量的重要因素。肾移植术后超过 1 年以上发生的细菌感染多为社区获得性。常见病原菌为克雷伯杆菌、大肠杆菌（大肠埃希菌 E. coli）、铜绿假单胞杆菌和金黄色葡萄球菌。此外，肾移植受者发生流感嗜血杆菌、嗜肺军团菌及机会性致病菌（支原体或衣原体）的风险较高，需要引起足够的重视。

2. 细菌感染的特点及规律

细菌是肾移植术后早期主要的感染源。细菌感染的常见部位是肺部、尿路和切口，以肺部感染死亡率最高。

近年来，随着抗菌药物的广泛应用，出现了许多新的多重耐药（MDR）、泛耐药（XDR）甚至全耐药（PDR）的细菌。与普通细菌相比，耐药菌感染后相关并发症多、死亡率高。由于接受免疫抑制治疗，肾移植受者一旦发生 MDR 细菌感染，病死率高达 40.4%；其中半数患者将面临移植肾切除的风险，多数患者死于重度感染引发的呼吸衰竭或脓毒血症。

常见的 MDR 细菌包括革兰氏阴性杆菌及阳性球菌。常见的阴性杆菌主要包括泛耐药鲍曼不动杆菌（PDRAB）、泛耐药铜绿假单胞菌（PDRPA）、产超广谱 β - 内酰胺酶（ESBL）的肠杆菌、耐碳青霉烯类的肺炎克雷伯菌（CRKP）等；常见的阳性球菌主要包括耐甲氧西林金黄色葡萄球菌（MRSA）、耐万古霉素肠球菌（VRE）。

3. 防治原则

对于细菌感染的防控可从以下几个方面着手：①供、受者全面检查，去除潜在感染因素和感染灶，移植前进行细菌学监测。②预防性使用抗生素能有效预防术后感染的发生。在肾脏移植发展的早期一般主张针对常见菌种采取窄谱、小量、短疗程的原则。随着对于肾移植受者细菌感染特点的认知水平不断提高，尤其是针对供者来源性感染，主张根据细菌培养和药敏试验结果选择适当的抗生素，未确定病原菌前根据感染部位、易感菌种选择广谱抗生素甚至多种抗生素联合治疗。③对于 MDR 细菌治疗应尽量根据药敏结果选择敏感抗生素，当所有药物均不敏感时，选择最低抑菌浓度（MIC）较接近敏感折点的药物。MDR 革兰氏阴性菌的治疗不仅需要增加抗生素的剂量，而且需要联合用药，但同时注意根据患者的年龄、肝肾功能及体表面积进行相应调整。根据抗菌药物的药动学和药代学原理设定给药方案，如增加给药剂量或次数，延长抗生素滴注时间等。同时积极处理原发病，控制感染源（引流积液及移除被污染的设备），尽可能消除感染的危险因素。④合理调整免疫抑制疗法。

二、病毒感染

肾移植患者发生病毒感染有两种情况：一类是人群中潜伏的病毒在移植后被激活而导致的严重感染；另一类是一些自限性病毒引起的感染。肾移植术后病毒感染的严重程度与机体免疫的抑制程度呈正相关。

病毒的主要致病作用表现在三个方面。①潜伏性：一旦感染了此类病毒，患者将终身携带病毒，并在一定条件下可以激活。②只与细胞免疫有关，体液免疫并不参与抗炎性免疫反应，而患者接受了抗排斥反应治疗，则反映宿主主要抗炎性反应能力的细胞毒性 T 细胞（MHC 限制性、病毒特异性的细胞毒性 T 细胞）的防御能力明显受到抑制。③潜在的致癌作用。

肾移植后常见的致病病毒包括人类疱疹病毒（HHV）、BK 病毒（BKV）、EB 病毒（EBV）、肝炎病毒。此外还有腺病毒（Adenovirus）、呼吸道合胞病毒（RSV）、冠状病毒（SARS-CoV）、人免疫缺陷病毒（HIV）等。

不同病毒感染的临床表现不同，根据不同病毒感染临床表现的特征和尤其是需要建立肾移植术后病毒感染实验室检测体系尽早做出诊断。治疗主要为抗病毒药物的应用、免疫抑制方案的调整和免疫替补疗法。

（一）巨细胞病毒感染

1. 肾移植术后巨细胞病毒感染的特点

巨细胞病毒（CMV）属疱疹病毒，是人类疱疹病毒中最大的一组。CMV 感染在人群中十分普遍，健康成人血清 CMV-IgG 抗体阳性率（既往曾感染 CMV）可达 50% 以上。免疫功能正常人群感染 CMV 后，通常表现为短时间的发热或无症状，此后 CMV 会在多种细胞中呈终生潜伏状态，成为再次活化的储存，携带者成为易感人群。机体免疫状态良好时，CMV 感染者大多数呈隐性感染。移植受者处于免疫抑制状态，术后继发 CMV 感染的发生率远远高于正常人群。CMV 肺炎不仅是移植受者常见的感染性并发症，也是重要的死亡原因之一。CMV 感染后可通过直接效应和间接效应两个方面对人体产生危害。直接效应方面，CMV 感染或潜伏状态下病毒再活化，播散入血后导致 CMV 综合征或组织器官病变；间接效应方面，CMV 通过影响免疫系统的能力，增加其他病原体如细菌、真菌和其他病毒感染的风险，如 CMV 感染使 EBV 感染的风险增加，进而诱发移植后淋巴组织增生性疾病的风险增加，CMV 感染还可以诱发移植物排斥反应导致功能丧失。

2. 肾移植术后 CMV 感染的高危因素

肾移植术后 CMV 感染的主要危险因素是供受者 CMV 血清学状态不匹配，对于血清 CMV 抗体（CMV-IgG）阴性受者，如果接受血清 CMV 抗体阳性供者的器官（即供者阳性/受者阴性，CMV D＋/R－）应视为 CMV 感染极高风险人群。相对而言，D－/R－移植受者 CMV 感染的发生率最低（＜5%）。另外，再次肾移植以及接受强力免疫抑制治疗，如 ATG/ALG 或 OKT3 或其他单抗的应用，也是 CMV 感染的高危因素。

3. CMV 的检测方法

肾移植术后 CMV 感染的临床表现无特异性，因此实验室检测是诊断 CMV 感染或既往感染的主要依据。血清学检测主要用于供受者是否感染 CMV 的筛选；CMV-PP65 抗原血症监测以其显著的特点和优势，与 PCR 结合已成为诊断和监测移植术后 CMV 活动性感染的基本方法，其内在的缺陷将随着操作的标准化，内部及外部实验标准的建立趋于完善。

4. 肾移植术后 CMV 感染的防治

CMV 感染的重点在于预防，主要有以下三种方案。①普遍性预防：对所有的患者进行预防性用药。这种方案虽然可以使 CMV 疾病的发生率降至 0 ~ 9%，但需要对所有患者进行治疗，易使更昔洛韦引起粒细胞减少而导致机会性感染增加。一般应用更昔洛韦，术后第 3 ~ 4 周开始静脉点滴，250mg/d 或 5mg/（kg·d），疗程 2 周，继后口服更昔洛韦 1.0g，每天 2 ~ 3 次，2 ~ 3 个月。或缬更昔洛韦从术后第 10 天开始，450 ~ 900mg/d，口服 6 ~ 9 个月。②针对性预防治疗：针对高风险患者进行预防性用药，此方案对 CMV 疾病的发病率无明显降低，仅延长了疾病的潜伏期，减轻了病情。③抢先治疗：在常规监测中发现无症状的 CMV 活动性感染即开始预防性抗病毒治疗，其预防效果好坏的关键是要有一个敏感的、特异的、能早期诊断出 CMV 活动性感染的检测技术。

上述三个方案各有利弊。总之，为降低 CMV 感染发生率，改善高危患者的预后，进行预防性抗 CMV 治疗是必要的。国内一般应用更昔洛韦 250mg/d 从移植术后第 2 ~ 4 周开始静脉滴注，连用 2 周，继后口服更昔洛韦 1.0g，每天 2 ~ 3 次，维持 2 ~ 3 个月。或缬更昔洛韦从术后第 10 天开始，450 ~ 900mg/d，口服 6 ~ 9 个月。

治疗 CMV 感染的药物主要有阿昔洛韦、更昔洛韦、缬更昔洛韦和膦甲酸钠等。CMV 疾病治疗的一线抗病毒药物为静脉滴注更昔洛韦。初始剂量为 5mg/kg，每日 2 次；治疗 2 ~ 3 周或病毒 DNA 转阴、临床症状好转后，剂量可减半或序贯给予口服缬更昔洛韦。同时酌情减少免疫抑制剂用量。

（二）BK 病毒感染

BK 病毒（BKV）感染及其所导致的 BK 病毒性肾病（BKVN）是肾移植术后的重要并发症和导致移植物丢失的重要危险因素之一，近年来越来越引起临床的重视。流行病学统计，健康人群中 BKV 感染率约为 0.3%，而在肾移植受者中却高达 10% ~ 45%。虽然 BKVN 的发病率仅占肾移植受者总数的 1% ~ 5%，但由于缺乏十分有效的治疗方法，约 45% 的 BKVN 患者有可能发生不可逆的移植物丢失。在以环孢素为基础免疫抑制治疗的时代，BKV 感染和 BKVN 的问题并没有得到足够的认识。自 20 世纪 90 年代后期，随着 MMF 和他克莫司等免疫抑制药物问世并大量应用于临床，BKV 感染和 BKVN 的发生率均呈现了明显升高的趋势，人们对本病的认识也越来越充分。

1. BKV 的生物学特性

首例肾移植术后 BKV 感染报道于 1971 年。从一名肾移植术后发生输尿管狭窄的患者尿液中分离出该种病毒，即以该患者姓名的首字母而命名为 BK 病毒。

BKV 是一种环状双股的 DNA 链分子，无包膜，形状类似一直径约 40～44nm 对称的二十面体。它与 JC 病毒（JCV），SV40 和猴多瘤病毒同属于多瘤病毒属家族。BKV 基因组包含三个区域，分别为非编码的调节区域、早期区域和晚期区域。其中早期区域主要编码大、小 T 抗原，在病毒进入细胞后就开始转录和表达，并一直持续；晚期区域主要编码病毒衣壳蛋白（VP1、VP2、VP3），在病毒 DNA 复制后开始大量表达。BKV 是乳头状多瘤空泡病毒科、多瘤病毒家族的一种亚型，原发感染多在 10 岁之前，传播机制仍不清楚，可能经由呼吸道或口腔传播。健康成人中的感染率高达 82%。由于健康成人免疫功能正常，绝大部分终生都不会出现明显的 BKV 感染症状或体征，但病毒可一直潜伏在泌尿系统上皮细胞中。当机体免疫力低下，尤其是器官移植后，潜伏在尿路上皮和肾小管上皮中的 BKV 被激活，开始高水平复制，大量复制的病毒颗粒从尿路中排泄，造成 BKV 尿症。在肾移植受者中，随着病程进展，BKV 会进入肾小管上皮细胞细胞核并复制大量子代病毒，引起细胞坏死、松解，使组织发生免疫性、炎症性浸润；当肾小管上皮细胞脱落和局部基底膜暴露时，病毒开始破坏肾小管毛细血管进入血液，形成 BKV 血症。BKV 在血液中持续高载量表达，进一步破坏移植肾组织导致肾小管萎缩和间质纤维化，最终形成 BKVN。其他器官移植受者罕见 BKV 血症和 BKVN。

2. BKV 感染的高危因素

BKV 感染的危险因素可分为供者因素和受者因素两大类，其中高强度和高剂量的免疫抑制剂药物被一致认为是 BKV 感染和 BKVN 最有价值的危险因素。有文献报道称，高剂量的 MMF 和他克莫司使 BKVN 的发病率提高了近 13 倍。此外，应用抗淋巴细胞抗体或糖皮质激素冲击治疗急性排斥反应也是增加 BKV 感染的危险因素。

最新一项研究表明，人类白细胞抗原（HLA）等位基因 C7 可能是控制 BKV 感染的重要决定因素，HLA-C7 缺乏可能是免疫抑制剂之外引起 BKV 感染和 BKVN 的另一重要危险因素。

文献报道认为 BKV 感染的其他危险因素还包括高龄、男性受者、糖尿病、急性排斥反应、HLA 错配、尸体供者、巨细胞病毒感染和冷缺血时间等。

3. BKV 感染与 BKVN 的检测及诊断

BKV 感染的临床表现常不典型，对于无症状性 BKV 血症和 BK 病毒尿症仅能通过实验室检查做出诊断，临床上无其他生化指标异常。发生 BKVN 往往表现为血清肌酐值持续上升，移植肾功能进行性减退。

最早诊断 BKV 感染的主要方法是从尿液标本中寻找 "Decoy 细胞"。Decoy 细胞是一种受 BKV 感染而脱落的尿路上皮细胞或肾小管细胞，其细胞核中存在 BKV 包涵体。巴氏染色后，在光学显微镜下可见到 Decoy 细胞核肿大，由嗜碱性的包涵体组成，包涵体周围围绕着毛玻璃或胶冻样的染色质。在位相显微镜下，Decoy 细胞核比正常的肾小管细胞和移行细胞的细胞核肿大，有着毛玻璃样或泡状外观，核仁增大，有晕圈。电子显微镜检查可与光镜下细胞核内的包涵体相对应，其表现为细胞核内稠密的、呈晶体状排列的病毒颗粒。

Decoy 细胞阳性仅表明体内存在感染，对 BKVN 诊断的预测值仅为 25% ~ 30%，因此 Decoy 细胞阳性与肾功能恶化并无联系。但是尿检 Decoy 阴性结果基本可以排除 BKV 感染的发生，阴性预测值高达 99%。

PCR 方法作为一种敏感的方法应用于检测 BKV 感染，其对 BKV 感染的阳性预测值和阴性预测值分别为 50% 和 100%。实时定量 PCR 进一步提高了 PCR 检测病毒感染的能力，当血液检测 BKV 载量大于 1×10^4 拷贝/毫升或尿液检测大于 1×10^7 拷贝/毫升时，进一步发展为 BKVN 的危险性较高。与细胞学检查相比较，PCR 分析具有较高的敏感性，但特异性较低。因此，作为一项常规检查对 BKVN 诊断的帮助不大，目前主要应用于对病理活检证实的 BKVN 患者的疗效评估和随访。

病理活检仍是目前诊断 BKVN 的金标准。早期的 BKVN 仅影响肾小管和集合系统，疾病终末期才影响到大部分肾实质。其典型的组织学特征性表现为肾小管上皮细胞核内病毒包涵体和病毒介导的肾小管上皮细胞灶性坏死溶解。

根据 BKV 病毒损伤肾脏的程度，目前将 BKV 感染分为三期。A 期：病毒激活的特征在皮质和髓质区，可由免疫组化或原位杂交技术鉴定，病毒包涵体阳性，病理改变不明显，无或仅有轻微间质炎性改变。肾小管萎缩和间质纤维化改变不超过整个活检标本的 10%。此阶段基本不出现明显的肾功能损害，早期的诊断和治疗有助于长期移植物存活。B 期：病毒激活的表现为在皮、髓质区可以找到明显的由病毒介导的上皮细胞溶解，肾小管基底膜遭受侵蚀、剥脱，间质炎性水肿。浸润的炎症细胞包括多形核细胞、单核细胞和浆细胞，分布方式多样。中等比例的间质纤维化和肾小管萎缩，一般保持在 50% 以下。根据病毒介导的肾小管损伤或炎性浸润可将 B 期进一步细分。即 B1 期（活检标本受累组织≤25%）、B2（活检标本受累组织 26% ~ 49%）和 B3 期（活检标本受累组织≥50%）。C 期：病毒大量复制伴随肾小管上皮损伤，间质炎性改变轻重不等。间质纤维化及肾小管萎缩在此期已发生不可逆变化，移植肾功能严重受损或完全失功。

4. BKV 感染与 BKVN 的治疗

BKVN 的治疗较为困难，目前尚无十分有效的治疗方法。长期以来，控制 BKV 感染的基本措施是降低免疫抑制药物剂量。具体处理上一般先将 MMF 从三联免疫抑制药物方案中减量或撤除，同时降低 CNI 的血药浓度（环孢素 A 的谷值水平降到 100 ~ 150ng/mL，他克莫司的谷值水平降到 6ng/mL 以下）。也可将他克莫司更换为环孢素 A 或西罗莫司达到降低机体免疫抑制状态的效果。但是降低免疫抑制药物对病毒感染本身不具有治疗作用，同时会增加发生排斥反应的风险。因此减少免疫抑制剂的用量或更换免疫抑制剂应十分谨慎，在密切监测的情况下进行，避免在病毒感染尚未清除的情况下发生排斥反应，过去多认为的 BKVN 肾脏损害是不可逆的，近年临床研究发现 BKVN 病理有排斥表现，加强免疫抑制治疗后肾功会有所恢复，说明相当部分 BKVN 的肾脏损害实际是免疫抑制不足的排斥反应。因此，防治 BKV 感染的高危因素应该是重点，发生 BKV 感染后应避免盲目减少免疫抑制剂的用量。

目前认为有两种药物对 BKV 治疗有效，即西多福韦和来氟米特。已有报道将两种药物联合应用治疗 BKVN。西多福韦推荐剂量：为避免肾毒性反应，治疗 BKV 时应用低剂量西多福韦 0.5～1.0mg/kg 静脉输注，每周 1 次，疗程 4～10 周。治疗前应用含 4g 丙磺舒的生理盐水 1000mL 进行充分水化，药物输入时间大于 1h。疗效应用 PCR 监测尿、血标本病毒载体量进行评估。来氟米特推荐剂量：国外推荐负荷用量为 100mg/d 持续 5d，后改为 40mg/d 维持，但国内推荐剂量应予以减少。建议开始的最初 3d 给予负荷剂量 50mg/d，之后给予维持剂量 10mg/d。用药期间需监测肝肾功能，肝肾功能受损情况下酌情减量。

静脉注射用免疫球蛋白目前临床使用的静脉注射用免疫球蛋白（IVIG）含有高滴度效能的 BKV 中和抗体，可用于减少免疫抑制剂剂量的受者，通常剂量为 0.2～2.0g/(kg·d)。免疫球蛋白不穿入细胞内，但可以直接中和或间接发挥免疫调节作用，有助于改善疾病的活动状态。

氟喹诺酮类抗生素：氟喹诺酮类抗生素可通过抑制病毒编码大 T 抗原的解旋酶活性而抑制 BKV 复制，但选择性较低，而且对已经确诊的多瘤病毒相关性肾病治疗未必有效。

三、真菌感染

1. 肾移植术后真菌感染的特点

肾移植后真菌感染常发生于术后 6 个月内，亦可发生于术后多年，是较常见的一种并发症，感染率约为 3%～10%。其中深部真菌感染十分严重，病死率高于细菌感染。

真菌属条件致病菌，肾移植受者发生真菌感染与下列因素有关：①使用大剂量免疫抑制剂治疗；②长期使用广谱抗生素破坏了菌群平衡，有利于真菌繁殖；③反复大剂量激素、单或多克隆抗体冲击治疗；④高血糖；⑤移植物功能丧失和血液透析；⑥长期中心静脉插管或留置尿管；⑦供者来源感染。

肾移植术后常见的致病菌为白念珠菌、耶氏肺孢子菌、曲霉菌、隐球菌、毛霉菌等，其中以白色念珠菌最常见（占 53.0%～59.0%）。

肾移植受者发生的真菌感染可侵犯多种组织器官，常见的感染部位有口腔黏膜、伤口局部、肺部及中枢神经系统等。具有临床意义的是侵袭性真菌病（IFD），其中以肺部感染率最高。国外报道肾移植后肺部真菌感染的发生率为 2%～10%。

2. 肾移植术后真菌感染的检测与诊断

由于大剂量免疫抑制剂特别是糖皮质激素的应用，肾移植后真菌感染的临床症状和体征不典型或被掩盖。常与细菌和病毒感染重叠出现。肾移植受者真菌性肺炎往往发病急，有发热、咳嗽、咯白色黏痰等表现，可伴口腔黏膜雪花样变，严重者有呼吸困难和缺氧表现。胸部影像学检查、痰液、咽拭子、血液、支气管肺泡灌洗液及穿刺肺组织涂片和培养查到真菌或菌丝，有助于诊断。血清和支气管肺泡灌洗液的半乳甘露聚糖（GM）抗原（GM 试验）可作为诊断侵袭性真菌病的生物标记物，血清 $1,3-\beta-D-$ 葡聚糖（G 试验）支持侵袭性肺真菌病的临床诊断，但并非特异性检测手段。

3. 肾移植术后真菌感染的防治

早期国内肾移植术后真菌感染预防主要应用大蒜素和一代或二代三唑类药物（酮康唑、氟康唑）。随着公民逝世后器官捐献的广泛开展，供者来源的真菌感染的发病率明显升高。因此，对于真菌感染的预防多采用棘白菌素类（卡泊芬净、米卡芬净）药物。

肾移植受者真菌性肺炎的治疗多采用综合措施，包括：①适当减少免疫抑制剂用量。②加强休息，抗真菌药物雾化吸入，对症支持，吸氧；出现呼吸困难、缺氧表现时应用呼吸机辅助呼吸。③药物治疗。应及早应用氟康唑，200～400mg/d 静滴，持续用药至体温正常，临床症状消失后 5～7d 后再改为口服 50～100mg/d 1～2 周。重症患者或氟康唑疗效不佳者，可改用或联合应用脂质型两性霉素 1.0～5.0mg/（kg·d），或改用伏立康唑 400mg/d 分两次静滴，也可用米卡芬净 50～150mg/d 静滴对于严重病例，根据患者情况剂量可增加至 300mg/d。抗真菌药物大多对细胞色素 P450 酶活性有抑制作用，可降低 CsA/FK506 的代谢速度而升高其血药浓度，应用抗真菌药物的患者应监测 CsA/FK506 浓度并及时调整用量。

四、耶氏肺孢子菌肺炎

1. 肾移植术后耶氏肺孢子菌感染的特点与规律

耶氏肺孢子菌为机会性致病菌，常寄生在肺泡内，成簇黏附于肺泡上皮。在健康宿主体内并不引起症状，肾移植受者因免疫功能低下可引起耶氏肺孢子菌肺炎，在移植术后 1 年内的发生风险是 1 年后的 8 倍。其在肾移植术后的发生率为 0.6%～14%。

2. 流行病学

卡氏肺孢子菌为单细胞型，有滋养体、囊前期和包囊三个阶段。包囊为感染型，滋养体为繁殖型。肺孢子菌寄生部位限于肺泡腔，成熟包囊进入肺泡后破裂，囊内小体脱囊后发育为滋养体，滋养体紧贴肺泡上皮寄生、增殖，包囊多位于肺泡中央。包囊经空气传播而进入人或动物肺泡内，囊内小体由包囊逸出成为滋养体。滋养体以二分裂、内出芽或接合生殖方式增殖。滋养体细胞膜逐渐增厚形成囊壁，进入囊前期，虫体进行减数分裂和有丝分裂，形成囊内小体，成熟时含 8 个囊内小体。

易感人群包括：器官移植患者；长期糖皮质激素治疗的患者；恶性肿瘤，尤其是接受放、化疗者；免疫功能缺陷患者；患有慢性肺部疾病的儿童、早产新生儿和婴儿。

无症状携带者成为感染的源头，可以通过人际传染。在危重症患者和健康护理者中，可通过空气传播。

3. 肾移植术后耶氏肺孢子菌感染的检测及诊断

起病急，以发热、干咳、呼吸困难为特征，常伴心动过速。有发绀、呼吸音增粗或减低。

肾移植受者有发热、干咳等呼吸道症状，特别是伴有低氧血症、无其他感染证据时，均应怀疑耶氏肺孢子菌肺炎的可能。确诊有赖于病原体的检出，肺组织标本染色、支气管肺泡灌洗液（BALF）或痰液中发现肺孢子菌的包囊、滋养体或囊内小体。早期行纤维支气管镜检或肺泡组织活检，既可了解肺部病变，又可提高病原体的检出率，在患者可耐受纤维支气管镜检的情况下可作为首选诊断手段。近年来高通量测序又名下一代测序（NGS）技术的进步日新月异，病原微生物高通量基因检测不依赖于传统的微生物培养，不做任何先验性假设，对临床样本直接提取核酸、构建文库、上机测序并比对分析，根据比对的序列信息来判断样本包含的病原微生物种类，能够快速、客观地检测出临床样本中的病原微生物，无须特异性扩增，极大地提高了病原体的检出率。尤其是肺泡灌洗液中 NGS 检测对于诊断耶氏肺孢子菌肺炎具有较高的准确性，且可重复进行。

4. 肾移植术后耶氏肺孢子菌感染的防治

耶氏肺孢子菌感染的预防采用术后口服磺胺类药物——复方新诺明［每片含磺胺甲噁唑（SMZ）0.4g 及甲氧苄啶（TMP）0.08g］，2 片，qd，6～9 个月，如出现肾功受损剂量可减半。耶氏肺孢子菌肺炎的治疗中复方新诺明为治疗首选药物，口服 2～4 片，每 8h 一次；或 15～20mg/(kg·d)，每 6～8h 一次。给药期间注意碱化尿液。复方新诺明的主要不良反应是皮疹、肝肾功能损害、骨髓抑制等，发生率约 50%，其中 20%～30% 需停药。临床常有预防性应用复方新诺明在停药后发生耶氏肺孢子菌肺炎，因此耶氏肺孢子菌肺炎的预防一方面要较长时间应用复方新诺明外，另一方面移植前的筛查也很重要，筛查易感人群、易感因素、移植前定植患者等，并采取相应治疗措施，对耶氏肺孢子菌感染的防治具有重要作用。

近年来国内外均有文献报道卡泊芬净临床应用于耶氏肺孢子菌肺炎的安全性及有效性值得肯定。研究发现磺胺类药物主要作用于耶氏肺孢子菌的滋养体，卡泊芬净作用于包囊，二者具有协同作用。卡泊芬净与复方新诺明联合用药时，起效快且不良反应明显少于复方新诺明单药治疗。尤其对于不能耐受复方新诺明的耶氏肺孢子菌肺炎患者，卡泊芬净是值得考虑的选择。

五、重症肺部感染

肾移植受者术后肺部发生感染的风险显著高于其他器官，是由于肺脏本身属于与外界相通的开放器官，各种病原体容易侵犯气道黏膜屏障，尤其是围手术期、大剂量使用免疫抑制剂期、患者所处的环境为院内医疗场所等情况。相对于普通患者，肾移植受者的肺部感染往往存在以下特点：①多重耐药菌较常见；②混合感染多见、病原体复杂；③严重程度高；④病情进展迅速；⑤病死率高；⑥精准化诊断相对困难；⑦可供选择的治疗用药相对较少；⑧治疗反应差、疗效慢。肾移植受者肺部感染的程度往往比较严重，一旦发生感染，病情进展迅速，病死率高。多发生于移植后 1~6 个月，占肺部感染的 50% 以上，死亡率超过 20%。常见的诱发因素有：①移植受者常并发贫血、糖尿病、低蛋白血症等，导致免疫力减退；②术后应用大剂量激素及强力免疫抑制治疗，尤其是发生急性排斥反应时的治疗，使移植患者的免疫功能进一步受到抑制；③不合理使用广谱抗生素，引起菌群失调，从而导致条件致病菌混合感染；④某些病原体，如 CMV 能够渗入机体免疫细胞的基因中，干扰其免疫机制，诱导出较为复杂的免疫抑制状态，从而增加了细菌、霉菌或原虫等双重或多重感染的发生率。

肾移植术后重症肺部感染的诊断首先应符合一般肺炎的诊断标准，在其基础之上，符合下列 1 项主要标准或 ≥3 项的次要标准可诊断为重症肺炎。

主要标准包括以下 2 条标准中的任何一条：①脓毒性休克需使用血管升压药者；②急性呼吸衰竭需气管插管机械通气者。

次要标准包括以下 9 条：①呼吸次数 ≥30/min；②氧合指数 ≤250mmHg（1mmHg≈0.133kPa）；③多肺叶浸润；④意识障碍和（或）定向障碍；⑤氮质血症，血尿素氮 ≥7.14mmol/L；⑥尿量减少，尿量 <40mL/h；⑦外周血白细胞计数减少（<4×10⁹/L）或血小板减少（<100×10⁹/L）；⑧深部体温 <36℃；⑨低血压，收缩压 <90mmHg 需积极的液体复苏或使用血管活性药物者。

肾移植术后重症肺部感染病情重、进展快，短期内即发展为急性呼吸窘迫综合征（ARDS），严重威胁患者的生命安全。治疗原则是保证氧疗效果，早期、足量、针对感染原的联合抗感染用药，合理调整免疫抑制治疗方案，减少或避免诱发因素，预防 ARDS。

治疗措施包括：①一般治疗。加强休息，雾化吸入，对症治疗，采取适当的隔离措施。密切观察气短等呼吸困难症状，及时血气分析监测 PaO_2、$PaCO_2$ 变化，3~5d 拍胸片或行 CT 检查了解肺部渗出性改变的进展。②常规吸氧，轻者用鼻导管，最好采用面罩吸氧。出现呼吸困难者应早期呼吸机辅助呼吸，预防 ARDS 发生，轻者无创正压呼吸机辅助呼吸，重者必要时行气管插管或切开行有创呼吸机辅助呼吸。重症肺炎患者若合并急性呼吸衰竭综合征，并且常规的机械通气不能改善病情和纠正低氧血症，应尽早考虑使用体外膜肺氧合（ECMO）。其使用的适应证包括可逆的呼吸衰竭伴严重低氧血症（氧合指数 < 150mmHg 或高支持力度有创机械通气仍不能改善低氧血症）；失代偿性酸中毒（pH 值 < 7.15）；机械通气的平台压力过高（35 ~ 45cmH₂O，1cmH₂O ≈ 0.098kPa）。③适当减少免疫抑制的用量。一般应减少或停用 CsA 或 FK506、MMF 至最低维持剂量，必要时可停用 MMF，同时严密注意排斥反应的发生。对严重感染难以控制的患者，可以考虑临时停用免疫抑制用药或切除移植肾脏。④加强支持治疗，输注免疫球蛋白、白蛋白及血浆。⑤综合抗感染治疗。抗菌治疗根据常见菌种和细菌培养和药敏结果，选用敏感抗生素；抗病毒可采用更昔洛韦或缬更昔洛韦；抗真菌可选用氟康唑、伊曲康唑、伏立康唑、米卡芬净、两性霉素 B 脂质体等；抗衣（支）原体可选用阿奇霉素、大环内酯类抗生素。也可选用大蒜素等中药成分和中药辅助治疗。肾移植发展的早期阶段往往采用大包围治疗方案，疗效差、副作用大。随着检测技术的进步，尤其是高通量基因测序技术的进步日新月异，其测序成本也有所下降，在危重症患者可显著提高病原检测的灵敏度，缩短了检测时间，对罕见或不易培养的病原菌具有很好的诊断价值。使得混合性肺部感染的治疗做到了针对性、精准化，大大提高了治愈率。⑥糖皮质激素的应用。双肺广泛渗出、呼吸困难明显者可应用糖皮质激素，一般应用甲泼尼龙 80 ~ 160mg/d，或地塞米松 10 ~ 20mg/d。⑦合并感染性休克、急性肾功能障碍时行持续肾脏替代治疗（CRRT）有助于清除代谢产物和部分炎症介质、实施液体容量管理、纠正水电解质酸碱平衡、营养支持。

六、公民逝世后器官捐献时代感染的特点及精准防控

近年来公民逝世后器官捐献逐渐成为肾移植受者获得器官的主要来源，拯救了大量肾功能衰竭患者的生命。同时也导致肾移植术后感染的特点发生了显著变化，供者来源性感染（DDI）成为肾移植受者感染的主要来源，即捐献者体内存在的病原体通过器官移植过程感染移植受者，引发感染性疾病。由于绝大部分尸体器官捐献的供者都曾经过重症监护室（ICU）治疗，在捐献前可能经历重大手术、持续气管插管或气管切开行机械通气、留置深静脉导管和导尿管等各种导管，还可能需要血液透析、人工肝、体外膜肺氧合（ECMO）等辅助治疗，其发生院内感染，特别是多重耐药（MDR）菌感染的风险明显增高。部分捐献者可能携带 MDR 菌而不发病，但可以通过供器官导致相应移植受者发生 DDI。因此，如何防治 DDI 是器官移植面临的重点问题，需要严格的供者感染状态评估并加强官移植受者围手术期感染防控，以减少 DDI 风险，确保移植受者的安全。

1. 器官获取前供者感染风险的分层及预防

由于器官捐献供者的生命体征极度不稳定，需要在短时间（常常为24h）内完成必要的感染相关筛查和评估，以确定供器官的可用性。详细的病史询问、全面

的临床评估和必要的实验室筛查，是评估 DDI 风险的必要手段。在此基础上，综合分析病史、临床表现和实验室检查等方面的信息快速评估潜在捐献者的感染状态，对供者感染状态进行风险分层。

一般可以根据感染风险将潜在捐献者分为禁止器官捐献供者、高风险和低风险供者。其中患有不可接受风险的感染性疾病应被视为器官捐献的禁忌证，除非用于没有其他治疗措施的、挽救生命的移植手术，否则应禁止器官捐献。

高风险供者包括：①评估过程中发现传染性病原体，但受者的健康状况和临床病情严重需要移植。此时允许移植给患同种病或有血清学保护的受者或受者移植后予以抢先治疗或预防治疗的情况。②患菌血症和（或）细菌性脑膜炎的供者经过至少 24~48h 的针对性抗生素治疗后病情缓解。③无法对传染性疾病的风险进行适当评估的供者。高风险供者应尽可能在捐献前采集标本送检并密切关注结果，尽早明确病原体种类及其耐药状况，以便及时调整对供（受）者的抗感染治疗方案。低风险供者为评估过程中未发现传染性疾病，供者也无急性感染表现。

根据供者感染风险分层结果进行精准防控（表 1.6.1）。

本方案中感染患者培养阳性患者标本为血标本以外的标本，如痰液、尿液、气管插管、胸腔积液等，如血培养或血管内导管细胞培养阳性，则需要持续治疗转阴后再考虑捐献。

2. 器官获取后供者来源感染的预防

供者来源感染的预防主要在于器官获取手术中、获取后器官的机械灌注、冷保存环节严格无菌操作原则。获取前感染高风险供者可在灌注液、冷保存液中加入敏感抗生素。移植手术前留取灌注液、冷保存液病原体培养，为肾移植术后抗生素的精准选择提供依据。

3. 肾移植受者感染的预防

对于肾移植受者感染的预防措施包括：①详尽的术前评估、全面体格检查及病原学的实验室监测，去除潜在感染因素和感染灶；术后尽早拔出各种留置导管（尿管、伤口引流管、双 J 管等）；进行呼吸功能锻炼；免疫抑制剂的应用易导致肾移植受者术后血糖的升高，应监测并控制血糖在 4~10mmol/L。②预防性使用抗生素。无感染高危因素，移植术前半小时静脉应用广谱抗生素，头孢哌酮舒巴坦 3.0g + 卡泊芬净 50mg。供者肠道破损加用奥硝唑 0.5g。术后应用广谱抗生素，舒普深 3.0g + 卡泊芬净 50mg，5~7d，若供者已培养出病原，依据药敏试验结果应用抗生素，并定期多次、多部位留取培养，及时依据药敏结果调整治疗方案。肾功恢复正常后加用抗病毒治疗，更昔洛韦 250mg/d，共 2 周。出院后口服缬更昔洛韦 450mg/d，共 1 个月；口服复方新诺明 0.48g/d，连用 6~9 个月预防耶氏肺孢子菌感染。③合理应用免疫抑制剂，及时调整剂量，避免出现过度免疫抑制。

表 1.6.1　公民逝世后器官捐献供者预防感染方案

住院时间	供者感染状态		预防方案
2d 以内	无感染		获取前静脉用头孢哌酮舒巴坦 3.0g + 氟康唑 200mg，静脉滴注
	有感染	无培养结果	获取前静脉用头孢哌酮舒巴坦 3.0g + 氟康唑 200mg，静脉滴注 疑似有泛耐药菌感染（肺炎克雷伯菌、鲍曼不动杆菌），加用替加环素 200mg，静脉滴注
		有培养结果	阳性菌：根据药敏使用抗生素，无药敏结果获取前静脉用替考拉宁 400mg + 氟康唑 200mg，静脉滴注 阴性菌：根据药敏使用抗生素，无药敏结果获取前静脉用美罗培南 1.5g（或亚胺培南 1.0g）+ 氟康唑 200mg，静脉滴注 培养结果有泛耐药菌感染（肺炎克雷伯菌、鲍曼不动杆菌），加用替加环素 200mg，静脉滴注
2~5d	无感染		获取前静脉用头孢哌酮舒巴坦 4.5g + 卡泊芬净 100mg，静脉滴注
	有感染	无培养结果	获取前静脉用美罗培南 1.5g（或亚胺培南 1.0g）+ 替考拉宁 400mg + 卡泊芬净 100mg，静脉滴注 疑似有泛耐药菌感染（肺炎克雷伯菌、鲍曼不动杆菌），加用替加环素 200mg 静脉滴注
		有培养结果	阳性菌：根据药敏使用抗生素，无药敏结果获取前静脉用替考拉宁 400mg + 卡泊芬净 100mg，静脉滴注 阴性菌：根据药敏使用抗生素，无药敏结果获取前静脉用美罗培南 1.5g（或亚胺培南 1.0g）+ 卡泊芬净 100mg，静脉滴注 培养结果有泛耐药菌感染（肺炎克雷伯菌、鲍曼不动杆菌），加用替加环素 200mg，静脉滴注
5d 以上	无感染		获取前静脉用头孢哌酮舒巴坦 6.0g + 卡泊芬净 100mg，静脉滴注
	有感染		根据药敏结果选择抗生素，无药敏结果获取前静脉用美罗培南 1.5g（或亚胺培南 1.0g）+ 达托霉素 1.0g + 卡泊芬净 100mg，静脉滴注 明确或怀疑有泛耐药菌感染（肺炎克雷伯菌、鲍曼不动杆菌），加用替加环素 200mg，静脉滴注

参考文献

［1］中华医学会器官移植学分会 . 实体器官移植术后感染诊疗技术规范——总论与细菌性肺炎［J］. 器官移植, 2019, 10(4):343 - 351.

［2］Mossad SB. Management of infections in solid organ transplant recipients［J］. Infect Dis Clin North

Am, 2018, 32(3):xiii – xvii.

[3] Singh NC, Garrison G. Pneumonia infection in organ transplant recipients[J]. 2017[EB/OL]. (2018 – 04 – 11).

[4] Yusen RD, Edwards LB, Kucheryavaya AY, et al. The registry of the International Society for Heart and Lung Transplantation: thirty-first adult lung and heart-lung transplant report 2014; focus theme: retransplantation[J]. J Heart Lung Transplant, 2014, 33(10):1009 – 1024.

[5] Guenette A, Husain S. Infectious complications following solid organ transplantation[J]. Crit Care Clin, 2019, 35(1):151 – 168.

[6] Angarita Sak, Russell Ta, Kaldas FM. Pneumonia after liver transplantation[J]. Curr Opin Organ Transplant, 2017, 22(4):328 – 335.

[7] Svobodova I, Honsova E. Infections after kidney transplantation [J]. Cesk Patol, 2015, 51 (3):120 – 122.

[8] Afshinnekoo E, Chou C, Alexander N, et al. Precision metagenomics: rapid metagenomic analyses for infectious disease diagnostics and public health surveillance[J]. J Biomol Tech, 2017, 28(1): 40 – 45.

[9] Huang W, Yin C, Wang G, et al. Optimizing a metatranscriptomic next-generation sequencing protocol for bronchoalveolar lavage diagnostics[J]. J Mol Diagn, 2019, 21(2):251 – 261.

[10] Giannella M, Munoz P, Alarcon JM, et al. Pneumonia in solid organ transplant recipients: a prospective multicenter study[J]. Transpl Infect Dis, 2014, 16(2):232 – 241.

[11] Kritikos A, Manuel O. Bloodstream infections after solid-organ transplantation[J]. Virulence, 2016, 7(3):329 – 340.

[12] Sopena N, Heras E, Casas I, et al. Risk factors for hospital-acquired pneumonia outside the intensive care unit: a case-control study[J]. Am J Infect Control, 2014, 42(1):38 – 42.

[13] Ottosen J, Evans H. Pneumonia: challenges in the definition, diagnosis, and management of disease[J]. Surg Clin North Am, 2014, 94(6):1305 – 1317.

[14] Matthay MA. Saving lives with high-flow nasal oxygen[J]. N Engl J Med, 2015, 372(23): 2225 – 2226.

[15] Memish ZA, El-saed A. Nosocomial infections in a medical-surgical intensive care unit in Kuwait [J]. Med Princ Pract, 2009, 18(4):342 – 343.

[16] Brodie D, Bacchetta M. Extracorporeal membrane oxygenation for ARDS in adults[J]. N Engl J Med, 2011, 365(20):1905 – 1914.

[17] Anesi JA, Blumberg EA, Abbo LM. Perioperative antibiotic prophylaxis to prevent surgical site infections in solid organ transplantation. Transplantation, 2018, 102(1):21 – 34.

[18] 中华医学会器官移植学分会. 器官移植术后耐药菌感染诊疗技术规范[J]. 器官移植, 2019, 10(04): 352 – 358.

[19] Hu FP, Guo Y, Zhu DM, et al. Resistance trends among clinical isolates in China reported from CHINET surveillance of bacterial resistance, 2005 – 2014[J]. Clin Microbiol Infect, 2016, 22 (Suppl 1): S9 – S14.

[20] Sen A, Callisen H, Libricz S, et al. Complications of solid organ transplantation: cardiovascular, neurologic, renal, and gastrointestinal[J]. Crit Care Clin, 2019, 35(1):169 – 186.

[21] Garnacho-Montero J, Amaya-Villar R. Multiresistant acinetobacter baumannii infections: epidemiology and management[J]. Curr Opin Infect Dis, 2010, 23(4):332-339.

[22] 杨富, 陈兰, 方芳, 等. 肝移植术后多重耐药菌感染危险因素的系统评价[J]. 上海交通大学学报(医学版), 2015, 35(7):1015-1022.

[23] Qin X, Yang Y, Hu F, et al. Hospital clonal dissemination of Enterobacter aerogenes producing carbapenemase KPC-2 in a Chinese teaching hospital[J]. J Med Microbiol, 2014, 63(Pt2):222-228.

[24] 李智斌, 张更, 刘克普, 等. 公民逝世后器官捐献肾移植早期多重耐药菌感染的临床研究[J]. 器官移植, 2017, 8(5):386-391.

[25] Li ZB, Zhang G, Liu KP, et al. Clinical study of early infection of multi-drug resistant organisms after renal transplantation from organ donation after citizen's death[J]. Organ Transplant, 2017, 8(5):386-391.

[26] Galvao LM, Oliveira APR, Ibanes AS, et al. Fatal case of donor-derived colistin-resistant carbapenemase-producing Klebsiella pneumoniae transmission in cardiac transplantation[J]. BrazJ Infect Dis, 2018, 22(3):235-238.

[27] 胡付品, 郭燕, 朱德妹, 等. 2017 年 CHINET 中国细菌耐药性监测[J]. 中国感染与化疗杂志, 2018, 18(3):241-251.

[28] 中华医学会器官移植学分会. 实体器官移植受者侵袭性真菌病临床诊疗规范[J]. 器官移植, 2019, 10(3):227-236.

[29] Shoham S, Marr Ka. Invasive fungal infections in solid organ transplant recipients[J]. Future Microbiol, 2012, 7(5):639-655. DOI:10.2217/fmb.12.28.

[30] 中华医学会器官移植学分会. 器官移植受者供者来源感染临床诊疗技术规范[J]. 器官移植, 2019, 10(4):369-375.

[31] Fishman Ja, Grossi Pa. Donor-derived infection-the challenge for transplant safety[J]. NatRev Nephrol, 2014, 10(11):663-672.

[32] 中华医学会器官移植分会. 器官移植受者 BK 病毒感染和 BK 病毒性肾病临床诊疗规范[J]. 器官移植, 2019, 10(3):237-242.

[33] 中华医学会器官移植学分会. 器官移植受者巨细胞病毒感染临床诊疗规范[J]. 器官移植, 2019, 10(2):142-148.

[34] 任吉忠, 闵志廉, 朱有华, 等. 肾移植后严重感染的病原学特征及临床诊治特点[J]. 第二军医大学学报, 2001, 22(1):68.

[35] 任吉忠, 闵志廉, 朱有华, 等. 肾移植前后的菌群变化与临床的相关性研究[J]. 中华器官移植杂志, 2000, 21(6):353

[36] 何长民, 张训. 肾脏替代治疗学[M]. 上海:上海科学技术文献出版社, 1999:472.

[37] Schmaldienst WH. Bacterial infections after renal transplantation[J]. Nephron, 1997, 75:140.

[38] 燕航, 薛武军, 田普训. 肾移植患者巨细胞病毒感染检测方法的比较[J]. 肾脏病与透析肾移植杂志, 2002, 11(2):120.

[39] 郑克立, 吴培根, 朱兰英, 等. 尸体肾移植术后活动性 HCMV 感染的预防性治疗[J]. 中山医科大学学报, , 1999, 20(4):284.

[40] 章泳裳. 肾移植术后巨细胞病毒感染[J]. 中华器官移植杂志, 2000, 21(4):248

[41] Bernabeu-Wittel M, Naranjo M, Cisneros JM, et al. Infections in renal transplant recipients receiving mycophenolate versus azathioprine-based immunosuppression[J]. Eur J Clin Microbiol Infect Dis, 2002, 21(3):173.

[42] 薛武军,燕航,田普训,等. 更昔洛韦防治肾移植术后 CMV 感染的对照研究[J]. 西安医科大学学报, 1999, 20(2):178.

[43] CatherineBonvoisin, Laurent Weekers, Patricia Xhignesse, et al. Polyomavirus in Renal Transplantation: A Hot Problem[J]. Transplantation, 2008, 85: S42 - S48.

[44] Daniel L. Bohla, Gregory A. Storch, Caroline Ryschkewitsch, et al. Donor Origin of BK Virus in Renal Transplantation and Role of HLA C7 in Susceptibility to Sustained BK Viremia[J]. Am J Transplantation, 2005(5): 2213 - 2221.

[45] C. Bressollette-Bodin, M. Coste-Burel, M. Hourmant, et al. A Prospective Longitudinal Study of BK Virus Infection in 104 Renal Transplant Recipients[J]. Am J Transplantation, 2005(5): 1926 - 1933.

[46] Dirk RJKuypers, Ann-Karolien Vandooren, Evelyne Lerut. Adjuvant Low-Dose Cidofovir Therapy for BK Polyomavirus Interstitial Nephritis in Renal Transplant Recipients [J]. Am J Transplantation, 2005(5): 1997 - 2004.

[47] 陆明,朱有华. 肾移植术后 BK 病毒感染的研究进展[J]. 国际外科学杂志, 2006, 33(3): 236 - 240.

第七节　致敏受者的肾脏移植

◎丁晨光　项和立　薛武军

因接触致敏因素如输血、妊娠或移植经历等,或因感染病毒后的交叉反应,移植等待者体内可产生抗人类白细胞抗原(HLA)抗体,被称为致敏受者。移植前群体反应性抗体(PRA)水平能反映受者对 HLA 抗原的致敏状态,它是一种由 HLA 错配产生的免疫球蛋白 G(IgG)类型,主要针对 HLA 的机体内体液免疫抗体。根据 PRA 水平高低,可分为未致敏(PRA 0~10%)、轻度致敏(PRA 10%~50%)、中度致敏(PRA 50%~80%)和高度致敏(PRA >80%)。在等待肾脏移植的致敏受者中,15% 受者为高致敏。此外,随着肾脏移植例数的增长,近年来国内外各大移植中心的移植物功能丧失及致敏受者也迅速增多,17% 受者为再次肾移植等待者。

近年来随着术前配型技术及术后免疫抑制剂的应用,超急性排斥反应已经很少发生,急性细胞性排斥反应的发生率也降到了 10%。然而,抗体介导的排斥反应(AMR)的比例却有所增高,正逐渐成为肾移植术后排斥反应发生的主要类型。致敏受者的肾移植更是 AMR 高发的群体,受者的致敏状态不仅延长了等待合适供者的时间，制约其接受肾脏移植的机会，部分患者甚至只能终生接受血液透析（HD）治疗，而且可诱发各种类型的排斥反应、延缓移植物功能恢复，还与移植物功能丧失相关。

一、供者特异性抗体与非供者特异性抗体

（一）供者特异性抗体（DSA）

PRA作为判断患者致敏的金标准，移植前检测PRA水平是临床上判断高敏患者预治疗效果的重要手段。PRA与移植物存活和各种排斥反应密切相关。术前筛查PRA可以科学评估肾移植患者的体液致敏状态，为致敏患者选配合适供者；术后监测PRA可及时了解移植肾的免疫状态，有利于防治排斥反应。受者肾移植前体内PRA峰值特异性包括供者特异性抗体（DSA），即受者接受器官/组织移植后体内产生的针对供者组织抗原的特异性抗体，主要包括HLA抗体和非HLA抗体（如抗内皮细胞抗体、抗波形蛋白抗体、抗MICA抗体和抗MICB抗体等）。若DSA存在，即使有效去除各种HLA抗体，使移植前交叉配型阴性、PRA降低甚至转为阴性，急性排斥反应的发生率仍明显增加。DSA又可分为预存抗体（移植前受者体内存在的抗体）和新生抗体（移植术后形成的DSA，dnDSA）。DSA主要参与体液免疫过程，在基础和临床研究中已证实体内高水平的抗DSA不仅可诱发各种类型的排斥反应、延缓移植物功能恢复，而且还与移植物功能丧失相关，移植排斥反应尤其是DSA仍然是影响患者生存的主要原因。

（二）非供者特异性抗体（nDSA）

在ABO血型相容的供受者匹配中，器官移植致敏后产生的抗体主要为特异性抗供者HLA抗体。然而在研究中发现，肾移植患者血清中亦可检测出大量的非供者特异性的HLA抗体（NDSA）。此类抗体针对的是不表达于器官移植供者细胞表面的HLA分子。肾移植受者体内NDSA的产生原因尚不明确，目前普遍接受的解释为交叉反应原理，即由于部分HLA之间存在相似的抗原决定簇，故肾移植术后患者血清中产生的DSA同时也可以与供者相似的HLA抗原发生反应，从而表现为NDSA的出现。然而，有研究发现，肾移植患者在没有产生DSA的情况下也可产生NDSA，肾移植术后NDSA出现的中位时间甚至早于DSA。此种现象显然不能用现有的交叉反应理论来解释。而自身反应性，即可以识别诸如波状蛋白、肌球蛋白等自身抗原的抗体。基于"一把钥匙开一把锁"的特异性抗原抗体反应理论，长期以来同种异体抗体及自身抗体一直被认为是两种截然不同的抗体。多反应性抗体与传统定义的DSA不同，它可以同时与多种毫不相关的抗原发生反应，有研究证实，多反应性抗体2B4、2D9、4G4、4G10同时也能够与多种HLA抗原发生反应。而绝大多数HLA抗原之间并不共用相同的抗原决定簇，基于它们的多反应性从而与多种HLA抗原发生反应，而并非完全由于与相同或相似的抗原决定簇发生反应从而表现为与多种HLA发生的交叉反应。能够与HLA抗原发生反应的多反应

性抗体，其来源及产生的原因尚不明确。既然这种抗体能够与多种抗原发生反应，因此很难确定是哪种抗原激活了与之对应的 B 淋巴细胞。甚至无法确定产生多反应性抗体的 B 淋巴细胞是否仅为一种特异性抗原所激活。我们认为，肾移植患者体内产生的能够与 HLA 抗原发生反应的多反应性 IgG 抗体可能来源于天然免疫的 B 淋巴细胞。此类 B 淋巴细胞具有分泌多反应性 IgM 抗体的特性，在非特异性抗原的刺激下，这种初始的 B 淋巴细胞可能经历类型转换重组（CSR）。在此过程中，B 淋巴细胞的分化途径可能有 Toll 样受体（TLR）参与。经过类型转换重组后，这种初始 B 细胞能够分泌多反应性 IgG 抗体，部分抗体与 HLA 发生反应。肾移植受者术前经历血液透析过程中伴随的慢性炎性反应也能为初始 B 细胞的分化提供条件。多反应性抗体是器官移植患者预先致敏的重要因素。研究发现的多反应性抗体与移植肾长期存活的相关性，提示多反应性抗体在介导移植肾损伤过程中可能起到直接的作用。

（三）供者特异性抗体的致病机制

尽管抗体介导移植物损伤的细胞及分子调节机制仍处于研究之中，但体液免疫的新进展已经提示 B 细胞及浆细胞的活化导致 DSA 的产生，此类抗体能够与内皮细胞表面的 HLA 或非 HLA 分子结合，抗体与内皮细胞结合后，通过补体依赖及非补体依赖途径趋化自然杀伤（NK）细胞、中性粒细胞以及巨噬细胞，形成毛细血管炎并最终导致组织损伤。急性抗体介导排斥反应中内皮细胞损伤的形态学改变说明，血小板聚集、血栓性微血管病（TMA）以及中性粒细胞聚集均可引起早期细胞坏死和急性移植物功能不全。长期累积的慢性血栓形成以及炎症病变造成细胞损伤及修复，从而导致慢性抗体介导的排斥反应。此种病变与慢性移植肾小球病（TG）相似并将最终导致移植物失功。除了抗体直接介导的病理反应，B 细胞及浆细胞本身也可影响排斥反应或免疫耐受的发生。

DSA 介导移植物损伤的机制具有多重性，主要有三种机制：①F（ab'）2 通过结合表达在供者内皮细胞表面的 HLA 分子，引发细胞激活和增殖；②Fc 可介导 NK 细胞、巨噬细胞等的激活，以及活化白细胞的趋化；③C1q 与抗原抗体复合物中的 Fc 结合，激活补体系统，C4d 的沉积是一个重要标志。因此，减少补体造成的损伤和白细胞浸润对治疗 AMR 是有价值的。另外，DSA 在血管内皮细胞中可引发 NK 细胞释放 γ 干扰素，从而发生颗粒相关毒性。值得注意的是，DSA 的浓度、亲和力、亚型、糖基化的差异可影响其激活补体能力。改变这些特性时，C4d 水平会随之变化。相较于 HLA-Ⅱ型 DSA，移植前预存 HLA-Ⅰ型 DSA 能较好地预测急性 AMR 和早期移植物功能丧失，纯化的高亲和力 HLA-Ⅰ单克隆抗体比混合的低（或高）亲和力的 HLA-Ⅰ/Ⅱ多克隆抗体，诱导产生 C4d 的水平更高。对于 DSA 介导免疫损伤的机制，仍有不明确之处，如虽然 IgM 也能激活补体途径，但由 IgM 引起的 CDC 阳性对移植结果无影响。

1. 抗体的产生受补体的调节参与

补体成分 C3，尤其是 C3d 在抗体介导的体液免疫反应中发挥重要作用。树突状细胞（DC）表达 CR2 分子，可以通过与其配体 C3d 作用将抗原留滞于富含 B 细胞的区域；受 C3d 调理的抗原与 B 细胞受体（BCR）结合，同时 C3d 与 B 细胞表面的 CR2 结合，这种交联可降低 B 细胞活化阈值，促进 B 细胞活化。另外，C3a 和 C5a 是补体系统激活的产物，除作为过敏毒素诱发炎症反应外，它们在抗原提呈和 T 细胞活化过程中扮演共刺激因子的角色，通过作用于抗原提呈过程而间接参与 DSA 介导的 AMR。

2. DSA 的重要致病途径是补体系统的激活

抗同种异型抗体结合于移植器官的内皮后，可激活补体系统和凝血系统。补体活化的经典途径是体液免疫的主要效应机制之一。在 DSA 介导的移植排斥反应中，免疫复合物是主要激活物。研究领域主要集中于两个层面，即补体激活的早期阶段和始于 C5 裂解的晚期阶段。2 个以上 C1q 头部固定于免疫复合物的 Fc 段，启动补体的级联激活，形成 C3 转化酶和 C5 转化酶，引起一系列免疫效应。C5a 和 C5b ~ C9 激活中性粒细胞、血小板及内皮细胞，释放前炎症因子和前血栓形成因子；形成的膜攻击复合物（MAC）导致靶细胞的溶解。C1q 与抗原抗体复合物中 DSA 的特异性结合位点结合是激活补体经典途径的始动因素（图 1.7.1）。Lachmann 等通过比较不同的检测方法发现，C4d 与 C1q 有明显的平行关系，而且二者的检测均比 CDC 的特异性高约 3 倍。因此，研究者希望对抗 HLA 抗体进行风险分层，从而评价高致敏患者体内预存抗体情况，增加这类患者接受肾移植的机会，以及用于术后评估患者的免疫排斥反应风险。然而，目前尚无充分的数据说明移植前体外检测结合 C1q 的 DSA（C1q + DSA）亚型能预测急性排斥反应、移植物功能及存活。与移植前的研究结果不同，肾移植术后，结合 C1q 的 dnDSA 与 AMR、C4d 沉积，以及微血管炎症显著相关，同时也与术后 1 年肾小球滤过率低以及术后 5 年存活率低有关。然而，未结合 C1q 的 dnDSA 如果长期存在也会导致 AMR 和移植器官功能丧失。究其原因，一是随着检测方法的改进，C1q 阳性率在同一样本中会提高。因此，阴性的 C1q 检测不能强有力地排除抗体结合补体的实际情况；二是目前还缺少 C1q 阳性与 DSA 型别的相关性研究，而Ⅱ型和Ⅰ型 DSA 的临床预后不同；三是 C1q 阳性只反映补体经典途径的激活。DSA、C3d 均阳性的受者术后 5 年移植肾存活率显著低于 DSA 阳性、C3d 阴性的受者，即使在 DSA 的 MFI 值较低（MFI < 3500）的受者中，C3d 阳性仍可显著降低移植肾存活率。并且不同于 C1q，C3d 是三条补体激活途径的核心步骤。因而，目前认为 DSA 结合 C3d 的能力能更好地反映其潜在的致病性。为优化临床应用，可采用 DSA 的 MFI 值预测补体 C1q 的结合，节约检测 C1q 的费用，并为临床医生提供指导。但是，DSA 的 MFI 值与 C1q 的相关性仍存在争议，可能是由于 MFI 阈值的设定存在人为因素，且在不同实验室之间未进行标准化，操作中的前带效应带也是造成结果误判的因素之一。

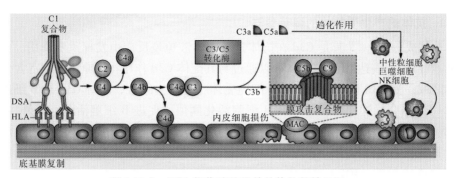

图 1.7.1　DSA 损伤移植物的补体依赖性机制

图片源自 Nat Rev Nephrol, 2013, 8 (11)：670 - 678

二、供者特异性抗体与肾脏移植预后的关系

　　DSA 包括移植前预存 DSA 和移植后新生 DSA（dnDSA）。输血、妊娠和器官或组织移植接触同种异体人类白细胞抗原（HLA），能诱导个体产生抗 HLA 抗体，因此移植等候者可能在移植前产生预存 DSA，与移植后的超急性排斥反应密切相关；而在移植后才产生的，并且直接针对移植物 HLA 抗原的抗体是 dnDSA，预示着 AMR 的开始。虽然预存 DSA 和 dnDSA 的产生机制类似，但预存 DSA 和 dnDSA 的危险因素并不相同。移植前患者预存 DSA 产生的危险因素包括输血、妊娠和再次移植，而 HLA 错配、年轻受者、患者依从性差则是 dnDSA 的主要危险因素。此外，有学者提出免疫抑制剂的选择亦是 dnDSA 形成的重要危险因素之一。

　　在输血、妊娠和器官或组织移植接触同种异体 HLA 后，HLA 经抗原提呈细胞内吞被分解为短肽，进而提呈给 CD4$^+$ 辅助性 T（Th）细胞，后者活化，刺激 B 细胞分泌抗体，此即 DSA 的产生过程。在移植后 7~14d，约有半数的高致敏受者血清 DSA 水平快速上升，导致急性体液性排斥反应，这可能是记忆性 B 细胞在肾移植中再次遇到抗原刺激分化为浆细胞所致。DSA 在短暂性快速上升后会出现不同程度的下降甚至消失，其原因可能是浆细胞发生凋亡，移植物对 DSA 的吸收，或血清中存在抑制浆细胞的物质。因此，移植后血清 DSA 的水平并不能反映当时的抗体产生量。

1. 预存供者特异性抗体及其对移植结果的影响

　　预存 DSA 的发生率约为 14%~18%，对肾移植结果的影响与 DSA 的类型和强度有关。预存 DSA 与体液性排斥反应、细胞性排斥反应的发生（TCMR），以及移植物存活率降低有明显相关性。Kanter 等还发现预存 DSA 与慢性排斥反应及更差的移植结果有关，Ⅱ类 DSA 阳性导致移植预后更差。当补体依赖淋巴细胞毒性试验（CDC）阴性时，低水平的预存 DSA 与 AMR 相关，与 TCMR 相关性差；高水平的预存 DSA 不仅与 AMR 相关，而且能诱发 TCMR。我们知道 TCMR 的发生与抗原提呈信号有关，研究发现不仅树突状细胞和巨噬细胞可有效地向 T 细胞提呈抗原，

B细胞也可以通过使用其表面免疫球蛋白和MHC-Ⅱ类分子捕获和提呈抗原,以这种方式发挥作用。甚至小管状上皮细胞和内皮细胞也能向活化的T细胞提呈抗原,这也间接说明了为什么AMR常伴有TCMR。固相检测技术可以量化抗体水平,从而对AMR的风险进行分层分析,平均荧光强度(MFI)越高,AMR的风险越大。

2. 新生供者特异性抗体及其对肾移植结果的影响

dnDSA的出现会促进抗体介导的损伤和移植物丢失,尤其是HLA-DQDSA。相对预存DSA而言,移植后dnDSA的MFI值越高,提示AMR的发生率越高。dnDSA在慢性排斥反应中亦起着重要作用。出现dnDSA的受者依临床情况可以分为以下3类:①急性移植物失功,即受者在2个月内血清肌酐(Scr)上升超过25%,其dnDSA的产生时间也是移植肾失功的开始时间;②慢性移植物失功,即受者24h尿蛋白定量超过0.5g或在移植后两个月Scr上升超过25%,其dnDSA产生至临床上移植物失功的时间平均为9个月;③肾功能稳定,无移植物失功,其dnDSA是在日常检查中监测到的。

dnDSA会影响移植肾功能且明显降低移植物的存活率。在一项评价儿科移植患者dnDSA的回顾性研究中,出院后随访期间(平均4.3年),dnDSA阳性组患者的Scr水平明显升高,而群体反应性抗体(PRA)阳性但非DSA阳性组患者的Scr水平无明显变化。关于dnDSA对移植物生存影响的研究报道,相对HLA-Ⅰ类DSA多次出现,HLA-Ⅱ类DSA的移植肾受者预后更差。dnDSA的存在使移植物失功的风险提高10倍。dnDSA的产生时间是决定移植肾生存的重要因素之一,移植后1年内产生的dnDSA至移植物失功的潜伏时间为5.1年;移植后1年之后才产生的dnDSA导致移植物丢失率较低,这类受者80%在移植后10年肾功能依然正常。HLA-Ⅰ类DSA产生时间较早(移植后6.6个月),主要与急性移植物丢失有关,而HLA-Ⅱ类DSA产生较晚(移植后12.5个月),主要与慢性移植性肾小球病有关。检测到能与补体结合的DSA可以更好地预测抗体介导的损伤和移植物丢失。C1q是补体激活经典途径的第一步,因此被认为与抗体的细胞毒有关。移植前预存DSA和移植后dnDSA与C1q结合后会导致患者预后更差,且在Luminex试验中MFI值更高。Loupy等发现在移植后第1年内检测到能与C1q结合的dnDSA是5年移植物存活率明显降低的一个独立因素,而且与移植后第1年内AMR的发生、微血管炎症和损伤、肾小管周围毛细血管C4d沉积,以及第1年肾小球滤过率下降有关。

目前,针对DSA患者肾移植术后短期疗效有诸多研究,脱敏治疗后长期效果却知之甚少。Miura等对11例DSA阳性患者肾移植术后行3~8年的随访,发现移植术后早期并发急性AMR和持续微血管损伤是肾移植术后慢性排斥反应的高危因素,哪怕其肾功能一直比较稳定。因此,对于既往DSA的肾移植患者,其术后远期随访中,应该强制制订远期免疫抑制计划(依据危险因子、程序性活检监测和DSA检测),并根据定期的检查结果调整治疗方案。

三、致敏受者预处理、术后监测及 DSA 的处理

人体内存在许多抗 HLA 抗体，只有 IgG 型抗体才是真正影响移植物存活的抗体。抗 HLA-IgG 抗体包括Ⅰ类和Ⅱ类抗体，其中Ⅰ类抗体对移植物的负面影响是明确的，而Ⅱ类抗体的作用尚有争。有资料显示，Ⅱ类抗体对移植物的早期存活和排斥反应的影响不明显，但对移植物的长期存活可能不利。而自身抗体并不对移植物存活产生影响；IgM 抗体不直接针对 HLA 抗原；某些针对 HLA 抗原的 IgA 抗体甚至对移植物有保护作用；而抗独特型抗体的作用具有双向性，在大多数情况下可能对移植物具有保护作用，但在某些情况下也有可能对移植物有害。因此，筛选出抗 HLA-IgG 抗体，并确定其特异性，具有重要意义。确定抗体特异性的另一个重要性在于，挑选供者时一定要避免选择含有相应靶抗原的供肾，DSA 失去了靶细胞，就避免了对移植物的直接攻击和破坏。抗原分子存在两种特性，既可以和已存在的抗体结合（抗原性）也能诱导免疫应答产生新的抗体（免疫原性）。如果说回避不可接受的 HLA 抗原，从而降低移植物的抗原性是负向选择；那么正向选择就是选择可接受的 HLA 抗原，以降低移植物的免疫原性。通过选择低风险的供、受者搭配，可降低致敏受者移植后免疫识别强度，有效改善移植效果。关于致敏受者的肾移植尚缺乏公认的有效处理方案，一般需要移植前后的综合处理来确保移植成功。

（一）致敏受者移植术前的筛查及预处理

在选择供肾时避开致敏抗原是防止预存抗体介导排斥反应的最有效措施。对于致敏受者术前一定要做好筛查，对供受者都要进行高分辨 HLA 抗原分型，哪些预存的抗体所对应的抗原需要避开则应考虑以下因素：①抗体滴度，一般 MFI 值 >3000 的抗体可能产生显著的作用；②既往的致敏抗原，以往移植的历史记录应详尽了解，前次移植物的 HLA 抗原，即使只有低滴度的抗体，但可能存在免疫记忆；③抗体 C1q 结合阳性或为 IgG3 亚型，都提示抗体对补体激活能力强。这些因素都可增加移植物丢失的风险，应尽可能回避。等待肾脏移植的患者在术前，我们推荐至少进行一次 HLA 抗体筛查试验和 HLA 抗体确定试验（SAB 法）来判断是否 HLA 致敏。等待移植期间建议每 3 个月进行一次 HLA 抗体筛查试验，如果 HLA 抗体筛查试验出现阳性，等待移植期间建议每 1~3 个月进行一次 HLA 抗体确定试验（SAB 法）。

脱敏治疗的目的是清除或减少循环中的抗体，目前国内外尚无统一的方案。针对抗体生成的途径，可以对不同的靶点使用针对性方法或药物达到降低抗体滴度和种类的目的，一般认为多种治疗手段联用的效果更佳。血浆置换可以从患者的血清中直接去除免疫球蛋白，但是只在短时间内有效，抗体滴度可在 3~4 周恢复到处理前的水平，所以需要结合其他方法抑制抗体的生成。输注免疫球蛋白（IVIG）是脱敏方案中的常用方法，它可能发挥抑制同种异体抗体产生的作用，虽

然作用机制尚未研究透彻，但其效果已经得到了验证。蛋白酶体抑制剂可以有效地清除浆细胞，对顽固性的高致敏患者有确定的临床效果。利妥昔单抗可有效减少各发育阶段的 B 淋巴细胞（包括记忆型 B 细胞）的数量，可有效预防抗体滴度的反弹。目前，西安交通大学第一附属医院常规使用的方案是基于 MPA + CNI、单剂利妥昔单抗（200mg）、双膜血浆置换或免疫吸附（5～8 次，每 2d 一次）和小剂量 IVIG（1g/kg），少数患者联合蛋白酶体抑制剂。通过上述处理，PRA 小于 10%、DSA MFI 值 <3000、HLA 错配数≤3 且 CDC（-），我们认为该致敏受者是可接受移植的，且术后 AMR 的发生率显著降低。通过综合处理后，有效增加了致敏受者接受肾脏移植的机会（图 1.7.2）。

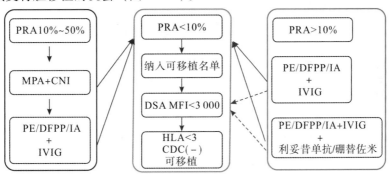

图 1.7.2　致敏受者移植术前预处理策略

（二）致敏受者移植术后和 dnDSA 的监测

致敏受者的治疗是一个持续的过程，接受肾移植后其抗体介导的排斥反应发病率仍高于未致敏受者，因此这部分受者术后观察和治疗不可虎头蛇尾，仍要严密监测肾功能、感染指标、抗体滴度，推荐程序性移植肾活检，必要时积极干预。目的就是要让曾经致敏的免疫系统对移植物 HLA 抗原保持静息状态。非致敏患者肾移植术后 1 年内应每 3 个月进行一次 HLA 抗体筛查试验，术后 1～3 年每半年进行一次 HLA 抗体筛查试验，术后 3 年以上每年进行一次 HLA 抗体筛查试验，如果 HLA 抗体筛查试验出现阳性，则需进行 HLA 抗体确定试验（SAB 法），明确是否存在 DSA。致敏患者肾移植术后第 1 个月，每周进行一次 HLA 抗体确定试验（SAB 法），明确是否存在 DSA；之后每 1～3 个月，每 2 周进行一次 HLA 抗体确定试验（SAB 法），明确是否存在 DSA；3～12 个月，每月进行一次 HLA 抗体确定试验（SAB 法）；术后 1 年建议每半年进行一次 HLA 抗体确定试验（SAB 法）。发生 AMR 时根据情况，随时检查。移植后 dnDSA 阳性时的防控策略如图 1.7.3 所示。

由于目前尚没有治疗急性 AMR 和慢性 AMR 的有效方法，通过 DSA 监测来预防 AMR 具有重要临床意义。移植后 DSA 的监测有利于早期发现体液排斥反应，对患者进行药物预防和治疗，当受者存在 DSA 发生的危险因素时，应维持充分的免疫抑制。由于受者的依从性与 DSA 的产生密切相关，临床上应引起重视。

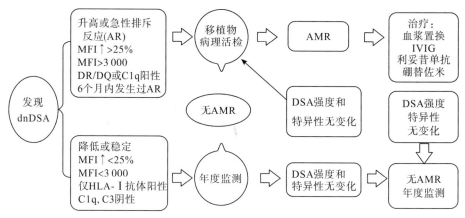

图 1.7.3　dnDSA 动态监测及处理策略

（三）DSA 的处理

1. 预存 DSA 的处理

（1）脱敏预处理

移植前检测有预存 DSA 的高致敏受者通常移植预后较差，通过脱敏可以降低这一类患者的免疫风险。目前的脱敏方案主要有注射高剂量免疫球蛋白或者进行血浆置换并注射低剂量免疫球蛋白。血浆置换是目前预防 AMR 最为成熟的技术。血浆分离置换技术能快速有效地移除有害的血液成分，但必要的蛋白成分（如凝固因子和白蛋白）也伴随着抗体被一起移除。而蛋白 A 免疫吸附能够选择性地移除抗体，阻止有用的血浆成分丢失。虽然现有的脱敏方案能明显改善患者和移植物的存活率，但脱敏后移植 AMR 的发生率依然很高。Vo 等尝试联合脱敏和利妥昔单抗来降低 AMR 的发生率，研究显示相对用血浆置换、IVIG 脱敏的 AMR 患者，联用利妥昔单抗的患者脱敏效果改善，有效抑制移植后 DSA 的反弹并预防 AMR 和移植性肾小球病。但在 2015 年的美国移植大会上，Duerr 报道联用利妥昔单抗并不能增强硼替佐米对移植肾存活的改善效果，反而会增加不良反应发生率。很多新药被尝试用于降低 AMR 的发生率，例如依库珠单抗和硼替佐米。依库珠单抗对 C5 有高亲和力，能阻断 C5 裂解成促炎因子，从而抑制 DSA 介导的免疫损伤。依库珠单抗本身并不会抑制 DSA 的产生，但能使 AMR 的发生率下降。Stegall 等对高致敏患者传统的脱敏方案的基础上使用依库珠单抗，移植后急性 AMR 的发生率由 41.2% 降至 7.7%，但对慢性 AMR 没有预防作用。已经有很多研究发现以硼替佐米为基础的脱敏疗法能够明显降低 HLA 抗体水平，并有望代替 IVIG。

西安交通大学第一附属医院肾脏移植中心对于体内预存高水平抗 HLA 抗体的患者，一般通过脱敏预处理来降低抗体滴度。移植前后进行血浆置换（PE 或 DFPP）或免疫吸附联合低剂量 IVIG。手术当天及术后连续 4d 左右再分别给予

IVIG 治疗（总量 1g/kg），血浆置换或免疫吸附在移植前进行，移植后隔天进行 4~7 次；移植前应用利妥昔单抗（200mg）静脉滴注杀死细胞表面表达 CD20 的 B 淋巴细胞。经过术前及术后的综合处理后 AMR 的发生率较前有显著降低，但长期的移植效果仍需要观察。

（2）诱导治疗

应用抗胸腺细胞球蛋白（ATG）进行诱导治疗可以清除激活的淋巴细胞或阻断信号传导，抑制排斥反应的发生及降低其强度，这对于致敏受者来说尤其重要。目前，用于诱导治疗的药物主要有 ATG、巴利昔单抗和利妥昔单抗等。据美国 OPTN/SRTR 统计，在所有的诱导治疗中 ATG 的应用最为广泛，且呈明显上升趋势。在致敏受者，应用 ATG 作为诱导治疗的比例更高。最近，KDIGO 移植工作组在回顾大量文献的基础上提出了改进移植肾功能的实践指南，推荐在高危病例中应用 ATG 作为诱导治疗。ATG 的剂量及持续应用时间尚无定论，一般为 1.5mg/kg，术中开始滴注，连用 4~7d，总剂量 <4.5mg/kg，或根据白细胞及血小板调整剂量。其主要的不良反应为可能增加感染和肿瘤发生的概率，但也有报道认为对此无明显影响。

（3）三联免疫抑制方案

由于致敏患者移植后更容易出现细胞和抗体介导的排斥反应，故一般应维持较强的免疫抑制状态。抗体的产生多需要辅助性 T 淋巴细胞的帮助，所以更强的免疫抑制药物可以有效抑制辅助性 T 淋巴细胞的功能，从而抑制抗体的产生。一般首选他克莫司（Tac）和麦考酚酸类药物，可在术前 1 周服用，或按常规于术后即开始使用。前 3 个月 Tac 的目标谷浓度在 10~15ng/mL，而后为 5~10ng/mL。

2. 移植后 dnDSA 的处理

对于 dnDSA 的处理，与预存 DSA 的处理方式基本一致。处理的时机是移植医生需要慎重决断的。首先要明确 dnDSA 的 MFI 值，其次监测移植肾功能变化及 HLA 抗体水平，建议行移植肾病理，明确移植肾受损情况，出现排斥反应后应首先确定是细胞性的还是体液性的，若是细胞性排斥反应，可予以甲泼尼龙冲击治疗，而对后者，需联合血浆置换和 IVIG 的组合治疗。对于难治性或者严重的急性抗体介导的排斥反应，在给予血浆置换、IVIG、甲泼尼龙冲击治疗及加大 Tac 和 MMF 剂量等综合治疗方案的同时，还可以给予利妥昔单抗治疗。利妥昔单抗是针对 B 淋巴细胞表面分子 CD20 的单克隆抗体，它可以杀死细胞表面表达 CD20 的 B 淋巴细胞。由于浆细胞是直接产生抗体的细胞，近来也有报道采用抗浆细胞抗体硼替佐米来清除术后特异性抗 HLA 抗体，成功逆转抗体介导的排斥反应的报道。总之排斥反应的治疗是综合性治疗，单一的治疗手段很难达到理想的效果（图 1.7.4）。

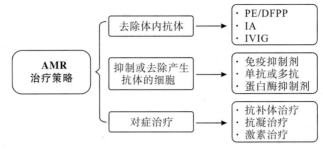

图 1.7.4　西安交通大学第一附属医院 AMR 治疗策略

　　总之，致敏受者的肾移植仍是当今移植界面临的一个挑战，其远期移植物功能丧失率依然较高。有报道致敏受者的移植物 1 年和 5 年存活率分别为 89.9% 和 69.4%，而非致敏对照则分别为 97.6% 和 80.6%，致敏与移植物丧失明显相关。因此，重视 ABO 血型配合、PRA 筛查、交叉配型、HLA 配型，及移植后 DSA 监测的组织配型体系，以国际标准和科学的方法，遵循组织配型少错配的原则，对器官移植术后患者长期进行 DSA 检测，及时清除 DSA，对预测排斥反应的发生、指导免疫抑制治疗、有效预防和及时诊治排斥反应、提高移植效果具有非常重要的意义。

参考文献

［1］UFFING A, HIDALGO L G, MCMULLAN C, et al. Preformed Donor-specific Antibodies Against HLA Class Ⅱ and Graft Outcomes in Deceased-donor Kidney Transplantation［J］. Transplant Direct, 2019, 5(5)：e446.

［2］MORATH C, DOHLER B, KALBLE F, et al. Pre-transplant HLA Antibodies and Delayed Graft Function in the Current Era of Kidney Transplantation［J］. Front Immunol, 2020, 11：1886.

［3］SUSAL C, DOHLER B, RUHENSTROTH A, et al. Donor-specific antibodies requirepreactivated immune system to harm renal transplant［J］. EBioMedicine, 2016, 9：366 – 71.

［4］DE SOUSA MV, GONCALEZ AC, ZOLLNER RL, et al. Effect of Preformed or De Novo Anti-HLA Antibodies on Function and Graft Survival in Kidney Transplant Recipients［J］. Ann Transplant, 2018, 23：457 – 66.

［5］LEFAUCHEUR C, VIGLIETTI D, MANGIOLA M, et al. From Humoral Theory toPerformant Risk Stratification in Kidney Transplantation［J］. J Immunol Res, 2017, 2017：5201098.

［6］AUBERT O, LOUPY A, HIDALGO L, et al. Antibody-Mediated Rejection Due to Preexisting versus De Novo Donor-Specific Antibodies in Kidney Allograft Recipients［J］. J Am Soc Nephrol, 2017, 28(6)：1912 – 23.

［7］SAKAMOTO S, IWASAKI K, TOMOSUGI T, et al. Analysis of T and B Cell Epitopes to Predict the Risk of de novo Donor-Specific Antibody(DSA) Production After Kidney Transplantation：A Two-Center Retrospective Cohort Study［J］. Front Immunol, 2020, 11：2000.

［8］ZHAO D, LIAO T, LI S, et al. Mouse Model Established by Early Renal Transplantation After Skin Allograft Sensitization Mimics Clinical Antibody-Mediated Rejection［J］. Front Immunol, 2018, 9：1356.

[9] VIGLIETTI D, LOUPY A, VERNEREY D, et al. Value of Donor-Specific Anti-HLA Antibody Monitoring and Characterization for Risk Stratification of Kidney Allograft Loss[J]. J Am Soc Nephrol, 2017, 28(2): 702-15.

[10] CALLEMEYN J, LERUT E, DE LOOR H, et al. Transcriptional Changes in Kidney Allografts with Histology of Antibody-Mediated Rejection without Anti-HLA Donor-Specific Antibodies[J]. J Am Soc Nephrol, 2020, 31(9): 2168-83.

[11] SCHINSTOCK CA, GANDHI M, CHEUNGPASITPORN W, et al. Kidney Transplant With Low Levels of DSA or Low Positive B-Flow Crossmatch: An Underappreciated Option for Highly Sensitized Transplant Candidates[J]. Transplantation, 2017, 101(10): 2429-39.

[12] TOMOSUGI T, IWASAKI K, SAKAMOTO S, et al. Clinical Significance of Shared T Cell Epitope Analysis in Early De Novo Donor-Specific Anti-HLA Antibody Production After Kidney Transplantation and Comparison With Shared B cell Epitope Analysis[J]. Front Immunol, 2021, 12: 621138.

[13] CRESPO E, LUCIA M, CRUZADO J M, et al. Pre-transplant donor-specific T-cellalloreactivity is strongly associated with early acute cellular rejection in kidney transplant recipients not receiving T-cell depleting induction therapy[J]. PLoS One, 2015, 10(2): e0117618.

[14] KAMBUROVA E G, HOITSMA A, CLAAS F H, et al. Results and reflections from the PROfiling Consortium on Antibody Repertoire and Effector functions in kidney transplantation: A mini-review [J]. HLA, 2019, 94(2): 129-40.

[15] ZIEMANN M, ALTERMANN W, ANGERT K, et al. Preformed Donor-Specific HLA Antibodies in Living and Deceased Donor Transplantation: A Multicenter Study[J]. Clin J Am Soc Nephrol, 2019, 14(7): 1056-66.

[16] KWUN J, MATIGNON M, MANOOK M, et al. Daratumumab in Sensitized Kidney Transplantation: Potentials and Limitations of Experimental and Clinical Use[J]. J Am Soc Nephrol, 2019, 30(7): 1206-19.

[17] KANNABHIRAN D, LEE J, SCHWARTZ JE, et al. Characteristics of Circulating Donor Human Leukocyte Antigen-specific Immunoglobulin G Antibodies Predictive of Acute Antibody-mediated Rejection and Kidney Allograft Failure[J]. Transplantation, 2015, 99(6): 1156-64.

[18] DORJE C, MJOEN G, STROM EH, et al. One-year protocol biopsies from ABO-incompatible renal allografts compared with a matched cohort of ABO-compatible allografts[J]. Clin Transplant, 2015, 29(3): 268-76.

[19] BERTRAND D, KAVERI R, LAURENT C, et al. Intensity of de novo DSA detected byImmucor Lifecodes assay and C3d fixing antibodies are not predictive of subclinical ABMR after Kidney Transplantation[J]. PLoS One, 2021, 16(4): e0249934.

[20] KAMBUROVA EG, WISSE BW, JOOSTEN I, et al. Pretransplant C3d-Fixing Donor-Specific Anti-HLA Antibodies Are Not Associated with Increased Risk for Kidney Graft Failure[J]. J Am Soc Nephrol, 2018, 29(9): 2279-85.

[21] MORRISON AH, GUPTA M, LLOYD K, et al. Class and Kinetics of Weakly ReactivePretransplant Donor-specific HLA Antibodies Predict Rejection in Kidney Transplant Recipients[J]. Transplant Direct, 2019, 5(8): e478.

[22] EZEKIAN B, SCHRODER PM, MULVIHILL MS, et al. Pretransplant Desensitization with

Costimulation Blockade and Proteasome Inhibitor Reduces DSA and Delays Antibody-Mediated Rejection in Highly Sensitized Nonhuman Primate Kidney Transplant Recipients[J]. J Am Soc Nephrol, 2019, 30(12): 2399 – 411.

[23] ZHANG H, WANG Z, ZHANG J, et al. Combined Immunotherapy WithBelatacept and BTLA Overexpression Attenuates Acute Rejection Following Kidney Transplantation[J]. Front Immunol, 2021, 12: 618737.

[24] SEE SB, AUBERT O, LOUPY A, et al. Post-Transplant Natural Antibodies Associate with Kidney Allograft Injury and Reduced Long-Term Survival[J]. J Am Soc Nephrol, 2018, 29(6): 1761 – 70.

[25] ROEDDER S, SIGDEL T, SALOMONIS N, et al. ThekSORT assay to detect renal transplant patients at high risk for acute rejection: results of the multicenter AART study[J]. PLoS Med, 2014, 11(11): e1001759.

[26] KAMBUROVA EG, GRUIJTERS ML, KARDOL-HOEFNAGEL T, et al. Antibodies against ARHGDIB are associated with long-term kidney graft loss[J]. Am J Transplant, 2019, 19(12): 3335 – 44.

[27] DE SOUSA MV, GONCALEZ AC, DE LIMA ZOLLNER R, et al. Treatment of Antibody-Mediated Rejection After Kidney Transplantation: Immunological Effects, Clinical Response, and Histological Findings[J]. Ann Transplant, 2020, 25: e925488.

[28] BURGHUBER CK, MANOOK M, EZEKIAN B, et al. Dual targeting: Combiningcostimulation blockade and bortezomib to permit kidney transplantation in sensitized recipients[J]. Am J Transplant, 2019, 19(3): 724 – 36.

[29] MENEGHINI M, MELILLI E, MARTORELL J, et al. Combining Sensitive Crossmatch Assays With Donor/Recipient Human Leukocyte AntigenEplet Matching Predicts Living-Donor Kidney Transplant Outcome[J]. Kidney Int Rep, 2018, 3(4): 926 – 38.

[30] KAUKE T, KLIMASCHEWSKI S, SCHOENERMARCK U, et al. Outcome after Desensitization in HLA or ABO-Incompatible Kidney Transplant Recipients: A Single Center Experience[J]. PLoS One, 2016, 11(1): e0146075.

[31] CICCIARELLI JC, LEMP NA, CHANG Y, et al. Renal Transplant PatientsBiopsied for Cause and Tested for C4d, DSA, and IgG Subclasses and C1q: Which Humoral Markers Improve Diagnosis and Outcomes? [J]. J Immunol Res, 2017, 2017: 1652931.

[32] JORDAN SC, BUNNAPRADIST S, BROMBERG JS, et al. Donor-derived Cell-free DNA Identifies Antibody-mediated Rejection in Donor Specific Antibody Positive Kidney Transplant Recipients[J]. Transplant Direct, 2018, 4(9): e379.

[33] ZHANG H, ZHENG C, LI X, et al. Diagnostic Performance of Donor-Derived Plasma Cell-Free DNA Fraction for Antibody-Mediated Rejection in Post Renal Transplant Recipients: A Prospective Observational Study[J]. Front Immunol, 2020, 11: 342.

[34] SANTOS S, MALHEIRO J, TAFULO S, et al. Impact of preformed donor-specific antibodies against HLA class I on kidney graft outcomes: Comparative analysis of exclusively anti-Cw vs anti-A and/or-B antibodies[J]. World J Transplant, 2016, 6(4): 689 – 96.

[35] SENEV A, COEMANS M, LERUT E, et al. Eplet Mismatch Load and De Novo Occurrence of Donor-Specific Anti-HLA Antibodies, Rejection, and Graft Failure after Kidney Transplantation: An Observational Cohort Study[J]. J Am Soc Nephrol, 2020, 31(9): 2193 – 204.

第八节　肾脏移植病理学

◎郑　瑾　郭　晖　项和立　薛武军

肾脏移植病理学诊断贯穿于移植前供肾的病理学评估、移植术中的零时活检和移植术后多种并发症的活检、肾病复发或新发病理学诊断以及移植术后管理和随访的全过程中，以协助保证移植手术的成功和保障术后移植肾和受者的长期存活。目前在我国多数大型移植中心已常规开展移植肾脏病理活检，并且能够依据最新的 Banff 移植物活检病理诊断标准予以病理诊断。随着我国公民逝世后器官捐献工作的全面开展，死亡捐献（DD）器官零点病理学评估及术后指征性活检（IB），已逐渐得到重视并广泛开展起来。然而，程序性活检（PB）在我国乃至国际器官移植领域都没有得到广泛开展。移植肾 IB 通常用于诊断移植肾功能障碍的原因，包括移植肾功能延迟恢复（DGF）、血清肌酐升高和新发蛋白尿。即使临床表现可以明确诊断，如在免疫抑制剂漏服情况下的急性排斥反应，仍然需要 IB 来明确排斥反应的类型和严重程度，以指导治疗。虽然一些非侵入性生物标志物如 BK 病毒血症、供者特异性抗体（DSA）和尿趋化因子的检测可能会协助诊断，但它们通常只有疾病诊断的预测价值，并不排除需要肾脏病理活检来确诊移植肾功能障碍的原因。PB 根据预先确定的移植后时间点对移植肾脏进行有计划的病理活检。进行 IB 的肾脏功能障碍的阈值并没有统一的标准，而 PB 基本上将阈值设为零。值得注意的是，虽然 PB 和监测性活检（SB）这两个术语经常互换使用，但它们强调的是筛查程序的不同方面。由于通常缺乏临床指征，按程序安排的活组织检查通常具有监测性质。肾移植病理学的主要内容包括尸体供肾病理评估（慢性损伤评估和急性损伤评估）和移植肾病理（并发症、肾病复发或新发病理诊断和程序性活检诊断）。

一、尸体供肾的病理学评估

2015 年 1 月以来，中国公民逝世后器官捐献（CDCD）即尸体器官捐献（DD）已经成为我国器官移植中主要的移植器官来源。为进一步扩大供肾来源以救治更多罹患终末期肾脏疾病（ESRD）的患者，越来越多的扩大标准供肾（ECD）应用于肾脏移植中，其中影响 ECD 供肾质量的因素包括：①高龄供者器官的退行性改变；②供者捐献前存在高血压、糖尿病等慢性基础性疾病；③供者器官在获取和保存过程中经历了较长的热缺血和（或）冷缺血时间；④供者存在感染或肿瘤等。借此包括病理学评估在内的供肾质量的评估对合理利用供肾和保证移植肾脏及受者的长期存活都具有重要的临床意义。

（一）尸体供肾病理学评估的基本原则

尸体供肾的病理学评估是通过供肾活检观察供肾的组织病理学形态，以协助临床综合评定供肾质量。供肾质量评估是一项综合性评估，包括供肾获取前供者各项临床指标的评估、供肾获取及修整时肾脏外观的肉眼评估、供肾维护阶段的机械灌注参数评估和供肾活检的组织病理学评估。其中，供肾的活检病理学评估是临床综合评估中不可缺少的重要内容，是对临床综合评估的有效补充；同时也需要明确认识到，由于供肾病变的多样性和病理活检取材的局限性，组织病理学评估不能作为判定供肾质量和决定供肾取舍的唯一依据，必须与临床综合评估中的各项指标密切结合以综合判定。

（二）尸体供肾活检的时机

在尸体供肾的病理学评估中，供肾活检的时机包括供肾获取时活检、移植术前活检和移植术中零时活检3个时间点。供肾评估的主要目的是判断供肾质量，并与临床评估相结合以决定取舍，因此，建议采用获取时活检或移植前活检。

1. 获取时活检

获取时活检（procurement/harvest biopsy）即在供肾获取时灌注前进行的活检。也可以针对供肾肉眼观察异常者，如供肾大小、颜色、质地异常或疑为占位病变者及时予以活检，以及时明确供肾质量、判断肉眼所见病变的性质，最终协助临床综合判定供肾是否适合移植。

2. 移植术前活检

移植术前活检（pre-implantation biopsy）又称植入前活检，即在移植手术之前，包括供肾获取以后、供肾冷保存及运输或者低温机械灌注过程中所进行的活检。移植术前活检不仅可以判断供肾的预存性病变，而且还可以进一步观察供肾的缺血损伤情况，是依据供肾的组织病理学表现判断供肾质量，进而决定取舍的最佳活检时机。

3. 零时活检

零时活检（zero-time biopsy 或 zero-hour biopsy）是在肾脏移植手术中，在血管吻合完成及开放血流前或开放血流后对移植肾脏进行的活检，其中开放血流后的活检又称为再灌注后活检（post-reperfusion biopsy）。零时活检不仅可以观察供肾的预存性病变，而且可观察供肾缺血损伤以及血供灌注以后的再灌注损伤情况，同时可以获得供肾的组织学背景资料，为移植术后的活检提供组织病理学背景参考。由于零时活检时已经完成了移植手术中的供、受者血管的吻合，其结果无法用于判断供肾的取舍。

（三）尸体供肾病理评估的基本方法

供肾病理学评估的基本方法为活检，其中包括穿刺活检和楔形活检两种活检方法（图1.8.1）。

1. 穿刺活检

穿刺活检是借助专用的肾活检穿刺针或穿刺枪在供肾上极或下极部位，以近45°角度穿刺进入肾皮质层获取肾脏实质组织供病理学观察。穿刺可以采用 Tri-cut 切割方式或负压抽吸方式，其中以前者应用最多。穿刺针直径以 16G 为佳，儿童供肾可以使用 18G。穿刺活检肾脏组织为长条形、长 1～2cm、直径 0.5～1.0mm。穿刺后对穿刺点予以仔细缝合和压迫止血。

为保证穿刺活检标本的代表性及病理评估的准确性，建议：①分别对左右两侧供肾均实施穿刺活检病理学评估；②建议在每侧供肾的上下极分别穿刺活检或一个穿刺点不同角度穿刺取得两条肾脏组织；③注意穿刺针的进针角度约为 45°，以避免穿刺针角度与肾被膜平行而穿刺过浅影响结果的准确性，或穿刺针角度与肾皮质垂直而穿刺过深伤及皮髓质交界部位血管；④两条肾穿刺组织肾小球总数应≥20 个，1 条肾穿刺组织肾小球数量应≥10 个。

穿刺活检的优点为取材部位较深，可以避免肾被膜下肾皮质浅层部位肾小球硬化略多，而导致判断硬化肾小球比例偏高的弊端，而且可以取得皮质深部的小动脉血管分支，有利于比较准确判断动脉血管病变。其缺点为容易损伤肾脏深部的动脉血管引发出血并发症，而且其取得的肾小球数量较之楔形活检明显偏少。

2. 楔形活检

楔形活检是借助手术尖刀在肾脏表面切取楔形的肾皮质组织以供病理学观察。楔形组织块大小为 3～5mm^2 的等边三角形，厚度约为 2～3mm。楔形活检取得的肾组织量充足，可供观察的范围较大且其中的肾小球数量多，便于判断肾小球硬化比例，但获得的动脉血管主要位于肾被膜下浅层，该部位动脉处于血供的末梢，尤其是高龄供者（ECD 供者），均存在不同程度的动脉血管硬化，动脉血管慢性病变和硬化肾小球比例偏高，因此容易高估肾脏慢性病变的程度。

3. 皮肤活检器

皮肤活检器（skin punch biopsy）是一种皮肤组织病理样本采集工具，采样头自由端的口径为 0.3～0.5mm。皮肤活检器比楔形活检更能反映间质纤维化和肾小管萎缩，并且可以更好地评估动脉硬化，但是目前应用经验有限。

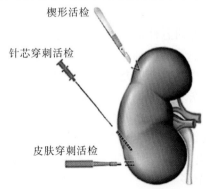

楔形活检

针芯穿刺活检

皮肤穿刺活检

图 1.8.1　供肾病理活检基本方法
图片源自 HAS M. Donor kidney biopsies: pathology matters, and so does the pathologist[J]. Kidney Int, 2014, 85（5）: 1016 - 1019. DOI: 10.1038/ki.2013.439.

（四）供肾活检组织标本的组织学处理方法

供肾活检标本的组织学处理方法包括冷冻切片和快速石蜡切片两种。

1. 冷冻切片

冷冻切片是将供肾活检组织置入恒冷切片机内冷冻后直接切片以后进行染色，其过程可在 40min 左右完成，其优点是快速，缺点是由于组织内冰晶形成或技术操作因素使组织和细胞肿胀及形态欠佳甚至产生人为假象，不利于精确地判断肾脏组织和细胞结构尤其是肾小管损伤、小球系膜增生、动脉玻璃样变和血栓性微血管病（TMA）等病变。

2. 快速石蜡切片

快速石蜡切片是将供肾活检组织采用甲醛固定液固定，然后借助自动化组织标本处理机或快速的手工操作制成石蜡包埋切片并染色，其过程耗时 2~3h，组织和细胞结构的形态保存完好，便于准确判断供肾肾小球、血管、肾小管和肾间质 4 种组织结构单位，但延长了供肾的冷缺血时间。

结合我国肾脏移植临床实际及既往尸体供肾病理学评估的经验，推荐采用：尸体供肾穿刺活检＋快速石蜡切片或冷冻切片（必要时增加免疫荧光染色以排除供肾肾小球疾病）＋保留电镜标本的技术组合模式。对以下情况建议首先考虑采用快速石蜡切片，包括：①存在糖尿病、高血压病史的 ECD 供肾，需准确判断血管病变及其狭窄程度者；②供者有大量蛋白尿，疑有原发性肾脏病史及其他可能累及肾脏的系统性疾病者；③高度怀疑肾实质感染，如结核分枝杆菌及其他细菌、真菌感染者；④供者少尿、无尿或经历心脏复苏、低血压等，需要准确判断肾小管损伤程度者；⑤其他边缘性供肾需要进行病理学检查以获得准确的组织病理学依据时。

（五）尸体供肾活检病理评估的基本内容和标准

尸体供肾病理学评估前，肾脏病理医生应初步了解供肾的临床基本信息，便于将临床信息与病理学观察相结合进行准确诊断。

供肾病理学评估的基本内容包括供肾急性病变、慢性病变和包括感染和肿瘤在内的其他病变三个主要方面。

1. 供肾急性病变的评估

供肾急性病变的评估主要是观察肾小管的急性损伤病变，是在捐献过程中因为肾脏缺血缺氧发生的急性损伤，包括肾小管上皮细胞水变性，尤其是急性肾小管坏死（ATN）的程度及其范围。严重的肾小管坏死是导致移植术后近期移植肾原发性无功能（PNF）或移植肾功能延迟恢复（DGF）的主要原因之一。其病理改变包括肾小管上皮刷状缘消失、肾小管上皮细胞水变性、上皮细胞核消失即坏死。严重的 ATN 可见肾小管横断面内上皮细胞核完全消失，上皮细胞崩解并脱落（图 1.8.2），肾小管基膜裸露；肾组织间质内可有不同程度的水肿。多数肾小球正常，少数情况下呈肾小球囊内蛋白渗出物增多。

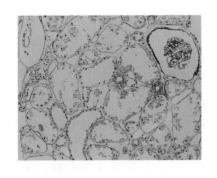

图 1.8.2　尸体供肾急性肾小管坏死

图示供肾多数肾小管呈显著的急性肾小管坏死，多数坏死的肾小管上皮细胞崩解脱落于管腔内，肾小管基膜裸露（PAS 染色，×200）

2. 供肾慢性病变的评估

供肾慢性病变的病理学评估主要依据对肾脏组织内的肾小球硬化、细小动脉透明样变及内膜增厚、肾间质纤维化和肾小管萎缩病变予以半定量评分，从而建立起相应的、复合性的组织病理学评分系统予以评估。目前临床应用最多的评估系统主要包括 Banff 慢性病变总体计分（表 1.8.1）、Remuzzi 评分（表 1.8.2）、慢性移植肾损伤指数（CADI，表 1.8.3）、Pirani 评分（表 1.8.4）和马里兰病理汇总指数（MAPI，表 1.8.5）。

（1）Banff 慢性病变总体计分

Banff 慢性病变总体计分由美国匹兹堡大学移植中心 Randhawa 等借用 Banff 移植肾活检诊断体系中的计分方法在 2000 年提出（表 1.8.1）。其基本沿用了 Banff 活检诊断体系中的对于肾脏固有 4 种结构单位的慢性病变包括肾小球硬化、肾小球系膜基质增生、小动脉血管硬化及玻璃样变、肾小管萎缩和肾间质纤维化予以计分，其对年龄≥55 岁和年龄<55 岁但有高血压、糖尿病病史、不明原因的血清肌酐逐渐升高、尿量减少和冷缺血时间较长的尸体供肾在移植术中实施活检。分别对肾小球硬化、肾小球系膜基质增生、肾小管萎缩、肾间质纤维化、动脉分支硬化和动脉分支管壁透明样变依据病变程度计 0~3 分。

（2）Remuzzi 供肾活检组织病理学评分标准

1999 年意大利贝勒莫医院的 Remuzzi 等提出了双肾移植的组织病理学记分评估方法（表 1.8.2）。其分别观察供肾肾小球硬化、肾小管萎缩、肾间质纤维化和动脉管腔狭窄情况，各项指标依据病变程度计 0~3 分，最后依据 4 项指标的总分值决定是否行单肾移植、双肾移植和放弃移植。评分≤3 分者可分别实施单肾移植，当双肾评分均达到 4~6 分者决定实施双肾移植，7~12 分者应放弃供肾。Remuzzi 评分目前被普遍应用于临床，但在我国根据 Remuzzi 供肾活检组织病理学评分建议的双肾移植并没有广泛采用，对 Remuzzi 评分 4~6 分的供肾仍采用单肾移植，近期效果良好，但远期效果仍需要临床验证。

（3）CADI 慢性移植肾损伤指数评分标准

1994 年由芬兰赫尔辛基大学的 Isoniemi 等提出 CADI 评分（表 1.8.3）。其最初提出仅是用于尸体肾移植术后 2 年时实施活检者，以预测术后 6 年时移植肾是否会进展为慢性排斥反应进而失去功能。由于 CADI 中主要研究了术后早期阶段移植肾慢性损伤病变中各项肾脏形态学指标的变化，尤其是这些变化对于长期存活的影响，故有研究者将这一组织形态学评分方法应用到边缘供肾的评估中。

（4）Pirani 评分标准

Pirani 半定量评分方法于 1975 年提出并最初用于肾病活检中，1999 年 Karpinski 等报道将 Pirani 评分方法改良后用于边缘供者［供者年龄 >60 岁、既往有高血压和（或）心血管系统疾病］供肾的移植前评估（表 1.8.4）。其同样观察肾脏肾小球硬化、肾小管萎缩、肾间质纤维化和血管病变 4 项指标，评估总分为各项指标之和，同时结合临床病史中供者年龄、性别、体重、死亡原因和肌酐清除率水平等评估移植肾脏质量。

（5）马里兰病理汇总指数评分（MAPI）

2008 年由美国马里兰大学 Munivenkatappa 等就其当时国际上最大例数的、基于楔形活检的移植术前活检的病理指标结合移植术后肾功能相关性分析的结果，提出 MAPI 评分（表 1.8.5）。该评分系统中主要评估硬化肾小球（GS）、小动脉管壁透明样变（AH）、动脉管壁厚度与管腔直径比（WLR）和肾小球囊周纤维化（PGF）、肾间质纤维化及瘢痕 5 项指标，同时针对这 5 项指标结合前瞻性临床研究确定了其与肾移植术后的临床预后有显著的相关性。MAPI 总分为 15 分，其中依据具体计分而划分为 3 个评分及其相应的供肾质量以及移植肾预后级别，分别为 <7 分、8~11 分和 12~15 分，其中 <7 分者供肾质量级别为良好、移植后为低风险，移植肾 5 年存活率达到 90%；8~11 分为供肾质量级别为中等，移植中度风险；12~15 分为供肾质量差，移植后高风险。后两者的移植肾 5 年存活率仅分别为 63% 和 53%。

表 1.8.1　供肾病理学评估的 Banff 慢性病变总体计分

肾小球硬化的量化评分（cg）

cg0　无肾小球病变，多数肾小球内其肾小球外周的毛细血管襻基底膜双轨状改变 <10%

cg1　在多数非硬化肾小球内，肾小球外周的毛细血管襻基底膜双轨状改变接近 25%

cg2　在多数非硬化肾小球内，肾小球外周的毛细血管襻基底膜双轨状改变达到 26%~50%

cg3　在多数非硬化肾小球内，肾小球外周的毛细血管襻基底膜双轨状改变 >50%

肾组织间质纤维化的量化评分（ci）

ci0　间质纤维化累及肾皮质组织 ≤5%

ci1　间质纤维化累及肾皮质组织 6%~25%

ci2　间质纤维化累及肾皮质组织 26%~50%

ci3　间质纤维化累及肾皮质组织 >50%

肾小管萎缩的量化评分（ct）

ct0　无肾小管萎缩

续表

ct1	肾皮质组织内 <25% 的肾小管萎缩
ct2	肾皮质组织内 26%～50% 的肾小管萎缩
ct3	肾皮质组织内 >50% 的肾小管萎缩

动脉内膜增厚的量化评分（cv）

cv0	动脉血管无慢性血管病变
cv1	动脉内膜增生导致 25% 的管腔狭窄，伴或不伴动脉内弹力膜的损伤或内膜泡沫细胞形成以及炎性细胞浸润
cv2	cv1 的病变进一步进展，动脉内膜增生导致 26%～50% 的管腔狭窄
cv3	严重的慢性动脉血管病变导致 50% 以上的管腔狭窄

肾小球毛细血管系膜基质增生的量化评分（mm）

mm0	肾小球内无毛细血管系膜基质增生
mm1	25% 的非硬化肾小球内出现毛细血管系膜基质增生（至少为中度增生）
mm2	26%～50% 的非硬化肾小球内出毛细血管现系膜基质增生（至少为中度增生）
mm3	50% 以上的非硬化肾小球内出现毛细血管系膜基质增生（至少为中度增生）

表 1.8.2 供肾病理学评估的 Remuzzi 评分

肾小球的球性硬化病变（基于连续切片的前、中、后 3 个连续切片断面的观察，且计数呈全小球硬化的肾小球所占的百分比）	0	无肾小球球性的硬化
	1	<20% 的肾小球呈球性硬化
	2	20%～50% 的肾小球呈球性硬化
	3	>50% 的肾小球呈球性硬化
肾小管萎缩病变	0	无肾小管萎缩
	1	<20% 的肾小管萎缩
	2	20%～50% 的肾小管萎缩
	3	>50% 的肾小管萎缩
肾间质的纤维化病变	0	无肾组织间质的纤维化
	1	<20% 的肾组织被纤维组织取代
	2	20%～50% 的肾组织被纤维组织取代
	3	>50% 的肾组织被纤维组织取代
小动脉和细小动脉管腔狭窄病变（如果病变为局灶性则应以病变最为严重的部位为计分依据）	0	无动脉管腔的狭窄
	1	轻度动脉管壁增厚，增厚内膜未超过固有管腔的半径
	2	中度动脉管壁增厚，增厚内膜接近或略微超过固有管腔的半径
	3	重度动脉管壁增厚，致动脉管腔近乎完全狭窄和闭塞

续表

总积分及其移植建议（总积分 0 ~ 12 分）		
0 ~ 3 分，轻度病变	OK	适用于单肾移植
4 ~ 6 分，中度病变	OK	适用于双肾移植
7 ~ 12 分，重度病变		不适于移植

活检肾组织中至少应含有 25 只肾小球才适合予以评估；活检组织内具有急性肾小管坏死表现者不适于进行双肾移植；活检组织总分为 0 ~ 3 分者表示病变为轻度且提示其任一病变类型中的计分均小于 3 分；活检组织总分为 4 ~ 6 分者表示病变为中度且提示其病变类型中仅能有一项的计分为 3 分

表 1.8.3　供肾病理学评估的 CADI 计分

肾组织间质[a]	肾小球	肾小管[b]	血管[c]
间质炎症	肾小球数量	肾小管上皮细胞肿胀	血管内皮细胞肿胀
淋巴细胞	肾小球系膜细胞增生	肾小管上皮细胞细小等大空泡变	血管内皮细胞增生
中性粒细胞	肾小球系膜基质增生	肾小管上皮细胞大小不一的空泡变	内膜增生增厚
巨噬细胞	毛细血管基底膜增厚	肾小管萎缩	血管炎
嗜酸性粒细胞	毛细血管基底膜双轨	肾小管坏死	血管硬化
多形核白细胞	毛细血管内微血栓	肾小管管型	血管闭塞
间质水肿	包曼囊增厚	肾小管炎	
出血	肾小球炎	肾小管扩张	
纤维素沉积	肾小球硬化	肾小管基膜增厚	
纤维化	肾小球坏死		

所有病变均应用半定量评分 0 ~ 3 分：0 = 无相应病变；1 = 轻度；2 = 中度；3 = 重度；并且分别注明。a. 注明为弥漫性或局灶性病变；b. 注明为近曲或远曲小管；c. 注明为动脉、小动脉或静脉

表 1.8.4　供肾病理学评估改进的 Pirani 计分

肾小球硬化病变计分	0	无肾小球球性硬化
	1 +	<20% 的肾小球球性硬化
	2 +	20% ~ 50% 的肾小球球性硬化
	3 +	>50% 的肾小球球性硬化
肾小管萎缩病变计分	0	无肾小管萎缩
	1 +	<20% 的肾小管出现萎缩
	2 +	20% ~ 50% 的肾小管出现萎缩
	3 +	>50% 的肾小管出现萎缩

续表

肾间质的纤维化病变计分	0	无肾组织间质的纤维化
	1+	＜20%的肾组织被纤维组织取代
	2+	20%～50%的肾组织被纤维组织取代
	3+	＞50%的肾组织被纤维组织取代
血管病变计分	0	无动脉管腔的狭窄
（小动脉血管狭窄或透明样硬化）	1+	轻度动脉管壁增厚，增厚内膜未超过固有管腔的半径
	2+	中度动脉管壁增厚，增厚内膜接近或略微超过固有管腔的半径
	3+	重度动脉管壁增厚，致动脉管腔近乎完全狭窄和闭塞
动脉硬化	0	无动脉硬化
（动脉内膜纤维性增生增厚）	1+	轻度动脉管壁增厚，增厚内膜未超过固有管腔的半径
	2+	中度动脉管壁增厚，增厚内膜接近或略微超过固有管腔的半径
	3+	重度动脉管壁增厚，致动脉管腔近乎完全狭窄和闭塞
总积分及其移植建议（总积分0～12分）		
0～3，轻度病变	OK	适用于单肾移植
4～6，中度病变	OK	适用于双肾移植
7～12，重度病变		不适于移植

对于血管病变，动脉和小动脉分支病变应予以分别评估计分；且两者中最严重部位的病变将共同决定整体的血管病变程度

表1.8.5　供肾病理学评估的 MAPI 评分

评估项目	病变程度	计分
小动脉管壁透明样变（AH）	有（无论任何程度）	4
肾小球囊周纤维化（PGF）	有（无论任何程度）	4
肾间质纤维化及瘢痕	有（无论任何程度）	3
肾小球硬化（GS）	≥15%	2
动脉管壁厚度与管腔直径比（WLR）	≥0.5	2

MAPI 总分＝15分

MAPI＜7分，供肾质量级别为良好，移植后为低风险

MAPI 8～12分，质量级别为中等，移植中度风险

MAPI 12～15分，供肾质量差，移植后高风险

肾间质纤维化及瘢痕包括间质纤维化、肾小管萎缩及其包含的小球硬化区域。动脉管壁厚度与管腔直径比（WLR）的计算方法为：动脉管壁相对的两侧管壁厚度之和（T1＋T2）除以管腔直径（LD）。计算公式 WLR ＝（T1＋T2）/LD

3. 供肾其他病变的评估

这些病变包括经在供肾临床评估和获取时肉眼检查中发现的供肾大小异常以及表面明显异常者，包括疑为出血灶、梗死灶、感染灶和肿瘤占位病变等，在前述的总体病理评估的基础上，必须针对这些肉眼所见的病变予以活检和病理学诊断以明确病变性质。

为避免和减少恶性肿瘤经供肾传播的风险，应注意：①详细了解供者病史，特别要注意任何可疑的全身性或供者器官内的新生物；肝脏和肾脏超声、胸片及肿瘤血清学标志物的检测等；②供肾切取后，任何可疑的肉眼占位性病变均必须进行活检病理学检查；③在获取供肾时如发现其他脏器或部位的恶性肿瘤，禁止使用该供者的器官。供者待捐献的供肾、活体捐献供肾和尸体捐献供肾三种情况下对供肾内小肿瘤（SRM）的临床处理策略参见图 1.8.3。

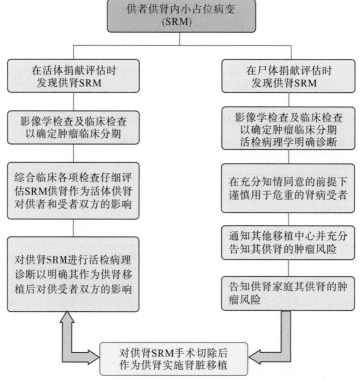

图 1.8.3 供肾肿瘤占位性病变的临床处理策略示意图

总体而言，由于供者的基础疾病和健康状况不同，不同供肾存在的问题及病理评估的侧重点也因人而异，在实际工作中需结合供者的临床病史、供肾外观、机器灌注指标和病理形态改变予以综合分析，其中供肾活检病理诊断可弥补临床评估的不足，评分标准供临床医生选择利用供肾与否时借鉴，帮助临床医生在目前供者器官来源非常短缺的情况下充分利用每个宝贵的供者器官，也避免任何质量不良器官移植给受者所带来的巨大风险。

二、移植肾脏活检病理学

移植肾脏活检病理学是将病理学的基本知识与方法应用于肾脏移植医疗与研究的交叉学科。其主要研究移植肾中所出现的相应病理学变化及其发生机制，并在此基础上与临床观察、生化检测和影像学检查相结合，以准确、合理地对肾脏移植术后并发症予以诊断与鉴别诊断，指导临床针对性治疗，同时开展相关的基础研究。

（一）移植肾脏穿刺活检标本的组织学处理

1. 移植肾脏穿刺活检前的准备

移植肾脏穿刺活检前应提前准备好立体显微镜（放大镜亦可）和电镜固定液，免疫荧光无须固定液但需要准备一个冰筒和一些冰块，还需准备眼科镊、锋利的刀片、生理盐水瓶、蜡版、拧干的生理盐水湿润纱布。

2. 移植肾脏穿刺活检组织的判断

满意的移植肾脏穿刺活检组织标本的长度为 10～15mm、直径约 1mm（图 1.8.4）。穿刺取出肾脏组织后，立即用眼科镊轻柔地从活检枪凹槽中将肾组织条转移到充分拧干的生理盐水湿润纱布上，用少量生理盐水清洗组织表面血迹，同时立即以立体显微镜判断是否为皮质组织。所取肾脏组织中的肾小球数量直接关系到肾脏病理的诊断是否可靠，立体显微镜下的髓质肾组织呈暗红色，皮质颜色较浅且在皮质区域可见到散在分布的、模糊的红色点状结构即肾小球，肾脏实质组织比重大，置固定液中下沉。肌肉组织在立体显微镜下无肾小球红色点状结构；脂肪组织呈淡黄色；结缔组织颜色灰白，质地柔韧，不易分离；脂肪和结缔组织比重轻，置固定液中不下沉。当观察到组织中没有肾小球或肾脏皮质部分过少时，应考虑及时重复穿刺。

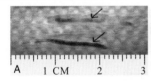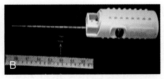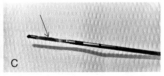

图 1.8.4　移植肾脏穿刺活检组织标本

A. 1s 穿刺活检枪及活检取得的 2 条肾组织（箭头）。B. 穿刺活检枪标本凹槽内的移植肾组织（箭头）。C. 放大镜下移植活检组织条中的红色小点状肾小球结构（箭头）

3. 移植肾脏穿刺活检组织的分切

经观察明确判断为肾脏皮质组织后，应立即将获取的肾脏组织予以适当分切以便分别进行光学显微镜（光镜）、免疫荧光和电镜检查。分切的基本原则是：光镜检查的肾组织应含有较多的肾小球；免疫病理所需 2～3 个肾小球；电镜标本只需一至数个肾小球即可。推荐的肾脏穿刺组织标本分切方法有以下几种（图 1.8.5）。

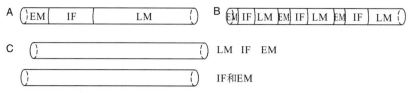

图1.8.5　移植肾脏穿刺活检组织标本的分切方式

　　LM 为光镜标本，IF 为免疫荧光标本，EM 为电镜标本。A. 自皮质端取 2mm 作电镜标本，4mm 作免疫病理标本，其余部分用作光镜标本。B. 自皮质端依次割为 1mm、2mm 和 4mm 的数段，然后依次隔段分作三堆以分别进行电镜、免疫荧光和光镜检查，这种分割法可以保证各种检查的标本中均可能包含肾小球。C. 若取得的标本细而短，则应及时考虑重穿，各条标本分做光镜、免疫病理及电镜的检查，或可将第 2 针的活检组织分为荧光和电镜标本。图片由武汉大学人民医院东院区李敏教授提供，特此致谢！

4. 移植肾脏穿刺活检组织的固定、包埋和切片

　　移植肾脏穿刺活检组织分切后，免疫荧光染色标本应立即置入恒冷切片机中冷冻切片及免疫荧光染色；光镜和电镜标本则迅速置入相应固定液中固定，以便良好地保存其结构便于准确诊断。移植肾脏穿刺组织的体积小而细长，可固定于盛有足够固定液的青霉素小瓶中，固定液的量一般为组织的 10 ~ 15 倍。移植肾脏穿刺活检组织的固定液有 Bouin 液、PB-FA 肾脏穿刺组织固定、10% 缓冲甲醛固定液、FAA 固定液和 Zenker 液等。推荐使用 Bouin 固定液和 PB-FA 肾脏穿刺组织固定液快速固定组织，穿刺肾组织固定 1 ~ 1.5h 后即可进行后续脱水处理。

　　移植肾脏穿刺活检的包埋与普通标本相同，但要求细长的穿刺组织包埋在同一个平面上，以保证切片时能切到全段肾组织。移植肾脏病理对组织切片技术有非常严格的要求，其必须为连续切片、切片厚度为 1 ~ 2μm，每张玻片应放置 3 ~ 5 张连续切片。

5. 移植肾脏穿刺活检组织的常规染色

　　移植肾脏穿刺活检组织切片的染色包括苏木素 – 伊红（HE）染色、过碘酸 – 雪夫（PAS）染色、Masson 三色染色、高碘酸环六亚甲基四胺银（PASM）染色，若有特殊需要，可行刚果红等染色。推荐切 8 张连续切片，其中 2 张切片行 HE 染色、2 张行 PAS 染色、2 张行 Masson 染色和 2 张行 PASM 染色。

6. 移植肾脏穿刺活检组织的免疫病理染色

　　免疫病理学的检查方法有冷冻切片免疫荧光染色和石蜡切片免疫组化染色两种方法。每例移植术后的移植肾脏穿刺活检组织标本均应包括免疫病理检查；移植前供肾活检组织如果依据供肾捐献时的临床表现疑为慢性肾小球病时则有必要进行供肾活检组织的免疫荧光染色或免疫组化染色等免疫病理检查。移植肾脏穿刺活检组织的免疫病理染色指标应包括 IgA、IgG1 ~ IgG4、IgM、C3c、C4c、C1q、Fib、C4d、BK 病毒 SV40T 抗原、巨细胞病毒（CMV），必要时增加 CD3、CD8、CD20、CD68 和 EB 病毒染色。

7. 移植肾脏穿刺活检组织的电镜检查

移植肾脏活检的电镜诊断主要包括：①肾小球病变，包括基底膜形态，是否有免疫复合物并明确沉积部位及形态，肾小球固有细胞的变化及足突变化，是否有特殊有形结构形成，是否有炎症细胞、炎症细胞的数量及类型等；②肾小管病变，包括小管上皮细胞的改变，是否有管型、小管炎、病毒颗粒等；③肾间质病变，包括管周毛细血管内是否有炎症细胞、炎症细胞的数量和类型，管周毛细血管基膜是否有多层化、胶原纤维沉积情况及小动脉改变等。

一份完整的移植肾脏活检病理诊断应包括光镜、免疫荧光或免疫组化染色和电镜检查三个方面，三者相辅相成，缺一不可。自2013年起，Banff移植肾脏活检病理学诊断标准中明确了电镜在抗体介导性排斥反应（AMR）诊断中的作用，故移植肾脏活检必须常规进行电镜检查。电镜检查的优势在于其具有极高的分辨率，可弥补光镜分辨率的不足，从而对肾小球毛细血管内皮细胞及基底膜、足细胞和管周毛细血管内皮细胞及基膜等重要的免疫损伤靶部位予以精细的观察，获得更为详细的病变信息，为临床诊断移植术后并发症及移植肾肾病复发和新发提供重要依据。

移植肾脏穿刺活检电镜标本的取材及固定应遵循以下原则：①优先取材，即电镜取材应先于免疫荧光和光镜取材。②动作轻柔，用锋利刀片切取肾脏穿刺组织，避免剪切和用力镊夹、挤压和拉扯造成细胞结构的人为假象。③部位准确，切取皮质端肾组织 $1mm \times 1mm \times 1mm$ 大小两块或者 $1mm \times 1mm \times 2mm$ 大小一块为宜；对于肾脏活检标本，电镜观察的主要对象之一是肾小球，故电镜送检材料中至少应含有 $1 \sim 2$ 个肾小球，所以合理分配穿刺所得标本十分重要。④及时固定，穿刺肾脏组织离体后，应在1min内分切好电镜标本并迅速投入4℃预冷的2.5%戊二醛缓冲固定液中固定，以最大限度地保存肾脏组织在体时的超微结构。标本固定是整个标本处理过程中非常关键的一步。及时、正确的固定不仅可以使组织、细胞的超微结构保持其原始状态，而且也为后续标本制备工作创造良好条件。建议穿刺后就地进行电镜标本的分割和固定。不提倡用生理盐水纱布包裹穿刺标本及运送，如未及时固定，极易导致肾脏组织中细胞成分肿胀而影响细微结构的电镜观察。

配制好的戊二醛固定液应放4℃冰箱保存，一般保存时间不宜过长。临用时对光检查，如固定液为无色透明状，可以使用；如固定液变黄或浑浊，则不宜使用。移植肾脏电镜标本在4℃或室温下连续固定2h后，常温下送检即可。注意避免将电镜标本置于冰箱冷冻室中冻存或在送检途中将标本管直接与冰块接触。由于国内具备电镜诊断能力的医院仍有限，推荐可以利用专业快递服务异地送检，但要注意标本一定要置入电镜固定液中并将瓶口封牢，以避免运输途中固定液流失而致组织干涸，同时注意随电镜标本附上详细的病史资料供诊断时参考。

（二）移植肾脏活检病理学诊断

移植肾脏活检病理学诊断中主要为针对移植术后的多种并发症予以诊断和鉴别诊断，并推荐依据 Banff 移植肾脏活检病理学诊断标准予以诊断分类及相应的病变程度分级。

1. 外科并发症的病理学诊断

移植肾脏外科并发症主要包括移植肾脏的肾动脉血栓、肾静脉血栓、移植肾肾动脉狭窄和输尿管梗阻等，其诊断主要依赖彩色多普勒超声、选择性移植肾动脉造影、CT 血管造影术（CTA）和 MRI 血管造影术（MRA）等影像学检查，活检病理学诊断不作为必要手段，但活检可以在一定程度上协助临床确定诊断并与缺血 – 再灌注损伤（IRI）排斥反应或免疫抑制剂毒性损伤等鉴别（图 1.8.6，图 1.8.7）。

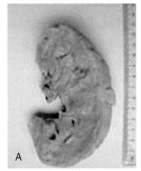 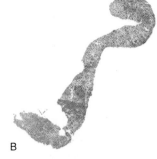 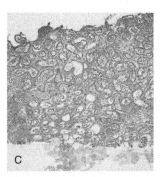

图 1.8.6　移植肾脏动脉血栓栓塞所致梗死

A. 移植肾脏呈灰褐色外观。B ~ C. 移植肾脏穿刺活检组织全段均呈缺血坏死［HE 染色，×40（B），×100（C）］

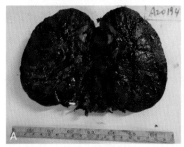 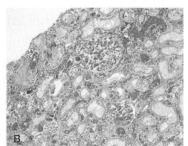

图 1.8.7　移植肾脏静脉血栓栓塞

A. 切除移植肾脏剖面见肾实质内各级静脉管腔内血栓栓塞。B. 镜下移植肾组织广泛出血性坏死（HE 染色，×400）

2. 缺血 – 再灌注损伤

移植肾脏缺血 – 再灌注损伤（IRI）是移植肾脏术后近期常见的并发症之一，严重的 IRI 是导致移植肾原发性无功能（PNF）或移植肾功能延迟恢复（DGF）的主要危险因素。对移植术后出现 DGF 的受者及时穿刺活检明确诊断，并与急性排斥反应等早期并发症明确鉴别，对于准确制订免疫抑制剂方案、促进移植肾功能的恢复是非常必要的。移植肾脏轻至中度的 IRI 损伤常常表现为肾小管上皮细胞刷状缘消失和少许肾小管上皮细胞细胞核消失；较为严重时可见肾小管上皮细胞明显水变性而形成大小不一、不规则的空泡，并在此基础上较多的小管上皮细胞核消失；严重者表现为肾小管上皮全层坏死并大量崩解脱落于肾小管的管腔内（图1.8.8），小管基膜裸露。

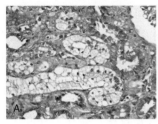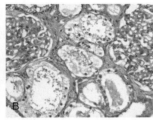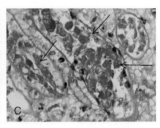

图 1.8.8　移植肾脏缺血 - 再灌注损伤病理学特征

A. 部分肾小管上皮细胞明显水变性，导致小管上皮细胞浆呈大小不一的空泡（HE 染色，×200）。B. 部分肾小管上皮细胞在水变性的基础上胞核消失（HE 染色，×200）。C. 部分肾小管上皮细胞崩解坏死脱落于管腔内，肾小管基膜裸露（箭头，PAS 染色，×1000）

3. 急性 T 细胞介导性排斥反应

T 细胞介导性排斥反应（TCMR）又称细胞性排斥反应（cellular rejection），是肾脏移植术后移植肾脏常见的并发症，也是常见的排斥反应类型。急性 T 细胞介导性排斥反应（TCMR）的发生时间虽然较多见于肾脏移植术后数月内或 1 年内，但由于强效免疫抑制剂的应用，已经没有明确的时间界限，部分病例见于肾脏移植术后多年，由于某些原因免疫抑制剂减量或停用后而发生严重的急性 TCMR。急性 TCMR 的主要危险因素包括免疫抑制剂药物浓度偏低、突然更换、减药或撤除免疫抑制剂、频繁呕吐或腹泻导致免疫抑制剂吸收不足、短期内体重增加或者药物间相互作用和受者依从性差等多种因素所致的低免疫抑制状态。此外，感染中多种炎症因子的释放和感染治疗过程中降低免疫抑制剂也是诱发急性 TCMR 的重要因素。其致病机制是由细胞毒性 T 淋巴细胞（CTL）、活化的巨噬细胞以及自然杀伤（NK）细胞介导的细胞毒性免疫损伤。急性 TCMR 的临床表现包括血清肌酐和尿素氮显著升高、移植肾肿胀、压痛、尿量减少、蛋白尿和（或）血尿；发热、乏力、关节酸痛、体重增加、血压升高；彩超检查显示移植肾脏体积增大、血流减少、血管阻力指数增加。对急性 TCMR 的明确诊断必须依据移植肾脏穿刺活检病理学诊断，明确诊断是后续及时和针对性治疗的关键。

急性 TCMR 病理学特征包括三个方面，即移植肾脏组织间质内单个核炎症细胞浸润、肾小管炎和动脉内膜炎。

（1）肾脏组织间质内炎性细胞浸润

肾脏组织间质内炎性细胞浸润表现为移植肾脏组织间质内以单个核炎症细胞

为主的炎性浸润。浸润的单个核炎性细胞主要包括淋巴细胞（图1.8.9A）、浆细胞和巨噬细胞，严重的急性排斥反应时可混合有中性粒细胞和嗜酸性粒细胞。在急性TCMR的病理诊断中需要注意，肾脏组织间质内弥漫性炎症细胞浸润对诊断急性TCMR仅具有提示作用，其确诊还需要在此基础上有肾小管炎和动脉血管内膜炎的表现。

（2）肾小管炎

肾小管炎（tubulitis）是移植肾脏急性TCMR所致的间质－小管炎症的主要表现。其形态学特征为在前述间质炎症浸润的基础上，淋巴细胞浸润进入肾小管上皮层内形成肾小管炎（图1.8.9B），随着急性排斥反应程度的逐渐加重，肾小管上皮层内浸润的淋巴细胞数量逐渐增多即肾小管炎的程度逐渐加重。

（3）动脉内膜炎

动脉内膜炎（endarteritis）是严重的急性TCMR的重要表现，即在上述间质炎性浸润和肾小管炎的基础上，进一步导致动脉内膜炎。其病理学特征为移植肾脏内的各级动脉分支，出现动脉内皮淋巴细胞浸润贴附浸润或内膜层内淋巴细胞浸润导致内膜水肿（图1.8.9C），内膜水肿增厚导致动脉管腔狭窄，进而导致血液循环障碍甚至肾组织缺血坏死，更为严重者导致动脉管壁呈纤维素样坏死（图1.8.9D）。在移植肾脏穿刺活检中，有时由于穿刺标本的局限性未能穿刺取得动脉血管的分支，或者排斥反应程度轻，无动脉内膜炎表现，此时肾小管炎的特征成为诊断急性TCMR的关键。

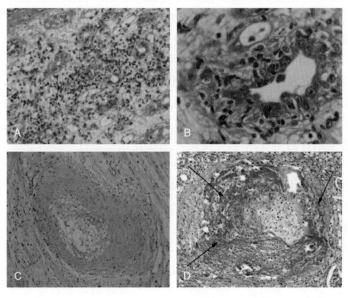

图1.8.9 移植肾脏急性T细胞介导性排斥反应的病理学特征

A. 移植肾脏组织间质内弥漫性单个核炎症细胞浸润（HE染色，×100）。B. 肾小管炎（HE染色，×400）。C. 动脉内膜炎，可见动脉内膜淋巴细胞浸润及内膜水肿增厚，局部管腔轻度狭窄（HE染色，×100）。D. 移植肾动脉管壁呈纤维素样坏死（箭头，HE染色，×200）

急性TCMR中的间质炎性细胞浸润和肾小管炎需要注意与感染因素相鉴别，后者多表现为肾组织间质和（或）肾小管上皮层内混合有中性粒细胞浸润；同时，肾小管上皮细胞内的病毒包涵体需要进一步予以相应的免疫组化染色，以协助鉴别诊断。

4. 慢性活动性 T 细胞介导性排斥反应

慢性活动性 T 细胞介导性排斥反应（CR-TCMR）是导致移植肾脏慢性失功和阻碍移植受者长期存活的重要原因之一。慢性活动性 TCMR 的临床表现缺乏特异性，常常呈隐匿性发生和进展。通常表现为肾脏移植术后 3~6 个月或数年后肌酐和尿素氮缓慢性升高、逐渐出现蛋白尿、高血压等，最终因移植肾脏纤维化而失功。目前已明确其发病机制为未能及时诊断和治疗的急性 TCMR 持续进展所致。急性排斥反应炎症损伤中局部浸润的炎症细胞和大量分泌的促纤维化细胞因子在组织修复的同时长期持续存在并产生级联反应，导致细胞外基质过度沉积和降解减少，逐渐形成纤维化及移植肾脏慢性失功。慢性活动性 TCMR 必须予以移植肾脏活检病理学诊断。

慢性活动性 TCMR 的病理学特征主要包括以下两个方面。

（1）慢性移植物动脉血管病

慢性移植物动脉血管病（CAV）是慢性活动性 TCMR 的特征性表现，移植肾脏内各级动脉血管分支在免疫损伤因素的持续作用下，导致动脉血管内膜反复的损伤、修复及增生，逐渐进展为内膜增厚，使管腔狭窄甚至完全闭塞。

早期常表现为小动脉内膜出现多量的泡沫样细胞，使管腔狭窄甚至闭塞（图 1.8.10A）；进一步进展可呈内膜纤维性增厚及管腔不同程度的狭窄；有时可见增厚的内膜层内大量淋巴细胞、巨噬细胞浸润，提示急性 TCMR 的炎症仍在进展（图 1.8.10B）；终末期阶段可见内膜层均为致密增生的纤维组织，内弹力层断裂，管腔明显狭窄甚至闭塞（图 1.8.10C）。CAV 可累及移植肾内各级动脉分支，常见为小叶间动脉和弓形动脉及其分支。

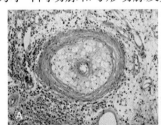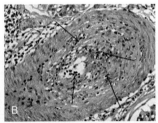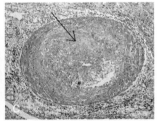

图 1.8.10　移植肾脏慢性活动性 TCMR 的慢性移肾动脉血管病的病理学特征

A. 移植肾内小动脉内膜有多量泡沫样细胞沉积致管腔明显狭窄甚至闭塞（HE 染色，×200）。B. 移植肾内小动脉在增生增厚的内膜上同时可见大量淋巴细胞浸润（箭头，HE 染色，×400）。C. 移植肾内动脉分支内膜显著增厚，增厚的内膜形成类似"第二中膜"，导致管腔明显狭窄甚至接近闭塞（箭头，Masson 染色，×200）

（2）移植肾脏间质纤维化区域内炎症浸润和萎缩性肾小管炎

目前的研究已基本明确，移植肾脏间质纤维化区域内伴有炎症浸润和萎缩性肾小管的肾小管炎（i-IF/TA 和 t-IF/TA）是由前次或多次急性 TCMR 迁延而来或为隐匿进展的亚临床急性 TCMR 进展所致。其病理学特征为在移植肾脏活检组织内不同程度间质纤维化区域内有以淋巴细胞为主的单个核炎性细胞的浸润和在萎缩的肾小管上有淋巴细胞浸润呈萎缩的肾小管炎（图1.8.11）。需要注意完全萎缩、塌陷的肾小管不能用于诊断。

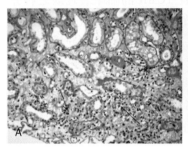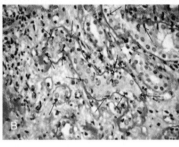

图 1.8.11　移植肾脏慢性/活动性 TCMR 的 i-IF/TA

A~B. 移植肾脏轻度纤维化的间质内可见淋巴细胞浸润［箭头，PAS 染色，×100(A)，×200(B)］

　　慢性活动性 TCMR 的鉴别诊断主要包括慢性活动性抗体介导性排斥反应（AMR）、BK 病毒相关肾病和免疫抑制剂慢性毒性损伤所致的移植肾脏纤维化和肾小管萎缩改变。前者的鉴别诊断原则为严格依据各自的病理学诊断标准，AMR 中，移植肾脏活检组织内常见微血管炎表现、C4d 免疫组化染色呈阳性和复查移植受者的 PRA 或 DSA 均为阳性，但对于 C4d 阴性的抗体介导性排斥反应，两者的鉴别主要依赖微血管炎和受者 PRA 或 DSA 抗体水平的检测。在两者的鉴别诊断中也需要注意，目前越来越多的临床研究已明确移植肾脏慢性失功常常是由慢性活动性 TCMR 和慢性活动性 AMR 共同参与所致的混合性排斥反应（mixed rejection）所致。CAV 则是帮助与 BK 病毒相关肾病或慢性免疫抑制剂毒性损伤相鉴别的要点。

5. 活动性抗体介导性排斥反应

　　移植肾脏 AMR 是由抗体、补体等多种体液免疫成分参与所致的免疫损伤。新近的 Banff 移植肾脏活检断标准中，建议去除"急性"称谓，因为多数临床 AMR 往往是一个持续、隐匿性进展的动态免疫损伤过程，常常持续活动而逐渐进展为慢性病变，因此对其急性损伤建议采用"活动性 AMR"的名称。

　　既往对 AMR 的临床诊断是综合诊断，包括活检组织病理学表现、特异性组织标志物 C4d 免疫组化染色和 DSA 检测三个方面。但由于 DSA 检测手段的敏感性差异、受者体内 DSA 水平波动和部分非人类白细胞抗原（HLA）抗体尚难以检测等，以及部分 AMR 者 C4d 呈阴性，因此最新的诊断中更突出了抗体对移植肾脏微血管内皮细胞损伤的特点即微血管炎的特征，也进一步突出了活检病理学诊断是 AMR 诊断的首要环节。

　　移植肾脏最严重的活动性 AMR 为超急性排斥反应，其病理学特征为动脉管壁纤维素样坏死和（或）广泛微血栓栓塞致移植肾缺血性或出血性坏死，间质内明显水肿及大量中性粒细胞浸润。活动性 AMR 的主要靶部位为移植肾脏内广泛的微血管床，导致微血管炎症（MVI 或 MI），其病变包括肾小球炎和肾小管周毛细血管炎两个方面。

（1）肾小球炎

肾小球炎（glomerulitis）为肾小球的毛细血管襻腔内出现数量不等的炎性细胞淤积浸润，病变初期或病变严重时，淤积及浸润的炎性细胞可见中性粒细胞为主，而多数情况下主要为淋巴细胞、单核巨噬细胞的滞留和淤积（图 1.8.12），有时可见炎性细胞贴附于毛细血管内皮细胞。

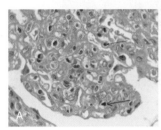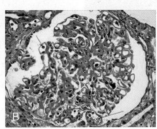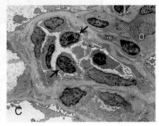

图 1.8.12　移植肾脏活动性抗体介导性排斥反应的肾小球炎

图示肾小球毛细血管腔内淋巴细胞浸润（箭头）。A. HE 染色，×400。B. Masson 染色，×200。C. 电镜下肾小球毛细血管腔内可见多个淋巴细胞（×5000）

（2）肾小管周毛细血管炎

肾小管周毛细血管炎（PTC）表现为肾小管周毛细血管管腔扩张及其管腔内见不等数量的炎性细胞淤积，多数情况下以淋巴细胞和单核 – 巨噬细胞的淤积为主（图 1.8.13），病变严重时淤滞的炎性细胞中出现中性粒细胞。严重的活动性 AMR 也可出现动脉内膜炎甚至动脉管壁纤维素养坏死。

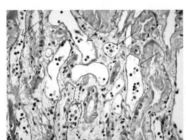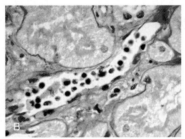

图 1.8.13　移植肾脏活动性 AMR 的肾小管周围毛细血管炎

A. 肾小管周毛细血管扩张及管腔内有多个炎性细胞淤积（箭头，PAS 染色，×200）。B. 肾小管周毛细血管内淤积的淋巴细胞和中性粒细胞（PAS 染色，×1000）

为明确移植肾脏活动性 AMR 的诊断，除进行上述微血管炎的病理学观察以外，移植肾脏穿刺活检组织必须进行补体片段 C4d 的免疫荧光或免疫组化染色，其阳性表现为肾小管周毛细血管内皮线样或连续细颗粒样的 C4d 阳性沉积（图 1.8.14）；同时必须结合受者外周血 DSA 检测结果。部分活动性 AMR 常伴有一定程度的急性 TCMR，肾组织间质内常有不同程度的炎症浸润和肾小管炎。

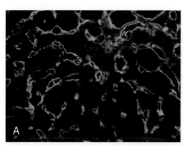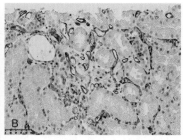

图 1.8.14　移植肾脏活动性抗体介导性排斥反应的 C4d 免疫组化染色

A. C4d 免疫荧光染色呈移植肾内弥漫性肾小管周围毛细血管壁阳性（C4d 免疫荧光染色，×200）。B. 移植肾 C4d 免疫酶组织化学染色阳性（C4d 免疫酶组织化学染色，×400）

6. 慢性活动性抗体介导性排斥反应

慢性活动性 AMR 多发生于移植后的数月和（或）数年后，但也有报道在移植后两个月的活检组织中即出现了明显的慢性活动性 AMR 的病理学改变，可见其并没有确定的时间限制。其临床表现隐匿且缺乏特异性，表现为肌酐和尿素氮水平缓慢升高并逐渐出现蛋白尿、高血压等。多种因素所致的低免疫抑制状态是导致发生活动性 AMR 和慢性活动性 AMR 的主要危险因素，后者又是移植肾慢性失功的主要原因之一。其发病机制为移植肾脏血管内皮细胞上携带的移植抗原持续刺激 B 细胞产生特异性抗体，这些抗体通过激活补体或 ADCC 作用对移植肾动脉血管和微血管等主要靶部位形成持续性免疫损伤，形成动脉血管内膜和微血管内皮反复的炎症损伤及修复增生，逐渐导致动脉血管病、肾小球硬化和肾小管周毛细血管基膜多层等慢性病变直至移植肾失功。其明确诊断必须通过移植肾脏活检病理学诊断以及结合血清抗体的检测。慢性活动性 AMR 的病理学特征主要包括三个方面：移植肾肾小球病（TG），同时排除了慢性复发性或新发性肾小球病和 TMA；肾小管周毛细血管基膜多层；慢性移植物动脉血管病。其中前两项病变为必需的诊断要求。

（1）移植肾肾小球病

移植肾肾小球病（TG）又称慢性移植肾肾小球病。光镜下见肾小球基底膜呈节段性双轨征甚至弥漫性基底膜增厚伴双轨征形成（图 1.8.15），肾小球系膜细胞和基质、内皮细胞可呈不同程度的增生，有时可伴节段性肾小球硬化和分叶，光镜下病变类似于膜增生性肾小球肾炎，但增生的系膜细胞数量和肾小球分叶状往往不明显，也无嗜复红蛋白沉积；其明确诊断需要电镜观察，电镜下在基底膜和系膜区内往往无明显的电子致密物沉积，但可见足突弥漫融合。部分病例 C4d 免疫组化染色呈肾小球毛细血管壁阳性。

（2）肾小管周毛细血管基膜多层

肾小管周毛细血管基膜多层（PTCBMML）即肾小管周围毛细血管基膜由正常的单层增生为多层，在光镜 PAS 和 PASM 染色中可见管周毛细血管基膜不同程度增厚，但明确诊断必须借助电镜诊断（图 1.8.16）。PTCBMML 的诊断标准为，电镜下可见 1 支管周毛细血管基膜增生达 7 层，或 2 支管周毛细血管基膜均达到 5 层。目前 Banff 标准中将 PTCBMML 病变作为慢性/活动性 AMR 诊断的特征性病变，其在非移植肾活检中的出现概率不足 1%。这一病变深刻体现了移植肾微血管床是 AMR 免疫损伤的主要靶部位。在慢性活动性 AMR 的病理诊断中，电镜发挥着决定性的作用，2013 年 Banff 标准开始建议对所有的移植肾活检标本均应进行电镜观察，尤其是肾脏移植术后 >6 个月或者临床明确提示了体液免疫因素损伤的病例。

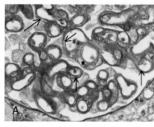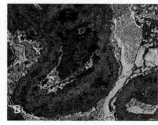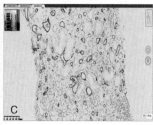

图 1.8.15　移植肾慢性肾小球病

　　A. 肾小球毛细血管基底膜水肿增厚和双轨征形成（箭头，PASM 染色，×1000）。B. 肾小球毛细血管襻增厚，基底膜双层（红色箭头，电镜，×5000）。C. 移植肾 C4d 免疫酶组织化学染色阳性（×200）

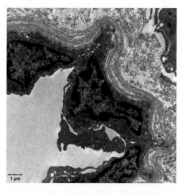

图 1.8.16　移植肾脏管周毛细血管基膜多层

　　肾小管周毛细血管基膜增厚及增生为多层（箭头，×6000）

　　（3）慢性排斥反应的血管病变

　　慢性排斥反应的血管病变与慢性/活动性 TCMR 一样，也可以形成慢性移植肾动脉血管病（CAV），病变特征与慢性活动性 TCMR 相同。

　　慢性活动性 AMR 的鉴别诊断中主要为 TG 与移植肾复发性或新发性肾病相鉴别，其鉴别要点在于牢固把握 TG 和肾小球疾病各自的形态学特点，即 TG 在免疫荧光染色和电镜观察往往没有明显的电子致密物沉积但具有显著的微血管炎特征，而各种类型的肾小球肾病中均有不同类型和程度的免疫复合物或电子致密物沉积，同时再结合外周血血清学抗体检测则更有利于鉴别诊断。

7. C4d 阴性的抗体介导性排斥反应

　　近年的研究和临床实践中发现，并非所有的 AMR 均伴有补体片段 C4d 的免疫组化染色阳性，将 C4d 阳性作为 AMR 诊断的必要条件之一是不全面的，而对诊断 AMR 更具特异性的依据为受者外周血抗体 DSA 的检测和抗体对移植肾血管内皮损伤的证据（包括 MVI 病变和分子检测中抗体与内皮细胞相互作用的依据）。因此 2013 年 Banff 标准中明确提出 C4d 阴性 AMR，其定义为：移植肾脏活检组织内 C4d 呈阴性但具备包括肾小球炎（g）、肾小管周毛细血管炎（ptc）和血栓性微血管病在内的微血管炎的特征，以及供者特异性抗体（DSA），即补体片段 C4d 染色阴性，但却具备"目前或近期抗体与血管内皮细胞反应"的证据，包括中度的微血管炎（g + ptc≥2）和穿刺组织中内皮细胞损伤基因转录表达增加，即可诊断 C4d 阴性 AMR。

8. CNI 类免疫抑制剂的急性和慢性毒性损伤

CNI 类免疫抑制剂包括环孢素（CsA）和他克莫司（FK506）。CNI 类免疫抑制剂毒性损伤分为急性和慢性毒性损伤两种类型。其毒性损伤的诊断除了病理学检查外，必须结合临床免疫抑制剂剂量及其血药浓度水平检测予以综合诊断。对于部分疑难病例，需要在排除急性排斥反应等因素后，通过降低免疫抑制剂剂量以进行诊断性治疗后最终予以确诊。

（1）CNI 类免疫抑制剂的急性毒性损伤

CNI 类免疫抑制剂的急性毒性损伤时形成肾小管上皮细胞胞浆内细小等大的空泡变，表现为肾小管尤其是近曲小管直部上皮细胞胞浆内出现细小的、大小均匀的空泡（图 1.8.17A）。电镜显示主要为多数扩张的线粒体结构。其鉴别诊断包括大量应用利尿药所致非常类似的肾小管上皮细胞内空泡变，必要时需停用利尿药、减少免疫抑制剂剂量或转换其他类型免疫抑制剂后再次活检观察。部分病例可见肾小球入球微动脉管壁平滑肌细胞空泡变（图 1.8.17B）。

（2）CNI 类免疫抑制剂的慢性毒性损伤

CNI 类免疫抑制剂的慢性毒性损伤的特征为肾小球入球微动脉等细微动脉管壁局部出现结节样的透明样变（图 1.8.17C）甚至管腔阻塞、肾组织间质条带状纤维化（图 1.8.17D）甚至弥漫性纤维化，肾小球因缺血致系膜基质增生、硬化。

9. 移植肾脏细菌感染性间质性肾炎

移植肾脏细菌感染多见于术后早期 1 个月内，其感染的危险因素包括供者来源感染（DDI）、受者体内原有的潜伏性感染在移植后加重、术后近期免疫抑制剂剂量较大和受者机体营养状况尚未恢复等。其诊断主要依赖临床病原学检查，活检并不作为首选的诊断手段，但活检可以帮助与急性排斥反应或急性免疫抑制剂毒性损伤相鉴别。移植肾细菌感染中主要形成急性间质性肾炎，其病理学特征为肾组织间质内大量以中性粒细胞为主的炎症细胞浸润，并常有中性粒细胞管型（图 1.8.18），后者是细菌感染性急性间质性肾炎的特征性表现，但需要与严重的 AMR 相鉴别。

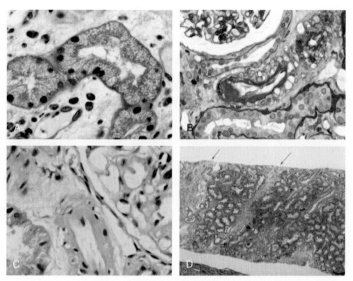

图1.8.17　移植肾脏 CNI 类免疫抑制剂毒性损伤的病理学特征

A. 急性 CNI 类免疫抑制剂毒性损伤时肾小管上皮细胞内细小等大的空泡变（HE 染色，×400）。B. 移植肾入球微动脉管壁平滑肌细胞空泡变（PAS 染色，×400）。C. 轻微慢性 CNI 类免疫抑制剂毒性损伤的肾小球入球微动脉管壁结节样透明样变（HE 染色，×400）。D. 慢性 CNI 类免疫抑制剂毒性损伤的肾组织间质条带状纤维化（Masson 染色，×100）

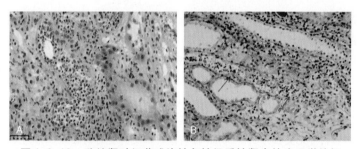

图1.8.18　移植肾脏细菌感染性急性间质性肾炎的病理学特征

A～B. 移植肾脏间质可见大量中性粒细胞浸润和肾小管内中性粒细胞管型［箭头，HE 染色，×100（A）和×400（B）］

10. 移植肾脏 BK 病毒相关性肾病

移植肾脏 BK 病毒相关性肾病（BKVAN）为移植术后 BK 病毒感染引发的移植肾肾小管 - 间质性肾炎，其与 CNI 类免疫抑制剂中 FK506 联合霉酚酸类药物的应用有密切关系。

尿沉渣细胞学检测中尿路上皮的 Decoy 细胞检测可提示 BKVAN，但 Decoy 细胞阴性并不能完全排除 BK 病毒感染；其确诊需在血液和尿液 BK 病毒 DNA 定量聚合酶链反应（PCR）检测的基础上，进行移植肾脏活检病理学诊断。

BKVAN 早期病变多局限于肾髓质区，间质炎症浸润不明显。在感染进展期，其病理学特征为受感染的肾小管上皮细胞核显著增大，核内有无定形的、嗜碱性的、污秽的毛玻璃样病毒包涵体（图 1.8.19A～B），感染的肾小管上皮细胞常坏死脱落入管腔内。其病毒包涵体的明确诊断需 SV40-T 抗原免疫组化染色阳性（图 1.8.19C）。电镜中可见肾小管上皮细胞核内密集或分散存在的直径 40～50nm 呈晶格样整齐排列的、均一的病毒颗粒（图 1.8.19D）。肾间质内单个核细胞浸润或混合有中性粒细胞的炎症浸润，有时可见肾小管炎；慢性病变期，间质广泛纤维化和大片肾小管显著萎缩。

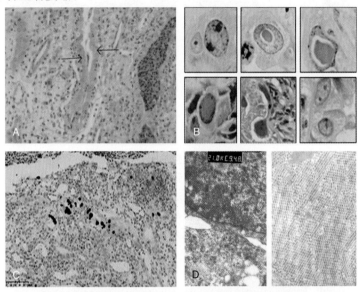

图 1.8.19　移植肾脏 BK 病毒相关肾病的病理学特征

A. 肾小管上皮细胞内病毒包涵体（箭头）及肾间质内大量以中性粒细胞为主的炎症浸润，少数小管明显的中性粒细胞管型（HE 染色，×100）。B. BK 病毒包涵体（HE 染色，×1000）。C. 肾小管上皮细胞 SV40-T 抗原染色阳性（免疫组化染色，×200）。D. 电镜下 BK 病毒感染的肾小管上皮细胞核内可见直径为 35～50nm 的病毒颗粒及典型的病毒颗粒排列呈整齐的晶格样（×30000）。本组图 A、B、D 由中山大学附属第一医院黄刚教授提供，特此致谢！

11. 移植肾脏巨细胞病毒感染

移植术后 CMV 核苷酸定量检测（QNAT）是诊断 CMV 感染、指导抢先治疗和监测治疗反应的首选方法。QNAT 在 CMV 感染或 CMV 病的诊断及监测中要优于抗原检测。移植肾脏内 CMV 感染的诊断有赖于在活检组织免疫组化染色中明确可见 CMV 包涵体。

移植肾脏肾小管上皮细胞内的 CMV 包涵体表现为感染细胞显著增大、肿胀，胞浆或胞核内嗜酸性"枭眼样"包涵体和免疫组化染色阳性（图 1.8.20A～B），间质内不同程度的淋巴细胞和中性粒细胞浸润。电镜中 CMV 感染的细胞核或包浆内可见直径 150～200nm 的病毒颗粒，中心为致密的核心被较厚的被膜包绕（图 1.8.20C）。

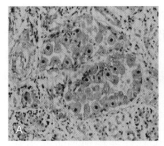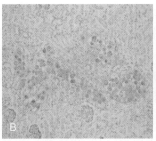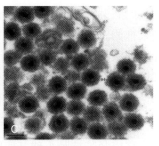

图 1.8.20　移植肾脏活检组织内巨细胞病毒感染的病理学特征

A. 肾小管上皮细胞核内"枭眼样"病毒包涵体（HE 染色，×400）。B. 肾小管上皮细胞核 CMV 阳性（免疫组化染色，×400）。C. 电镜中 CMV 病毒颗粒，中央为致密的病毒核心被外周较厚的被膜包绕（×45 000）

12. 移植肾脏肿瘤

移植肾脏新发性肿瘤的发生率极低，我国目前尚无系统的、大样本移植肾脏肿瘤的研究报道，仅有来自少数移植中心零星的临床研究报道。这些研究中移植肾脏肿瘤的类型主要为肾细胞癌，近年也有罕见的原始神经外胚层肿瘤、移植肾癌肉瘤和个别移植肾脏淋巴组织异常增生病例。

移植肾脏肿瘤有 3 个主要来源：移植肾脏新发肿瘤，即肾脏移植术后在移植肾脏原发的肿瘤；供者来源肿瘤，即供肾携带肿瘤进入受者后发生的移植肾脏肿瘤；移植肾脏复发性肿瘤，即肾脏移植受者在移植前已经罹患恶性肿瘤，移植后应用免疫抑制剂则导致原有肿瘤在移植肾脏复发。其中移植肾脏新发肿瘤是移植肾脏肿瘤的主要类型；供者来源肿瘤虽罕见，但有明确的证据证明恶性肿瘤可通过供者器官传播；绝大多数肾脏移植受者是因慢性肾衰竭而非肾脏肿瘤接受肾脏移植，因此移植肾脏复发肿瘤的情况非常少见。

三、移植肾脏复发性或新发性疾病

肾移植术后移植肾病的复发是影响移植物长期存活的重要因素。移植肾脏复发性或新发性疾病即肾脏移植术后原有导致自身肾衰竭的疾病在移植肾脏复发，或移植肾脏出现的与自身原发性疾病不同类型的新发疾病，两者均可导致移植肾功能减退甚至衰竭。肾病复发导致移植肾失功的比率为 2.6%～50%。其中复发性膜性肾病（MN）的发病率为 10%～45%，局灶节段硬化性肾小球肾炎（FSGS）复发率的平均值约为 30%，复发性 IgA 肾病的发病率为 1%～58%，过敏性紫癜性肾炎（HSPN）其复发率 29%～42%，小血管炎（SVV）复发率约 6%，狼疮性肾炎（LN）复发率从 5%～54% 不等，抗肾小球基底膜（GBM）复发率可高达 50%，膜增生性肾小球肾炎（MPGN）复发率可达 70% 以上。

移植肾脏复发性或新发性疾病的病理学诊断必须具备原发性疾病的明确病理学诊断，供肾病理学基线资料及移植肾病理学表现。对于原发肾脏病理学诊断不明确的病例，可以通过临床表现结合肾小球疾病相关特异性标志物及致病基因检测来推测。移植肾脏的免疫损伤、免疫抑制剂毒性损伤及一些病毒感染也是移植肾新发疾病［FSGS、移植肾糖尿病、血栓性微血管病（TMA）等］的主要诱因。移植肾脏复发性和新发性疾病主要为多种类型的肾小球肾炎等，其病理学诊断须依据特定肾小球肾炎的诊断标准予以诊断。

1. 移植肾脏抗肾小球基底膜疾病

移植肾脏抗肾小球基底膜疾病（抗 GBM 病）光镜下特征性病理学改变为节段增生性肾小球肾炎，严重病例光镜下可见毛细血管襻坏死和（或）新月体形成。其包括 3 种类型：①单纯免疫荧光检查发现有抗 GBM 抗体沉积；②免疫荧光发现有抗 GBM 抗体沉积并且同时有急性肾小球肾炎的组织学证据；③临床上有急进性肾小球肾炎证据。本病临床表现较重，但只有部分受者血清抗 GBM 抗体阳性，因此单纯依据 IgG 线性沉积还不能诊断为抗 GBM 病，在确诊之前必须除外血清蛋白非特异性线性沉积，其需要借助病理学诊断是否有肾小球病变、动脉内膜炎和肾小管炎，与急性排斥反应相鉴别。

2. 移植肾脏膜增生性肾小球肾炎

膜增生性肾小球肾炎（MPGN）均可在移植肾脏中复发。Ⅰ 型 MPGN 复发率相对较低，但易导致终末期肾衰竭。Ⅰ 型 MPGN 常伴内皮下和系膜区大量免疫复合物沉积，其密度较高和边界清楚；Ⅱ 型 MPGN（亦称致密物沉积病）的复发率较 Ⅰ 型 MPGN 高，当存在新月体时，则其复发率和病死率明显升高，其复发是移植肾失功的重要因素，光镜下复发性 Ⅱ 型 MPGN 的病理改变除系膜增殖程度略轻外，其余与自体肾 MPGN 病变类似。Ⅰ 型 MPGN 须与慢性活动性 AMR 所致的 TG 相鉴别，TG 一般无免疫复合物沉积，电镜检查可见内皮下致密物沉积能协助鉴别；Ⅱ 型 MPGN 电镜下可见特征性膜内高电子密度物沉积，须注意与糖尿病肾病、肾小球缺血萎缩相鉴别。

3. 移植肾脏局灶性节段性肾小球硬化

移植肾脏局灶性节段性肾小球硬化（FSGS）的病理学诊断同自体肾 FSGS（图 1.8.21）。

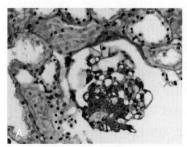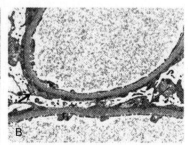

图 1.8.21　移植肾复发性 FSGS

A. 肾小球节段硬化（PAS 染色，×400）。B. 肾小球足细胞足突广泛融合（箭头，×8000）

4. 移植肾脏膜性肾病

肾脏移植术后早期即可发生移植肾复发性膜性肾病（MN），其组织学改变与自体肾 MN 相似。早期表现为免疫球蛋白沉积于足突细胞裂隙膜下，电镜观察基底膜电子致密物较自体肾 MN 稀少。

5. 移植肾复发性 IgA 肾病

移植肾 IgA 肾病的复发率高达50%，复发性 IgA 肾病的病理学改变轻微，或仅表现为系膜病变，即光镜下可见系膜区增宽，免疫荧光可见系膜区 IgA 团块状沉积，电镜观察见移植肾系膜区可见高密度块状电子致密物沉积（图1.8.22），罕见肾小球细胞增殖。

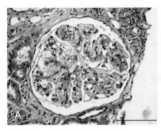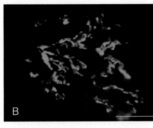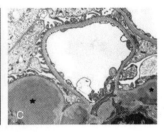

图1.8.22 移植肾脏复发性 IgA 肾病的病理学特征

A. 系膜区增宽（HE 染色，×400）。B. IgA 免疫荧光系膜区沉积（×200）。C. 肾小球系膜区高密度块状电子致密物沉积（星号，×5000）

6. 移植肾脏糖尿病肾病

糖尿病肾病（DN）是移植肾脏最易复发的系统性疾病。光镜下改变包括肾小球基膜增厚、系膜基质增加、微小动脉透明样变性。部分受者可见典型的肾小球毛细血管襻结节性硬化。免疫荧光检查可见 IgG 和白蛋白沿肾小球基底膜沉积。

此外，活动性 AMR、急性 CNI 毒性损伤和复发性溶血尿毒症综合征（HUS）在病理上均表现为血栓性微血管病（TMA，图1.8.23），因此仅靠组织学改变很难鉴别，需要结合相应致病因素予针对性的病理学诊断以明确。系统性硬化、系统性红斑狼疮、淀粉样变、副球蛋白血症、免疫管状肾病和血管炎（包括韦格纳肉芽肿）均可在移植肾脏复发，这些疾病复发后的肾脏病理改变与自体肾相似，因此须通过免疫荧光和电镜检查进一步确诊。复发性非肾小球肾病包括草酸盐肾病（图1.8.24）、胱氨酸病、痛风性肾病和 Fabry 病等，均有典型的晶体样或包涵体结构，建议必须借助电镜证实有典型的包涵体而确诊。

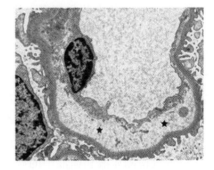

图1.8.23 移植肾脏急性 TMA

图示肾小球毛细血管内皮细胞肿胀，内皮下间隙增宽（星号），间隙内填充有低电子密度的无定形物质（×8000）

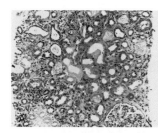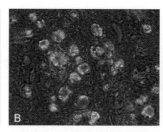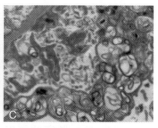

图1.8.24 移植肾脏复发性草酸盐肾病和Fabry病的病理学特征

A. 肾脏移植术后2个月的移植肾穿刺活检组织，多数肾小管腔内均可见透明样、碎玻璃样草酸盐结晶堵塞（HE，×200）。B. 在偏振光显微镜下，草酸盐结晶呈明显的折光（×200）。C. 移植肾复发性Fabry病的病理学表现，图示移植肾活检组织电镜检查中可见大部分足细胞内有特征性的"髓样小体或斑马小体"沉积（×6000）

四、程序性活检在肾脏移植中的应用

程序性活检（PB）通过有计划地对移植肾脏进行病理活检，从而在移植肾脏出现功能障碍前为临床提供早期干预的机会。通过PB提供的信息，可以建立移植肾脏基线资料，明确移植肾脏是否存在亚临床排斥反应、免疫抑制剂毒性作用、病毒感染、慢性和持续性炎症等病变，以及预测移植物的长期存活。然而，PB同时存在有创、耗时、医疗成本高等不利因素。

程序性活检（PB）是指对移植肾脏术后不同时间点进行有计划的病理活检。PB的结果可以及时发现移植肾存在的病变，对肾脏移植术后患者进行治疗方案优化，预测移植肾中期和长期效果。然而，由于PB费用昂贵，且有风险，而且还有可能从PB的结果中得不到任何有价值的提示。虽然对于是否开展移植肾PB目前存在很大的争议，但多项PB相关临床研究证明PB对肾移植术后免疫抑制方案及时调整及移植物长期存活仍具有重要的作用。

1. 程序性活检在临床研究中的利弊

开展PB的优势主要体现在以下几个方面：①根据PB结果提供对移植肾进行早期干预的明确依据。肾小球滤过率（GFR）为50～90mL/min时，血清肌酐是肾损伤一个非常不敏感的生物标志物。常规组织学可明确移植肾脏的基础状态，并在早期阶段确定可进行干预的亚临床异常；②PB是同种异体免疫反应监测的一种手段。通过PB评估移植肾损伤来间接控制免疫抑制剂强度，对免疫抑制方案进行监测，在肾组织学病变可逆性早期进行免疫抑制剂强度的调整治疗；③虽然BK病毒可以通过检测尿液和血液中的病毒拷贝数来监测，但大多数BK感染监测方案需要活检来确定诊断及干预治疗的策略；④临床研究证明，通过PB提供的组织病理学信息是改变移植物长期存活的关键。

PB的不利因素主要体现在以下几个方面。①有创性：活组织病理检测是侵入性的，约0.4～1.0%的病例有发生并发症的风险。②价格昂贵：BP需要超声科、病理科组织病理学处理和读片诊断的协助完成，涉及相关临床科室及技术人员，费用昂贵。③焦虑：患者常常对任何检查和干预治疗的结果会感到焦虑。④耗时：虽然活检大约需要 10min，但活检之前的处理需要 4h，活检后观察需要 4h 以上。⑤专业技术要求：移植中心需要专业技术人员进行 PB 和 IB 的准备及实施。

尽管开展 PB 存在诸多的不利因素，但通过严格的手术禁忌证排查（凝血功能障碍）、严格的术前准备及超声引导下专业的技术人员操作，完全可以避免因患者解剖结构变异导致的并发症；另外采取常规预防措施及监测手段，穿刺后并发症基本都可以得到控制。

2. 程序性活检的检测时间点及意义

PB 通常在移植肾血流再灌注后进行，一方面建立移植肾基线资料，另一方面观察受者血液供应开始后移植肾最初的免疫反应和再灌注损伤的情况。肾脏移植后 1～3 个月之间的 PB 是在当前免疫抑制下对初始移植条件的首次评估，可明确移植肾是否存在亚临床排斥反应，如无排斥反应病变，建议适当减少当前免疫抑制剂用量。移植后 6～12 个月的 PB 具有评估移植肾脏是否存在免疫抑制剂毒性作用、病毒感染、慢性间质性炎症和肾小球肾炎的复发等病变，以及预测移植肾的长期存活。移植后 3～10 年的 PB 可评估慢性活动性排斥反应的程度，肾小球肾炎复发的主要原因，对存在活动性病变的病例建议尽可能进行干预治疗。澳大利亚的韦斯米德临床监测策略与上述 PB 内容基本一致，其增加了对于术后移植肾脏初始无功能、存在预存 DSA（pfDSA）、ABO 血型不相容肾脏移植患者应在手术后第 7 天进行一次病理活检，明确移植肾的免疫状态。

根据 PB 的监测结果所提供的信息，结合临床指征可以明确移植肾病变诊断，及时对患者进行干预治疗，提高移植肾中长期效果。PB 的临床价值主要表现在以下几个方面：①早期发现和治疗亚临床排斥反应，改善移植肾脏预后；②通过 PB，明确肾脏移植受者原发肾脏疾病如 IgA 肾病、FSGS、糖尿病等的最佳治疗方案，以及复发性肾小球肾炎的治疗结果；③PB 不仅用于免疫抑制剂肾毒性的检测，也可用于免疫抑制方案调整后的随访观察；④PB 有利于 BKVAN 的早期诊断；⑤根据 PB 组织的 IFTA 程度可以预测肾小球滤过率的下降。

3. 程序性活检的临床应用及意义

关于 PB 的临床研究报道较少，相关研究主要集中在肾脏移植术后 DSA 产生、排斥反应、儿童肾脏移植，也有个别关于临床药物研究的相关报道。

美国学者 Vignesh Viswanathan 在 2021 年 ATC 会议上做了 SB 在预测与改善移植肾长期生存中应用的报道。该项研究纳入 410 例肾脏移植病例，包括活体供肾和死亡供肾。研究结果显示，临界排斥反应（BL-R）的患者发生后续临床排斥反应的风险是未发生 BL-R 患者的 4 倍；亚临床排斥反应患者发生后续临床排斥反应的风险是未发生 BL-R 患者的 5 倍以上。由此可知，需在晚期进行 SB 以及时发现炎症性病变患者，便于密切监测和治疗随后的排斥反应，同时优化免疫抑制治疗。

一项对临床移植肾功能稳定的患者，进行为期两年 PB 观察的回顾性临床研究，纳入 190 例病例，其中 PB 组 68 例。研究发现 PB 组在之后 3~7 年间进行的 IB 比例明显低于非 PB 组患者，在为期 7 年的随访中，PB 组移植物存活显著高于非 PB 组。进行 PB 的病理诊断以 BL-R 为主，进行 IB 的病理诊断中 BL-R，抗体介导排斥反应（AMR），及混合排斥反应（AMR 伴 TCMR）基本均衡。该研究证明，2 年的 PB 活检可检测到排斥反应的亚临床病理改变，并通过早期干预，提高移植物存活率。

法国的一项回顾性多中心研究（Spesser Group 的 9 个法国肾移植中心），对肾脏移植术后产生新生 DSA（dnDSA）而无临床表现的患者进行 PB 观察。根据 PB 结果分为三组，活动性亚临床 AMR（23 例），慢性亚临床 AMR（14 例），无排斥反应（53 例）。随着时间的推移，无排斥反应组的 eGFR 和移植物存活率都显著优于其他两组，无亚临床排斥反应的受者存活率优于有亚临床排斥反应组。研究发现 dnDSA MFI 值越高，发生亚临床 AMR、$C4d^+$ 及移植物丢失的概率越高。此项研究发现，对发生 dnDSA 而无肾功能不全的患者进行肾移植活检，超过 40% 的病例诊断为 sAMR。然而，对于活动性亚临床 AMR 是否干预对移植物存活没有影响。

梅奥诊所通过 PB 证明术后产生 dnDSA 的患者具有移植物丢失的高风险。该项研究纳入 771 例病例，其中 54 例患者术后产生 dnDSA。对 dnDSA 出现时及之后 1 年内的移植物排斥反应进行比较，发现急性 AMR 和慢性 AMR 的发生率均显著升高；HLA-Ⅰ类和Ⅱ类 dnDSA 都存在的情况下，对移植失败、eGFR 下降及 AMR 发生的影响最为明显；随着 DSA MFI 的增高，移植丢失、eGFR 下降及 AMR 的发生率越高。

德国一项 PB 在儿童肾脏移植中的临床研究，对 86 例术后 6 个月的儿童肾移植进行了移植肾 PB，根据 PB 结果分为三组：PB 未见异常，临床未进行干预 44 例；PB 发现异常，临床肾功能稳定，未进行干预 27 例；PB 发现异常，临床肾功能异常，进行干预 15 例。研究发现，肾移植后 6 个月的 PB 并不影响肾脏功能稳定的肾移植患儿的临床病程，然而，对肾移植后 24 个月各组 eGFR 下降的差值比较发现，干预组的 eGFR 下降的差值显著低于未进行干预的两个组，说明根据 PB 结果，通过治疗干预可稳定肾功能下降。

近年来，器官移植领域新药发展缓慢，抗 CD40 抗体 Iscalimab 作为 "first-in-class" 新药，备受大众关注，早在 2019 年 ATC 会议上已公布了早期数据，表明 Iscalimab（CFZ533）有可能延长移植肾的存活，同时改善肾移植患者的长期预后。2021 年 ATC 会议上荷兰学者 R. Kraaijeveld 通过 PB 探索了 Iscalimab 在肾移植背景下影响 B 细胞活化的机制。研究发现 Iscalimab 在肾移植患者中发挥作用机制之一是抑制 B 细胞活化，不会影响血循环中 B 细胞的数量。

在肾脏移植后早期进行 PB 有助于预测移植物的存活，通过 PB 早期发现排斥反应、BK 病毒感染、免疫抑制剂肾毒性、肾病复发等，可能提高移植物的生存时间。然而，目前仍需实施多中心大样本随机对照试验来评估 PB 方案的价值，尤其是针对临床特定肾脏移植病例，如 ABO 血型不相容、高致敏及儿童肾脏移植等可以选择性采用 PB，能更好地管理和保障移植肾的存活。虽然尚没有一种更安全有效的替代方法来取代 PB，但疾病诊断未来发展方向仍是转向非侵入性检测的时代。

五、人工智能、数据集成和机器学习在移植肾病理中的应用

在 2019 年 Banff 会议上，人们提出了许多使用人工智能（AI）、机器学习（ML）和深度学习（DL）的项目，重点关注 Banff 分类的自动化应用、患者聚类和数字病理学。然而，大多数临床医生和病理学专家仍然对这一领域知之甚少。2019年 Banff 会议上的几位发言者讨论了人工智能的能力以及 ML 算法在器官移植诊断和个性化药物治疗中的应用潜力（表 1.8.6）。

表 1.8.6　人工智能在 Banff 分类中应用的可行性

类型	适用领域	现有聚类算法
图像识别	数字切片扫描装置	CNN、ResNet、VGG 等
NLP	荟萃分析	SyntaxNet、迁移学习、支持向量机、幼稚贝叶斯分类器等
文字探勘	荟萃分析，自动报告，报告/网页抓取	k－均值聚类、朴素贝叶斯分类器、KNN、支持向量机等
集群模式识别	基因表达，个体化用药	链接算法、k－均值聚类、DBscan、原型分析等
类型预测	移植物丢失，对治疗有反应	随机森林、多项 logistic 回归、支持向量机、神经网络等

CNN＝卷积神经网络。DBscan＝基于描述密度的噪声空间聚类应用。KNN＝近邻算法。NLP＝自然语言处理。VGG＝超分辨率测试序列

计算机辅助数字病理学包括用机器分析切片活检的全部数字图像，即使使用卷积神经网络等最先进的图像分析算法，这仍然是一个挑战。在这一点，基于 DL 的肾组织病理学评估显示了分辨肾小球、近端和远端小管以及纤维化区域的能力。目前的方法是有希望的，但仍然显示高变异性和低相关性的临床结果。在 2019 年 Banff 会议上成立了数字病理学 Banff 工作组（BWG），通过促进关注 IFTA 和炎症评分的研究，将扫描和分析实践标准化，同时使用符合最新 Banff 分类的算法，以减少观察者之间的差异。由于个体化医疗是近年来的器官移植术后治疗的主要焦点，利用 ML 算法和原型分析有潜力将活检结果与临床和实验室数据结合起来，提供更完整的病理和预后图像，特别是在电子病历不断扩大的时代。此外，A. Loupy 展示了自然语言处理（NLP）的能力，以这种算法帮助临床医生并减少人为错误。NLP 可用于其他耗时的荟萃分析或大量病理报告的加速阅读。最后，由于 Banff 规则在许多可能的情况中变得越来越复杂，因此对 Banff 规则自动编程的需求也在增

加。这将需要有经验的病理学家来解码 Banff 规则，以及计算机/数据科学家来创建一个应用 Banff 规则的算法。实现基于 ML 诊断的高质量结果的关键是集成提供高质量输入数据的多个中心，以构建标准化和可重复的分析过程。

参考文献

［1］中华医学会器官移植学分会．器官移植病理学临床技术操作规范(2019 版)：总论与肾移植 ［J］．器官移植,2019,10(2)：129 – 141.

［2］中华医学会器官移植学分会,中华医学会外科学分会移植学组,中国医师协会器官移植医师分会．中国心脏死亡捐献器官评估与应用专家共识［J/CD］．中华移植杂志(电子版),2014,8(3)：117 – 122.

［3］中华医学会器官移植学分会．中国心脏死亡器官捐献工作指南(第 2 版)［J］．中华器官移植杂志,2011,32(12)：756 – 758.

［4］中华医学会器官移植学分会,中国医师协会器官移植医师分会．中国公民逝世后器官捐献供肾体外低温机械灌注保存专家共识(2016 版)［J/CD］．中华移植杂志(电子版), 2016, 10 (4)：154 – 158.

［5］郑瑾,丁小明,李杨,等．供肾组织病理学评分与 Lifeport 参数及供者评分的相关性分析［J］．中华器官移植杂志, 2018, 39(9)：534 – 541.

［6］王志刚徐飞刘磊等扩大标准供肾的评估与利用［J］．中华器官移植杂志, 2019, 40(10)：601 – 605.

［7］陈实,郭晖．移植病理学［M］．北京：人民卫生出版社,2009.

［8］朱有华,曾力．肾移植［M］．北京：人民卫生出版社,2017.

［9］郭晖,陈知水,陈实．公民逝世后器官捐献供肾的病理学评估［J］．器官移植, 2018, 9(1)：1 – 8.

［10］HUANG G, CHEN LZ, QIU J, et al. Prospective study of polyomavirus BK replication and nephropathy in renal transplant recipients in China：a single-center analysis of incidence, reduction in immunosuppression and clinical course［J］. Clin Transplant, 2010, 24(5)：599 – 609.

［11］HAS M. Donor kidney biopsies：pathology matters, and so does the pathologist［J］. Kidney Int, 2014, 85(5)：1016 – 1019.

［12］Arnau A, Benito-Hernandez A, Ramos-Barron MA, et al. Urinary C-X-C Motif Chemokine 10 Is Related to Acute Graft Lesions Secondary to T Cell- and Antibody-Mediated Damage［J］. Annals of transplantation, 2021, 26：e929491.

［13］Zanotto E, Allesina A, Barreca A, et al. Renal Allograft Biopsies with Polyomavirus BK Nephropathy：Turin Transplant Center, 2015 – 19［J］. Viruses, 2020, 12(9)：.

［14］Wood-Trageser MA, Xu Q, Zeevi A, et al. Precision transplant pathology［J］. Current opinion in organ transplantation, 2020, 25(4)： 412 – 419.

［15］Huang Y, Farkash E. Protocol Biopsies：Utility and Limitations［J］. Advances in chronic kidney disease, 2016, 23(5)： 326 – 331.

［16］Buchmann TN, Wolff T, Bachmann A, et al. Repeat true surveillance biopsies in kidney transplantation［J］. Transplantation, 2012；93(9)： 908 – 913.

［17］Sakai K, Oguchi H, Muramatsu M, et al. Protocol graft biopsy in kidney transplantation［J］.

Nephrology，2018，23（Suppl 2）:38-44.

[18] Chapman JR. Do protocol transplant biopsies improve kidney transplant outcomes？［J］. Current opinion in nephrology and hypertension，2012，21（6）: 580-586.

[19] Chen CC，Lin WC，Lee CY，et al. Two-year protocol biopsy after kidney transplantation in clinically stable recipients-a retrospective study［J］. Transplant international，2021，34（1）: 185-193.

[20] Bertrand D，Gatault P，Jaureguy M，et al. Protocol Biopsies in Patients With Subclinical De Novo Donor-specific Antibodies After Kidney Transplantation：A Multicentric Study［J］. Transplantation，2020；104（8）: 1726-1737.

[21] Schinstock CA，Cosio F，Cheungpasitporn W，et al. The Value of Protocol Biopsies to Identify Patients With De Novo Donor-Specific Antibody at High Risk for Allograft Loss［J］. American journal of transplantation，2017，17（6）: 1574-1584.

[22] Kanzelmeyer NK，Lerch C，Ahlenstiel-Grunow T，et al. The role of protocol biopsies after pediatric kidney transplantation［J］. Medicine，2020，99（23）: e20522.

[23] Marsh JN，Matlock MK，Kudose S，et al. Deep learning global glomerulosclerosis in transplant kidney frozen sections［J］. IEEE Trans Med Imaging，2018，37（12）:2718-2728.

[24] Hermsen M，de Bel T，den Boer M，et al. Deep learning-based histopathologic assessment of kidney tissue［J］. J Am Soc Nephrol，2019，30（10）:1968-1979.

[25] Aubert O，Higgins S，Bouatou Y，et al. Archetype analysis identifies distinct profiles in renal transplant recipients with transplant glomerulopathy associated with allograft survival［J］. J Am Soc Nephrol，2019，30（4）:625-639.

第九节　活体肾脏移植

◎侯　军　项和立　冯新顺　薛武军

1954年12月23日由Joseph Murray博士领导的团队将23岁的Ronald Herrick的一个肾脏移植给他的孪生兄弟Richardo，这次手术的成功是肾移植和活体器官捐献发展的分水岭。在透析治疗出现之前，这是一个超出终末期肾病的患者预期的事件。从这个里程碑事件开始，肾移植和活体器官捐献在数量和成功率稳步增长。自1998年以来，美国共有112 012例活体肾脏供者移植。在这段时间内，活体肾供者移植的数量从每年约2000例稳定地增加到每年超过6000例。虽然促进这种增长的因素不确定，但公众认为对于活体供者肾移植、新手术技术和不断变化的捐献者人口增长很重要。肾移植与透析相比较，能显著提高终末期肾病患者的生活质量。活体供者供肾的短期和长期存活率远远大于死亡捐献者，这极大地促进了活体肾移植的进展。肾移植逐年增加的等待期（从1999—2000年的1276d到

2003—2004 年的 1382d），使得终末期肾病患者及其亲属和朋友考虑将活体捐献作为移植的方案来替代死亡捐献者的器官。对于一些特殊的肾衰竭患者，活体供者肾移植代表进行预先移植的唯一机会。在活体肾脏供者中引入微创手术进行肾切除术，虽然没有显著改变外科手术的风险，但已证明可减少手术后疼痛并加快供者的恢复，因此几乎肯定地导致活体肾捐献者的增多。

活体肾脏移植的肾长期存活率均明显高于尸体肾脏移植。与尸体肾脏移植相比，活体肾脏移植主要具有以下优势：①组织相容性较好，远期存活率更高，即使人类白细胞抗原（HLA）配型不理想的活体肾脏移植，其远期存活率也优于 HLA 配型良好的尸体肾脏移植；②能够充分进行术前检查，评估供肾质量；③扩大供肾来源，缩短透析和等待时间；④能选择合适的手术时机，缩短供肾缺血时间；⑤便于在供者健康状况允许的条件下，在移植术前对受者进行免疫干预。正因为活体肾脏移植的诸多优势，使其在世界各国得以广泛开展。美国器官资源共享网络（UNOS）数据显示，1988—2012 年间美国活体肾脏移植总例数超过尸体肾脏移植，其活体肾脏移植数量在 2004 年达到顶峰后逐渐进入平台期，尽管在近年有所下降，但目前活体肾脏移植数量仍占肾脏移植总数的 30% 以上。欧洲各国均开展活体肾脏移植，其中荷兰、冰岛等国活体肾脏移植例数超过尸体肾脏移植。在一些东方国家和地区，出于传统、宗教和社会原因，活体肾脏移植一直占主导地位。伊朗自 1984 年以来施行的 16 000 余例肾脏移植中，活体肾脏移植的比例达到 95% 以上。日本的活体肾脏移植比例也超过 90%。截至 2018 年，我国施行活体肾脏移植总数超过 10 000 例，多数中心活体移植肾 5 年存活率显著好于美国的总体水平。为了提高活体肾移植的数量，国际上一项倡议作为某种形式的捐献者补偿，旨在至少部分抵消与活体肾捐献有关的财务支出和健康风险。调查结果表明，捐献者肾脏捐献对其健康情况和财务状况有着负面影响，这些问题是活体肾捐献的重要障碍，并支持仔细考虑对活器官捐献者的有限补偿。值得注意的是，尽管阿姆斯特丹共识会议明确表示反对补偿活体捐助者，但它确实要求向活体捐助者提供终身健康保险，这是一种补偿形式。在所有主要工业化国家中，只有美国没有达到这一预期。因此，尽管法律、伦理和情感问题仍然存在，但越来越多的团体表示支持考虑有限和受监管的补偿制度，以抵消活体肾脏供者所承担的财务成本和风险。

一、法律与伦理问题

1. 法律原则

世界卫生组织于 1991 年颁布了《人体器官移植指导原则》，内容包括器官捐献的自愿原则、非商业化原则、公平原则等，以此构成国际器官移植的基本准则。我国在 2007 年颁布实施了《人体器官移植条例》（以下简称《条例》），这是我国首个关于器官移植的法律文件。2009 年又制定了《关于规范活体器官移植的若干规定》。依据这两个文件，我国对活体器官移植规定如下：开展活体肾脏移植的医疗机构仅限于卫生部指定机构；活体器官捐献者必须自愿、无偿，年满18周岁且具有完全民事行为能力；活体器官捐献人和接受人限于以下关系：配偶（仅限于结婚3年以上或婚后已育有子女）、直系血亲或三代以内旁系血亲、因帮扶等形成亲情关系（仅限于养父母和养子女之间的关系、继父母与继子女之间的关系）。

2. 伦理原则

按《人体器官移植条例》规定，实施活体器官移植的医疗机构必须成立"人体器官移植技术临床应用和伦理委员会"，在摘取活体器官前，负责人体器官移植的执业医师应当向所在医疗机构的人体器官移植技术临床应用与伦理委员会提出摘取人体器官审查申请。

人体器官移植技术临床应用与伦理委员会收到申请后，应当对下列事项进行审查，并出具同意或者不同意的书面意见：

- ·人体器官捐献人的捐献意愿是否真实。
- ·是否有买卖或变相买卖人体器官的情形。
- ·人体器官的配型和接受人的适应证是否符合伦理原则和人体器官移植技术管理规范。

经人体器官移植技术临床应用与伦理委员会2/3以上委员同意，方可出具同意摘取人体器官的书面意见。人体器官移植技术临床应用与伦理委员会不同意摘取人体器官的，医疗机构不得作出摘取人体器官的决定，医务人员不得摘取人体器官。从事活体器官移植的医疗机构在伦理委员会出具同意摘取活体器官的书面意见后，应将相关材料上报省级卫生行政部门，根据回复意见实施。

3. 知情同意原则

各移植中心必须履行充分的活体肾脏移植相关事项的告知义务。包括治疗方式可以选择尸体供肾脏移植或其他肾脏替代治疗、手术的近远期风险、移植的近远期效果、捐献者可以随时退出等。

二、供受者的医学评估和选择

活体肾脏移植供者评估的首要目的是确保供者捐献肾脏的适合性，最核心的是供者的安全性问题。对活体供者的全面评估，主要目的在于确保供者在心理、生理上符合肾脏捐献的要求，保障供者的长期健康，同时兼顾受者的移植效果。

1. ABO 血型

ABO 血型的相容性是首要鉴别条件，《条例》规定不相容者不能捐献。在日本、韩国等以活体肾脏移植为主的国家，ABO 血型不相容肾脏移植已较为成熟。大样本研究表明 ABO 血型不相容肾脏移植可以取得和血型相容移植一致的临床效果。国内由于器官短缺，部分中心已成功开展了 ABO 血型不相容肾脏移植，但总体而言仍属探索阶段，宜谨慎进行。只有在没有血型相容供者，且受者情况不允许等待尸体移植时才可考虑血型不相容肾脏移植，但应充分告知风险。

2. 组织相容性检测

组织相容性评估的目的是确定供受者在遗传学上的匹配度以及受者是否存在针对供者的预存抗体。包含 3 个要素，即确定供者 - 受者 HLA 相合状态，检测受者抗体，供、受者交叉配型。所有供、受者均应检测组织相容性，有多个供者时原则上选择组织相容性更好的供者。受者预存供者特异性抗体（DSA）是确定的危险因素，通常应尽量避免。但在没有其他选择的情况下，可在受者降敏处理满意后进行移植。多数研究表明，经过适当的降敏治疗，预存 DSA 的受者在移植后的短期效果令人鼓舞，但长期效果不如无预存 DSA 的受者，因此从提高远期生存考虑，进行此类移植应谨慎。另一方面，大样本研究显示，即使是预存 DSA 的受者，其移植后的存活率也高于继续透析或等待尸体移植的患者。因此，对没有替代活体供者，尸体移植也难以找到匹配供者的高致敏患者，预处理后的活体移植也不失为一种选择，但应充分告知患者风险。所有的肾脏移植均应在术前 14d 内收集供、受者血清样本进行敏感的交叉配型检测，若交叉配型阳性，移植通常不应进行。

3. 全身情况的医学鉴定

鉴定过程的具体目标是审查潜在捐献者的医疗和心理社会健康的所有方面，以确定可能增加肾脏捐献风险的任何情况。UNOS 和 OPTN 的规则规定，精神病医生、心理学家或有移植经验的社会工作者必须完成针对患者的心理社会评估。活体肾捐献者的心理社会评估侧重于确定个体是否有足够的社会支持系统和财政资源安全地进行活体肾捐献，以及评估捐献者的精神疾病和行为障碍。影响此评估的信息包括确定患者的就业和保险状况，以及与其配偶、家人和亲密朋友的人际关系的状态。心理社会评估还评估患者理解活体肾捐献的潜在短期和长期后果及其作出独立知情决定的能力。心理社会评价的最后一个组成部分是评估当前或过去的药物使用或药物滥用。医学检查的核心部分包括既往史和身体检查，特别关注肾脏疾病的家族史，实验室检验包括确定与预期接受者的免疫相容性和存在的传染病，腹部成像以明确肾脏解剖结构和年龄相符的健康筛查结果。医学评估通常实施以便于早期检测可能排除活体肾捐献的医学状况，从而使评估的成本以及评估不合适的供者所花费的时间最小化，从而允许新供者被鉴定和更快地评价。

（1）病史和体格检查

应详细询问意向供者病史，了解供者病史内容，并完成体格检查。

·心血管病史：缺血性心肌病、外周血管疾病、动脉粥样硬化、高血压、血栓栓塞性疾病。

·血液系统疾病史：血友病等。

·传染病史：肝炎、黄疸、输血、静脉注射毒品、6个月内文身或皮肤穿孔、AIDS患者和HIV携带者及其性伴侣、HTLV-1和HTLV-2感染的高危人群、巨细胞病毒等病毒感染、慢性感染性疾病如结核或非结核分枝杆菌感染、梅毒、有传染病疫区长期居住病史。

·内分泌及代谢性疾病史：糖尿病及糖尿病家族史、代谢综合征、痛风及其他严重的代谢系统疾病。

·恶性肿瘤病史：黑色素瘤、睾丸癌、肾细胞癌、绒毛膜癌、血液系统恶性肿瘤、支气管癌、乳腺癌、单克隆丙种球蛋白病、卡波西肉瘤，以及其他重要脏器的恶性肿瘤（如肝癌、肺癌等）。

·明确的慢性肾脏疾病史：包括可能影响捐献者的肾病家族史以及血尿/肾性水肿/泌尿系感染；双侧肾结石和高复发类型的肾结石。

·药物依赖史：吸烟和药物或酒精成瘾病史，吸毒者。

·精神病与神经病史：精神病史，应用生长激素病史以及未明确诊断的神经障碍病史。

·慢性真菌和寄生虫感染史：疟疾、蠕虫及其他地方性传染性疾病。

·妇产科病史：妇产科慢性疾病病史。

（2）临床检查项目

严格完成以下检查项目。

·一般情况：BMI、血压。

·尿液检查：蛋白、血细胞和尿糖检测、显微镜检查、细菌培养和药物敏感性测定（N2次，如有指征）、蛋白排泄率测定（如有指征）。

·大便检查：粪便常规检查。

·血液检查：血细胞计数、血红蛋白、凝血筛查、肝肾功能、电解质、空腹血糖、糖耐量试验（若有糖尿病家族史或空腹血糖 >5.6mmol/L）。

·病毒学和感染筛查：HBV和HCV标志物、HIV、HTLV-1和HTKV-2（如有指征）、巨细胞病毒、EB病毒、梅毒、水痘－带状疱疹病毒（若受者血清学阴性时）、人类疱疹病毒8型。

·肾脏解剖和功能评估：超声和CT（包括三维重建）、肾小球滤过率。

·腹腔脏器：腹部超声。

·心血管呼吸系统：胸部X线片、心电图、超声心动图（如有指征）、心血管负荷试验（作为常规或有指征时）。

·肿瘤筛查：肿瘤标志物。

·女性行乳腺超声和X线摄片、宫颈涂片。

4. 肾脏解剖学评估

对肾脏解剖学评估包括双肾体积、肾血管，以及其他解剖异常（如重复肾、重复肾盂、肾盂输尿管连接部狭窄等）。推荐CT三维重建或MRI取代传统的静脉尿路造影（IVU）和血管造影。原则上双侧异常者不能用于供肾。对于单侧异常，如果已有病理改变者也不能用于供肾；如尚无病理改变，则可作为活体供肾的相对禁忌，只有在没有选择、受者不能耐受透析的情况下，选取存在解剖异常的一侧作为供肾，并在术前与供受者充分沟通。

多支血管严格说来属于解剖变异，而非异常。对训练有素、具有血管处理经验的医生而言，多支血管的处理并非难事，不应作为手术禁忌证。但手术医生应接受过血管外科的相关培训，必要时可与血管外科医生共同手术，保障供、受者的安全。

5. 肾脏功能评估

肾功能的评估主要是测定肾小球滤过率。标准方法为测定菊粉清除率，此法昂贵而烦琐，目前很少使用。可使用基于血清肌酐的估算 GFR，有条件也可采用菊粉或放射性核素等准确测定。目前公认的 GFR 下限为 $80mL/(min \cdot 1.73m^2)$。也可以 $90mL/(min \cdot 1.73m^2)$ 为标准，主要原因在于现有慢性肾病 2 期的定义为 GFR $60 \sim 89mL/(min \cdot 1.73m^2)$。

双肾大小差别大于 10% 或存在各种解剖异常者，建议进行放射性核素扫描，单侧肾脏的 GFR 均应大于 $40mL/(min \cdot 1.73 m^2)$。

6. 年 龄

我国法律规定，供者必须年满 18 岁。对供者的年龄上限，国际上并无统一标准。考虑到供者的围手术期安全，小于 65 岁可能是目前比较适宜的标准。对年龄在 65 岁以上的供者，不仅应进行活体供肾的相关评估，还应对手术相关项目进行全面检查，同时应充分告知供、受者，高龄供者围手术期风险远大于年轻供者，且受者的长期肾功能有可能不如年轻供者，对年轻受者可能更是如此。

7. 体重指数

肥胖供者的代谢性疾病、心血管疾病以及呼吸系统和肾脏疾病发生率高，捐献肾脏对其有更多的短长期风险。目前对肥胖供者的应用趋于谨慎。1995 年的美国只有 16% 的移植中心排除肥胖的意向供者，而 2007 年有 52% 的移植中心排除了体重指数（BMI）$>35kg/m^2$ 的意向供者，10% 的中心排除了 BMI $>30kg/m^2$ 的意向供者。结合现有国内外研究结果，供者的理想 BMI $<30kg/m^2$，而 BMI $>35kg/m^2$ 为肾脏捐献的禁忌证，对 BMI $>30kg/m^2$ 的供者需进行仔细的术前评估，并建议达到理想体重后再考虑捐献。

8. 疾病评估

医学评价通常从确定供者是否具有影响捐献的相关病史开始，包括肾脏疾病（如蛋白尿、肾结石、频繁尿路感染或慢性使用肾毒性药物，例如非甾体抗炎药），心脑血管疾病，高血压（包括子痫或先兆子痫），糖尿病（包括妊娠糖尿病），自身免疫疾病，慢性感染或出血/血栓性/栓塞性疾病。没有器官捐献明显禁忌证的供者应测试评估与其预期受者的免疫相容性。

（1）高血压

意向供者应至少准确测量血压 2 次。高血压可导致供者包括肾脏在内的多器官损害，药物不能控制的高血压患者不适合捐献。对药物可控的高血压，由于缺乏前瞻性研究，暂无统一标准。通常认为用 1 种或 2 种药物能控制血压，同时没有靶器官损害表现的供者可以使用。尚需大样本的长期研究才能明确各种程度的高血压对供者的影响。捐献肾脏后 GFR 下降有可能使供者比同龄人更早出现高血压，或者加重已有的高血压。而已有高血压的供者，其潜在肾脏损害可能在捐献前未能发现，在捐献后由于高滤过损伤等原因，出现肾脏损害加重。因此对供者应做好高血压相关教育，并促进其在捐献前就改变吸烟、高盐饮食等不良生活方式，并持续终身。

（2）其他心血管疾病

年轻供者如无明确心血管疾病历史，只需进行常规心电图检查。心脏发现杂音者应当行超声心动图检查。有晕厥、头晕或心悸病史的供者应该接受超声心动图和动态心电图检查。伴有冠状动脉粥样硬化性心脏病（冠心病）危险因素如吸烟、高血压、心电图异常或有明确冠心病家族史的意向供者应和心脏内科或麻醉科共同评估。

（3）糖尿病

现有绝大部分国际指南认为，明确诊断为 1 型或 2 型糖尿病患者不能捐献。空腹血糖受损者（6.1～7.0mmol/L），如一级亲属有 2 型糖尿病病史，不适合捐献。如没有家族史，需行标准的 2h 口服糖耐量试验（OGTT），OGTT 餐后 2h 血糖 >11.1mmol/L 表明为糖尿病，禁忌捐献；餐后 2h 血糖 >7.8mmol/L 表明葡萄糖耐量降低，需结合供者血糖控制的依从性以及受者手术的急迫程度综合分析。

（4）蛋白尿

蛋白尿是慢性肾病疾病（CKD）的重要标志。24h 尿蛋白测定是目前评估尿蛋白的标准方法。24h 尿蛋白大于 300mg 是肾脏捐献禁忌。目前趋势是检测尿白蛋白，尿白蛋白排泄率 <30mg 较为理想，>100mg 不适合捐献，30～100mg 据情况综合判断。生理性蛋白尿不是捐献禁忌。

（5）镜下血尿

剧烈运动、外伤等可引起镜下血尿，并非捐献禁忌。如反复镜下血尿，又不能排除泌尿系肿瘤、结石、感染、慢性肾病等疾病者，不应作为供者。检查包括尿红细胞形态、泌尿系影像学检查、细胞学检查、膀胱镜检以及肾活检。

（6）尿路感染

单纯尿路感染，常规治疗后痊愈者不是捐献禁忌。反复尿路感染的意向供者应当行泌尿系影像学、膀胱镜检和尿流动力学检测以排除隐匿性疾病、解剖畸形或者神经源性膀胱，此类供者不宜捐献。

（7）其他感染

感染患有可通过器官移植传播的传染性疾病的供者通常不适合捐献，包括病毒、细菌、真菌和寄生虫感染，最主要的是病毒和结核分枝杆菌。同时，受者存在活动性感染时也不宜接受移植。

供者 HIV 感染是捐献肾脏的绝对禁忌证。HCV 感染既往也属禁忌，但近年来新型药物极大地提高了 HCV 治愈率，可建议供者在治愈后捐献。存在病毒复制的 HBV 携带的供者不能捐献给非乙型肝炎受者，对没有病毒复制，且受者具有保护性抗体，目前认为传染风险极小。但应和供、受者充分沟通，告知理论上仍有传播风险，并可在术中、术后使用抗病毒药物或乙型肝炎免疫球蛋白。巨细胞病毒和 EB 病毒在供者血清学阳性而受者阴性时，是移植后受者感染的高危因素。但在国内此类情况少见，即使如此也非移植禁忌，但在移植后需严密监测病毒复制并使用针对性药物预防。

评估细菌感染的重点是排除结核分枝杆菌感染，尤其应重视是来自结核疫区还是高危人群的供者。注意病史采集和影像学检查，结合结核菌素试验或者干扰素释放试验进行结核筛查。活动的结核分枝杆菌感染或曾经发生泌尿系结核者不应作为供者。受者在结核活动期也不能接受移植，对经过正规治疗的非活动性结核，移植后应预防性使用抗结核药物 6 个月。

供者梅毒阳性不是捐献禁忌，但供者需要在捐献前接受治疗。

肾结石病也不是捐献的绝对禁忌证。既往有肾结石病史者，确认无高钙血症、高尿酸血症、代谢性酸中毒，以及无胱氨酸尿症或高草酸尿，无泌尿系感染和无肾脏钙质沉着，并且得到供、受者的同意后方可捐献。单侧的单纯肾结石，可以用结石侧为供肾，手术切取后行工作台腔内取石或碎石。对供、受者术后均应注意结石的预防和随访。双侧结石和易复发结石通常不宜作为供者。

家族性肾病如受者的终末期肾病是由于遗传性肾病所致或存在肾病家族史时，对有亲缘关系的意向供者进行彻底调查非常重要。包括生化、影像学以及组织学检查。详细了解家谱也很有意义，若确认存在家族性突变，意向供者应进行基因检测。对罕见的遗传肾病，应及早请遗传学专业人士参与评估家族成员的可能风险。常染色体显性成人多囊肾病（ADPKD）是最常见的遗传性肾病，有 ADPKD 表现的意向供者禁忌捐献。对具有 ADPKD 家族史的意向供者，年龄 >30 岁且无任何临床和影像学相关表现，可以作为供者。如年龄 <30 岁，应行基因检测，如具有基因突变，不适合作为供者。家族性溶血性尿毒症综合征、家族性局灶性节段性肾小球硬化（FSGS）、Alport 综合征及家族性肾病综合征等不适合作为供者。

恶性肿瘤原则上，未临床治愈的恶性肿瘤患者均不能作为供者。必须对意向供者缜密地进行评估，了解恶性肿瘤既往史，通过查体排除浅部肿瘤，血液检查排除血液系统肿瘤，并行胸腹部的影像学检查。年龄 >50 岁的供者，男性需检查前列腺特异性抗原，女性需行宫颈细胞涂片及排除乳腺肿瘤。已经治愈的无转移癌症，如结肠癌 >5 年，宫颈原位癌、低度恶性非黑色素瘤皮肤癌可以作为供者。接受癌症患者捐献肾脏前必须进行包括供、受者在内的讨论，告知不能完全排除癌转移的可能性。

　　肾血管平滑肌脂肪瘤的双肾病变患者不适合作为供肾供者。单侧肾脏血管平滑肌脂肪瘤如瘤体可完整切除，且剩余肾脏体积正常可考虑作为供肾。如因肿瘤位置或大小导致不能切除，或预期切除后剩余肾组织不能满足需求者不宜捐献。

9. 活体肾脏移植受者的评估

　　活体肾脏移植受者评估原则上与实体肾脏移植相同。但需注意，部分肾脏疾病选择亲属肾脏移植有可能增加肾病复发的风险，如局灶节段性肾小球硬化等，需在术前与供、受者沟通说明。

10. 供受者风险收益比评估

　　为了更好地评估供者所面临的风险和受者的受益，根据供受者各自可能存在的风险因素和受益条件，以有利于收益正向加分，不利于收益或存在风险负向减分的原则，我中心制定了供者风险评估表（表 1.9.1）和受者受益评估表（表 1.9.2），以期达到供者风险最小化，受者受益最大化的目的。

表 1.9.1　西安交通大学医学院第一附属医院供者风险评估表

供者：　　　　　　　　　　受者：　　　　　　　　　　供受者关系：

风险因素项目	评分标准	得分	扣分或加分理由
1. 供者年龄 60～65 岁	−1		
2. 供者年龄 <25 岁	−1		
3. 未生育的女性供者	−1		
4. 供受者 HLA 配型位点≥4 位点错配	−1		
5. 轻度或中度高血压，1～2 种降压药可以控制在正常范围，无微量蛋白尿或其他终末期器官损伤	−1		
6. 肥胖，体重指数 30～35kg/m²	−1		
7. 不明原因镜下血尿，24h 尿蛋白定量阴性，尿红细胞形态无异常	−2		
8. 供受者有乙型病毒性肝炎疾患，供者病毒复制指标阴性	−1		
9. 轻度尿路畸形	−1		
10. 既往有尿路结石病史者	−1		
11. 血管平滑肌脂肪瘤			
单侧肾脏瘤直径≥2cm，瘤体可完整切除	−2		
单侧肾脏瘤体直径 <2cm	−1		

续表

风险因素项目	评分标准	得分	扣分或加分理由
12. 有活动性结核病史，无泌尿系结核，并接受过足量正规治疗已治愈	−1		
13. 供肾者的单侧 GFR 35~40mL/(min·1.73m²)	−1		
14. 供肾动脉或静脉为双支	−1		
总得分			

风险因素：扣分≤2 分，低风险，可做供肾者；扣分 >2 分，高风险，不宜作供肾者

表 1.9.2　西安交通大学医学院第一附属医院受者受益评估表

受者：　　　　　　　　　　供者：　　　　　　　　　　供受者关系：

受益因素项目	评分标准	得分	扣或加分理由
1. 受者年龄 <50 岁	+1		
2. 受者年龄 >65 岁	−1		
3. 受者年龄 <10 岁	−1		
4. 受者为家庭核心支柱	+2		
5. 供者为父母亲或者配偶	+1		
6. 受者为糖尿病肾病	−1		
7. 受者合并乙型病毒性肝炎患者	−1		
8. 受者合并丙型病毒性肝炎患者	−0.5		
9. 受者合并心脑肺疾患	−1		
10. 受者为二次肾移植	−1		
11. 受者合并神经源性膀胱	−2		
12. 受者糖耐量异常	−0.5		
13. 供受者体表面积不匹配	−0.5		
14. 既往消化道溃疡病史	−0.5		
15. 受者 PRA 10%~50%，CDC 阴性，阳性 HLA 位点已避开	−1		
16. 复发率较高的原发性肾脏病史	−1		
17. 受者经济状况较好，预期可以保证定期复查及足量适合用药	+1		
18. 受者依从性较好，预期可以保证定期复查及足量适合用药	+1		
19. 受者术前评估状况较好，预期术后可顺利恢复	+1		
20. 供者评估无风险因素	+1		
总得分			

受益因素：得分≥4 分，高受益，能接受亲属活体供肾移植；得分 2~3.9 分，受益，可接受亲属活体供肾移植；得分 <2 分，低受益，不宜接受亲属活体供肾移植

三、活体供肾切取术

1. 基本原则

通常情况下肾脏切除并不困难。但与普通肾切除不同，供肾切取有着更高的要求：①为拯救别人而给一个健康人施行手术，必须最大限度降低供者的死亡率和并发症发生率；②切取的肾脏将用于移植，必须保证其解剖完整，并尽可能缩短缺血时间，保护肾功能；③移植科医生应提高技术，缩短手术时间，尽量减少供者创伤。

2. 活体供肾的侧别选择

供者两侧肾脏在解剖和功能上不尽相同，选择的基本原则是将相对更好的肾脏留给供者，同时兼顾供、受者的手术安全。建议如下：①分侧肾脏的肾小球滤过率相差 10% 以上者，选用 GFR 较低一侧为供肾；②选择血管简单的一侧为供肾；③若供者为有生育计划的女性，宜取右肾，因为妊娠时合并右肾积水的可能性大于左肾；④既往腹部手术史、外伤史可能导致肾周粘连，应结合其他情况综合考虑；⑤当两侧肾脏各方面条件相当时，由于右肾静脉短可导致供、受者手术相对困难，通常选择切取左肾。

3. 活体供肾切取

目前供肾切取可采用标准开放供肾切取术（ODN）、小切口供肾切取术（MODN）、腹腔镜供肾切取术（LDN）以及机器人辅助腹腔镜供肾切取术。手术方式的选择以保障供、受者安全为第一要务，可根据各中心情况决定。随着外科器械及技术的进步，外科手术越来越强调微创化，微创手术后患者疼痛更轻、切口愈合更快、能够更快地恢复正常活动，美容效果更佳。几种方式各有优势，开放手术时间和热缺血时间短，经验丰富，安全性高和并发症少；同时缺点也明显，住院时间长、恢复慢、疼痛和美观差，使许多潜在的供者因畏惧手术而不愿捐出其肾脏；腹腔镜下活体供肾切除术具有切口小、出血少、术后恢复快的优点使得更多的供者愿意捐出肾脏，但因为经验的原因，LDN 的手术时间和热缺血时间较ODN 长，虽然理论上这将导致急性排斥反应增加和 GDF 发生，影响移植肾长期存活率，但实际上随着手术经验和器械的改善，在手术并发症、术后移植肾功能恢复时间和移植长期存活率方面，两者并无明显差异，但这是一个长期的过程。

（1）开放供肾切取术

按入路不同分为经腰入路和经腹入路，大多数中心采用经腰入路。该术式简单、安全可靠、热缺血时间短。缺点是通常切口较长，术后切口疼痛、恢复时间相对较长。患者抬高并暴露右侧或左侧腹部（取决于要摘除哪个肾）。切口开始于第 12 肋的尖端，并沿脐的方向弯曲向前，直到到达腹直肌鞘的外侧边界。然后外科医生继续分离腹壁的肌肉层——腹外斜肌、腹内斜肌及腹横肌。如果需要，背阔肌也需向后牵拉离断。偶尔，可能需要移除第 12 肋的一部分以进行暴露。深达肌肉层，腹膜被识别并推动到中间以暴露腹膜后空间。输尿管从肾的下极发出并沿腰肌的前表面流动。游离过程中需保存大量的输尿管周围组织，以确保充足的血液供应。可以使血管环或游离带环绕固定输尿管以缓和收缩。然后切开 Gerota 筋膜，并将肾脏与周围的肾周围脂肪分离。然后分离出肾静脉，并向下腔静脉（IVC）内侧移动。当获取左肾时，静脉游离放到它穿过主动脉的区域。肾上腺静脉必须在上方分开，而性腺静脉和一个或多个腰静脉必须在下方识别清楚。较短的右肾静脉通常不具有任何连接分支，并且需要被游离到其进入 IVC 的区域。肾动脉在抬起肾脏并向前反折之后，再将其来自主动脉的近端骨骼化。如果外科医生愿意的话，可以在此时给予一定剂量的肝素。然后将输尿管向远端结扎并横切。将肾动脉和肾静脉关闭并分开，留下供者血管足够的袖口以允许充分吻合。将供者肾脏从场上移除并交给等待的受者外科医生。利用供者肾动脉进行冷灌注液冲洗器官并准备植入。然后用可吸收缝线将伤口分层闭合，并且等待患者麻醉苏醒并返回到恢复室。

（2）腹腔镜供肾切取术

虽然腹腔镜检查已经用于简单的妇科手术多年，但直到计算机芯片彩色照相机的发展，腹腔镜检查的指征才扩大到更复杂的手术。20 世纪 90 年代初，开始了腹腔镜胆囊切除术和阑尾切除术为代表的简单手术腹腔镜时代。随着这些手术的最终成功和接受，腹腔镜手术的适应证扩大到包括实体器官。第一次腹腔镜肾切除术于 1991 年实施。随后的研究表明，与开放性供者肾切除术相比，用于肾切除术的微创技术有着较少的术后疼痛，较短的住院时间和恢复期。在短时间内，腹腔镜供者肾切除术被大家深入研究。首先在大型动物模型中进行实验，在 1995 年由 Ratner 等详细地描述了人体手术的初步经验。从那时起，手术技术上出现了几种变化。这些技术包括手辅助腹腔镜、完全腹腔镜、腹膜后腔镜、手辅助腹膜后腔镜、机器人辅助腹腔镜和腹腔镜单部位供者肾切除术。虽然有多种微创供者肾切除术，完全腹腔镜和手辅助腹腔镜方法仍是目前最广泛使用的。最终，所选择的技术取决于个体患者和外科医生的专业知识和偏好。腹腔镜供肾切取按入路不同分为经腹腔入路和经后腹腔入路，按是否受辅助分为手助腹腔镜和全腹腔镜供肾切取。入路以及是否手术取决于手术医生的经验。随着技术的进步和经验积累，腹腔镜手术除具有与传统开放手术同样的安全性外，还可以缩短住院时间、减轻术后伤口疼痛，使供者能更快康复、更早恢复正常工作和生活，并使伤口更为美观，同时不影响供肾的功能和存活率。目前腹腔镜供肾切取已成为发达国家活体供肾获取的标准术式。

但对供者术后恢复来说，腹腔镜微创技术仍存在不足，如微创化程度不够、恢复期较长，术后仍留有明显瘢痕等。21 世纪初，微创外科技术迅猛发展，为进一步减少创伤，取得更好的美容效果，外科学界提出腹壁"无瘢痕"微创技术，其代表技术是单孔腹腔镜技术（LESS）和经自然腔道内镜技术（NOTES）。

（3）单孔腹腔镜技术

LESS 是将传统腹腔镜多个体表穿刺操作孔汇集于一个操作孔道，从而减少对腹壁的创伤，减轻术后的疼痛，降低与穿刺孔相关并发症的发生率，减少手术瘢痕，使体表更加美观。LESS 的最大特点是其美容作用和心理微创效果，符合社会-心理-生物的新医学模式，是腹腔镜技术发展的必然结果。与 NOTES 相比，LESS 具有更多优势，如无须在健康的空腔脏器上切口、避免了自然腔道切口漏及腹腔污染等问题，更符合医学伦理学的理念，从而受到越来越多外科医生的认同与患者的欢迎。

LESS 在泌尿外科中的应用始于 2007 年，Rane 等报道了第一例的 LESS 单纯肾切除术，同一年 Raman 等报道了经脐单孔腹腔镜根治性肾切除术，并标志着该技术开始应用于恶性肿瘤的治疗。2008 年 Desai、Kaouk、Gill 等相继报道了经脐单孔肾盂成形、经膀胱前列腺切除、根治性前列腺切除、肾脏冷冻治疗、根治性肾切除、肾部分切除、曲张静脉结扎、活体肾移植供者肾切除术等。2009 年，两名美国泌尿外科医生各自报道了 100 例单孔腹腔镜手术的经验总结。同年，Kaouk 等开始开展机器人达芬奇系统联合 LESS 在泌尿外科中的应用。自从 2008 年孙颖浩等完成国内首次单孔腹腔镜无功能肾切除术以来，国内多家单位报道了相关经验。2008 年，Gill 等率先报道了运用 LESS 进行活体供肾切取术的体会。任何新技术的尝试必须将患者的安全和手术的成功放在首位。因此，开展单孔腹腔镜活体供肾切取术需要做好充足的围手术期准备。首先，合适供者的选择和完善的术前评估具有重要意义。选择体形偏瘦的供者，一方面可以降低 LESS 操作的难度；另一方面，肾周脂肪较少，可减小将标本装入取物袋的困难，并缩短取出时所需的切口长度，首选单支动静脉且走行较直的左侧供肾，若左肾存在肾血管变异或走行复杂的情况，可选择右肾，国外已有学者报道右侧单孔腹腔镜活体供肾切取术的初步经验。

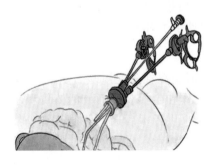

图 1.9.1　单孔腹腔镜技术取肾

图片源自 http：//imagepphcloud.thepaper.cn/pph/image/71/79/975.jpg

（4）机器人辅助腹腔镜供肾切取术

机器人辅助腹腔镜手术可降低传统腹腔镜手术的操作难度，缩短学习曲线。机器人手术系统推广的主要障碍之一是费用昂贵。此外，机器人辅助的主要优势是深部手术或需要大量缝合的手术，对取肾而言似乎没有技术优势。近过去二十年来，活体肾捐献和移植发生了巨大变化。技术创新如腹腔镜供者肾切除术、机器人供者肾切除术和单孔腹腔镜肾切除术为捐献者提供更少的术后疼痛和更快恢复获益。有效脱敏的受者以及配对的供者交换程序的方案正在将活体供者肾移植的益处扩展到越来越多的致敏受者。捐助者人口的变化加上移植中心愿意考虑更多的医学和手术复杂的个人活体肾捐献的意愿，也导致过去 20 年活体肾捐献近 3 倍增长。虽然现有数据表明，活体肾捐献具有可接受的短期和长期风险，但活体肾捐献进一步研究的设计和实施，来准确监测活体肾脏供者的长期预后，可以充分告知未来捐献者的相关风险。

四、供者围手术期处理及随访

（一）围手术期处理

1. 术中管理

活体供肾者术前应禁食 6～8h。麻醉诱导前充分补液并留置尿管。麻醉通常采用静脉基础麻醉联合气管内麻醉，这可为侧卧体位的供者提供充分的通气，并可对抗腹腔镜气腹引起的腹压增加。在手术过程中保持良好的肌肉松弛有助于手术视野显露，并方便小切口取出供肾。目前无证据表明术中使用肝素、呋塞米及甘露醇等药物能使供、受者获益，可根据各中心的经验自行选择。术前单次预防性使用肾毒性较小的广谱抗生素，如第 2 代头孢菌素，术后不再使用。

2. 术后处理

对供者的早期术后护理与行腹内手术的其他人非常相似。密切监测生命体征、电解质及尿量。疼痛和其他术后症状，如恶心，应适当解决。应仔细观察捐献者是否有任何潜在的手术并发症，包括术后出血、肠损伤或伤口感染。应鼓励他们尽早活动，以尽量减少肺部并发症或深静脉血栓形成的风险，清醒后可饮水及进流质饮食，肠道排气后正常饮食。术后 1d 便可拔除尿管，鼓励早期下床活动。腹腔镜取肾的受者可在术后 3～4d 出院，开放性手术可适当延长。

（二）随 访

亲属活体移植具有很多相对优越性，同时也存在一定风险。从科学的角度讲，供者捐出一个肾脏基本不影响供者术后的工作和生活。然而，活体供者切取术对接受手术的供者是没有任何益处的手术，如果供者术后遇到肿瘤等意外侵袭，将面临肾功能不全或尿毒症的风险。活体肾移植供者术后的安全性尤其是供者的生活质量、生理和心理健康、肾功能等是医务工作者、伦理学工作者及供肾者极为关注的问题。

因此，进行活体肾移植时，不但要尽可能保证手术成功，而且在供肾摘取前后必须考虑供者的健康，始终要将供者的健康放在首位。手术后，供者应进行长期随访。

1. 供者随访内容

随访时间通常认为应该在术后0、3、6、12个月，此后每年至少随访一次。内容包括：

· 一般状态及项目随访。包括供者的存活状态、身高、体重、尿量、血压。

· 肾脏及其功能状态随访。包括血、尿常规，肝、肾功，电解质，肾脏彩超以及糖尿病和心血管疾病的相关检查。应根据性别不同进行相应的筛查，女性需进行乳腺和妇科方面的体检等，男性需进行前列腺特异性抗原检测等。

· 活体供者随访数据收集。完整收集供者的长期数据可以准确评估供者的长期风险，是国家制定器官捐献相关政策的基础。而供者自我感觉健康不愿花费时间和金钱到医院就诊，因此，供者的随访数据收集困难。为了提高随访率，应更完整且准确地收集随访数据。欧洲成立了"欧洲活体捐献和公共健康项目"及"欧洲活体供者心理随访项目"；美国成立了国家供者救助中心。发达国家尚且如此，而对于发展中国家而言，至少应先成立活体供者的登记系统，强制各中心填报数据，并提供相应的经费支持。

2. 供者捐献术后的生活与健康指导

· 保持良好的心理状态。要保持良好的家庭关系，适当良性社交。捐肾对绝大部分人的生活并无太大影响，但对少部分人来说，需要进行捐肾后心理辅导，尤其是在做出捐肾决定时就需要做好心理准备；同时，社会上应对捐肾者产生更多的包容和鼓励，作为医务工作者也需要对肾移植活体供者家庭进行更多的关爱和疏导，医院和社区应组织相应的宣传和关爱活动去促进家庭和谐，让捐肾者得到家庭和社会的认可和尊重。

· 合理的饮食是术后身体康复的基本保证。手术后饮食原则可概括为低盐、低糖、低脂肪、高维生素和适量的优质蛋白（动物蛋白）。

· 重返工作岗位。什么时间恢复工作要因人而异，供者恢复需要的时间因人而异，一般要3个月左右。通常与工作需要和工作性质有关。

· 规律锻炼。对于捐献者而言，在术后1~2个月之后就可以开始规律锻炼，但应循序渐进，不要操之过急。捐献手术2个月之内应避免提举重物或进行过于剧烈而容易受伤的运动，一般每周可安排3~5次运动。

参考文献

[1] Axelrod DA, Millman D, Abecassis MM. US Health Care Reform Transplantation, Part II: impact on the public sector and novel health care delivery systems [J]. American Journal of Transplantation, 2010, 10:2203-2207.

[2] Reese PP, Feldman HI, McBride MA, et al. Substantial variation in the acceptance of medically complex live kidney donors across US renal transplant centers [J]. American Journal of Transplantation, 2008, 8:2062-2070.

[3] Montgomery RA, Lonze BE, Jackson AM. Using donor exchange paradigms with desensitization to enhance transplant rates among highly sensitized patients[J]. Current Opinion in Organ Transplantation, 2011, 16:439 - 443.

[4] Gloor J, Stegall MD. Sensitized renal transplant recipients: current protocols and future directions [J]. Nature Reviews Nephrology, 2010, 6:297 - 306.

[5] Wallis CB, Samy KP, Roth AE, et al. Kidney paired donation[J]. Nephrology, Dialysis, Transplantation, 2011, 26:2091 - 2099.

[6] Gentry SE, Montgomery RA, Segev DL. Kidney paired donation: fundamentals, limitations, and expansions[J]. American Journal of Kidney Diseases, 2011, 57: 144 - 151.

[7] Bingaman AW, Wright FH Jr, Kapturczak M, et al. Single-center kidney paired donation: the Methodist San Antonio experience[J]. American Journal of Transplantation, 2012, 12:2125 - 2132.

[8] Gaston RS, Danovitch GM, Epstein RA, et al. Limiting financial disincentives in live organ donation: a rational solution to the kidney shortage[J]. American Journal of Transplantation, 2006, 6:2548 - 2555.

[9] Matas AJ, Satel S, Munn S, et al. Incentives for organ donation: proposed standards for an internationally acceptable system[J]. American Journal of Transplantation, 2012, 12:306 - 312.

[10] Young A, Kim SJ, Gibney EM, et al. Donor Nephrectomy Outcomes Research (DONOR) Network. Discovering misattributed paternityin livingkidneydonation: prevalence, preference, and practice[J]. Transplantation, 2009, 87(10):1429 - 1435.

[11] Mandelbrot DA, Pavlakis M, Danovitch GM, et al. The medical evaluation ofliving kidney donors: a survey of US transplant centers[J]. American Journal of Transplantation, 2007, 7:2333 - 2343.

[12] Taliercio JJ, Nurko S, Poggio ED. Living donor kidney transplantation: an update on evaluation and medical implications of donation[J]. Minerva Urologicae Nefrologica, 2011, 63:73 - 87.

[13] Ommen ES, Schroppel B, Kim JY, et al. Routine use of ambulatory blood pressure monitoring in potential living kidney donors[J]. Current Opinion in Organ Transplantation, 2007, 2:1030 - 1036.

[14] Textor S, Taler S. Expanding criteria for living kidney donors: what are the limits? [J]. Transplantation Reviews, 2008, 22:187 - 191.

[15] Ierino F, Boudville N, Kanellis J. The CARI guidelines. Donors at risk: hypertension[J]. Nephrology, 2010, 15(Suppl 1):S114 - S120.

[16] Nogueira JM, Weir MR, Jacobs S, et al. A study of renal outcomes in obese living kidney donors [J]. Transplantation, 2010, 90:993 - 999.

[17] Ennis J, Kocherginsky M, Schumm LP, et al. Trends in kidney donation among kidney stone formers: a survey of US transplant centers[J]. American Journal of Nephrology, 2009, 30:12 - 18.

[18] Saidi R, Kawai T, Kennealey P, et al. Living donor kidney transplantation with multiple arteries: recent increase in modern era of laparoscopic donor nephrectomy[J]. Archives of Surgery, 2009, 144:472 - 475.

[19] Kawamoto S, Montgomery RA, Lawler LP, et al. Multidetector CT angiography for preoperative evaluation of living laparoscopic kidney donors[J]. AJR. American Journal of Roentgenology,

2003, 180:1633 - 1638.

[20] Nanidis TG, Antcliffe D, Kokkinos C, et al. Laparoscopic versus open live donor nephrectomy in renal transplantation: a meta-analysis. Annals of Surgery. 2008, 247:58 - 70.

[21] Minnee RC, Bemelman F, Kox C, et al. Comparison of hand-assisted laparoscopic and open donor nephrectomy in living donors[J]. International Journal of Urology, 2008, 15:206 - 209.

[22] Dols LF, Kok NF, Ijzermans JN. Live donor nephrectomy: a review of evidence for surgical techniques[J]. Transplant International, 2010, 23:121 - 130.

[23] Ruiz-Deya G, Cheng S, Palmer E, et al. Open donor, laparoscopic donor and hand assisted laparoscopic donor nephrectomy: a comparison of outcomes[J]. Journal of Urology, 2001, 166: 1270 - 1273, discussion 3 - 4.

[24] El-Galley R, Hood N, Young CJ, et al. Donor nephrectomy: a comparison of techniques and results of open, hand assisted and full laparoscopic nephrectomy[J]. Journal of Urology, 2004, 171:40 - 43.

[25] Lindstrom P, Haggman M, Wadstrom J. Hand-assisted laparoscopic surgery(HALS) for live donor nephrectomy is more time-and cost-effective than standard laparoscopic nephrectomy[J]. Surgical Endoscopy, 2002, 16:422 - 425.

[26] Velidedeoglu E, Williams N, Brayman KL, et al. Comparison of open, laparoscopic, and hand-assisted approaches to live-donor nephrectomy[J]. Transplantation, 2002, 74:169 - 172.

[27] Mateo RB, Sher L, Jabbour N, et al. Comparison of outcomes in noncomplicated and in higher-risk donors after standard versus hand-assisted laparoscopic nephrectomy[J]. American Surgeon, 2003, 69:771 - 778.

[28] Kokkinos C, Nanidis T, Antcliffe D, et al. Comparison of laparoscopic versus hand-assisted live donor nephrectomy[J]. Transplantation, 2007, 83:41 - 47.

[29] Silberstein J, Parsons JK. Hand-assisted and total laparoscopic nephrectomy: a compariso[J]n. JSLS:Journal of the Society of Laparoendoscopic Surgeons, 2009, 13:36 - 43.

[30] Sundqvist P, Feuk U, Haggman M, et al. Hand-assisted retroperitoneoscopic live donor nephrectomy in comparison to open and laparoscopic procedures: a prospective study on donor morbidity and kidney function[J]. Transplantation, 2004, 78:147 - 153.

[31] Gjertsen H, Sandberg AK, Wadstrom J, et al. Introduction of hand-assisted retroperitoneoscopic living donor nephrectomy at Karolinska University Hospital Huddinge [J]. Transplantation Proceedings, 2006, 38:2644 - 2645.

[32] Wadstrom J, Lindstrom P, Engstrom BM. Hand-assisted retroperitoneoscopic living donor nephrectomy superior to laparoscopic nephrectomy[J]. Transplantation Proceedings, 2003, 35: 782 - 783.

[33] Horgan S, Vanuno D, Sileri P, et al. Robotic-assisted laparoscopic donor nephrectomy for kidney transplantation[J]. Transplantation, 2002, 73:1474 - 1479.

[34] Gorodner V, Horgan S, Galvani C, et al. Routine left robotic-assisted laparoscopic donor nephrectomy is safe and effective regardless of the presence of vascular anomalies[J]. Transplant International, 2006, 19:636 - 640.

[35] Renoult E, Hubert J, Ladriere M, et al. Robot-assisted laparoscopic and open live-donor

nephrectomy: a comparison of donor morbidity and early renal allograft outcomes[J]. Nephrology, Dialysis, Transplantation, 2006, 21:472 – 477.

[36] Cannon RM, Eng M, Marvin MR, et al. Laparoscopic living kidney donation at a single center: an examination of donor outcomes with increasing experience[J]. American Surgeon, 2011, 77: 911 – 915.

[37] Wang GJ, Afaneh C, Aull M, et al. Laparoendoscopic single site live donor nephrectomy: single institution report of initial 100 cases[J]. Journal of Urology, 2011, 186:2333 – 2337.

[38] Gimenez E, Leeser DB, Wysock JS, et al. Laparoendoscopic single site live donor nephrectomy: initial experience[J]. Journal of Urology, 2010, 184: 2049 – 2053.

[39] Afaneh C, Sheth S, Aull MJ, et al. Laparoendoscopic single-site nephrectomy in obese living renal donors[J]. Journal of Endourology, 2012, 26:140 – 146.

[40] Afaneh C, Aull MJ, Gimenez E, et al. Comparison of laparoendoscopic single-site donor nephrectomy and conventional laparoscopic donor nephrectomy: donor and recipient outcomes[J]. Urology, 2011, 78:1332 – 1337.

[41] Allaf ME, Singer A, Shen W, et al. Laparoscopic live donor nephrectomy with vaginal extraction: initial report[J]. American Journal of Transplantation, 2010, 10: 1473 – 1477.

[42] Pietrabissa A, Abelli M, Spinillo A, et al. Robotic-assisted laparoscopic donor nephrectomy with transvaginal extraction of the kidney[J]. American Journal of Transplantation, 2010, 10:2708 – 2711.

[43] Davis CL, Cooper M. The state of U. S. living kidney donors[J]. Current Opinion in Organ Transplantation, 2010, 5:1873 – 1880.

[44] Ibrahim HN, Foley R, Tan L, et al. Long-term consequences of kidney donation[J]. New England Journal of Medicine, 2009, 360:459 – 469.

[45] Segev DL, Muzaale AD, Caffo BS, et al. Perioperative mortality and long-term survival following live kidney donation[J]. JAMA, 2010, 303:959 – 966.

[46] Lentine KL, Schnitzler MA, Xiao H, et al. Racial variation in medical outcomes among living kidney donors[J]. New England Journal of Medicine, 2010, 363: 724 – 732.

[47] Cohen DM, Mittalhenkle A, Scott DL, et al. African American living-kidney donors should be screened for APOL1 risk alleles[J]. Transplantation, 2011, 92: 722 – 725.

[48] Leichtman A, Abecassis M, Barr M, et al. Living kidney donor follow-up: state-of-the-art and future directions, conference summary and recommendations [J]. American Journal of Transplantation, 2011, 11:2561 – 2568.

[49] Harrell AG, Heni for dBT. Minimallyinvasiveabdominal surgery: luxe tveritas past, present, and future[J]. Am J Surg, 2005, 190(2):239 – 243. DOI:10. 1016/j. amjsurg. 2005. 05. 019.

[50] Kim SD, Kim JI, Moon IS, et al. Comparison of Minimal Skin Incision Techniquein Living KidneyTransplantationand Conventional Kidney Transplantation[J]. Chin Me dJ(Engl), 2016, 129(8):917 – 921. DOI:10. 4103/0366 – 6999. 179800.

[51] sundqvist P, Feuk U, Haggman M, et al. Hand-Assisted retroperitoneouscopic live donor nephrectomy in Comparison to open and laparoscopic procedures: a prospective study on donor morbidity and kidney function[J]. Transplantation, 2004, 78(1):147 – 1 53.

[52] 董隽,卢锦山,张旭,等. 后腹腔镜活体供肾切取术:附58例报告[J]. 南方医科大学学报, 2010, 30(8):1932 - 1933.

[53] 马潞林,黄毅,侯小飞,等. 经腹膜后隙途径腹腔镜活体供肾切取32例[J]. 中华器官移植杂志, 2006, 27(9):552 - 554.

[54] Gettman MT, Box G, Averch T, et al. Consensus statement on natural orifice transluminal endoscopic surgery and single-incision laparoscopic surgery:heralding a new era in urology? [J]. Eur Urol, 2008, 53(6):1117 - 1120.

[55] Rane A, Kommu S, Eddy B, et al. Clinical evaluation of a novel laparoscopic port(R-port) and evolution of the single laparoscopic port procedure(SLiPP)[J]. J En dourol, 2007, 21(Suppl 1):A 22 - 23.

[56] Raman JD, Bensalah K, Bagrodia A, et al. Laboratory and clinical development of single keyrole umbilical nephrectomy[J]. Urology, 2007, 70(6):1039 - 1042.

[57] Desai MM, Rao PP, Aron M, et al. Scarless single port transumbilical nephrectomy and pyeloplasty:first clinical report[J]. BJU Int, 2008, 101(1):83 - 88.

[58] Kaouk JH, Goel RK, Haber G, et al. Single-port laparoscopic radical prostatectomy[J]. Urology, 2008, 72(6):1190 - 1193.

[59] Kaouk JH, Haber GP, Goel RK, et al. Singe-port laparoscopic surgery in urology:initial experience[J]. Urology, 2008, 71(1):3 - 6.

[60] Kaouk JH, Palmer JS. Single-port laparoscopic surgery:initial experience in children for varicocelectomy[J]. BJU In, 2008, 102(1):97 - 99.

[61] Gill IS, Canes D, Aron M, et al. Single port transumbilical(E-NOTES) donor nephrectomy[J]. J Urol, 2008, 180(2):637 - 641; discussion 641

[62] White WM, Haber GP, Goel RK, et al. Single-port urological surgery:singe-center experince with the fist 100 cases[J]. Urology, 2009, 74(4):801 - 804.

[63] Kaouk JH, Goel RK, Haber GP, et al. Robotic single-port trans umbilical surgery in humans: initial report[J]. BJU Int, 2009, 103(3):366 - 369.

[64] 孙颖浩,王林辉,杨波,等. 经脐单孔多通道腔镜下肾切除二例[J]. 中华外科杂志, 2009, 47:1709 - 1711.

[65] Zhang X, ShiT P, Li HZ, et al. Laparoendoscopic single site anatomical Retroperitoneoscopic adrenalectomy using conventional instrument:initial experience and short-term outcome[J]. J Urol, 2011, 185:401 - 406.

[66] Zhang Y, Ye J, WuG, et al. Transumbilical laparoendoscopic single-site renal pedicle lymphatic disconnection for refractory chyluria[J]. J Endo urol, 2011, 25:1337 - 1341.

[67] Gill IS, Canes D, Aron M, et al. Single port trans umbilical(E-NOTES) donor nephrectomy[J]. J Uro, 2008, 180:637 - 641.

[68] Derweesh lH, Goldfarb DA, Abreu SC, et al. Laparoscopic live donor nephrectomy has equivalent early and late renal function outcomes compared with open donor nephrectomy[J]. Urology, 2005, 65:862 - 866.

[69] Afaneh C, Ramasamy R, Leeser DB, et al. Is right-sided la paroendoscopic single-site donor nephrectomy feasible? [J]. Urology, 2011, 77:1365 - 1369.

第十节　特殊肾脏移植

◎冯新顺　项和立　薛武军

一、儿童肾脏移植

儿童肾脏移植是指受者年龄在 18 岁以下的肾移植。全球终末期肾病发病率呈上升趋势，儿童发病率为 15/100 万。随着 20 世纪 80 年代移植医学的飞跃发展，当今儿童肾脏移植在欧美已经非常普遍，而且移植效果日益提高，接受亲属供肾的儿童移植 1 年肾存活率已提高到 93%，接受尸体肾移植的 1 年肾存活率也已提高到 90%。我国开展儿童肾移植虽然较晚，但也已成为儿童终末期肾病的首选治疗措施，不仅可以提高患儿长期存活率，而且可以改善生活质量，保障正常的学习和生活。

目前，儿童肾移植的目标是使患儿能够彻底摆脱长期透析的痛苦与精神负担，最终使他们回到健康的生理状态与正常的生长发育和学习成长。儿童由于生理、解剖的特点以及外科技术的困难等原因，儿童肾移植还远不如成人肾移植那样普及。但是患有泌尿道先天性畸形、先天性肾发育不全及慢性肾炎等导致肾衰竭的儿童，均迫切需要接受肾移植。由于透析技术及护理上的困难，儿童很难忍受长时间的透析治疗。而且，长期透析常常造成儿童营养不良症，最终必然影响儿童的身心健康与发育成长。因此，临床移植工作者要重视儿童肾移植。

儿童肾移植的手术方式和成人的术式是相似的，其使用的免疫抑制剂药物和治疗方案也是相似的。但有许多其他方面存在差异，如免疫因素、导致肾衰竭的原发性肾脏疾病、常合并泌尿系的问题等，也有低龄儿童的手术技术问题、药物代谢以及肾移植前需要完成免疫接种及生长发育等。

（一）儿童肾脏移植的适应证和禁忌证

1. 适应证

原则上各种原因导致的终末期肾衰竭均可行移植。常见儿童肾移植的适应证：①先天性肾畸形，如多囊肾、先天性肾与尿路发育畸形（CAKUT）等；②先天性遗传性肾病（Alport 综合征最常见）、原发性高草酸尿症 I 型和溶血性尿毒症综合征（HUS）等；③继发性肾病，如药物性肾病和糖尿病（T，DM）肾病等；④慢性肾小球肾炎、慢性肾盂肾炎、血管性肾病。

2. 禁忌证

对有下列疾病的患儿，肾移植应慎重：①局部或全身性感染未能控制；②活动性肝炎、结核；③免疫缺陷病毒（HIV）阳性；④长期服用抗惊厥药（苯妥英钠及异戊巴比妥）；⑤严重下尿路畸形难以修复者；⑥HLA 抗体阳性（高敏）者；⑦合并有肝脏异常的遗传性肾病，如原发性高草酸尿症、肾单位肾结核、常染色体隐性多囊性肾病等，需根据术前状况和复发风险选择肝肾同期联合移植、肝肾序贯移植。

（二）围手术期处理

1. 供者选择

儿童肾移植成人供肾来源，活体亲属供肾效果最佳。现如今，新型免疫抑制剂的应用，活体和尸体供肾短期成功率相差不大，但长期效果仍然是以活体亲属供肾为优。为了克服在儿童的幼小身体中移植一个大的成人肾脏的技术性困难，一般应选择 ABO 血型相同的双亲中体型较小的一方作为供者，而且应选择供者的两个肾脏中较小的一个肾脏作为供肾。

脑死亡供者应采用下列选择原则：①不采用 65 岁以上的供者肾脏；②供者无高血压史，无原发性肾脏疾病、糖尿病及恶性肿瘤病史，而肾功能正常者；③ABO 血型应符合输血原则；④PRA 试验阴性及 CDC 试验阴性；⑤尽量选择与受者 HLA 匹配程度高的供者；⑥供者热缺血时间不超过 10min，冷保存时间应在 36h 内，24h 内则更为理想。

尸体儿童供肾一般进行单肾移植，如果供肾体积太小，可将 2 个供肾整块行双肾移植。接受这类手术的患儿，术后肾功能恢复良好，存活率较高。

2. 围手术期

（1）术前处理

大多数接受肾移植的儿童术前均需进行透析，腹膜透析与血液透析同样有效。对于生长发育已有障碍的婴幼儿无须等待透析，可直接接受肾移植。对于先天性肾畸形的婴幼儿，自身的肾脏可在移植术的同时切除。对于体重超过 20kg 的大龄儿童肾移植技术与成人肾移植术相似。婴幼儿肾移植的手术方式及术中、术后的处理与成人截然不同。

肾移植前常规对受者行全面检查以确定各重要器官的结构和功能、内环境稳定状态、病原体携带情况；控制感染、加强营养，停用可能会影响手术的药物；对于难治性肾性高血压，可行双肾切除，并进行配型、透析等术前准备工作。除此之外，儿童肾移植还有其特殊性。

神经和精神状况评估：尿毒症对神经、精神系统会产生不良影响，患儿或多或少表现出不同的精神异常，如抑郁、语言障碍、癫痫、痴呆甚至昏迷。这些症状在肾功能不全 [$5 \sim 10mL/(min \cdot 1.73m^2)$] 时表现明显，并可能于移植成功后仍然存在。因此在决定肾移植之前，应对患儿的神经、精神状况进行评估，并给予相应治疗。

膀胱功能的准备：下尿路发育异常并非移植禁忌证，无功能膀胱的患儿肾移植术后移植物长期存活率（5~10年）为73%~81%。处理方法有：使用原膀胱，定期排空；间歇性自家清洁导尿；回肠或乙状结肠代膀胱术；回肠、结肠或胃膀胱扩大，术后间歇性自家清洁导尿。

患儿依从性评估：患儿依从性可直接影响移植后效果，也是心理治疗中的难点。因此，应特别重视移植前对患儿及家长的宣教工作。做到移植术后能配合服药治疗者，方可考虑移植术，否则移植后移植肾失功的概率很高。

（2）术中处理

1）手术方式

儿童肾移植多数为成人供肾，儿童尸体供肾有增加趋势。手术分两种方式：临床上对于20kg以上的儿童肾移植基本与成人肾移植手术相同，经腹膜外途径。而体重在20kg以下儿童肾移植手术难度相对大，由于儿童盆腔小，髂窝难以容纳成人供肾，且儿童髂血管口径较细小，不宜与成人供肾血管直接吻合。因此通常供肾置于腹腔左或右下腰部，即经腹膜内途径（腹部正中切口进腹）。

经腹腔途径：一般采用腹部正中切口进腹，从剑突下至耻骨联合上缘进入腹腔后，然后于升结肠外侧沟剪开后腹膜，将升结肠和盲肠向中线推移，暴露腹主动脉下段与下腔静脉的起始部及髂总动脉、静脉，吻合方法与成人受者类似。

经腹膜外途径：采用右下腹弧形切口，经腹膜外将腹膜向中线推移，显露腹主动脉下段，下腔静脉及右侧髂总动、静脉。腹膜后下腰部移植的优点是较髂窝位置宽敞而不深，易于操作及放置移植肾，有利于术后观察移植肾的变化。经腹膜外途径手术创伤小，术后恢复快。

儿童供肾双肾整体移植（En block）是一种增加捐献器官移植率，能更多接受年幼供者的移植方式。年幼儿童的供肾，尤其是年龄<2岁的供肾，移植肾的存活率低，其原因为血栓、高灌注及排斥风险高。其实双肾整体移植主要是术中两肾位置摆放问题多，因为儿童髂窝空间狭小，肾血管易折曲，导致移植肾血流和血供受影响。对于中长期预后而言，髂窝效果较好。供者体重2.5~5kg，移植肾功能也很好，移植受者没有增加排斥的发生率。此外，强调对于儿童肾移植的血管缝合，无论是静脉和动脉缝合都应采用可吸收缝线间断缝合，以适应随儿童器官逐渐增大，血管吻合口管腔相应扩大，从而避免动脉吻合口狭窄以及静脉流出不畅等现象。

2）监测与管理

术中监测：①常规无创监测内容，包括无创血压、心电图（ECG）、中心体温、呼气末 CO_2（$ETCO_2$）和血氧饱和度（SpO_2）；②有创监测内容，包括中心静脉压（CVP）、有创动脉监测和留置导尿。

液体管理：适当的液体处理十分重要。血压维持成人供肾不低于术前的85%，儿童供肾避免血压过高导致高灌注损伤。CVP在开放血流前维持在15~20cmH_2O，开放血流时，由于有效血容量突然下降将会导致供肾血流灌注压不足，因此，要做好补充胶体和晶体液的充分准备，保持 CVP 在 10～15cmH$_2$O。维持水与电解质和酸碱平衡，代谢性酸中毒可适当应用乳酸林格液和碳酸氢钠纠正。

术中用药：术中给予甲泼尼龙（MP）10mg/kg 静脉滴注；免疫诱导用药，可选用抗胸腺细胞免疫球蛋白（ATG）或抗淋巴细胞免疫球蛋白（ALG）或抗 CD25 单克隆抗体（巴利昔单抗）；在开放血流前 5min 应用呋塞米 1mg/kg；适量补入血白蛋白。

（3）术后处理

监测项目：①CVP 10～12cmH$_2$O；②平均动脉压 90～110mmHg；③心电监护；④HCO$_3^-$ 22～28mmol/L；⑤PaCO$_2$ 35～45mmHg；⑥SaO$_2$ ＞95%；⑦PTT 25～35s；⑧血尿常规、电解质、肝肾功能每天一次；⑨记 24h 出入量和每小时尿量；⑩适时采用彩超监测移植肾血供。

免疫抑制治疗：甲泼尼龙（MP）第 1 天 10mg/(kg·d)，静脉滴注，第 2、3 天 5mg/(kg·d)，静脉滴注，此后改泼尼松（Pred）1.0mg/(kg·d) 口服，对于低免疫风险且接受过诱导治疗的患儿可在治疗过程中撤除糖皮质激素，以促进生长发育，减少远期并发症。肾功能明显改善或术后第 2 天开始常规采用三联治疗方案，CsA 6～8mg/(kg·d)，分两次口服，或 FK506 0.1～0.15mg/(kg·d)，分两次口服。用药期间监测 CsA 或 FK506 浓度，根据浓度调整药物剂量。

在制订免疫抑制治疗方案时，应考虑儿童生理与代谢的独特性：①儿童免疫防御能力强，年龄越小，免疫反应性越强，因此，儿童移植肾比成人易于排斥，接受尸体肾的儿童急性排斥发生率为 ＞50%，而成人排斥发生率 ＜40%，另外儿童免疫抑制剂并发症的概率较高，特别要注意移植后淋巴增殖性疾病（PTLD）的发生。②儿童对免疫抑制剂的代谢速度明显高于成人，通常的目标血药浓度难以到达，且年龄越小，代谢速度越快，对 CsA 吸收差，按照每千克体重的服药量，儿童肾移植受者比成人要大。③免疫抑制剂的选择及用量须考虑儿童的生长与发育，同时限制某些药物（如激素）的使用。④儿童对免疫抑制剂的耐受性不强，需同时兼顾移植肾排斥反应和药物的肾毒性，因此，应特别注意 CsA 或 FK506 血药浓度和移植肾 B 超监测。

3. 排斥反应

儿童肾移植的并发症与成人肾移植相似，排斥和感染仍是术后常见的并发症。

（1）急性排斥反应（AR）

AR 是儿童肾移植后最常见的并发症，一般多发生在 6 个月之内。其发生率较高，逆转率低，导致移植肾丢失率高。接受成人肾脏的儿童，由于移植体积大，肾功能有很大代偿能力，而绝对肾小球滤过率与体表面积相关，儿童受者体表面积与成人供者相差较多，且儿童自身产生肌酐较成人少，即使发生 AR，患儿血清肌酐水平也可能不升高或升高不明显，血肌酐升高往往标志着排斥处于晚期，因此，儿童移植肾排斥反应的诊断不易及时明确，需要保持高度警惕，且排斥反应的逆转与成人相比较难。

AR 的诊断：①发热、血压升高；②移植肾区胀痛；③尿量减少；④尿钠降低及体重增加；⑤尿蛋白出现；⑥肌酐清除率、肾小球滤过率及肾血流量下降；⑦血肌酐持续升高，对于儿童移植肾 AR，血肌酐升高晚期才出现。

AR 的治疗：儿童 AR 的治疗方法与成人类似。通常首选 MP 冲击治疗，MP 剂量 5~10mg/(kg·d)，连续治疗 3d。对于激素抵抗型排斥反应，可选用多抗，如 ATG、ALG，连续应用 7~10d。每次给药前可静脉注射 MP 1mg/kg 或地塞米松 5mg。

（2）慢性排斥反应（CR）

CR 是儿童移植肾丧失功能最常见的原因。据文献报道，在移植肾失功所有的原因中，CR 占 31%，而 AR 仅占 16%。有报道，由于 AR 所致移植肾丧失功能显著减少，而 CR 导致的移植肾丧失功能上升至 41%，其危险因素大多都是发生过 AR 的患者。若发生过一次 AR 者其 CR 发生风险将增加 3 倍，而发生过两次或两次以上 AR 者其 CR 发生的风险增加 12 倍。若患儿所发生的第一次 AR 较晚，CR 导致移植丧失功能的相对风险增加 26 倍。

CR 的诊断：与 AR 不同，CR 诊断相当困难。肾移植 3 个月后，当患儿肾功能出现渐进性损害，血肌酐水平逐渐升高，并伴有蛋白尿、高血压和贫血时，应考虑 CR 的可能。CR 的诊断主要根据移植肾活检病理。移植肾 CR 的病理改变是非特异性的，具有三大特点，即肾小管萎缩、间质纤维化和进行性动脉血管纤维性内膜增厚。

CR 的防治：目前 CR 无特异性治疗方法。要减少 CR 的发生率，首先必须预防 AR 的发生。需要指出的是 CNI 为基础的免疫抑制治疗方案，并不能预防 CR 的发生。

4. 肾病复发

在儿童肾移植中值得特别重视的是移植肾肾病复发。成人肾移植因肾病复发导致移植肾衰竭的比例不足 2%，而儿童肾移植则高达 5%~15%。累及移植肾的原发肾病类型主要有 3 种，即原发性肾小球肾炎，非特异性的全身系统性疾病肾脏受累，遗传性代谢性疾病在肾脏中代谢异常（如原发性高草酸尿症Ⅰ型）。

明确诊断肾小球肾炎移植肾复发比较困难。首先，随着终末期肾病的加重，肾小球结构会逐渐破坏，原发病的特点不甚明显，且原肾病理诊断资料大多缺乏；其次，移植肾肾小球的免疫损害同多种原发性肾小球疾病类似，甚至病理检查也难以区分；第三，移植肾可能发生新的肾小球肾炎。

（1）局灶性节段肾小球硬化症（FSGS）

FSGS 是导致儿童终末期肾病的主要原因，在儿童肾移植患者中占 10%~12%，也是肾移植术后复发率最高的肾病，复发率为 25%~30%，且有近半数的复发病例会出现移植肾丢失。这些病例若再次移植后肾病复发的可能性则高达

85%。但再次复发并不是必然的，如果首次移植后肾病迅速复发，则再次移植大多难以幸免，若首次移植肾病复发后肾功能仍可长时间维持，则再次移植效果多数较好。

（2）芬兰型先天性肾病综合征（CNF）

CNF 是遗传性疾病，多能观察到 *NPHS*1 的突变。目前 CNF 最有效的治疗方法是双侧的自体肾脏摘除和肾移植。原肾的摘除应在移植之前进行，发生严重肾脏病时可纠正凝血功能显著亢进的状态。然而，通过血浆置换或自体肾脏的摘除将血清蛋白值纠正到 3.0g/dL 以上，方可防止易感染性和伤口愈合迟缓。约有 40% 的 CNF 会复发。复发发生在移植后 5d 至 48 个月，平均 12 个月。最常用的治疗是糖皮质激素与代谢拮抗剂联合使用，其缓解率约为 50%。如果不能改善，将会发展为移植肾失功。

（3）溶血性尿毒症综合征（HUS）

HUS 占儿童肾移植者原发病的 2%～4%。其原因与大肠菌的志贺毒素有关，易导致肾功能不全。其复发率较低，且移植肾的存活率和其他原发疾病的移植患儿完全相同。但对于家族性发病的 HUS，移植肾的复发率高达 50%～80%，其复发率与继发性 HUS 完全不同。因此，在对 HUS 进行确诊时需鉴别家族性 HUS 和非家族性 HUS，确认是有补体因子 H 突变的 HUS 时，HUS 在移植肾中的复发率高达 70% 以上。移植后最初 1 年内就复发，甚至对治疗产生抵抗性。详细的发病机制尚不明确，但为了纠正补体因子 H，必须行肝肾联合移植。如上所述，HUS 被认为通常在移植后 1 年内复发，但也有 10 多年之后才复发的病例。重要的是复发时对 HUS 的原因进行鉴别。鉴别诊断包括血管性排斥反应、Tac 或 CsA 等 CNI 导致的药物毒性所引起的 HUS、恶性高血压所导致的 HUS 等。

（4）Ⅰ型原发性高草酸尿症（PH1）

PH1 是由于肝脏特有的酶——丙氨酸 - 乙醛酸转氨酶（AT）——缺乏，致使草酸毒性异常、血中和尿中的草酸浓度显著上升，导致肾脏钙化、肾功能不全的遗传性疾病。有各种亚型，其中 PHI 型是发病最多的类型，在幼儿期即可导致终末期肾功能不全。肝脏和肾脏的肝肾联合移植是 PH1 患儿所能选择的唯一疗法。移植后为了使体内蓄积的草酸立刻大量排泄到尿中，要多次频繁测定草酸的浓度，通过强制利尿或强化透析等方法使草酸值正常化，这对长期维持移植肾功能是非常重要的。

5. 移植预后

儿童肾脏移植是终末期肾病患儿最有效的治疗方法，可使患儿生命延长，生长恢复，生活质量提高，有利于健康成长。因此对任何一个尿毒症患儿都应首选肾移植治疗。

对于各年龄段的患儿，接受肾移植后的存活率都大于接受透析者，存活率日益提高。儿童肾移植后存活率很高，尤其对 <6 岁的儿童而言。儿童移植肾的半衰

期甚至优于成人的金标准，如 0 ~ 2.5 岁儿童移植 1 年后预期移植肾存活半衰期为 26.3 年，2.5 ~ 5 岁儿童移植 1 年后预期移植肾存活半衰期为 29.3 年。

（1）儿童肾移植的独特性

由于儿童具有生理、解剖与免疫方面的特点，有下列因素使得肾移植变得较为复杂，因此，要正视下列的儿童特点，以提高儿童肾移植疗效。

移植外科技术：血管细小、肾移植术后的血管并发症较多。要高度重视血管栓塞的危险。可以在围手术期给予普通肝素 24h 持续静脉输注 [5 ~ 10U/（kg·d）]，维持活化部分凝血活酶时间（APTT）为术前的 1.5 倍，术后 1 周改为口服阿司匹林抗凝治疗；也可以给予每日 2 次小分子肝素皮下注射。但须避免抗凝过度导致的出血并发症。

术后管理：精准维持水、电解质平衡是儿童肾移植术后处理的关键。

免疫抑制治疗特点：儿童对 CNI 等免疫抑制剂的代谢比成人快，生物利用度相对低，使得维持恒定有效的血药浓度相对困难。儿童免疫状态比成人活跃，致使急性排斥的概率明显高于成人，且儿童的特点使排斥反应的诊断往往不如成人及时。由于糖皮质激素会影响儿童的正常发育，使得这一抗排斥有效的药物应用受到了限制。儿童移植后感染（病毒、细菌及真菌）的发生率较高。

尿毒症对儿童神经系统的发育、成长有一定影响，甚至可造成儿童神经系统永久性损害。

（2）生长发育

成功的儿童肾移植受者生长速度会明显改善，尤其对于年幼的儿童（6 岁以下），肾移植后将获得较血透或腹透更好的身高，呈现快速生长，要注意营养，6 岁以上移植者则无这种现象。6 ~ 12 岁接受移植后生长保持稳定，要维持稳定的生长激素。影响术后患儿生长发育的因素有移植时的年龄、移植肾功能、术后激素用量及体内生长激素的水平。12 岁后进入青春期，要注意性激素的变化，若女性患儿在青春期出现尿毒症，曾经有月经来潮，移植后通常在肾移植成功后 6 ~ 12 个月恢复规律月经。

二、ABO 血型不相容的肾脏移植

20 世纪 50 ~ 60 年代，器官移植先驱 Hume、Starzl 在实施肾移植手术中发现 ABO 血型不相容（ABOi）的移植肾会发生超急性排斥反应，之后的临床移植都遵循 ABO 血型相同或相容原则。80 年代中期，肾移植外科医生 Maurice Slapaka 和 Guy Alexandre 等学者主动尝试血浆置换 + 脾切除克服血型障碍并获得连续成功。为缓解器官来源短缺，近 20 多年来，为克服血型障碍人们做了不懈的努力并取得了巨大的成功，主要是去除受者血液中预存的抗 A、抗 B 血型抗体以及抑制血型抗体的反弹。虽然血型不相容肾移植（ABOi-KT）仍有一定的早期急性排斥反应风险，但其长期预后与血型相容者已无明显差异。

（一）受者的选择

1. 适应证

ABOi-KT 适用于终末期肾脏疾病患者，其适应证和禁忌证与 ABO 血型相容肾移植（ABOc-KT）基本相同。ABOi-KT 尤其适用于短期内难以找到 ABO 血型相容的肾源、透析治疗效果差、并发症多、危及生命且不能接受其他肾脏替代疗法的尿毒症患者。也适用于群体反应性抗体（PRA）阳性，通过亲属活体 ABOi-KT 可获得良好的 HLA 配型且避开 HLA 供者特异性抗体（DSA）的患者。

ABOi-KT 受者选择的其他要求还包括：①患者年龄范围以 4～65 岁为宜。②患者和家属具备较好的理解和沟通能力，依从性良好。③身体一般状况，无近期感染病史，预计能耐受多次血浆置换和较强的免疫抑制治疗。

2. 禁忌证

（1）绝对禁忌证

受者的绝对禁忌证包括：广泛转移或未治愈的肿瘤；严重精神性疾病及存在难以解决的心理、社会问题；不可逆的多器官功能衰竭，而无条件进行多器官联合移植；不可逆脑损伤等严重神经系统损害；药物滥用者；急性活动性肝炎；严重的凝血功能障碍；未控制的严重感染、活动期结核病、AIDS；各种进展期代谢性疾病；活动期消化性溃疡。

（2）相对禁忌证

相对禁忌证包括：已经治愈的肿瘤；慢性肝病，如慢性乙型病毒性肝炎或慢性丙型病毒性肝炎；HIV 感染；预存 HLA 抗体、CDC 试验阳性；药物滥用史；泌尿道严重畸形、神经源性膀胱等；严重营养不良或者恶病质；有证据表明患者依从性差；缺乏家庭及社会支持；活动性感染；终末期肾脏疾病原发病处于活动期；原发性高草酸尿症、肾单位肾痨等合并有肝功能异常的先天性疾病，建议行肝肾联合移植；严重的、难以控制的蛋白尿等；腹主动脉及动脉疾病等。

此外，既往 ABO 血型相容肾移植史，并不是 ABOi-KT 的禁忌证；而有 ABOi-KT 移植史的受者再次肾移植，建议选择血型相容的供者。CDC 试验阳性受者，可通过血浆置换（PE）、静脉注射免疫球蛋白（IVG）和使用利妥昔单抗等处理，实现跨越血型和配型障碍移植成功，并获得较好预后。

（二）供者的选择

排斥反应的发生是导致移植器官失败的主要原因之一，因而供受者的选择、合适的组织配型以及完善的术前准备，是提高移植受者或器官长期存活的关键因素。

1. 供者手术适应证

供者的手术适应证包括：①心理状态有完全自主行为能力，能对自己的决定和行为负责。心理健康，完全自愿，不存在经济上的附加条件。②年龄 18～65 岁。

③无肾脏疾病，如肾炎、肾病、感染、结石、肿瘤、畸形；拟摘取肾脏大血管正常，无畸形、硬化和明显狭窄；肾功能良好，内生肌酐清除率 >80mL/min。③无其他系统疾病，如心脏、肝脏、肺脏疾病；无高血压、糖尿病、系统性红斑狼疮；无恶性肿瘤；无传染性疾病（如 AIDS、梅毒、肝炎等）；无精神心理疾病；无凝血功能障碍。

2. 供者手术禁忌证

（1）手术绝对禁忌证

供者的手术绝对禁忌证包括：广泛转移或未治愈的肿瘤，严重精神性疾病及存在难以解决的心理、社会问题，不可逆的器官功能衰竭，不可逆脑损伤等严重神经系统损害，药物滥用者，活动性肝炎，内生肌酐清除率 <70mL/min，BMI > 35kg/m²，年龄 <18 岁。

（2）供者手术相对禁忌证

供者的手术相对禁忌证包括：已经治愈的肿瘤；慢性肝病，如慢性乙型病毒性肝炎或慢性丙型病毒性肝炎；HIV 感染；药物滥用史；泌尿道严重畸形，如神经源性膀胱等；严重营养不良或者恶病质；证据表明依从性差；缺乏家庭及社会支持；活动性感染；腹主动脉及下腔静脉疾病；内生肌酐清除率 70～80mL/min；BMI >30kg/m²；其他疾病，如糖尿病、高血压、甲亢以及泌尿系结石等。

在知情同意原则下，HBV、HCV 阳性供者分别可以移植给 HBV、HCV 阳性受者。由于 PE 及双重滤过血浆置换（DFPP）能去除 ABOi-KT 受者血中包括抗 HBsAg 在内的抗体，因此建议在 HBV、HCV 阳性供肾移植给阴性受者前，检测受者血浆处理后，外周血中抗 HBsAg 浓度，参照 ABOc-KT 指南执行；或仅在紧急情况下，符合知情同意原则，可以移植给阴性受者。

（三）受者的术前准备

1. 对血型抗体滴度的要求

移植当天，对于抗 A-IgG、IgM 和抗 B-IgG、IgM 抗体滴度，根据采用的检查方法有所不同，一般应控制在以下水平。成年受者抗 A-IgM≤1:16，IgG≤1:16；抗 B-IgM≤1:16，IgG≤1:16。儿童受者抗 A-IgM≤1:64，IgG≤1:64；抗 B-IgM 1:64，IgG 1:4 的范围内。血型抗体滴度检测对 ABOi-KT 非常重要。目前，推荐检查方法包括盐水介质凝集试验、胶体介质凝集试验、酶处理红细胞的凝集试验、抗球蛋白试验及其改良方法抗球蛋白试验、低离子凝聚胺试验等。对于初始血型抗体滴度较低且符合移植当天抗体滴度要求的受者，有报道认为可以仅口服免疫抑制剂 2 周，不做血浆置换处理，移植前应用低剂量利妥昔单抗即可实施移植，但需特别谨慎。

2. 凝血功能的要求

由于 ABOi-KT 受者术前大多需要进行血浆处理，可能影响受者的凝血功能，是移植手术首要考虑的问题之一。凝血系统功能紊乱可引起出血、DIC 和（或）栓塞等严重并发症。

术前多次 PE 和 DFPP，易导致凝血因子丢失，使受者血液呈低凝状态，如果补充液是白蛋白，则程度更重。因此，手术前 3d 内的置换宜采用足量新鲜血浆替代丢弃血浆，以减少对凝血功能的影响。手术当天对凝血功能要求：APTT 24 ~ 46s，血浆凝血酶时间（TT）11 ~21s，纤维蛋白原（FIB）1.2 ~4g/L。D – 二聚体 < 0.3mg/L；血小板计数不低于 50×10^9/L。

3. 组织配型

虽然 ABOi-KT 与 ABOc-KT 相比可能增加了血型抗体带来的早期风险，但在 HLA 配型方面无须更高要求。故临床进行此类移植时，参考 ABOc-KT 进行组织配型即可。淋巴毒交叉配合试验 < 10%；DSA 阴性（Luminex 平均荧光强度低于 1000），部分 PRA 高，但经淋巴毒交叉配合试验及 Luminex 显示 DSA 阴性的，仍可以移植，但需谨慎评估风险。

4. 血浆处理

ABOi-KT 术前处理的中心环节是尽可能清除受者体内的抗 A、抗 B 血型抗体，以避免发生超急性排斥反应和血管内凝血。主要从三个方面入手：①降低体内预存 ABO 血型抗体水平；②抑制体内 ABO 血型抗体反弹；③调整好受者的凝血功能状态。

ABOi-KT 术前去除血型抗体的方法主要有血浆置换（PE）、血浆双重滤过（DFPP）和免疫吸附（IA）三种处理方式。

（1）血浆置换（PE）

ABOi-KT 血浆置换法的主要技术参数包括：①血流量，平均为 70 ~ 150mL/min；②血浆分离量，平均为 25 ~ 30mL/min；③血浆处理量，平均为 2500 ~ 3000mL；④治疗时间，平均为 2.5h；⑤抗凝剂用法，普通肝素首剂 2000 ~ 3000U，继以 500 ~1000/h。血管通路可根据临床实际情况选择。对合并凝血功能紊乱、严重低蛋白血症患者，ABOi-KT 术前血浆处理宜使用 PE，且使用 AB 型新鲜血浆作为置换液；对于需要大量新鲜冰冻血浆置换的患者（如血小板减少性紫癜），也有推荐预防使用乙肝免疫球蛋白。术后 2 周内监测血型抗体滴度，对于 IgG 或 IgM 血型抗体滴度≥1:32 者，建议进行 1 ~2 次血浆置换。2 周后不再推荐进行血浆置换等。血浆置换的主要并发症有过敏反应、出血、低钙血症、钾离子紊乱、感染和药物被清除等。

（2）免疫吸附（IA）

与过去常用的 PE 相比，IA 在疗效和安全性等方面具有明显优势。IA 去除血型抗体较完全、彻底，回输给患者的是其自身的血浆，无须补充外源性血浆或置换液，可有效防止传染病的传播，还可避免 PE 中较常见的枸橼酸盐中毒、凝血机制异常、过敏反应、低血压及低钾血症等并发症。此外，IA 具有高度的选择性和特异性，不影响同时进行的药物治疗。但由于国内特异性血型抗体吸附柱生产厂家少，价格较昂贵，在一定程度上限制了其应用范围。

IA 可能出现的不良反应主要与体外循环过程、使用的置换液和抗凝剂有关，必须密切观察并给予正确处置。常见的并发症有低血压、低钙血症、心律失常、过敏反应、感染、溶血、出血或凝血功能障碍。

（3）血浆双重滤过（DFPP）

术前 DFPP 既可有效清除毒性抗体，也能明显降低血清补体水平，因此有利于预防术后超急性排斥反应和急性排斥反应。常见并发症有出血、低血压、低蛋白血症、过敏和变态反应以及血行传播病毒感染等，要密切监测患者的生命体征。常规血浆双重滤过分离法的技术参数包括：①血流量，平均为 100 ~ 120mL/min；②血浆分离量，平均为 25 ~ 30mL/min；③血浆处理量，平均为 4000 ~ 4200mL；④治疗时间平均为 2.5h；⑤抗凝方法和血管通路同 PE。

应用 DFPP 会去除绝大多数凝血因子，特别是纤维蛋白原，因此，现在一般与 PE 配合使用，以减轻由此造成的凝血功能紊乱综合征和低蛋白、低灌注综合征。

（4）ABOi-KT 术前血浆处理过程中的注意事项

术前血浆处理应注意：①必须监测凝血功能，包括血 Ca^{2+}、FIB、血小板、凝血酶原时间（PT）、APTT 等；②血浆处理过程中，可同时执行血液透析或 CRRT 等；③避免肺水肿、心衰；④适当使用糖皮质激素，避免由于血液制品输注导致的副作用，如过敏反应等；⑤围手术期推荐枸橼酸钠抗凝；⑥对于血型抗体反弹较快的患者，推荐联合静脉注射免疫球蛋白（IVIG）。

5. CD20 单抗的应用

利妥昔单抗是一种嵌合型鼠抗人 D20 单抗。CD19 和 CD20 分子是人 B 细胞特有的表面标志，存在于前 B 细胞、未成熟 B 细胞和成熟 B 细胞表面。利妥昔单抗通过清除 B 细胞而减少血型抗体的产生，其应用已经在 ABOi-KT 中替代脾切除，成为常规的手段。对 PRA 阳性受者，推荐使用利妥昔单抗、DFPP 和（或）PE，必要时可使用抗人胸腺免疫球蛋白（r-ATG）等淋巴细胞清除性诱导治疗。

6. 抗体滴度监测

抗体滴度检测包括抗 A-IgG、抗 A-IgM、抗 B-IgG 和抗 B-IgM 血型抗体。术前分别在配型时接受利妥昔单抗前后、接受免疫抑制剂前后、血浆处理前后监测抗体滴度。术后 2 周内，每天监测抗 A-IgG、抗 A-IgM 抗 B-IgG 和抗 B-IgM 血型抗体的变化。若肾功能、尿量等临床指标没有异常，监测频率可酌情减少。

（四）免疫抑制治疗

在手术前 1 周开始使用经典免疫抑制三联治疗。通常给予他克莫司 0.08 ~ 0.1mg/（kg·d）、霉酚酸酯 1 ~ 1.5g/d 或霉酚酸钠 720 ~ 1080mg/d、甲泼尼龙 10 ~ 20mg/d。术后 3d 内甲泼尼龙推荐使用高剂量，一般为 500mg/d。之后逐渐减量，直至低剂量维持。血型不相容受者在移植 1 个月后的免疫抑制剂浓度窗可采用与血型相容的肾移植相同的参考范围。

对存在高危或高致敏因素的患者（例如高 PRA、再次移植，预计出现移植肾功能延迟恢复等）使用 ATG 进行诱导治疗；无高危或高致敏因素的患者，采用 IL-2 受体单克隆抗体诱导。之后的经典三联免疫抑制方案以他克莫司作为 CNI 的首选。对糖皮质激素的撤除方案普遍持谨慎态度，在没有严重并发症的情况下不主张完全停用糖皮质激素，而倾向于小剂量维持。

（五）凝血功能监测与治疗

1. 凝血功能监测

由于大多 ABOi-KT 受者的肝功能是正常的，在血浆紧缺的情况下，很多移植中心会在 PE 中以白蛋白作为置换液。由此可导致凝血因子丢失，血小板减少。通常可以通过 APTT 和 PT 分别检测内源性和外源性凝血功能情况。X、III 因子的丢失可能不能被这两个指标反映，导致 APTT 和 PT 处于正常值范围的出血。

术前常规检测 PT、APTT、血小板、D - 二聚体、血浆钙离子浓度，如果有出血证据或倾向，则可输入新鲜 AB 型血浆或冷沉淀。有条件的中心可根据检测凝血功能异常的具体情况，补充凝血因子或凝血酶原复合物；术中、术后监测血浆钙离子浓度、血常规以及凝血功能相关指标。

血浆处理过程中必须监测凝血功能；血浆处理时、处理后 4h 内或移植 72h 内，应高度注意可能出现的消耗性凝血功能乱和（或）血栓性微血管病。

外科性术后出血，需行手术止血；凝血因子丢失所致出血则输入新鲜 AB 型血浆、冷沉淀，建议尽可能减少止血药物的使用；纤溶亢进致凝血功能紊乱出血，可输入新鲜 AB 型血浆、冷沉和血小板，同时使用肝素抗凝。

由于低温和酸中毒可加重凝血功能障碍，整个手术期间，建议使用电热毯等保温措施，维持体温不低于 36℃，并维持内环境酸碱平衡。

2. 血栓性微血管病

血栓性微血管病（TMA）是一组急性临床病理综合征，其主要特征是微血管性溶血性贫血、血小板下降以及微血管内血栓形成。肾脏受损时多引起急性肾衰竭。经典的 TMA 包括溶血性尿毒症综合征（HUS）和血栓性血小板减少性紫癜（TTP）。尽管病因和发病机多样，最终均可导致血管内皮细胞损伤，诱发微血栓形成。

临床上血栓性微血管病发生高危受者主要有：肾移植后发生排斥反应高风险的受者，特别是 ABOi 受者。受者合并有糖尿病、系统性红斑狼疮、系统性血管炎等伴有血管内皮细胞损伤等基础疾病者。既往存在静脉血栓、脑血栓、动脉栓塞、心肌梗死等血栓栓塞性疾病者。有效循环血容量不足所致低血压者。先天性抗凝血酶 III 缺乏或合并大量蛋白尿导致抗凝血酶 III 从尿中丢失过多者。

血栓性微血管病的预防重在抗凝，治疗重在抗排斥反应、抑制补体激活和溶栓，主要措施有 PE、利妥昔单抗、激素冲击、他克莫司减量、补体 C5 抑制剂（依库珠单抗）。

（六）并发症及处理

1. 外科并发症

ABOi-KT 外科并发症的发生率与 ABOc-KT 没有显著区别。可发生出血、血栓形成、输尿管梗阻和输尿管漏、移植肾动脉狭窄、动静脉瘘、移植肾自发破裂、附睾炎和睾丸鞘膜积液等。

2. 排斥反应

超急性排斥反应（HAR）：通过术前 HLA 配型及 CDC、DSA 检测，术前血浆处理去除血型抗体，一般不会发生 HAR。HAR 尚无有效的治疗方法，一旦确诊需立即行移植肾切除手术。

加速性排斥反应：加速性排斥反应一般发生在术后 48h 至 7d。ABOi 亲属活体肾脏移植术后发生加速性排斥反应的受者，建议使用 PE 联合大剂量 IVIG，利妥昔单抗剂量增加至 $375mg/m^2$，必要时行挽救性脾切除；同时及时调整免疫抑制方案，防止停药后再发生急性排斥反应，对于极少数治疗无效的病例，应该尽早切除移植肾。

急性排斥反应（AR）：AR 一般可发生在术后任何阶段，但一般在术后 3 个月内。迟发的 AR 多在免疫抑制剂停用或减量、合并感染等情况时出现。糖皮质激素作为急性细胞性排斥反应的初始用药，短期内连续发生 AR，冲击量应当控制在 5g 以内，对于激素治疗效果不佳和复发的急性细胞性排斥反应受者，建议使用淋巴细胞清除性抗体。

慢性排斥反应（CR）：CR 目前尚尤特效药物只能通过减少术前 HLA 错配、减少供肾缺血再灌注损伤、预防感染等手段进行预防。术后定期随访中若发现血清肌酐水平升高、蛋白尿等情况应尽快入院筛查原因。免疫活动明显的受者可考虑加强免疫抑制方案，如加用西罗莫司，如无逆转可能，应停用免疫抑制剂，恢复血液透析治疗，等待再次肾移植。

3. 感 染

由于 ABOi-KT 通常在手术前采用血浆预处理，包括多次血浆处理及利妥昔单抗的使用等。有研究证实，ABOi-KT 受者巨细胞病毒（CMV）、单纯疱疹病毒（HSV）、带状疱疹病毒（VSV）、多瘤病毒（BKV）感染及肺炎的概率高于 ABOc-KT。细菌感染时考虑降低糖皮质激素用量，病毒感染考虑减少他克莫司用量。出现中性粒细胞减少、免疫球蛋白比例低下等情况时，应首先考虑使用 GM-CSF 和输注丙种球蛋白。

CMV 感染发病率相对较高，可表现为 CMV 肺炎、发热、白细胞和血小板减少、全身乏力、酸痛，以及轻度的肝肾功能损害。确诊可使用定量 PCR 测定血浆中 CMV 拷贝数。除在 CMV 阴性的供受者之间进行移植外，推荐预防性使用更昔洛韦或更缬昔洛韦，必要时可以使用 CMV 免疫球蛋白。

4. 其他系统并发症

ABOi-KT 与 ABOc-KT 相比，不会增加消化系统、心血管、代谢、骨关节、生殖等的并发症，也不会增加肿瘤的发生率。

（七）术后随访

ABOi-KT 术后随访和 ABOc-KT 相似。在移植 4 周后，免疫适应性逐步建立，血型抗体滴度检测不再必要。ABOi-KT 术后定期随访，积极鼓励受者建立健康的生活方式，适量运动、平衡饮食，根据需要减轻体重；注意评估受者抑郁和焦虑状况。

近年来 ABOi-KT 供器官也已经成功向死亡捐献（DD）拓展，在符合伦理的前提下，为增加 HLA 相配的概率，ABOi-KT 不失为 HLA 高致敏肾移植的途径之一。

总之，ABOi-KT 在日本和欧美等国家目前已经常规开展，移植物存活和患者预后与 ABOc-KT 相比，均无明显差异，在一定程度上缓解了移植器官短缺的现状。在我国，临床上已开展不少 ABOi-KT，通过谨慎选择供、受者以及规范化的围手术期治疗，可提高疗效，有利于扩大供者来源，提高供者器官的利用率，缩短受者的等待时间。但因其手术创伤大，治疗费用昂贵，器官移植后感染风险较高，总体来说临床实施应慎重。

三、高龄肾脏移植

高龄被认为是肾移植的一个危险因素。高龄受者肾移植后并发症的发生率和死亡率均比青壮年受者要高。但近年来随着透析技术的发展、外科技术的提高、免疫抑制疗法的改进以及并发症防治经验的积累，不少高龄尿毒症患者已通过成功的肾移植，得以摆脱透析给生活带来的各种限制，亦可避免因长期透析导致的相关并发症，进而改善生活质量。高龄肾移植的数量有逐年增加的趋势。由于高龄肾移植有其特殊的情况，需要充分注意高龄患者肾移植方面的特点，以获得良好的移植效果。

（一）定　义

高龄肾移植是指移植受者年龄≥60 岁。在美国，若供者年龄≥50 岁时，受者也被纳入高龄肾脏移植组。

1. 高龄生理特点

（1）免疫学特点

高龄透析患者的免疫系统功能改变及炎性介质上调，可能会加快内皮细胞损害的发展，并促进平滑肌细胞增生。随年龄增加免疫功能降低，可通过高龄患者的抗体滴度低和高敏反应延迟两方面得到证实。这一特殊改变表明高龄患者 T 淋巴细胞增生性反应能力降低。目前认为，随着年龄增长细胞信号转导发生缺失，从而导致细胞对细胞因子的反应增殖活性降低。在高龄人群中观察到 T 细胞分泌 IL-2 和 IL-2R 的数量下降，对抗外来抗原反应较弱使急性排斥发生率较低。但周围淋巴器官的 TC 克隆的功能仍然存在，仍有急性排斥发生。

基于以上免疫学特点，通过较弱的免疫抑制措施使高龄肾移植受者获益的想法符合逻辑。使免疫抑制程度最小化是关键，因此，尽量避免免疫抑制过度而增加感染风险。

（2）药物代谢特点

高龄人群随着年龄的增加体内发生了许多生理改变，而这些改变可能影响其对免疫抑制药物的代谢过程。其特点有：①胃液 pH 升高和（或）年龄相关的胃排空延迟，使药物的生物利用度可能发生改变；②随着年龄增长内脏血流量减少从而减少了跨膜通透性的药物吸收；③细胞色素ⅢA 家族同工酶和 P 糖蛋白发生改变；④高龄患者的蛋白结合情况可能不同对 MPA 来说特别重要；⑤随年龄增长脂肪成分相对增加，因此，高亲脂性药物（如环孢素）的潴留/摄取、分布增加；⑥65 岁时，其肝脏的血流和肝酶活性（特别是细胞色素 P450 系统）下降近 40%（主要对药物代谢影响）。因此，随年龄增长肾脏清除能力减退，高龄受者肾移植术后的免疫抑制药物剂量需要调整，用量应取成年人用药量的下限或进行药物浓度监测时采用治疗窗的下限，一般不宜抗体诱导治疗。

高龄受者肾移植时，更需要在维持适当免疫抑制效果和避免发生非免疫抑制毒性作用之间达到精细的平衡。供肾对肾毒性药物如 CNI（环孢素 A 和他克莫司）易感可能与同种异体移植物丢失的风险增加相关，在临床上表现为慢性移植物肾病。另外，对高龄受者而言，免疫抑制药物的治疗窗范围（指数）很窄，移植后 6 个月时的环孢素 A 目标浓度为 150~250ng/mL，然后逐渐降至较低水平维持。

（3）肾单位减少

理论上有功能肾单位随年龄增加而减少，可表现为肾体积缩小。肾单位减少与移植后移植肾无功能或移植肾延迟恢复（DGF）相关。由此可见，高龄个体的肾脏储备功能的确下降，高龄肾脏对代谢变化的反应能力减退。高龄供肾的慢性移植肾功能不全发生率增加，对此一个较为普遍的解释是移植肾单位减少。然而，在超过 60 岁的患者中，大约 1/3 患者的肾小球滤过率（GFR）并无改变。这也说明高龄供肾的肾功能不全可能是多因素作用的结果，与一些轻微的、临床未发觉的肾脏疾病相关，而不是由年龄相关因素如萎缩和有功能细胞丢失引起的。但是高龄供肾存在肾单位减少是潜在危险因素。为了将风险降到最低，可采用以下策略，包括：将高龄供肾移植给低体重指数的受者或女性；将高龄供肾移植给高龄（或者年龄相当）的受者；常规零点活组织检查，以除外存在严重病理性损害的肾脏。

总之，高龄患者的免疫状态较青壮年低，从移植的角度来说免疫状态低时肾脏移植后急性排斥反应的发生机会少，有利移植肾脏的长期存活。但是，从另一个角度来讲，由于免疫状态低下，术后易罹患各种感染，加之身体各器官较青壮年老化，为治疗增加了难度。因此，在选择高龄患者进行肾脏移植手术时，对心脏、肝脏等主要器官的功能和全身状况的认真评估是十分重要的。

（二）术前评估重点

高龄肾移植术前评估的目的是确认医疗措施、外科手术和精神因素对患者和移植器官存活的不利影响。

1. 心血管疾病的评估

动脉粥样硬化和心血管疾病在终末期肾病患者群中的发生率比普通人群高 $10 \sim 20$ 倍，而高龄人群多发。据 Levey 等报道，在慢性肾脏疾病患者中心血管病的发生率为 40%，左心肥大为 75%，充血性心衰为 40%，加之肾脏移植术后需服用的免疫抑制药物如 CNI 和糖皮质激素等药物会加重高血脂的发生。因此，患者在原有病的基础上，增加了心血管疾病的发生率和死亡率。而高龄、高血压、高血脂、糖尿病等是发生心血管疾病的高危人群。对高龄受者，有糖尿病病史、心肌梗死或心绞痛病史、隐匿性心血管疾病、心功能不全、缩窄性心包炎、甲状腺功能障碍、心脏瓣膜疾病等的患者，心血管评估是重点。在经过较全面的检查之后，慎重决定能否进行肾脏移植手术。

2. 糖尿病评估

近年来糖尿病在我国有增加的趋势，糖尿病肾病需要移植的数量也在增加。糖尿病患者如并发闭塞性血管疾病可降低移植后长期存活率。由于糖尿病直接或间接地增加了外科和移植后并发症的可能，所以对糖尿病患者进行移植前的评估较非糖尿病患者群更有必要性。Manske 等描述了糖尿病患者中低危和高危人群的特征，低危人群不需要进行移植前的冠状动脉造影。高危人群的特征是：年龄 > 45 岁的 1 型糖尿病，有无症状和体征都被视为高危人群。糖尿病患者还是心血管疾病的高危人群，美国心脏病学会已将糖尿病作为心血管疾病的主要独立危险因素。糖尿病患者脑卒中的风险要高出无糖尿病患者 $2 \sim 4$ 倍。在移植前患者足部所有活动性的溃疡和感染必须治愈。尽管糖尿病患者移植后早期心血管疾病发生率高，而且出现较高的死亡率，但是移植与血液透析相比，仍有较好的长期存活率和生活质量。另外，对老龄患者术前应对髂血管情况进行彩色多普勒超声检查，了解血管是否通畅。

3. 感染风险的评估

感染在终末期肾病或高龄人群中是十分常见的，如果没有正规治疗而接受免疫抑制剂治疗会增加受者的感染率和死亡率。常见的是细菌感染，有时是很明确的，但其他如结核、牙龈脓肿、泌尿系感染、腹膜透析导管感染等可能是潜在的，有时要明确感染部位和病原体比较困难。若未能有效控制各种感染，在移植后早期，由于机体的防御系统受到免疫抑制药物的抑制，会增加受者感染的风险。因此，至少要确定受者在移植前1个月确无感染病灶。此外，在移植前如有可能应完成标准的接种，如预防流感、乙型肝炎的疫苗等。

4. 肿瘤风险的评估

免疫抑制剂治疗增加了受者移植后肿瘤的风险，尤其是淋巴瘤。这种风险与免疫抑制剂总的剂量相关。等待器官移植的高龄人群，应认真筛查潜在的肿瘤。除常规的影像学检查外，还应包括肿瘤标志物的筛查。根据美国最新的调查报告，肾移植后肿瘤发生率明显增加，各系统肿瘤发生率是普通人群的5倍以上。根据我国现有文献，肾移植后恶性肿瘤发生多见于消化道肿瘤，其次为泌尿系肿瘤，而皮肤癌和淋巴癌发生率相对少于国外报道。

（三）适应证与禁忌证

应该说，肾移植并无一个绝对的年龄界限，国内外都有为85岁以上高龄患者行肾移植术的成功报道。因此，年龄本身并不是绝对条件，关键要看患者的身体及重要器官功能状况。通常来讲，年龄越大，其重要器官功能减退越显著，对手术的耐受力越低，术后并发症和死亡率也越高。目前普遍认为，年龄过大（80岁以上）的患者，肾移植要慎重考虑。但对于60~80岁高龄患者，要权衡肾移植与透析的利弊关系。若一般无严重的心脑血管疾病、肝功能异常及肺部慢性疾患者，均可接受肾移植术。

高龄尿毒症患者大多数合并有动脉硬化、心脏病、呼吸系统病患及糖尿病等，术前应进行全面检查。对于合并慢性感染，尤其是肺部感染者应先彻底控制感染；心功能较差或近期发生过心衰者应待心脏功能改善后方能手术；对于有明显心肌损害者，暂不宜手术；合并严重肝病、肝硬化以及严重的糖尿病者由于术后难以耐受免疫抑制剂的不良反应，不宜行肾移植；严重肺气肿、肺功能较差的患者均不宜做肾移植术。

（四）麻醉与手术特点

1. 麻醉选择

硬膜外麻醉：高龄人群肾移植硬膜外麻醉并无困难，但由于椎间孔狭窄或闭锁等原因，麻药用量等应适当减少。全身麻醉：全麻是近年来选用较多的，主要为新型药物的应用，使全麻安全有效，但术中应监测动脉压，及时准确了解血压变化，注意脑血管及功能的评估，避免全麻加重或诱发颅内疾病或加重大脑功能损害。

2. 手术特点

高龄患者的血管均有不同程度的动脉粥样硬化，动脉壁增厚、变硬及内膜分离，可使血管腔狭窄，甚至闭塞，给动脉吻合带来困难。对此种情况，可采取髂内动脉斑块及内膜部分剥脱的方法，但一定要将斑块清理干净后，再行肾动脉与髂内动脉的端－端吻合，以防斑块脱落堵塞肾动脉。对于高龄患者而言，采用肾动脉与髂外动脉端－侧吻合相对多，其主要原因：①手术野髂外动脉部位表浅，游离和吻合方便，可以缩短手术时间；②动脉吻合口径大，供肾血流灌注充足；③漏血和血栓形成的机会少；④有利于多支动脉的处理；⑤远期发生吻合口狭窄较少。

（五）免疫抑制剂的合理应用

CsA和FK506等免疫抑制剂主要在肝脏由P450酶系统代谢，高龄患者肝脏中P450酶活性降低，药物容易在体内蓄积发生药物中毒反应。在同等剂量下，高龄患者CNI血药浓度通常比青壮年患者高，因此，高龄肾移植患者免疫抑制剂量要较青壮年适当减少。基于高龄患者的P450酶代谢方面的特点，需定期监测药物的浓度给予及时的药物调整，应根据移植后的时间和相应的药物治疗窗，不宜采用治疗窗的上限，而应选择中位值或下限。

（六）并发症特点与处理

术后并发症是高龄肾移植中最重要的一个问题，也是影响高龄肾移植人/肾存活率最重要的因素。高龄肾移植的外科并发症和青壮年并无区别。感染并发症和心脑血管疾患是高龄肾移植最主要的并发症，也是导致高龄肾移植患者死亡的最主要原因。据文献报道，在高龄肾移植术后死因中，心脑血管疾患占死因首位，其次为肺部感染。

随着社会经济的不断发展，生活节奏日趋加快，人们的生活逐渐进入一种高热量饮食，少运动消耗，多紧张焦虑的状态，加之服用免疫抑制剂的因素，尤其高龄患者是心血管疾病（CVD）的高发人群，使得移植后心脑血管并发症成为影响移植肾长期存活的主要原因之一。

1. 缺血性心脏病

肾移植受者是CVD的高危人群，由于血管介入技术和外科血管成形技术的发展，为降低术后CVD发生率，对有潜在心血管疾病的患者推荐移植前进行常规冠状血管造影，及早进行冠状血管扩张或支架植入术。对缺血性心脏病的处理：①对高危患者术后应定期检查血脂、血压和血糖，要采用低脂饮食，控制体重，控制血压，禁烟；②加强对包括血脂水平的控制，对有缺血性心脏疾病的患者适当应用血管紧张素转换酶抑制剂（ACEI）或β受体阻断剂可能有助于改善心肌重构，降低心肌梗死的发生，提高患者的存活率；③对有CVD或有CVD风险的患者，如果无使用阿司匹林的顾虑，可用阿司匹林肠溶片，降低缺血性心脏病的发生率；④硝酸盐类仍然是治疗和预防心肌缺血最常用的药物。

2. 高血压

在终末期肾脏病患者中，通常伴有继发性高血压，而术后高血压又与免疫抑制剂因素相关，冠心病、脑卒中、心衰等心脑血管事件的风险也较高。因此，治疗高血压的目的则是最大限度降低心脑血管病导致的死亡率。

移植后高血压（PTHT）的处理包括病因治疗、降压药治疗，积极控制患者血压以期达到较理想水平。对于可去除的 PTHT 病因，采用针对性的病因治疗可以治愈 PTHT，如对移植肾动脉有狭窄者，可采用球囊扩张或经皮腔内血管成形术（PTA）；对原肾导致的 PTHT 药物治疗不能控制患者可采用双肾切除术；对可能与 CsA 相关的高血压应减少 CsA 剂量；有急性排斥反应时需相应地加强抗排斥治疗。1990 年以来，许多流行病学资料及大规模临床干预试验结果显示，血压从 115/75mmHg 开始，每升高 20/10mmHg，心血管病风险会增加 1 倍；收缩压每降低 10 ~ 12mmHg 和（或）舒张压每降低 5 ~ 6mmHg，脑卒中风险降低 38%，冠心病风险降低 16%，总的主要心血管事件减少 20%。降压治疗可有效降低高血压患者心、脑、肾等重要脏器损害及死亡风险。

降压药物有钙通道阻滞剂（CCB）、血管紧张素转换酶抑制剂（ACEI）、血管紧张素 Ⅱ 受体拮抗剂（ARB）、β 受体阻断药（B-B）和利尿剂（D）等五大类降压药。对 PTHT 的治疗要进行个体化、优化联合治疗和量化降压目标。不同类型的降压药对不同脏器的保护作用不同。对预防冠心病而言，B-B 和 ACEI 似乎优于 CCB 和 D，而对脑卒中的预防作用 CCB > D > ACEI。单独治疗只能使少于半数的高血压患者血压达标，约 2/3 高血压患者需要联合治疗。对普通高血压患者而言，应将血压降至 140/90mmHg 以下，如患者能够耐受，还应将血压降至更低。对伴有糖尿病（DM）或其他相关疾病（脑卒中、心肌梗死）者，目标血压应为 130/80mmHg，合并心力衰竭者目标血压应为 120/80mmHg。

3. 高血脂

血脂异常在肾移植术后患者中较为普遍。高脂血症是心、脑血管疾病的主要危险因素之一。在移植受者中能够导致高脂血症的因素有年龄、肥胖、蛋白尿、抗高血压治疗、糖皮质激素的用量、移植前高脂血症、CsA 和 SRL 治疗、肾功能不全、糖尿病等。其中糖皮质激素的累积剂量作用最为明显。在对高脂血症的监测中要注意对低密度脂蛋白胆固醇（LDL-C）的监测，其是血脂治疗和达标的标志性指标。血脂异常治疗在肾移植这一特殊的群体中值得一提的是 ALERT 试验，是目前唯一一项关于他汀类药物对肾移植患者降脂治疗观察的随机、双盲、多中心、安慰剂对照的前瞻性研究，2102 例患者人组，随访时间 5 ~ 6 年。其结果显示，氟伐他汀使肾移植患者非致死性心肌梗死的风险降低 32%，使心源性死亡和非致死性心肌梗死复合终点的风险降低 35%。

高血脂患者需要采取综合性治疗方法：①在饮食方面要采用清淡的饮食，有条件者可食用橄榄油或植物油；②根据个体的情况适当增加运动量；③进行药物干预。如果上述方法的效果均不理想，就要进行药物干预。对单纯总胆固醇（TC）升高者，选用他汀类药物进行治疗；对甘油三酯（TG）升高者选用非诺贝特；如果 TC 和 TG 都升高者，选用非诺贝特即可。临床上需要注意的是，接受药物治疗后患者的血脂降至正常，要坚持服用维持剂量以巩固疗效。对服用降脂药患者，加强对药物不良反应相关指标的观察如肝功能等。

4. 高尿酸

高尿酸血症和痛风是肾移植受者随诊中较常见的问题。由于人们饮食结构的变化，饮食中含高能量、高嘌呤类物质者和肥胖者增加，使痛风的发生率升高。如大量饮酒、嗜好肉食、动物内脏、海鲜等富含嘌呤类成分食物的习惯；缺乏足够的运动，肥胖是必然的趋势。有研究证实，血尿酸水平与体重指数呈正相关。此外，高尿酸与应用 CsA、咪唑立宾和利尿剂等有关。

高尿酸血症的处理包括：

（1）饮食控制

·禁饮酒，酒精可促进尿酸的合成，阻止尿酸的排泄。

·禁食嘌呤含量极高的食物，如动物内脏、各种肉汤和某些鱼类如沙丁鱼、鲤鱼、凤尾鱼等。多食用嘌呤含量较少的食物。

·坚持低脂肪、低蛋白的清淡饮食，适当运动，预防肥胖。

·多饮水，少饮咖啡和浓茶，每天尿量保持在 2000mL 以上，可以避免尿酸浓度过高形成肾结石。

·碱化尿液，适当服用碳酸氢钠（小苏打）有利于尿酸排出。

（2）药物治疗

对饮食控制效果不佳者要进行药物治疗。

·促进尿酸排泄的药物有丙磺舒和苯溴马隆等，可抑制肾小管对尿酸的重吸收，使尿酸排泄增加，血尿酸浓度降低。苯溴马隆作用较丙磺舒强。临床上应用苯溴马隆为主，由小剂量开始，逐渐增加剂量。

·抑制尿酸合成的药物有别嘌醇和非布司他，两者都是抑制尿酸合成的药物，但不能合用。通常由小剂量开始，逐渐增加。以上药物都有不同程度的骨髓抑制，所以，在使用过程中要交代患者定期复查血常规和血尿酸，根据结果适当调整药物剂量，有一部分患者可能要长期服用一个低剂量才能保持血尿酸相对稳定。

·对有症状性痛风宜采用秋水仙碱治疗。

5. 糖尿病

糖尿病是威胁人类的重大疾病之一。我国糖尿病患者总数已居世界第二位，仅次于印度。美国糖尿病协会（ADA）2018 糖尿病诊疗指南旨在为糖尿病的筛查、诊断、治疗目标以及疾病的管理等提供最新的建议。糖尿病的诊断在 ADA 2018 糖尿病诊疗指南首选空腹血糖（FPG）作为儿童和非妊娠成人的糖尿病诊断试验，而不推荐常规使用糖化血红蛋白（HbA1c）。预防和延缓 2 型糖尿病的发生，此次指南首次指出对于糖尿病的极高危患者如合并糖耐量减低（IGT）、空腹血糖异常（IFG）及其他危险因素以及 60 岁以下的肥胖，可首选二甲双胍治疗。

移植后糖尿病（PTDM）是移植患者较为严重的并发症。PTDM 的出现使与移植相关并发症的风险明显升高，包括移植物排斥反应、移植物失功和感染。同时与疾病相关的慢性高血糖，是加重心血管疾患的长期危险因素。对移植物和患者的长期存活率产生有害影响。PTDM 的并发症在疾病发生和发展过程是十分重要的环节。而标准的免疫抑制剂治疗可能对它的发生起了一定的作用。患者在接受移植前的基线水平评估：在筛选中发现潜在的患者，可以协助临床医生前瞻性地判断哪些患者移植后可能发生糖尿病，以便在治疗早期就进行个体化的免疫抑制治疗。其预防的基本原则是尽可能使血糖降至正常或接近正常、控制好血压、纠正血脂紊乱、提倡健康的生活方式、选择科学的治疗方法和定期随诊。对 PTDM 患者而言，在安全的前提下，可适当减少糖皮质激素的剂量甚至停用，是预防移植后新发糖尿病的有效治疗方案。应用他克莫司（FK506）治疗的 PTDM 患者，如果血糖控制困难者可考虑将 FK506 切换为 CsA 或西罗莫司（SRL）。

PTDM 患者的治疗措施有以下几种。

·非药物治疗：①有规律的生活、全面均衡的营养。在听从医生的建议控制每天摄入热量总量的前提下，适当调整和安排饮食的内容，使摄入的营养素全面均衡。此外，控制体重和通过健康饮食维持体重也是治疗策略之一。②持之以恒的适度运动，鼓励患者进行适合自己病情及体能的运动锻炼以改善胰岛素的敏感性，其中以规律、适度和持之以恒的有氧运动最佳，如慢跑和快走等。③定期认真的血糖监测。教育糖尿病患者自我照顾，包括进行血糖的自我监测。

·合理的免疫抑制治疗。

·单纯口服药物治疗：如果饮食控制和锻炼不能充分控制血糖，就需要加用药物治疗。一旦决定开始治疗，首先考虑的是药物的安全问题，口服降糖药可选用葡萄糖苷酶抑制剂、双胍类、氯茴苯酸、苯丙氨酸衍生物磺脲类或噻唑二酮类。每种药物都有其特殊的作用和不良反应。选择药物时必须要考虑以下情况：①对肾功能受损的移植患者，考虑其毒副作用的重要性；②合并免疫抑制治疗会增加 CVD 的风险（如血脂异常、高血压、肥胖）；③与磺脲类或噻唑烷二酮类相比，双胍类体重增加和低血糖的不良反应相对少；④双胍类胃肠道的不良反应更为多见；⑤接受移植的高龄患者在选择口服药时应该更加慎重，并降低用药剂量。如果单一药物不能达到满意的控制效果，可以考虑联合应用作用机制不同的药物。

·胰岛素治疗：2 型糖尿病患者在早期应该使用胰岛素。

6. 其他并发症

高龄患者比青壮年患者更易发生糖皮质激素引起的并发症，如骨质疏松。因此，高龄患者采用甲泼尼龙的用量需适当减少，口服泼尼松亦应尽早减至维持量。

高龄患者的感染及肿瘤发生风险高，正确认识高龄受者免疫状态，及时预防和治疗感染、肿瘤，需要定期监测免疫状态、药物浓度，给予及时的药物调整，合理使用免疫抑制剂是关键。

四、肝炎患者肾脏移植

病毒性肝炎是由肝炎病毒所引起的，是以肝脏炎症和坏死为主的一组传染病，传染性强，危害严重。我国是病毒性肝炎的高发区，与肾移植最密切相关的是乙型肝炎和丙型肝炎。尿毒症患者感染肝炎病毒的机会远高于正常人。许多尿毒症患者在进行肾移植前、血液透析期间就已经感染了乙型肝炎病毒和（或）丙型肝炎病毒。

终末期肾功能衰竭患者感染肝炎病毒后给肾移植带来一系列的临床问题。主要表现在：①HBV 导致受者肝硬化、肝癌和肾脏损害，影响受者人/肾存活；②移植后免疫抑制可以改变 HBV 感染进程，激活肝炎病毒；③免疫抑制药物的肝毒性副作用加重肝脏损害。20 世纪 90 年代以前感染肝炎病毒的患者进行肾移植被列为禁忌，我们从 1987 年起率先在临床开展了传染性肝炎受者肾移植临床研究，采取移植前积极抗病毒治疗、充分评估肝脏功能，移植后有效的保肝措施、密切的肝功监测及低毒高效免疫抑制疗法等综合方案。与非病毒性肝炎移植受者比较，近期存活率并无明显差别，移植的远期存活率并不低于一般移植受者，存活率和生活质量明显高于透析的肝炎患者。挽救了一大批尿毒症合并传染性肝炎患者的生命，打破了肝炎为肾移植禁忌的传统，扩大了肾移植的适应证。此后，随着吗替麦考酚酯、FK506 等无肝毒和低肝毒性免疫抑制剂的应用，此类患者已不再是肾移植的禁忌人群，传染性肝炎成为有条件的适应证范围。

（一）病　因

1. 乙型肝炎病毒（HBV）

HBV 属嗜肝 DNA 病毒科中哺乳动物病毒属的一员。HBV 具有明显的嗜肝性，主要感染肝细胞。据统计，全球慢性乙型肝炎病毒感染者多达 3.6 亿，我国 HBV 感染绝对人数最多。最近全国流行病学调查结果显示，乙型肝炎病毒表面抗原（HBsAg）阳性率为 9.09%，亦即全国约有 1.2 亿人 HBsAg 阳性。在我国透析人群中 HBsAg 阳性率更高，据报道血液透析患者中 HBsAg 阳性率达到 25% 以上，而血液传播是主要传播方式。在肾移植受者中 HBsAg 阳性率为 10.7%，HBV DNA 阳性率为 6.7%，而移植肾供者的 HBV 感染率为 8.6%。肾移植受者 HBV 多为术前感染，维持血液透析是 HBV 感染的原因之一。此外，我国移植肾供者 HBV 感染率较高，因此，患者亦有可能通过移植肾感染 HBV。

2. 丙型肝炎病毒（HCV）

HCV 属于黄病毒科，其基因组为单股正链 RNA，易变异。丙肝分为六种类型，12 种亚型。基因分型是治疗丙肝的基础，不同分型的治疗周期及用药选择不同。根据最新流行病学调查数据，我国 HCV 感染者不到 1%，保守估计 1000 万。

丙肝的治疗史经历了不同阶段，20 世纪属于干扰素时代。过去的临床治疗方案主要是选择干扰素联合利巴韦林，但因为干扰素联合利巴韦林这个方案的副作用非常大，所以目前临床基本上已经不采用这个治疗方案。2014 年发生的里程碑式的事件是，FDA 及欧盟首次批准了索非布韦 + 达拉他韦作为单独口服直接抗病毒药物（DAA）治疗丙肝。而 2016 年 6 月，FDA 首次批准索磷布韦 + 维帕他韦复合制剂（吉三代，丙通沙）作为全球第一个泛基因型 DAA，治愈率高达 95% 以上，且不用再进行丙肝分型。2018 年 5 月被中国 CFDA 批准进入中国市场。自此，丙肝治疗进入一个新的时代。

（二）术前评估及处理

1. 受者抗病毒及病毒复制指标控制

病毒学检查：HBV 标志阳性（单纯抗 HBsAg 阳性除外），HBV DNA 提示有病毒复制，HCV - IgM 阳性，HCV - RNA 阳性。临床上常将 HBsAg、HBeAg、HBcAb 三项阳性称之为 "大三阳"。认为这类患者病毒复制活跃，传染性强。HBsAg、HBeAb、HBcAb 三项阳性就称之为 "小三阳" 这类患者病毒复制已缓解，传染性弱，临床大多表示疾病在好转或恢复。

HBV 治疗：乙肝病毒活动性感染时根据具体情况可选用抗病毒药物，如：①拉米夫定（LAM）100mg，每天 1 次；②恩替卡韦（ETV）0.5mg，每天 1 次；③阿德福韦（ADV）10mg，每天 1 次；④替诺福韦（Tenofovir）25mg，每天 1 次。乙型肝炎病毒携带者以及 HBsAg 阳性患者移植后即开始抗病毒治疗，减少肝炎活动的风险。此外，其他一些新的核苷类似物药物，如奈韦拉平（Nevirapine）、喷昔洛韦（Penciclovir）等也正在进行抗 HBV 的临床试验。

HCV 治疗：目前丙肝治疗已经取得了突破性进展，已经研制出可以达到临床治愈的药物。小分子口服抗病毒药物是治疗 HCV 的标准方案，已经替代干扰素治疗。目前我们国家临床批准用于治疗丙肝的 DAA 药物主要包括丙通沙（成分是索磷布韦/维拉帕韦）、择必达（成分是艾尔巴韦/格拉瑞韦）、维建乐（奥比帕利）联合易奇瑞（达塞布韦），临床治疗安全有效。

肾移植受者使用 DAA 制剂具有持续性病毒学应答率高、副作用小的特点，这表明免疫抑制并不会阻碍 HCV 的根除。高效的新疗法可能会改变移植医生和受者对 HCV 阳性供者捐献肾脏的看法，为肾移植术后 HCV 感染的治疗提供了新的手段。如果在规模更大的研究中得到进一步证实，将显著避免器官浪费并降低肾移植候选患者的死亡率并可治愈 HCV 感染。

2. 肝功能及代偿功能评估

血常规：外周血白细胞计数正常或偏低，淋巴细胞相对增多，严重者血小板减少。血生化：肝功早期仅有酶学指标升高，常有胆红素升高。重者血清白蛋白降低、球蛋白升高，白/球蛋白比例下降甚至倒置。放免试验：胶原酶、转铁蛋白升高；蛋白电泳可见球蛋白比例升高。B 超、CT/MRI 和 ECT 等检查有肝脏受损的异常改变。由于实验室检查与组织学损害并不完全平行，因此有条件应对肝功能异常的患者常规进行肝活检。

3. 供受者选择

肝炎病毒复制期：随着疫苗和新型抗病毒药物的有效应用，传染性肝炎受者已非肾脏移植禁忌，但应注意以下问题：①所有等待肾脏移植的尿毒症患者均应定期检查肝炎病毒血清学状况和肝功能情况。对于乙型肝炎表面抗原（HBsAg）或抗 HCV 抗体阳性的患者，在等待期间应定期检查病毒复制情况和肝功能，最好同时行肝穿刺活组织检查来评估肝硬化的程度和进展。②HBV DNA 阳性或 HBeAg 阳性，伴肝功能异常，以及 HCV RNA 阳性伴肝功能异常提示病毒复制活跃，传染性强，应进行抗病毒、护肝支持治疗，待病毒复制减低且肝功能稳定后再择期行肾脏移植。③已确诊的肝硬化患者可考虑肝肾联合移植。④HBsAg 阴性、无抗 HBsAb 的受者，主张移植前接种 HBV 疫苗。

（三）术后处理

术后治疗原则包括调整免疫抑制治疗方案、保护肝功能、抗病毒治疗和营养支持疗法。

1. 监测方案

移植后加强病毒复制指标、生化肝肾功能、免疫抑制药物血液浓度及肝胆影像学等监测。

2. 保护肝脏措施

中西医结合治疗，可用强力宁、西利宾胺（水飞蓟宾葡甲胺）、茵陈退黄冲剂（胶囊）或中药汤剂等；西药可用维生素 C、复合维生素、多烯磷脂酰胆碱（易善复）、阿托莫兰等其他对症药物。

3. 抗病毒治疗

目的是清除病毒或降低病毒载量，延缓病情进展，治疗方案同术前。

4. 低肝毒性免疫抑制方案

根据患者具体情况，采用低毒高效免疫抑制疗法，尤其是采用肝毒性小或无肝毒性的免疫抑制方案是肝炎受者肾移植成功及长期健康存活的关键。可适当降低有肝脏毒性的免疫抑制剂（CsA、FK506、Aza）用量，肝功能严重损害时可考虑停用，适当增加吗替麦考酚酯等对肝脏毒性小的免疫抑制剂的用量。FK506 + MMF + Pred 方案更有利于此类患者。

（四）随 访

重点监测肝功能生化变化，动态观察病毒学指标变化，了解病毒复制状态。不明原因的肝功能异常应该立即行病毒学指标相关检查，若存在病毒复制应及时治疗。每半年或一年行一次甲胎蛋白（AFP）和肝脏超声检查。

五、多囊肾患者肾移植

多囊肾病（PKD）是由基因突变所导致的一类遗传性肾病，按其遗传方式又分为常染色体显性多囊肾病（ADPKD）和常染色体隐性多囊肾病（ARPKD）。该病的主要病理特点是肾脏囊肿进行性增大、增多，正常的肾脏结构破坏，最终导致终末期肾病（ESRD），患者只能依靠透析或肾移植维持生命。多囊肾除累及双肾外，其病变还涉及多个器官，可引起包括肝囊肿、颅内血管以及心血管系统的畸变。由于是多器官受损，可以发生各种类型的并发症。

（一）多囊肾概述

1. 病　因

（1）常染色体显性多囊肾病（ADPKD）

ADPKD 是最常见的单基因遗传性肾病，新生儿患病率约为 1/1000，其中约15% 为非遗传性自发突变所致。患者多在成年期发病，肾脏出现大小不一的囊肿且进行性增大，压迫正常的肾组织，至 60 岁时约半数患者进展至 ESRD，只能依靠透析或肾移植维持生命。ADPKD 的遗传特点为连续传代，与性别无关，子代再发风险为 50%。

（2）常染色体隐性多囊肾病（ARPKD）

在新生儿中的发病率约为 1/26 500，其病理改变主要为肾集合管囊肿形成和肝纤维化，患儿多在新生儿期死亡。肺功能发育不全可导致 30% ~40% 的 ARPKD 患儿在新生儿期死亡。存活的患儿 1 年及 10 年的存活率分别为 85% 和 82%。随着年龄的增长，其肾功能呈进行性恶化，并伴有肝纤维化进行性加重，导致门脉高压，预后较差。ARPKD 为常染色体隐性遗传性肾病，再发风险为 25%。

2. 诊　断

（1）临床表现

ADPKD：主要表现为肾脏囊肿不断增大、增多，破坏正常的肾脏结构和功能，进而导致一系列临床症状。肾脏相关的临床表现包括肾脏囊肿、腰腹部疼痛、肉眼或镜下血尿、囊肿、感染、肾结石、蛋白尿和高血压等。同时，ADPKD 可合并肾外器官病变的表现。肾外器官的病变表现包括肝、胰、精囊、脾及蛛网膜囊肿、颅内动脉瘤、二尖瓣脱垂、憩室病、腹壁疝、精子异常和高脂血症等。

ARPKD：患者临床表现变异很大。胎儿及新生儿期可表现为双侧肾脏增大，回声增强，皮髓质分化差，以及远端小管和集合管多个微小囊肿形成。新生儿肺功能发育不全可导致 30% ~40% 的 ARPKD 患儿死亡。新生儿期存活的患儿可因肾小管功能异常，相继出现尿液浓缩功能减退、电解质紊乱、代谢性酸中毒及高血压等症状。随着患儿年龄增加，其肾功能不全会进行性恶化。生存期较长的患者因肝纤维化加重而逐渐并发门脉高压。

（2）疾病诊断与筛查

1）ADPKD

影像学诊断：对于有明确 ADPKD 家族史者，主要依靠肾脏影像学进行诊断，首选肾脏超声检查。肾脏磁共振成像对于发现较小的肾脏囊肿更为敏感。

基因诊断及筛查：目前主要采用长片段 PCR + 二代测序（NGS）技术对 ADPKD 患者进行突变检测。*PKD* 基因突变的检出率约为 90%，仍有 10% 的突变无法检出。基因诊断适用于无家族史的散发患者、影像学表现不典型者、家族史阳性的活体肾脏捐献者、疑似儿童患者的早期诊断及生殖遗传咨询等。从关爱儿童心理成长的角度考虑，不推荐对 15 岁以下具有 ADPKD 家族史的个体进行基因检测。

2）ARPKD

影像学诊断及筛查：患儿肾脏 B 超图像变异很大，胎儿或新生儿时可有肾脏增大、回声增强及合并有微小囊肿形成等表现；幼儿时期可表现为肾脏体积增大、肾集合管囊肿形成、肾间质纤维化等；随着疾病的进展，肾纤维化增多可导致肾脏体积缩小。

基因诊断及筛查：基因诊断是诊断 ARPKD 的金标准。推荐对所有影像学提示为 ARPKD 的患儿进行基因检测以明确诊断。*PKHD*1 基因编码区较长，突变位点较多，检测难度较大。*DZIP*1*L* 基因突变检出难度相对较小。当影像学表现不特异和（或）合并其他纤毛病综合征表现时，推荐进行囊肿病变相关基因的模块化筛查。

3. 治 疗

治疗原则：主要针对继发感染、血尿和高血压的治疗。及时处理肾脏相关的症状包括腰腹部疼痛、血尿及囊肿出血、泌尿系感染、肾结石及蛋白尿等。主要治疗措施包括延缓和控制疾病进展所引起的各种并发症，如止痛、控制多囊肾的破裂与感染、维持血压的稳定等。

ADPKD 及 ARPKD 伴 ESRD 患者应首选肾移植。无法进行肾移植或等待移植的患者一般考虑血液透析，因多囊肾体积大占据腹部较大空间，接受腹膜透析有一定的限制，终末期 ADPKD 患者的腹腔空间有限，腹壁疝发生率较正常人群高，但并非腹膜透析的禁忌证。

对于 ADPKD 伴 ESRD 患者发生多囊肝肝衰竭，以及 ARPKD 有胆管扩张和胆管炎发作的 ESRD 患者，提倡进行肝肾联合移植。

（二）多囊肾肾移植的主要问题和危险因素

1. 多囊肾是否移植前切除的问题

多囊肾患者肾移植术前是否需要常规行多囊肾切除，目前意见尚不一致。国内有报道认为，肾移植前常规切除多囊肾有利于提高人、肾的 3 年和 5 年存活率。肾移植术前切除多囊肾具有以下优势：①避免因手术后免疫抑制剂的应用而并发尿路感染、出血。多囊肾作为一个潜在的感染灶，在应用大剂量糖皮质激素及其他免疫抑制剂后极易继发感染。所以对已有血尿或感染倾向的病例，更应积极切除多囊肾。②切除巨大的多囊肾，可方便肾移植术中的操作，为移植肾置入髂窝创造更为宽松的条件。③可以减轻由于多囊肾造成的高血压和难以控制的疼痛。④可治愈多囊肾所伴发的肾肿瘤以及压迫下腔静脉所产生的一系列症状。

在临床上，一般移植中心采用下述标准决定是否切除多囊肾：反复发生尿路感染，难以控制的疼痛，伴发肾、输尿管结石，伴发肾肿瘤，持续血尿、脓尿、肿大的肾脏压迫下腔静脉等。

进入 ESRD 阶段的 ADPKD 患者囊内感染治疗较为复杂，且病情平稳后仍会反复发作，肾移植是较为理想的治疗方案。此时原多囊肾有以下 3 种处理方式：移植前切除；先切除多囊肾，同期行肾移植；仅行肾移植，保留多囊肾。

相较于移植前切除多囊肾，同期切除可使者在等待移植期间保留较理想的肾功能和残留尿量，且不会增加手术并发症的发生率。若多囊肾囊内感染控制较为理想，可以仅行肾移植，保留多囊肾。随着移植肾功能逐渐恢复和稳定，多囊肾的体积会逐渐缩小，高血压、血尿、尿路感染及消化道症状等均会好转。但这种术式不能规避多囊肾感染灶潜在并发症的风险，且由于肾移植术后受者长期处于免疫抑制状态，容易发生囊内感染，表现为发热、乏力、局部疼痛等；因肾功能逐渐恢复，凝血功能明显改善，故囊内感染不常伴有出血。

我们的经验：如无反复发生的尿路感染，无难以控制的疼痛，无伴发肿瘤，无持续血尿、脓尿及多囊肾压迫下腔静脉或造成移植肾无容纳空间等，移植前可不切除双侧肾脏。尽管认为囊肾可能与感染及其他并发症的发生有一定关系，但还是不提倡轻易切除，除非反复发生囊内感染或感染情况较为严重，可考虑在移植前将多囊肾切除或在移植同期切除，以规避术后多囊肾感染灶潜在并发症的风险，更好地控制血压，降低泌尿系统感染率，避免短期内再次手术，提高受者和移植肾的长期存活率。但移植前切除多囊肾会导致患者移植前处于无尿且血红蛋白水平较低的状态，可能导致病死率较高，因此不推荐常规实施，仅适用于严重囊内感染或反复出血、胃肠道压力大或疑似恶性肿瘤、原多囊肾过大导致移植肾缺乏植入空间等情况。

从 1987 年开始，笔者通过多囊肾并发症防治体系的建立和实施（术前并发症有效控制，术后微生物学监测，敏感抗生素的规范预防方案，囊肿体积监测等），在国际上最早创新性地提出对多囊肾施行肾脏移植不切除原病变多囊肾，发现受者移植后多囊肾血流量降低，多囊肾体积逐渐缩小，无明显血尿、感染等多囊肾并发症发生，高血压得到有效控制，取得了满意效果。从而改变了多囊肾实行肾脏移植必须切除原病肾的传统，避免了多囊肾切除导致的手术创伤、患者恢复、移植风险和外科并发症等问题。

通过随访研究多囊肾患者手术前后肾功能及并发症情况，发现移植术后患者肾功能恢复正常，原病肾体积逐渐缩小，高血压、血尿、尿路感染、消化道症状均有好转。分析原因，可能足量长期免疫抑制剂的应用，对多囊肾的进展有一定的延缓作用。国内有学者发现证实，移植后多囊肾组织增生减缓，细胞外基质纤维、胶原形成得到控制。多囊肾患者肾移植前没有进行原病肾切除，术后也可以使用免疫抑制药物，阻止囊泡的发展和基质成分的继续堆积，膨胀力大大减弱，腰部胀痛症状明显改善，组织破裂所致血尿亦很少发生，间质对入球小动脉致密斑压迫减轻，肾素分泌减少，血压明显下降。

2. 囊内感染、血尿处理

囊内感染是 ADPKD 患者在 ESRD 阶段常见并发症。处于该阶段的患者因双侧多囊肾体积异常增大、腹部膨隆、挤压肠道，通常采用血液透析治疗。血液透析过程中肝素或其他抗凝剂的作用，会导致囊内出血，发生血尿。临床上可见患者出现发热、乏力、腰腹局部疼痛，如破裂的囊肿与集合管系统相通，则患者出现肉眼血尿，同时血象升高呈感染状态。部分患者还有尿量，中段尿液培养结果往往为阴性。此时通常按照经验性用药给予抗生素和止血药物进行保守治疗。感染及出血控制之后，可考虑切除反复疼痛（感染或出血）、经常发病一侧的多囊肾。但患者已发生肾衰竭，凝血功能欠佳，开放手术和腹腔镜手术的风险均较大，切除多囊肾后出现的巨大创面和创腔，在规律血液透析时会加重渗血。

3. 高血压处理

与正常人群相比，多囊肾患者发生高血压和心血管事件的风险更高，早期发现和治疗高血压可使 ADPKD 患者获益。肾素-血管紧张素-醛固酮系统（RAAS）的异常激活是多囊肾病高血压的重要机制之一，因此患者应优先考虑使用 RAAS 阻滞剂。多囊肾移植成功后高血压情况可以得到极大的缓解，大部分患者可通过口服降压药得到有效控制，对于个别顽固性高血压，排除其他因素后，可以考虑切除多囊肾治疗。

4. 移植手术

手术应注意多囊肾患者由于双肾体积增大在髂窝肾操作的难度大，应选择肾脏体积相对小、下腹部空间相对较大的一侧手术。由于此类患者高血压时间长，动脉硬化情况较重，应充分估计血管吻合的复杂性和难度。一般认为髂内动脉硬化较髂外动脉严重，多选择肾动脉与髂外动脉端侧吻合。我们认为患者只要没有难以控制的感染、反复严重血尿、恶性高血压，一般可不必切除原病肾。但对原肾脏体积应进行长期监测，发现异常及时处理。移植后积极治疗多囊肾的并发症，严密观察监测，选择合理的免疫抑制治疗方案，加强术后随访，提高患者长期存活率。

5. 移植后处理

终末期多囊肾患者由于长期无尿、贫血、低蛋白血症、营养状态差、囊液积聚严重和水肿症状明显,术后尽快促进胃肠功能恢复加强术后胃肠营养,术后注意运用白蛋白和适量的呋塞米,一方面可以改善患者的低蛋白血症及一般状况,有利于患者的恢复;另一方面可以增加胶体渗透压,促使囊液吸收,加快原多囊肾回缩。

免疫抑制剂的选择:ADPKD 患者常伴有多囊肝,对此类患者选择免疫抑制剂时多采用 FK506 +吗替麦考酚酯 +泼尼松的低毒三联方案。

血象升高呈感染状态时,尿中白细胞阳性,中段尿液培养可能仍为阴性,不能反映囊内细菌感染的情况;囊内感染严重者甚至可出现脓毒血症,导致严重的全身症状。因此,对移植时保留多囊肾的受者,术后需严密监测其移植肾的体积和功能,合理选择免疫抑制方案,防治多囊肾的并发症。对反复感染、并发症严重的受者,除了抗生素治疗之外,可考虑在病情平稳后再次手术切除多囊肾。

6. 效 果

多囊肾患者肾移植后效果良好。移植后最主要的并发症是尿路感染、囊内感染及血尿控制。因此,必须对感染特别是尿路感染进行严格监控,早发现、早治疗非常重要。多囊肾为先天遗传性疾病,无肾病背景,移植成功后无肾病复发的风险,因此较肾小球疾病所导致肾功能衰竭接受移植的患者,其移植效果更好。

参考文献

[1] Zhao WY, Zhang L, Zhu YH, et al. En Bloc Kidneys Trans-planted From Infant Donors Less Than 5 kg Into Pediatric Re-cipients[J]. Transplantation, 2014, 97:555 – 558.

[2] Zhao WY, Zhang L, Zhu YH, et al. Single Kidneys Transplanted From Small Pediatric Donors Less Than 15 Kilograms Into Pediatric Recipients[J]. Transplantation, 2014, 98:e97 – e99.

[3] Sui M, Zhao W, Chen Y, et al. Optimizing the utilization of kidneys from small pediatric deceased donors under 15 kg by choosing pediatric recipients[J]. Pediatr Transplant, 2016, 20: 39 – 43.

[4] Dharnidharka VR, Fiorina P, Harmon WE. Kidney transplantation in children[J]. N Engl J Med, 2014, 371:549 – 558.

[5] VanArendonk KJ, Boyarsky BJ, Orandi BJ, et al. National trends over 25 years in pediatric kidney transplant outcomes[J]. Pediatrics, 2014, 133:594 – 601.

[6] Lau KK, Berg GM, Schjoneman YG, et al. Pediatric en bloc kidney transplantation into pediatric recipients[J]. Pediatr Transplant, 2010, 14:100 – 104.

[7] Afanetti M, Niaudet P, Niel O, et al. Pediatric en bloc kidney transplantation into pediatric recipients: the French experience[J]. Pediatr Transplant, 2012, 16:183 – 186.

[8] Butani L, Troppmann C, Perz RV. Outcomes of children receiving en bloc renal transplants from small pediatric donors[J]. Pediatr Transplant, 2013, 17:55 – 58.

[9] Sharma A, Fisher RA, Cotterell AH, et al. En bloc kidney transplantation from pediatre donors, comparable outcomes with living donor kidney transplantation[J]. Transplantation, 2011, 92:564 – 569.

［10］ Sharma A，Ramanathan R，Behnke M，et al. Single pediatric kidney transplantation in adult recipients：comparable outcomes with standard-criteria deceased-donor kidney transplantation［J］. Transplantation，2013，95：1354 − 1359.

［11］ 朱兰，陈松，林正斌，等. 儿童供肾移植的免疫抑制方案探讨［J］. 中华器官移植杂志，2015，36(8)：465 − 468.

［12］ 丰贵文，王志刚，孟宽，等. 儿童肾移植47例报告［J］. 中华器官移植杂志，2016，37(3)：129 − 132.

［13］ 王长希，刘龙山，陈立中，等. 23例儿童肾移植临床分析［J］. 中华器官移植杂志，2004，25(5)：305 − 307.

［14］ 刘龙山，王长希，陈立中，等. 亲属活体供肾儿童肾移植一例［J］. 中华器官移植杂志，2008，29(2)：89.

［15］ 郑克立. 临床肾移植学［J］. 北京：科学技术文献出版社，2006：119.

［16］ Prokai A，Fekete A，Kis E，et al. Post-transplant diabetes mellitus in following renal transplantation. Pediatr Transplant，2008，12(6)：643 − 649.

［17］ Hocker B，Weher LT，Feneberg R，et al. Prospective，randomized trial on late steroid withdrawal in pediatric renal transplant recipients under cyclosporine microemulsion and mycophenolate mofetil［J］. Transplantation，2009，87(6)：934941.

［18］ 陈亮亮，吕蓉，刘光军，等. 单中心老年肾移植受者临床特征与预后分析［J］. 中华肾脏病杂志，2015，31(5)：321 − 326

［19］ 刘龙山，王长希，陈立中，等. 193例老年肾移植的临床分析［J］. 肾脏病与透析肾移植杂志，2007，16(6)：528 − 531.

［20］ 袁小鹏，高伟，李杰，等. 糖尿病髂动脉硬化患者肾移植术51例报告［J］. 中华泌尿外科杂志，2006，27(10)：670 − 672

［21］ 彭龙开，姜奕，谢续标，等. 老年肾脏移植的临床特点［J］. 中国老年学，2007，27(8)：776 − 777.

［22］ 孙启全. 老年肾移植受者的预后及相关因素［J］. 肾脏病与透析肾移植杂志，2012，21(3)：251 − 252.

［23］ Oniscu GC，Brown H，Forsythe JL. Impart of cadaveric renal transplantation on survival in patients listed for transplantation. J Am Soc Nephrol，2005，16(6)：1859 − 1865.

［24］ Rao PS，Merion RM，Ashby VB，et al. Renal transplantation in elderly patients older than 70 years of age：results from the Scientific Registry of Transplant Recipients. Transplantation，2007，83(8)：1069 − 1074.

［25］ Debska-Sslizien A，Jankowska MM，Wolynier W，et al. A single-center experience of renal transplantation in elderly patients：a paired-kidney analysis［J］. Transplantation，2007，83(9)：1188 − 1192.

［26］ 韩澍，朱有华，曾力，等. 再次肾移植115例疗效观察及影响因素分析［J］. 第二军医大学学报，2008，29(1)：103 − 105.

［27］ 梁东彦，岳中瑾. 再次肾移植［M］. 国际移植与血液净化杂志，2005，3(2)：8 − 10.

［28］ 徐恩五，于立新，王亦斌，等. 移植肾早期失功切除同期再次肾移植的经验［M］. 实用医学杂志，2008，24(2)：2113 − 2114

[29] 郑克立. 临床肾移植学[M]. 北京:科学技术文献出版社,2006:113 – 114.

[30] 夏穗生. 中华器官移植医学[M]. 南京:江苏科学技术出版社,2011:424 – 425.

[31] 陈实. 移植学[M]. 北京:人民卫生出版社,2011:918.

[32] Huang J, Danovitch G, Pham PT, et al. Kidney retransplantation for BK virus nephropathy with active viremia without allograft nephrectomy[J]. J Nephrol, 2015, 28(6):773 – 777.

[33] Adler JT, Markmann JF, Yeh H. Renal allograft thrombosis after living donor transplantation:risk factors and obstacles to retransplantation[J]. Clin Transplant, 2016, 30(8):864 – 871.

[34] Deng G, Ma J, Shen S, et al. Sofosbuvir Monotherapy for Asymptomatic and Noncirrhotic Hepatitis C Infection in a Renal Retransplantation Recipient:A Case Report[J]. Transplant Proc, 2016, 48(9):3120 – 3122.

[35] Barthelemy A, Bouvier N, Verdon R, et al. Successful renal retransplantation after graft loss from BK polyomavirus infection in a human immunodeficiency virus-positive patient[J]. Transpl Infect Dis, 2016, 18(6):946 – 949.

[36] Rouphael B, Lankireddy S, Lazaryan A, et al. Outcomes of kidney retransplantation in recipients with prior post-transplant lymphoproliferative disorder[J]. Clin Transplant, 2016, 30(1):60 – 65.

[37] Kim HS, Kim JY, Kang EJ, et al. Immunologic and non-immunologic complications of a third kidney transplantation[J]. Korean J Intern Med, 2015, 30(5):657 – 664.

[38] Ooms LS, Roodnat JI, Dor FJ, et al. Kidney retransplantation in the ipsilateral iliac fossa:a surgical challenge. Am J Transplant, 2015, 15(11):2947 – 2954.

[39] Klaric V, Klari D. Transplantation and retransplantation-impact on emotional state[J]. Acta Med Croatica, 2014, 68(2):207 – 210.

[40] Panchal H, Muskovich J, Patterson J, et al. Expanded criteria donor kidneys for retransplantation United Network for Organ Sharing update:proceed with caution[J]. Transpl Int, 2015, 28(8):990 – 999.

[41] Said MY, Deetman PE, de Vries AP, et al. Causal path analyses of the association of protein intake with risk of mortality and graft failure in renal transplant recipients[J]. Clin Transplant, 2015, 29(5):447 – 457.

第十一节　肾脏相关器官联合移植

◎田晓辉　项和立　薛武军

联合器官移植是指将两个器官移植给同一个体。多数情况下同期进行,亦可分期进行。其概念不同于多器官移植,其明显的外科特点是需分开独立地吻合两个器官的动、静脉血管主干。联合器官移植的成功源于单个器官移植均成功的基础之上。联合器官移植与多器官移植相比,难度相对较低,因此总体而言开展临床研究较早。早在 20 世纪 60 年代，人们就开始了多器官移植和联合器官移植的研究。1966 年，美国明尼苏达大学 Kelly 等实施了全球首例临床胰肾联合移植，受者在移植术后血糖保持正常，存活时间为 2 个月。1983 年，Margreiter 等成功实施了首例肝肾联合移植术（CLKT），受者存活时间长达 9 年。目前，临床已成功开展了心、肝、肾、胰、肠等器官间的联合移植，开展较多的有胰肾联合移植和肝肾联合移植。50 年来，联合器官移植的成功率和临床效果已有了长足的进步，移植物的存活率已经接近甚至超过了单个器官移植。联合器官移植为同时治疗两个终末期器官功能衰竭提供了新的有效治疗方法。但是，由于器官移植复杂的免疫问题和移植器官之间互相影响，联合器官移植仍存在很多需要探索的问题。

一、胰肾联合移植

肾移植是治疗终末期肾病的首选治疗方法。然而，在糖尿病患者中，潜在的代谢紊乱会持续存在，甚至在肾移植后可能会变得更糟。人类胰腺移植于 1966 年首次推出。最初的结果令人失望。然而，随着手术技术的改进、更好的患者选择及有效且耐受性更好的免疫抑制（如环孢素和诱导抗体）的出现，这种情况发生了变化。单纯胰腺移植的高风险限制了其临床应用，而单纯肾脏移植治疗糖尿病终末期肾病，由于免疫抑制剂（糖皮质激素和他克莫司）的应用没有解决糖尿病，不可避免地带来糖尿病的加重和对移植肾的损害。胰肾联合移植不仅可以解决器官衰竭的问题，还可以稳定甚至逆转糖尿病的代谢并发症。胰肾联合移植在肾功能衰竭的糖尿病病例中具有最佳的长期结果。胰肾联合移植已逐渐成为治疗 1 型糖尿病合并终末期肾病的最好治疗方法，采用胰肾联合移植的 1 型糖尿病患者 10 年存活率显著高于单独接受肾移植的患者，糖尿病所引起的慢性并发症（如视网膜病变、神经系统病变、大血管病变等）也得到不同程度恢复和改善，患者的生活质量得到显著提高。

过去 30 年来，美国已完成胰肾联合移植超过 31 000 例，美国以外其他国家和地区累计完成胰肾联合移植的例数也已超过 15 000 例。我国起步较晚，自 1982 年完成首例胰肾联合移植以来，共完成 600 余例。胰肾联合移植由于外分泌问题，存在手术复杂、并发症多、排斥反应强烈、死亡率较高、花费巨大等不足。与其他器官移植比较，整体进展缓慢。近年来随着新型强效免疫抑制剂的临床应用及移植术式的日趋成熟，我国胰腺移植再度兴起，2019 年和 2020 年连续两年胰腺移植例数均超过 100 例。广州医科大学第二附属医院截至 2021 年 9 月共施行 210 例胰肾联合移植，其中人 1、3、5 年的存活率分别为 90.8%、90.7% 和 90.7%，移植肾 1、3、5 年的存活率分别为 90.7%、90.0% 和 90.0%，移植胰腺 1、3、5 年的存活率分别为 88.6%、87.9% 和 87.9%，移植效果达到国际先进水平。胰腺/胰肾移植虽然有长足的进步，但仍存在很多争议和需要解决的问题，比如单纯胰腺移植的价值、2 型糖尿病是否需要联合移植、胰肾联合移植手术方式的选择、术后免疫抑制剂的应用等。

（一）胰腺/胰肾移植的适应证

胰腺移植是糖尿病患者唯一的治愈性治疗方法。传统上，只有1型糖尿病患者才适合进行胰腺移植。这种疾病的特征是免疫介导的产生胰岛素的B细胞遭到破坏，导致胰岛素完全缺乏。然而，这仅占白种人人群中所有糖尿病病例的约10%。在这些患者中，胰腺移植可以恢复激素平衡，如果在早期进行，胰腺移植可以稳定或改善长期糖尿病的并发症（例如视网膜病、肾病和神经病）。2006年，美国糖尿病协会对1型糖尿病患者接受胰腺移植提出以下标准：胰腺移植可作为接受持续胰岛素治疗且将可能进展为或已发生终末期肾病患者的选择性治疗方案。胰腺移植建议与肾移植同时或在其后进行。而与肾移植同时施行时胰腺移植的存活率更高。

若无肾移植指征，单纯胰腺移植适用以下情况：①有频繁发作的急性或严重需要药物治疗的代谢并发症（如低血糖、明显的高血糖以及酮症酸中毒）；②存在严重的临床或精神问题而不适合应用外源性胰岛素治疗；③采用胰岛素治疗但预防急性代谢性并发症的疗效不理想。

相比之下，2型糖尿病通常以肥胖和外周胰岛素抵抗为特征。最初，人们普遍认为胰腺移植没有益处。后来一些研究表明，在2型糖尿病患者中，胰腺移植后血糖控制得到改善。目前，大约7%的胰腺移植是在2型糖尿病患者中进行。对于合并肾功能衰竭的部分2型糖尿病患者，符合下列要求也可以进行胰肾联合移植：受者年龄<60岁、体重指数<32kg/m^2、长期使用胰岛素治疗有效、肾衰竭［已透析或GFR≤20mL/(min·1.73m^2)］、心脏和血管疾病发生的风险低、医疗和饮食依从性好。

（二）胰腺供者的选择和质量评估

1. 供者的选择

由于胰腺解剖复杂性导致的手术风险，胰腺活体供者很少见报道。胰腺供者来源主要来自尸体（脑死亡供者）。脑死亡供者缺乏迫使移植学界探索心脏性死亡（DCD）后捐赠。根据马斯特里赫特标准，胰腺捐献在M3型DCD供者中进行，也称为受控DCD供者。在这类供者中，预计不会发展为脑死亡的致命脑损伤患者在停止通气支持后等待心脏停搏。使用这种类型的供者虽然可能会受到国家政策和法规的影响，但移植效果良好，这使得这种移植物来源值得进一步探索。在最近的系统性回顾和荟萃分析中，Shahrestani分析了18项关于DCD供者的胰腺研究。发现心脏性死亡和脑死亡供者来源的胰肾联合移植物存活率和10年的受者存活率没有差别。

与肾移植、肝移植不同，糖尿病患者不宜作为胰腺供者。由于普通人群糖尿病发病率较高，糖尿病发病与遗传、年龄、肥胖等因素有关。因此，胰腺供者的选择比其他器官供者更为严格。

尸体胰腺捐献者应符合下列条件：①捐献者身份明确，无民事、刑事与医疗纠纷等，符合器官捐献的基本条件。②无高血压、糖尿病史。③国外胰腺供者年龄一般不超过 50 岁。鉴于国内每年胰腺移植例数不多，不存在胰腺短缺问题，< 40 岁以下胰腺供者为佳。④BMI < 25kg/m²。⑤无胰腺外伤史。⑥血淀粉酶、脂肪酶正常。⑦血流动力学和氧合状态相对稳定，实质器官功能评估符合肾脏捐献者要求。⑧糖化血红蛋白（HbA1c）正常（4.27%～6.07%）。潜在器官捐献者可能出现血糖升高。血糖是诊断糖尿病的标准，但空腹血糖容易受到进食和糖代谢等相关因素的影响，而 HbA1c 测试通常可以稳定可靠地反映出检测前 120d 内的平均血糖水平，且不受抽血时间、是否空腹、是否使用胰岛素等因素干扰。因此，HbA1c 升高提示供者患有糖尿病或糖耐量异常，不宜捐献胰腺。总之，理想的胰腺供者包括以下因素：年龄 ≤40 岁、低 BMI、因外伤死亡、在重症监护病房停留时间短、血流动力学稳定、不使用或使用低剂量血管活性药物。

符合上述捐献条件的候选供者，进一步做免疫学检测，确定供者与候选受者匹配关系。包括 ABO 血型与受者相同或相容、淋巴细胞毒试验阴性、与候选受者相配的 HLA 位点尽可能多。

有下列情况者不宜作为胰腺供者：有明确糖尿病史或糖耐量检查异常，既往胰腺手术史，严重动脉粥样硬化，胰腺中、重度外伤或胰腺严重水肿，腹腔脓肿，胰腺实质严重脂肪浸润，恶性肿瘤（未转移的皮肤基底细胞癌、脑胶质瘤者除外），未治愈的严重全身性细菌、病毒或真菌感染，HIV 阳性，慢性胰腺炎。

超声检查简便易行，经济实用，有助于胰腺疾病的诊断，是目前公认的检查胰腺疾病的首选方法。B 超显示胰腺形态及实质回声的异常改变、较明显的胰管扩张（>3mm）或胰管不规则、胰腺结石和（或）胰内钙化灶、较明显的胰腺囊肿，基本可诊断为慢性胰腺炎。

2. 尸体供胰质量评估

目前，尚没有统一的供胰评估标准。一般来说，供胰热缺血时间应 <10min，冷缺血时间 <12h。正常胰腺长 15～20cm，呈淡黄色，头部扁平，体尾部略呈三菱形，质地较肾脏略软。获取胰腺后需仔细观察胰腺大小、形态、颜色和质地，灌注是否充分，有无淤血或外伤。供胰能否用于移植，需考虑以下因素：胰腺局部或弥漫性肿大、胰周脂肪变性或包裹性积液提示急性胰腺炎；胰腺周围粘连，胰腺被膜增厚或见斑片状钙化灶；胰腺质地坚硬或呈结节状，触及结石或囊肿，均提示慢性胰腺炎。如有以上征象，胰腺不宜用于移植。如果肉眼难以判断胰腺是否正常，可在胰腺体尾部取小块胰腺组织，行快速冰冻切片检查有无病理改变，协助判定是否适合用于移植。

（三）手术方式

1. 胰腺移植的时机

胰腺移植主要包括三种方式，即胰肾联合移植（SPK）、肾移植后胰腺移植（PAK）以及单纯胰腺移植（PTA）。SPK 是最主流的胰腺移植方式，至 2016 年 SPK 约占胰腺移植总例数的 79% 左右，主要适用于糖尿病合终末期肾功能衰竭且没有合适的活体供肾者。通常供肾与供胰腺来源于同一供者，少部分来源于不同供者。PAK 占胰腺移植总例数的 17.3%。但近年占比逐步降低，2016 年以来已降至 8% 左右。PAK 主要适用于糖尿病合并肾功能衰竭但有合适的活体供肾者。在接受活体肾移植肾功能恢复满意后，再接受另一供者的胰腺移植。PTA 方式主要适用于频发危及生命的急性代谢并发症的糖尿病患者，如酮症酸中毒低血糖昏迷及胰岛素抵抗等情况，占胰腺移植总例数的 7.9%，至 2016 年其比例已升至 13% 左右。

目前美国 SPK、PAK、PTA 受者术后 5 年存活率分别为 93%、91% 和 78%，移植胰腺术后 5 年存活率分别为 73%、65% 和 53%。值得注意的是，SPK 受者术后 10 年移植肾存活率为 66%，明显优于单纯接受肾移植的糖尿病合并终末期肾病受者的 47%。近年来，2 型糖尿病患者接受胰腺移植的比例逐年增多，2016 年美国 2 型糖尿病患者接受胰腺移植的比例约占 7.4%。长期随访表明接受 SPK 的 1 型和 2 型糖尿病患者，其受者和移植胰腺术后 10 年存活率的差异并无差异。

近年来，由于对尸体供者肾脏的需求越来越多，因此决定等待时间的是 SPK 中对已故供者肾脏的需求。等待时间因当地分配政策而异，但对于大多数患者来说，等待时间超过 1 年。目前的建议是受者肾移植手术后充分恢复并具有稳定的肾功能后立即进行胰腺移植。这对于 SPK 等待时间较长的区域尤其重要。至少 50% 等待 SPK 的患者在等待超过 4 年时死亡。使用活体肾脏的受者还可以进行抢先移植（在患者需要进行透析之前进行肾移植）。

虽然大多数患者在移植时已经接受透析，但在所有同时进行的移植中，仍有 22% 的肾脏是抢先移植的。与已经接受透析的移植者相比，抢先肾移植 SPK 的受者在移植后 8 年的存活率更高。数据还表明，与非抢先肾移植 SPK 相比，抢先肾移植 SPK 同种异体肾移植存活率更高。

值得注意的是，SPK 和单独活体肾脏移植对于 1 型糖尿病患者的移植效果，文献中存在不一致。这种不一致反映了很难完全控制基线差异。数据表明，与单独活体肾脏移植相比，具有功能性胰腺移植物的 SPK 受者的存活率更高。其他人发现，与单独活体肾移植相比，SPK 似乎并没有带来生存优势。这些相互矛盾的数据给临床医生提出了挑战，即如何给一个具有潜在活体捐赠者的个体以最佳的治疗方式。

2. 胰腺移植手术方式的选择

在 SPK 手术中，肾脏通常采用传统的方法利用髂血管进行血管吻合，将肾脏移植到左侧髂窝内。胰腺植入可置于移植肾脏同侧或者对侧，植入方式也有多种选择，这反映了没有标准的最佳技术这一事实，每种手术选择都有其优点和缺点。挑战主要存在于胰腺的外分泌和内分泌引流。主要手术方式如图 1.11.1 所示。

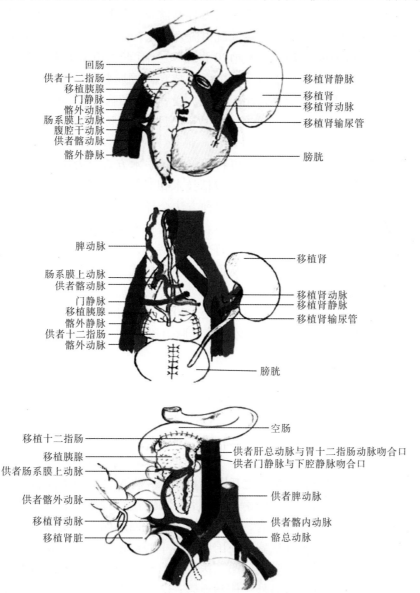

图 1.11.1　胰肾联合移植手术方法示意图

图片源自付迎欣，王振，赵杰．胰肾联合移植临床技术规范（2020 版）［J］．器官移植，2020，11（3）：332－343.

（1）外分泌引流

根据胰腺外分泌处理方式的不同，胰腺移植手术方式分为膀胱引流式和肠内引流式。1983 年 Sollinger 首次提出将胰管或连接胰腺的十二指肠节段与膀胱进行吻合的外分泌引流式，不但大大减少了腹腔内化脓性感染等与胰液空肠引流相关的外科并发症，而且便于通过观察尿淀粉酶的变化监测急性排斥反应的发生。因而迅速成为主流。但其远期并发症如出血性膀胱炎、慢性尿道感染及代谢性碱中毒等又成为新的难题。约25%接受膀胱引流式的受者在术后10年内因尿路并发症而被迫重新转换为肠内引流式。因此20世纪90年代肠内引流术式再次受到重视。随着外科技术的进步，肠内引流术式的手术成功率同膀胱引流术式接近，可达到90%以上。总体来说无论采取何种引流术式，受者及移植物存活率均无明显差异。但因肠内引流术式更符合生理，全球绝大多数中心目前均将肠内引流术式作为首选。

（2）门静脉回流

根据门静脉回流方式的不同，可将胰腺移植手术方式分为体循环静脉回流和门静脉回流。体循环静脉回流的优点包括技术相对简单、同种异体移植血栓形成率较低、受者手术风险低等。然而，这种方法会导致外周高胰岛素血症和门脉低胰岛素血症，因为肝脏降解的首过效应丧失。这种外周高胰岛素血症的实际临床影响仍不确定。理论上门静脉回流更符合生理特点，即允许胰岛素首先通过肝脏代谢可能避免发生高胰岛素血症，从而减少糖脂肪代谢性紊乱、进行性动脉粥样硬化形成以及胰岛素抵抗等并发症。然而就移植物功能及长期存活而言，门静脉回流并未显示出优于体循环静脉回流之处。2011年国际胰腺移植登记处报告全球82%的SPK和90%的PTA均采用体循环静脉引流术式。门静脉引流更具生理性，但其真正的临床影响仍未得到证实。

（3）胰腺与肾脏移植

2003年美国Emory大学移植中心报道了借助供者髂动脉搭桥，供者肾脏和胰腺均置于同一侧的新手术方式。其要点是：在获取供者器官的同时取一侧髂内、髂外及髂总动脉，即所谓的"Y"形髂动脉。手术时先移植肾，将供肾动脉与"Y"形髂动脉的髂内动脉端-端吻合，而"Y"形髂动脉的髂总动脉端与受者髂外动脉行端-侧吻合。开放肾脏血流；之后再移植胰腺，将包含腹腔干及肠系膜上动脉共瓣的腹主动脉袖片与"Y"形髂动脉的髂外动脉行端-端吻合，供胰的门静脉与受者门静脉或下腔静脉端侧吻合，十二指肠与受者回肠侧-侧吻合，完成胰腺移植。后来该术式历经演进并成熟，在国内许多中心应用推广，如天津市第一中心医院移植中心、广州医科大学附属第二医院器官移植中心等。同侧移植术式有一定优点：①可以为受者保留另外一侧髂血管；②动脉搭桥后减小了移植胰腺动脉吻合的难度；③缩短了手术耗时及移植胰腺冷缺血时间；④降低了胰腺的动脉压，更符合生理；⑤腔静脉回流相较于髂静脉回流压力更低，减少了静脉并发症。

胰肾联合移植的术式仍然没有一个标准的术式得到广泛认可，这与胰肾联合移植的复杂性和外科技术的不断进步有很大关系。近年来，还有报道采用机器人手术进行胰肾联合移植。随着技术的不断发展，相信还会有更合理、更科学、并发症更少的术式出现。

（四）并发症

胰肾联合移植的并发症主要来自胰腺移植，主要并发症参见表1.11.1。近年来，随着外科技术的提高和术式的改进，并发症发生率逐年减少。术后早期并发症包括出血、感染、排斥反应、移植物胰腺炎、十二指肠漏和移植物血栓形成。多达5%~10%的早期动脉或静脉移植物血栓形成，是胰腺移植物丢失最常见的早期原因。对于任何早期移植物功能障碍，都应广泛使用多普勒超声成像进行移植胰腺血流诊断。

表1.11.1 胰肾联合移植的并发症

早期并发症	
同种异体移植物实质并发症	急性胰腺炎，坏死性胰腺炎
感染和脓肿	窦道
肠道并发症	十二指肠－肠吻合术吻合口漏，肠梗阻，结肠感染
血管并发症	静脉或动脉移植物血栓形成，急性出血
晚期并发症	
同种异体移植物实质并发症	排斥反应，假性囊肿形成，移植后淋巴增生性疾病
肠道并发症	小肠梗阻，结肠感染
血管并发症	动脉或静脉假性动脉瘤

早期十二指肠段渗漏往往由技术并发症或缺血引起。晚期十二指肠漏往往是由十二指肠吻合线的排斥、感染或缺血引起的。胰漏不会导致内分泌功能改变，但会导致白细胞计数升高、移植物压痛、发热，并可能导致胰皮肤瘘或胰周脓肿。

胰腺移植后腹内感染比肾移植后更常见，如果治疗不当，腹内感染是导致死亡的一个重要原因。

移植后糖尿病的总发病率为17%。与胰腺移植后发生持续性糖尿病相关的因素包括移植前高BMI、移植前每日胰岛素需求量高和发生急性排斥反应。移植后糖尿病患者的C肽水平正常或升高，这可能继发于外源性体重增加或免疫抑制剂的作用。进行胰腺移植活检以区分排斥反应、1型糖尿病复发和2型糖尿病的发生非常重要。

（五）免疫抑制方案和排斥反应

由于同种免疫或自身免疫复发，移植胰腺功能会逐渐丢失。即使是同卵双胞胎之间的移植也需要免疫抑制以防止自身免疫复发。胰腺排斥率约为5%~25%，具体取决于所使用的免疫抑制剂方案。由于早期胰腺排斥的发生率很高且诊断困难，因此胰腺移植受者的免疫抑制方案通常包括诱导治疗（最常见的是抗胸腺细胞球蛋白）。大多数中心使用他克莫司而不是环孢素作为首选的CNI联合霉酚酸酯和糖皮质激素。环孢素与他克莫司，同样联合霉酚酸酯以及糖皮质激素、抗胸腺细胞球蛋白诱导的比较显示，他克莫司组严重排斥发生率较低，他克莫司组 3 年时胰腺移植物丢失率也比环孢素组低。

为了避免胰岛素抵抗，无糖皮质激素方案似乎是胰腺移植中一个有吸引力的方案。对 200 例接受他克莫司和抗体诱导并随机分配到糖皮质激素治疗或无糖皮质激素治疗的连续 SPK 移植患者的分析发现，患者和移植物存活率、排斥率没有显著差异。

最近的证据表明，供者特异性抗体的产生发生在胰腺移植中，并且导致不好的移植效果。这提示可能需要采用更新的方案来治疗抗体介导的排斥反应，例如抗 CD20 抗体、静脉注射免疫球蛋白的组合和蛋白酶抑制剂。早期经验表明，从 CNI 转换为贝拉西普（belatacept，一种用于预防成人肾移植受者急性排斥反应的 T 细胞共刺激阻滞剂）可能会降低肾毒性，而不会增加肾脏或胰腺排斥反应的风险。贝拉西普可能会成为 SPK 移植的重要药物，无论是作为一线治疗还是挽救治疗。最近已经完成了一项 SPK 移植试验（NCT01790594），使用贝拉西普进行诱导和维持，联合霉酚酸酯和低剂量 CNI，并提前停用糖皮质激素，初步结果令人鼓舞。

胰腺的急性排斥反应通常难以诊断，但可能发生在高达 25% 的胰腺移植物中（根据国际胰腺移植登记系统）。采用阿仑单抗或抗胸腺细胞球蛋白的新型诱导方案可将排斥率降至 10%～15%，但急性排斥反应仍是移植物失功的重要原因。在肾脏和胰腺同时移植的患者中，肾脏可以作为"免疫反应晴雨表"，使排斥反应的早期诊断成为可能（引起高血糖的胰腺功能障碍是排斥反应的晚期表现）；这可以解释胰腺和肾脏同时移植的更好的存活率。

在单独胰腺移植和肾脏移植后胰腺移植中，这种"免疫反应晴雨表"缺失，使得急性排斥反应的诊断非常困难。大多数胰腺移植排斥反应的临床体征和症状是非特异性的，甚至可能与受过度免疫抑制（例如发热或白细胞增多）影响的感染性并发症有关。空腹和餐后血糖水平以及胰腺血清标志物（脂肪酶、淀粉酶）的变化可能很有用，但通常是晚期症状，也可能起源于排斥反应以外的因素（如胰腺炎）。血清淀粉酶或脂肪酶水平升高、膀胱引流移植物尿淀粉酶下降 50%、不明原因发热和高血糖，阳性预测值仅为 75%。高血糖可由多种病因引起。术后早期的胰腺移植排斥反应也需要与移植物功能延迟恢复相鉴别，诊断有时是经验性的。正是由于缺乏胰腺排斥反应的敏感标记物，促进了上述膀胱引流技术的发展。

胰腺活检是诊断同种异体胰腺移植急性排斥反应最具特异性的方法。活检可在超声或 CT 引导下经皮获得，其成功率取决于移植胰腺的植入部位和邻近解剖关系。与肾脏和肝脏移植相同，Banff 标准适用于移植胰腺活检特异性分级。由于担心并发症，许多移植中心会不定期对移植的胰腺进行活检。在那些经常使用超声或 CT 引导活检的移植中心，主要并发症发生率约为 25%～3%。

排斥反应治疗（经证实或推测）推荐使用泼尼松龙（500～1000mg），至少 3d

的时间。在糖皮质激素抵抗性排斥的情况下，推荐使用多克隆或单克隆抗体治疗。

诊断急性排斥反应的临床特征，通常是晚期或严重急性排斥反应的征兆。胰腺同种异体移植活检是诊断急性排斥反应的金标准。肾活检因为更容易获得，已被用作 SPK 移植患者胰腺活检的替代方法。

（六）小 结

综上所述，胰肾联合移植在适应证选择、手术时机和方式选择、并发症防治、免疫抑制剂应用等方面，仍存在众多争议和提高的空间。SPK 是糖尿病合并终末期肾病患者最佳治疗方案，它能提供最佳的长期生存。不推荐 PAK 用于 50 岁以上患者，因为它对 50 岁以上患者的生存有负面影响。此外，它可能会导致同种异体移植肾失功。

同种异体胰腺移植物与肾脏同时移植，移植物通常来自单个已故捐赠者。或者，尸体胰腺可以与活体供肾同时移植，或者节段胰腺移植物和肾移植物可以从同一活体供者中捐赠。最近四川省人民医院杨洪吉报道，采用父亲的胰体尾部（节段胰腺）和血型不相容母亲的肾脏同期胰肾联合移植，取得较好效果。这种供者的选择存在伦理学的争议，一方面供者存留的胰腺能否满足供者的需要，需要长期观察；另外，移植的节段胰腺对于受者血糖控制的长期效果也需长期观察；还有血型不相容的肾脏带来更为复杂的免疫学状况，对于受者和移植器官功能的影响需要深入的研究。但这一例胰肾联合移植提供了解决供者短缺的新的思路。

另外值得关注的是胰肾联合移植数量的逐年下降。根据国际胰腺移植登记处和美国器官获取移植网络的数据，美国的胰肾联合移植总数在 2004 年之前稳步增加（峰值为 1484 次），但此后大幅下降。2014 年和 2015 年进行的手术少于 1000 例；2015 年报道 947 例。目前无法了解胰肾联合移植数量下降的原因。在实体器官移植的历史上，良好的结果例如目前通过胰肾联合移植取得的结果，通常预示着更大的移植量。但对于胰肾联合移植却非如此。量的下降也与活跃胰肾联合移植中心数量的减少相吻合，只有 11 家机构每年执行 ≥ 20 例胰肾联合移植。此外，每个中心较低的胰肾联合移植数量预计会减少培训年轻一代移植医生和外科医生的机会，从而可能使胰肾联合移植数量在未来进一步减少，形成恶性循环。胰肾联合移植数量下降的原因是多方面的。一些因素是历史性的，例如潜在受者的转诊有限，以及从其他合适的捐赠者那里获得的胰腺移植物不完整。还包括供者人口的逐渐老龄化、肥胖供者数量的增加以及导致脑死亡的脑血管意外的比例不断增加，这些流行病学因素的结合使得"理想的"胰腺捐献者数量很少。对边缘胰腺供者的有益探索可能会有助于缓解这种情况。

二、肝肾联合移植

20 世纪 60 年代，Calne 通过动物实验证明移植肝对同时移植的肾脏具有免疫保护作用，移植肝能诱导对供者肾脏特异性免疫耐受。1983 年，Margreiter 等在

Innsbruck 大学为 1 例肾移植术后发生慢性排斥反应并发肝硬化的患者成功施行了全球首例肝肾联合移植。随后全球各大移植中心相继开展了此项技术，且疗效令人满意。目前肝肾联合移植实施数量是仅次于胰肾联合移植。从 1996 年 7 月中山大学附属第一医院率先成功开展亚洲首例肝肾联合移植以来，国内肝肾联合移植已报道过千例。肝肾联合移植对于治疗同时存在终末期肝肾功能衰竭的患者是一种最为有效的治疗手段。目前肝肾联合移植还存在部分适应证选择（供者分配）、手术时机选择、免疫特殊情况等问题，需要进一步研究和探索。

（一）适应证及进展

目前，临床上对于移植前伴有肾功能不全的终末期肝病患者是否施行肝肾联合移植尚无统一标准。根据肝肾疾病的发病机制、受累程度与进展规律，肝肾联合移植的适应证可分类如下。

1. 先天性遗传性疾病同时累及肝肾两个器官

常染色体显性遗传多囊肾（ADPKD）是最常见的多囊肾性疾病，近半数病例会进展至尿毒症。ADPKD 常伴随肝脏囊肿，多囊肝不断增大者会出现占位效应，出现腹痛、腹胀、门静脉高压、腔静脉受压回流障碍等。常规外科治疗如注射硬化剂、囊肿开窗、部分肝切除术等均不能根除病因。症状出现反复，病情逐渐进展。对于肝肾同时严重受累的病例，施行肝肾联合移植可获得良好的治疗效果。而对于肾脏受累严重，造成慢性肾功能衰竭而肝脏受累或轻度受累的病例，常仅施行肾移植术。

2. 遗传性代谢性疾病导致肾脏损害

Ⅰ型原发性高草酸盐尿症（PH1）是一种常染色体隐性遗传病，由于肝脏缺乏丙氨酸乙二醛转移酶导致乙二醛代谢异常，最终转化为羟乙酸盐和草酸盐的蓄积，严重者发展为系统性尿酸盐沉积症，90% 的患者将发展为尿毒症。PH1 患者单独肾移植的效果极差，肝肾联合移植可纠正患者的代谢紊乱、保护肾功能。欧洲 PH1 移植研究组结果显示，肝肾联合移植的 5 年存活率为 80%，证实了肝肾联合移植对 PH1 的疗效。同类疾病还有糖原贮积症Ⅰ型（Von Geirk 病）、α 半乳糖苷脂酶 A 缺乏症、卵磷脂 - 胆固醇转酰酶缺乏症等，同样是由于缺乏某一种酶而引起机体多器官损伤，其中肝脏、肾脏的功能损伤最为明显，需要选择肝肾联合移植的治疗方案。

3. 终末期肝病合并肾损伤或终末期肾病合并肝损伤

如终末期肝病合并有慢性肾小球肾炎、慢性肾盂肾炎、间质性肾炎所致的肾功能衰竭；终末期肾病患者同时合并有慢性活动性肝病，如乙型肝炎或丙型肝炎等。肝肾联合移植对移植肾具有保护作用，且不会出现单器官移植后免疫抑制剂加重另一个器官功能损伤的情况。此外，合并 Caroli 病的终末期肾病患者强烈建议行肝肾联合移植。

4. 肝肾综合征（HRS）

HRS 是门静脉高压和肝功能衰竭所致的一过性肾功能损伤。因为由肝功能衰竭所致的肾功能损伤多为功能性的，随着肝移植术后肝功能逐渐恢复，肾功能多可恢复正常，因此，多数 HRS 仅行肝移植即可。但近年来有研究显示，HRS 有时可以在病理学上发现肾脏器质性病变，如免疫复合物的沉积、肾脏间质性改变等，因此对 HRS 患者选择肝肾联合移植还是肝、肾分次移植存在较大的争议，尚无定论。

HRS 诊断的主要标准：①急、慢性肝脏疾病伴肝衰竭和门静脉高压；②血清肌酐（Scr）>132.6μmol/L 或内生肌酐清除率 <0.67mL/(s·1.73m^2)；③除外体液丢失（胃肠道或肾脏）、休克、细菌感染或近期使用肾毒性药物；④停用利尿药，并用 1.5L 等渗盐水扩容后肾功能不能恢复［指 Scr 降至 132.6μmol/L 或内生肌酐清除率升至 0.67mL/(s·1.73m^2)］；⑤尿蛋白 <500mg/d，超声检查排除尿路梗阻或肾实质病变。

附加标准：①尿量 <500mL/d；②尿钠 <10mmol/L；③尿渗透浓度 >血液渗透浓度；④尿红细胞数 <50/HP；⑤血钠 <130mmol/L。

以上主要标准是必需的，附加标准非必需，但有助于诊断。其病理机制为有效循环血量减少，致肾内血管强烈收缩，肾小球滤过率下降。总之，目前肝肾综合征作为肝肾联合移植的相对适应证，应严格把握其尺度。术前应结合血清学（血肌酐、血尿素氮等）和影像学（超声、肾图或 MRI 等）指标，必要时行肾穿刺活检，全面评估患者肾实质病变的进程，预计术后肾功能恢复的可能性和患者的预后，以决定是否行肝肾联合移植。

5. 肝肾联合移植可以作为治疗高致敏性尿毒症的有效手段

高致敏性患者由于既往肾脏移植、输血及妊娠等原因导致体内群体反应性抗体（PRA）水平显著高于正常人群，行肾移植术后极易出现超急性排斥反应，最终导致移植物功能丧失。因同源性移植物的肝脏对肾脏具有免疫保护作用，可以减少高致敏性患者肾移植术后超急性排斥反应的发生率，所以高致敏性尿毒症可以作为肝肾联合移植或辅助性肝肾联合移植的一个少见适应证。

总的来说，同时存在不可逆转的肝脏和肾脏功能衰竭是肝肾联合移植的适应证。由于单独肝移植后，部分肾脏功能的异常可以得到改善，临床主张应在施行移植前对可逆性肾脏功能不全进行鉴别。

（二）手术方式和时机的选择

肝肾联合移植手术采用与单纯的肝移植和肾移植相同的技术方法。受者肝移植可采用经典式、背驮式或改良背驮式原位肝移植，这 3 种手术方式各有优缺点。肾移植方法同传统移植技术。对于高致敏性尿毒症患者的联合移植，如果采用辅助性肝移植，可考虑在脾窝行部分肝移植术。

　　肝肾联合移植最重要的是两个器官的植入顺序问题。一般采取先行肝移植后行肾移植的手术顺序，待肝脏恢复血液供应后再将肾脏移植于髂窝。若顺序颠倒，则会危及移植肾的存活。

　　手术先肝后肾顺序的设置原因包括：①肝脏对冷缺血时间更加敏感，冷缺血时间不能过长；②移植肝对移植肾有免疫保护作用；③为避免供肝缺血时间太长，以及肝移植术中出血所致的低血压对移植肾的影响；④移植肾难以耐受肝移植过程中腔静脉阻断所造成的淤血损伤。

　　肝移植受者在移植时常伴有明显的凝血功能障碍，术中需要血管升压药/正性肌力药。因此，对于新植入的同种异体移植肾，受者的血流动力学状态远不理想。此外，在高胆红素血症患者中，胆红素在肾小管中积聚，增加了 AKI 和同种异体肾移植进一步肾功能不全的风险。为了优化肾移植的生理环境和患者预后，Ekser 等进行了延迟肾移植（KT），即所谓的"印第安纳州方法"。在印第安纳州方法中，首先进行肝移植（LT），同时将肾移植物置于低温脉动灌注机上，肾移植物植入延迟 2~3d。这种方允许在移植肾前，在 LT 移植后稳定 LT 患者的血流动力学和凝血。这种延迟也允许对静脉进行减压，以尽量减少 KT 期间的失血。肾脏延迟植入通常提供了在 KT 前完全停用血管升压药的机会，从而降低了升压药相关移植物功能延迟（DGF）的风险，并避免了肝脏再灌注后的碎屑和循环中的胆红素对移植肾的损伤。同一组还证实，DGF 是肝肾联合移植患者生存期最重要的负性预测因素。此外，他们还表明，尽管认为冷缺血时间（CIT）延长 >48h 会导致移植肾损伤和 DGF 发生率增加，但如果肝肾联合移植的 KT 延迟 >48h，DGF 发生率和估计肾小球滤过率（eGFR）会更好。Lunsford 等最近报告了他们在肝肾联合移植（印第安纳州方法）中延迟 KT 的结果，尽管 MELD 评分（>35）更高、重症监护时间更长、插管时间更长和血管升压药使用更多，但患者和肾脏存活率改善，肾脏无功能发生率降低。Lauterio 等报道了欧洲 2 例延迟 KT 的肝肾联合移植成功病例，说明该技术具有更广泛应用的可能性。

　　Lee 等的研究讨论了"整块"同步肝肾移植手术方式。这种方式的目的在于在工作台上完成一部分血管重建，缩短肾脏冷缺血时间。在该程序中，肝脏和"右肾"与肾静脉一起获取，肾静脉与下腔静脉保持连接。右肾动脉与供者脾动脉重建，供者腹腔干与受者肝动脉吻合。这种手术技术允许单切口（用于 LT），并明确降低了同种异体肾移植的冷缺血时间和手术时间。这种术式的局限性是左肾作为"整块"同期肝肾移植是相当困难的。另外，如果右肾具备多支动脉以及肝脏动脉变异，"整块"同期肝肾移植的实现也很困难。这种术式的另外一个风险是一旦血栓形成或动脉狭窄，会同时影响到移植肝脏和肾脏的。然而，这种（整体）方法的优势对于没有体外灌注机的移植中心是非常重要的。还应注意的是，Lee 等观察到传统同时肝肾联合移植和"整块"肝肾联合移植的 DGF 发生率均为 23%。因此，"整块"肝肾联合移植在血管条件理想的情况下，应该和传统同时肝肾联合移植具有同样的地位。

（三）肝肾联合移植中免疫抑制剂的应用原则和常用方案

FK506 等高效免疫抑制剂的研发使用是多器官移植和联合器官移植发展的最强大推动力。但目前免疫抑制方案尚无统一的标准，理想的方案应既能防止移植物排斥反应，又能减少免疫抑制剂带来的不良反应。肝肾联合移植围手术期处理与单纯的肝移植或肾移植围手术期处理相似，但供受者之间的免疫学关系可能更为复杂，处理上有其特殊性。

1. 用药原则

联合用药：术后常规使用以 FK506 或 CsA 为主的三联联合用药，即 FK506 或 CsA + MMF 或西罗莫司或硫唑嘌呤 + 糖皮质激素。使用以 FK506 为基础的免疫抑制方案时，移植物的急、慢性排斥反应发生率较低。

循序渐进：术前及术后早期基本上采用免疫诱导疗法，使用抗 CD25 单克隆抗体，术后采用联合用药。

免疫监测：持续监测免疫抑制剂血药浓度，根据血药浓度和临床反应调整用药方案。

终身用药：免疫抑制剂需终身服用，不得随意停药或者终止用药。

2. 免疫抑制剂方案

诱导治疗：抗体诱导治疗采用联合或单独应用抗 CD25 单克隆抗体巴利昔单抗或兔抗人胸腺细胞免疫球蛋白（ATG）诱导治疗。ATG 用法为术后连续静脉滴注 5～7d（100mg/d）；巴利昔单抗用法为手术开放肝循环后 10min 与术后第 4 天静脉滴注 20mg。巴利昔单抗或 ATG 作为诱导治疗可有效降低排斥反应发生率，且并不增加机会性感染的发生率。

维持治疗：采用 FK506 + MMF + 泼尼松三联方案。术前口服 FK506（2mg）+ MMF（500mg）+ 泼尼松（30mg）。由于免疫诱导治疗及 FK506 的良好效果，糖皮质激素的使用有逐步减少的趋势，如用量减半、术后早期停用（如仅用 3d）；对于严重感染、消化性溃疡等患者则完全不用糖皮质激素，未见排斥反应明显增加。术后口服 FK506（2mg，每日 2 次）、MMF（500mg，每日 2 次），FK506 的剂量根据血药浓度调节。FK506 的抗排斥效果优于 CsA，并且对血压、血脂的影响及肝脏毒性较 CsA 小。血药浓度 FK506 的治疗血药浓度大多报道在 5～15ng/mL。联合移植术后早期 FK506 血药浓度可偏高，术后第 1 个月维持血药浓度在 8～12ng/mL，术后 1～3 个月维持血药浓度在 8～10ng/mL，术后 6 个月至 1 年维持血药浓度在 6～8ng/mL，1 年后维持在 5ng/mL 左右即可。

（四）肝肾联合移植术后排斥反应的诊断和处理

排斥反应是影响多器官移植和联合移植受者长期存活的重要因素之一。肝脏作为免疫赦免器官，当患者肝肾联合移植时，移植肝对移植肾会产生免疫保护作用，可以降低移植肾急性排斥反应的发生率，延长其存活时间。尽管排斥反应轻微，但发生率高，术后 1 个月内是急性排斥反应发生率较高的时期。慢性排斥反应也严重影响移植受者的长期预后。

移植肝的排斥反应类型分为体液性排斥反应、急性细胞性排斥反应、慢性排斥反应。移植肾的排斥反应类型分为超急性排斥反应、急性排斥反应、体液性排斥反应、慢性移植物肾病。

1. 肝肾联合移植术后排斥反应的诊断

目前监测移植物排斥反应的方法主要基于临床观察、功能指标监测、穿刺活检、内镜引导下的活检等，但总体而言无创、高特异性指标很少，严重阻碍了排斥反应的早期诊断和治疗，降低了受者的整体疗效。

临床表现：急性排斥反应多发生在术后 2 周，移植肝排斥反应表现为患者全身不适、烦躁不安、肝区胀痛、丙氨酸氨基转移酶和血清胆红素增高。移植肾排斥反应表现为尿量减少，移植肾肿大、压痛、变硬，体重增加及体温升高等。慢性排斥反应的临床表现和常规肝移植、肾移植术后发生的慢性排斥反应一样，详见对应章节。

辅助检查：一旦出现上述排斥反应，应立即进行超声检查、血尿素氮、尿蛋白、Scr 和内生肌酐清除率，以及免疫抑制剂的血药浓度等辅助检查协助诊断。

诊断的金标准：在超声定位的情况下穿刺活检，进行病理诊断是诊断排斥反应的金标准。

2. 肝肾联合移植术后排斥反应的处理

确认发生排斥反应的情况下，可以采用甲泼尼龙或泼尼松冲击治疗（静脉注射 1000mg），随后每日用量约减半（按 500mg、240mg、200mg、160mg、80mg、40mg 递减），连续静脉滴注 7d。效果不显著的情况下，可以重复糖皮质激素冲击方案。

（五）肝肾联合移植中的特殊免疫学进展

由于来自两个器官的抗原负荷而不是单独 KT 或单独 LT，目前正在讨论肝肾联合移植的诱导治疗和维持免疫抑制方案的选择。Abdul Rahim 等最近分析了 UNOS 数据库中肝肾联合移植的不同诱导治疗。他们比较了 2002—2016 年 4722 例无诱导（$n=2333$）、IL-2 受体拮抗剂诱导（$n=1558$）和 r-ATG 诱导（$n=831$）的肝肾联合移植。他们得出结论，与肝肾联合移植中无诱导相比，r-ATG 诱导具有潜在危害，并增加了死亡风险。但与此相反，Ekser 证实了他们使用 r-ATG 诱导的约 100 例肝肾联合移植患者具有很好的效果。

最新一项基于同种异体肾移植程序性活检的研究表明，由于肝脏的保护作用，与 KT 单独治疗患者相比，肝肾联合移植患者中 T 细胞介导和抗体介导的同种异体肾移植排斥反应的发生率较低。在一项随访研究中，Taner 等证实炎症和 T 细胞活化的分子标志物在肝肾联合移植受者的肾活检中明显不如单独 KT 受者常见。该研究分为 4 组：16 例单纯交叉配型阴性 KT，15 例单纯交叉配型阳性 KT，12 例交叉配型阴性 CLKT，9 例交叉配型阳性 CLKT。研究者发现，肝肾联合移植可对同种异体肾移植产生长久的保护，在交叉匹配阳性受者中，通过减少炎症反应、避免内皮细胞活化、维持组织完整性/代谢相关的过程等机制保护移植肾。Taner 进一步研究了肝肾联合移植后第 1 年的供者特异性免疫反应，他们以冻存的供者细胞为刺激物，研究了移植受者 T 细胞的同种异体反应性。结果表明，与单独 KT 的受者 T 细胞相比，肝肾联合移植受者的 T 细胞对同种抗原刺激的反应非常弱。同种异体肝移植对来自同一供者的同期移植器官的保护作用也在其他多器官移植中得到证实。

　　肝肾联合移植对于 HLA 供者特异性抗体（DSA）的影响也是一个有意义的话题。最近的另一项研究报道了延迟 KT 对交叉匹配阳性肝肾联合移植的影响，提出是否可以使用同种异体肝移植来降低 DSA。10 例肝肾联合移植预存 DSA，8 例 DSA 降低，Ⅰ类抗体降低显著高于Ⅱ类，这可能是由于 KT 前肝脏同种异体移植物吸收抗体，导致交叉配血阳性 CLKT 的临床效果很好。

　　毋庸置疑，肝肾联合移植对于终末期肝病合并肾功能不全的患者提供了非常好的治疗手段和移植效果。但因为肾功能衰竭患者的 MELD 评分较高，肝肾联合移植明显增加，尤其是在美国，引起了对于器官分配公平性的争议。如果用于移植的肾脏过多，这将不是问题。但当前和持续的器官短缺意味着移植从业人员必须周到而公正地分配这些宝贵的资源。能否找到平衡，在不损害肾脏等候名单上太多患者的情况下，帮助这些终末期肝病合并肾功能不全患者？直到 2017 年，美国还没有肝肾联合移植的标准分配政策，每个移植中心都根据具体情况决定是否符合条件。自 2017 年以来，器官共享联合网络（UNOS）实施了肝肾联合移植的分配政策。该政策定义了肝肾联合移植的医疗标准，并通过为肝移植后 1 年内患有终末期肾病的单纯肝移植受者分配同种异体肾移植物分配优先权来提供安全保障。其目的是：如果肝移植后肾功能改善，等待肝移植后肾移植的患者可能会减少肾移植，这意味着供者肾脏可以分配给其他人，从而更好地利用肾脏移植物。这一分配政策实施以来，肝肾联合移植利用率仅下降了 16%，而肝移植后肾移植利用率有所增加，并没有达到分配政策的目的。而另一方面，顺序肝肾移植将来自不同的供者，可能会否定肝脏对肾脏排斥的免疫保护，并导致受者接受更多的供者抗原，从而影响移植效果。在我国，尚没有统一的肝肾联合移植器官分配政策，肝、肾移植往往由一个单位的不同科室实施，这导致肝肾联合移植的开展受到较大的限制。期待未来有更合理的分配政策来促进这项技术的广泛应用。

参考文献

[1] 张伟杰，陈实. 总结胰腺移植现状，促进我国临床胰腺移植发展[J]. 中华器官移植杂志，2019，40(5):257-259.
[2] 何晓顺，鞠卫强. 腹部多器官移植与器官联合移植的历史、现状与展望[J]. 中华器官移植杂

志，2013，34(6):325-327.

[3] 付迎欣，王振，赵杰. 胰肾联合移植临床技术规范(2020版)[J]. 器官移植，2020,11(3):332-343.

[4] 何晓顺，鞠卫强，陈茂根，等. 肝肾联合移植技术操作规范(2019版)[J]. 器官移植，2020,11(1):30-40.

[5] 何晓顺，鞠卫强，杨璐，等. 上腹部多器官联合移植技术操作规范(2019版)[J]. 器官移植，2019,10(6):638-652.

[6] 滕大洪，郑虹. 肝肾联合移植进展[J]. 实用器官移植电子杂志，2014,2(6):378-382.

[7] 姚丹华，李幼生，黎介寿. 联合器官移植的研究进展[J]. 实用器官移植电子杂志，2014,2(6):332-335.

[8] 陈正，张磊. 胰肾联合移植尸体供者器官获取质量控制标准[J]. 武汉大学学报(医学版)，2021,42(2):228-232

[9] Kukla A, Ventura-Aguiar P, Cooper M, et al. Transplant Options for Patients With Diabetes and Advanced Kidney Disease: A Review[J]. Am J Kidney Dis, 2021, 78(3):418-428.

[10] Ekser B, Contreras AG, Andraus W, et al. Current status of combined liver-kidney transplantation [J]. Int J Surg, 2020, 82S:149-154.

[11] Sung RS, Wiseman AC. Simultaneous Liver-Kidney Transplant: Too Many or Just Enough? [J]. Adv Chronic Kidney Dis, 2015, 22(5):399-403.

[12] Bouari S, Rijkse E, Metselaar HJ, et al. A comparison between combined liver kidney transplants to liver transplants alone: A systematic review and meta-analysis[J]. Transplant Rev(Orlando), 2021, 35(4):100633.

[13] vanDellen D, Burnapp L, Citterio F, et al. Pre-emptive live donor kidney transplantation-moving barriers to opportunities: An ethical, legal and psychological aspects of organ transplantation view [J]. World J Transplant, 2021, 11(4):88-98.

第十二节　肾移植的展望

◎丁小明　项和立　薛武军

肾移植是目前所有实体器官移植中技术最为成熟、效果最好的器官移植。肾移植术后1年的存活率大约为95%~97%，2年的存活率大约为78%~80%，十年的存活率大约为60%左右。目前的肾脏移植术后效果总体较好。然而，肾脏移植在实施过程中仍然存在一系列问题，影响移植效果，特别是长期存活。其中感染的防治、移植肾病复发、组织配型技术、致敏患者的肾移植、排斥反应防治、边缘供肾的应用、移植免疫耐受等，是本领域影响肾脏移植效果进一步提高的关键技术。如何在这些关键技术上有所突破，是未来肾移植领域努力的重要方向。

一、肾移植后感染的分级分层立体化防控

肾移植术后由于需要长期使用免疫抑制剂，患者免疫力低下，术后极易发生各种感染，而感染不仅是肾移植术后严重的并发症，也是导致肾移植受者死亡的主要原因。目前，国内外文献报道，术后 1 年内有 70% 患者至少发生 1 次感染，术后 1 年内感染死亡仍在 3%～10%，因此感染直接影响到肾移植术后人和肾的长期存活。近年来随着抗菌药物的广泛应用，细菌的耐药性也不断增强。在过去的 20 多年间，出现了许多新的多重耐药、泛耐药甚至全耐药的"超级细菌"，给器官移植医学带来了巨大的挑战。与普通细菌相比，耐药菌感染后相关并发症多、死亡率高。作为免疫缺陷人群，实体器官移植受者一旦发生多重耐药菌（MDR）细菌感染，病死率高达 40.4%；其中，40% 的患者将面临移植物切除的风险，多数患者死于重度感染引发的呼吸衰竭或脓毒血症。器官捐献工作的快速推进在拯救大量器官功能衰竭患者生命的同时，也增加了供者来源性感染（DDI）的风险，即在器官捐献后，捐献者体内存在的病原体通过器官移植过程使受者罹患感染。绝大部分器官捐献供者都曾入住重症监护室，可能经历重大手术，持续气管插管或气管切开行机械通气，留置深静脉导管、导尿管等各种导管，时常需要血液透析、人工肝、体外膜肺氧合等治疗，因此发生院内感染，特别是 MDR 感染的风险明显增高。部分捐献者可能携带 MDR 菌而不发病，但其体内的定植菌可导致相应受者发生 DDI。因此如何建立肾移植感染的立体化预防和治疗策略，提高感染的防治效果，具有十分重要的临床意义，也是肾脏移植今后发展的重要方向。

肾移植感染的立体化预防和治疗策略：建立移植后感染分级分层防治方案，根据移植后感染发生发展的规律和特点，着重建立捐献器官获取前、获取后和受者移植前后三个层次、不同状态和特点的分级分层的移植受者感染防控理念。

·制定包括肾移植、呼吸、感染、影像、微生物等专业在内的感染防治的多学科诊疗协作模式和机制。

·完善供者、器官及受者的感染风险系数评分标准，确定器官移植受者感染低危、中危及高危的类别，根据评分制定器官移植受者感染分级、分层的预防策略。一级：创建器官获取前对供者普遍预防、供者针对预防及供者感染治疗分级防治方案。二级：建立器官获取后离体器官灌注、保存环节普遍和针对性预防。三级：建立移植受者术前、术中及术后针对供器官和自身的普遍性、目的性防治方案。

·利用低温机械灌注系统，通过灌注液中添加敏感抗生素等措施填补离体器官的感染防治空白，革新器官移植受者感染防治理念：①探讨抗生素在低温环境中（0～10℃）的效价；②确定抗生素溶液在低温环境下（0～10℃）是否结晶；③明确抗生素用量及使用种类；④了解抗生素有效浓度下对离体肾脏是否损害；⑤避免离体器官携带抗生素对受者的过敏反应。

·明确器官移植受者感染类型，实施个体化、精准化的治疗：①利用微生物培养、检验指标、抗体测定确定感染类型；②利用二代测序（NGS）、质谱分析等最新检测手段和技术，明确感染病原微生物类型；③根据感染类型制定个体化的治疗方案。

·积极探讨噬菌体在耐药菌中的应用价值：噬菌体具有特异性杀灭致病菌，对人体及非宿主菌没有危害，并且有自我增殖及与细菌协同进化和对抗生素难以穿透的细菌/生物膜具有不可替代的作用等优点，探讨噬菌体在器官移植受者感染MDR后的治疗有非常实际的应用价值。

·针对移植后常见的耐药菌，例如耐碳青霉烯肺炎克雷伯菌、耐万古霉素肠球菌、耐碳青霉烯铜绿假单胞菌、耐碳青霉烯大肠埃希菌、耐碳青霉烯鲍曼不动杆菌、耐甲氧西林金黄色葡萄球菌、凝固酶阴性葡萄球菌等，制定每一种耐药菌的预防和治疗方案，逐一突破和实施精准化治疗。

二、肾病复发的综合评价标准与防控措施

肾移植是治疗终末期肾病（ESRD）最有效的方法之一。然而，引起 ESRD 最常见的各种原发性和继发性肾小球疾病几乎均可在肾移植后复发，它不仅引起肾移植受者蛋白尿、血尿重现，致使移植肾失功，还会使受者再次进展至 ESRD。国内外研究数据显示复发性肾小球肾炎是导致移植肾丢失的第三大原因，肾病复发导致移植肾失功的比率为 2.6% ~50%。其中复发性膜性肾病（MN）的发病率为 10% ~45%，局灶节段硬化性肾小球肾炎（FSGS）的平均复发率约为 30%，复发性 IgA 肾病的发病率为 1% ~58%，过敏性紫癜性肾炎（HSPN）的复发率为 29% ~42%，小血管炎（SVV）的复发率约为 6%，狼疮性肾炎（LN）复发率从 5% ~54% 不等，抗肾小球基底膜（GBM）的复发率可高达 50%，膜增生性肾小球肾炎（MPGN）可达 70% 以上。复发性肾小球疾病更严重的是会增加受者其他原因的死亡率。虽然各移植中心已认识到复发性肾小球疾病直接影响受者的生存和生活质量，但仍缺乏对受者的综合评价标准与防控措施。尤其大多数接受肾移植的肾脏疾病患者初次就诊时已进展至 ESRD，不明确原发病的病理诊断。再者移植后无论患者还是医生均难以接受对仅表现为轻度蛋白尿或镜下血尿者行计划性肾活检，所以很难对移植后重新出现的肾脏病变做出正确诊断。致使各家报道移植后复发性肾小球疾病的发生率很不一致，多数中心报道其发生率为 10% ~30%；疾病复发的规律也不相同，一些疾病移植后立即复发（如溶血尿毒综合征），另些则在疾病晚期复发（如 IgA 肾病）。因此，了解各种肾小球疾病的复发率及复发的规律，并寻找可能避免复发的措施，是目前肾移植研究的热点和重要方向。针对肾移植术后常见的复发性肾小球疾病建立肾病复发的预警、综合评价标准与防控措施应该从以下方面着手。

·明确各类复发率较高的肾病复发的风险因素、复发率、主要临床表现和防

治方案。针对原发性肾病和移植肾损伤的易发因素，通过程序化移植肾穿刺病理检查以及检测特异性标志物或者基因检测，明确肾移植术后不同肾病复发的风险，并制定此类患者的术前处理原则、接受移植的时机和标准、预防肾病复发的针对性处理方案和个体化免疫抑制剂治疗方案，以及不同种类移植后肾病复发的治疗方案和原则。通过以上方案，建立我国移植肾肾病复发的综合防治体系，降低移植后肾病复发的发生率，提高移植物的长期存活。

· 肾移植术后移植肾病的复发是影响移植物长期存活的重要因素。因此与肾内科、血液净化科、病理科、感染科、检验科、药学科紧密合作，通过移植后肾病复发防治多学科合作诊疗模式，建立移植肾肾病复发的防治体系，降低肾病复发所致移植肾失功的发生率。多学科合作诊疗模式包括：①建立肾脏移植的移植病理平台，培养高水平的专业移植病理医生，增强移植肾肾病复发的病理诊断能力；②通过选择和检测特异性标志物或者致病基因检测，准确预测肾移植术后不同肾病复发的风险、筛选出高风险患者；③制定移植后肾病复发风险高的患者术前处理原则、接受移植的时机和标准、移植后预防肾病复发的监测指标、针对性处理方案和个体化免疫抑制剂治疗方案；④不同种类移植后肾病复发的治疗方案和原则，并创新开展新的疗法。

通过复发性肾小球疾病建立肾病复发的预警、综合评价标准与防控措施平台的建设，建立我国移植肾肾病复发的综合防治体系，大幅降低肾病复发所致移植肾失功率，提高移植肾的长期存活率。

三、供肾评价与修复的智能综合标准

供者器官严重短缺，等待移植人数不断增加，如何更好地评估并增加边缘供器官（ECD）的利用，一直是扩大器官来源、提高器官移植效果需要解决的关键问题。供者和供器官质量综合评价标准主要依靠国外的临床评分和病理标准，目前无论是临床评分、供器官低温机械灌注参数，还是供肾病理检查均不能充分、全面地反映供肾的质量，因缺乏供肾质量综合评价的技术标准，导致供肾利用率低、移植肾原发无功能（PNF）及功能延迟恢复（DGF）发生率高，已成为制约器官捐献与移植发展的瓶颈。

1. 建立我国的捐献器官质量及移植风险评估体系

供者器官质量及移植风险评估对于开展公民逝世后器官捐献（CDCD）移植工作至关重要。欧美国家相继建立了一些评估标准或评分系统，如 Pessione 评分、DRS、KDRI 等。由于器官移植临床的复杂性，目前尚无一种评估体系能够完全符合临床应用。参考国际最新研究进展，结合我国死亡捐献（DD）器官移植实践中积累的经验，提出临床需重点注意的关键影响因素，通过大样本统计分析，筛选高危量化指标，建立评分系统，预测移植后器官功能障碍的风险。建立符合我国国情的科学有效的捐献器官质量及移植风险评估体系。

2. 创建捐献器官低温机械灌注保存平台

采用机器灌注的方法对移植器官进行保存。通过相关参数调控，修复器官损伤，结合温冷灌注效果，建立我国捐献器官温冷机械灌注评估标准和器官修复体系。

3. 建立供者器官病理学评估标准

术前病理活检组织检查可直观地了解供者器官形态学改变，从而预测术后器官功能和存活率。通过供者器官零点活检病理检查，评判器官质量，建立供者器官病理学评估标准，预测移植效果。

在以上基础上，通过系统整合器官捐献供者临床综合评价标准、供器官低温机械灌注指标参数、供器官病理评价、供器官影像学评价等相结合的多维度综合评价指标体系，利用人工智能学习、大数据算法创建我国供器官质量的智能综合评价体系，制定符合中国人特点的供器官应用标准，提高 ECD 的利用率，缓解器官短缺的国际难题，改善移植效果。

四、排斥预警的配型、监测、病理的整合医学模式

1. HLA 分型、交叉配型、供受者匹配的技术升级及精准化平台的建立

组织配型技术的快速发展，包括广泛使用的 HLA 高分辨分型和等位基因特异性抗 HLA 抗体的固相分析技术，推动了器官移植供受者选择达到更为精准的层面，促进了器官移植匹配的科学发展。目前，通过对 T 细胞介导排斥反应（TCMR）的预防和治疗，移植物存活率得到了很大程度改善，但导致移植物丢失的主要原因——体液免疫反应，仍然没有得到有效的控制。通过 HLA 抗原表位（Eplet）匹配来选择移植受者可避免移植术后新生供者特异性抗体（dnDSA）及抗体介导的排斥反应（AMR）的发生，减少移植后致敏，并且在 HLA 抗体存在的情况下选择最合适的器官。据此，在组织配型方面需要建立以下更加精准的 HLA 分型、交叉配型和供受者匹配平台：①建立基于聚合酶链反应寡核苷酸探针杂交方法（PCR-SSO）和 DNA 序列测定的 HLA 高分辨分型平台；②建立流式细胞供受者交叉匹配（FCXM）平台；③建立基于 Eplet 抗原表位匹配系统分析的 HLA Matchmaker 配型及 PIRCHE 配型。

2. 致敏患者移植术前 HLA 抗体监测、脱敏处理及术后 HLA 抗体监测、AMR 防控体系

制定致敏患者移植手术前 HLA 抗体监测方案、脱敏处理方案、术后排斥反应防护措施：脱敏治疗前首先将对致敏患者致敏程度进行分层，制定不同致敏程度患者的个体化脱敏治疗方案。

患者术后 HLA 抗体监测流程：由于 HLA 抗体的波动性，器官移植术前以及术后都应对群体反应抗体（PRA）及 HLA 抗体高分辨进行定期检测。尤其是对于既

往有器官移植史、术前有输血史和妊娠史的高风险受者，更应密切监测。移植后HLA 抗体水平的监测，有助于判断机体的免疫状态，帮助调整免疫治疗方案及指导免疫抑制剂的应用。DSA 监测频率可根据患者发生 AMR 的风险程度来制定，一系列的监测结果比单一结果更能反映情况，特别是移植后的监测，是预测患者发生排斥的关键。

制定致敏患者术后 DSA 处理原则：由于致敏患者体内存在 HLA 抗体，导致其在器官移植术后极易发生 AMR，移植物丢失及患者死亡风险远高于非致敏患者。因此，免疫监测是致敏患者术后一项非常重要的检查内容。致敏患者术后最常见的免疫监测内容包括 PRA 和 DSA 动态监测。

排斥反应的穿刺病理检查：目前与移植排斥反应相关的非创伤性检测指标不断出现，如细胞因子的检测、淋巴细胞检测、补体和黏附分子检测、蛋白质和酶类检测、主要组织相容性复合体检测、基于供者来源的游离 DNA（dd-cfDNA）检测等，但在临床上还没有一种指标可以替代移植物病理诊断。病理检查仍然是诊断排斥反应的金标准。病理诊断的准确性与病理取材的时间、位置及病理医生的个人经验有很大的关系，仅仅依靠病理诊断也有很大的局限性。因此将非创伤性检测指标和病理诊断结合是今后提高排斥反应早期诊断和准确性的有效途径，建立 DSA 阳性与移植肾穿刺病理和临床指标相结合的诊断以及治疗与动态监测的防控体系。

五、移植免疫耐受的应用和进展

器官移植是治疗终末期器官功能衰竭、提高患者生活质量的最有效方法，免疫抑制剂如钙调磷酸酶抑制剂（CNI）的使用已显著改善了移植器官和患者的短期存活率，但从长远来看，这些药物的副作用，例如肝肾毒性、代谢副作用、机会性感染和癌症风险，对受者的生活质量和预后都会产生负面影响。因此，诱导同种异体移植免疫耐受是减少免疫抑制剂用量、解决免疫抑制长期局限性及降低慢性排斥反应风险的最佳方案。

细胞疗法是将完整、存活的具有免疫调节特性的细胞输注到受者体内，是诱导免疫耐受、恢复免疫稳态的治疗方法。输注可以在器官移植前、移植时或移植后，将具有免疫效应的各类细胞在体外活化、扩增后输注回患者体内的过继免疫细胞疗法可通过多种机制抑制效应细胞的活性并促进移植物被受者免疫系统所接受。目前全球范围正在进行多项细胞疗法试验，有望建立一种具有可行性、安全性和有效性的治疗方法。

（一）器官移植中的免疫耐受和排斥

1. 免疫耐受

一个动态平衡、功能正常的免疫系统具有针对外来病原体的免疫力，而不会对自身抗原产生不必要的免疫反应。移植中的挑战和研究任务是诱导出同种异体抗原的类似机制，从而导致特异性 T 细胞缺失或对移植器官无反应。在胸腺中发生的中枢耐受确保了自身反应性胸腺细胞的清除。尽管中枢耐受有着严密有效的机制，但仍有许多自身反应性 T 细胞逃逸了阴性选择，因此外周耐受机制是控制异常免疫反应的另一道检查点，通过克隆失功、克隆忽略、克隆清除等机制抑制其反应性。外周耐受的另一个重要机制是存在专门的抑制针对自身组织致病性免疫反应的细胞群，包括天然存在的调节性 T 细胞（nTreg）和体外诱导的 Treg（iTreg），iTreg 还包括产生白细胞介素 - 10（IL-10）的 1 型调节 T 细胞（Tr1）和产生转化生长因子 β（TGF-β）的 3 型辅助 T（Th3）细胞。由于成年期胸腺退化，外周途径对成人免疫的调节起着更重要的作用。

移植免疫耐受可被定义为在没有外源性免疫抑制情况下，机体对移植的器官和组织特异性缺失破坏性免疫反应。随着对 T 细胞的识别和激活相关分子机制的研究，已提出了多种诱导耐受的新方法，例如重编程、共刺激分子阻断、免疫检查点抑制和抗原特异性免疫调节等。评估耐受状态及其稳定性的相关生物标志物的前瞻性研究是目前一个重要的研究领域，识别并鉴定器官微环境中与免疫调节相关的分子通路可以给临床应用提供有前景的治疗途径。在免疫耐受相关的移植肾内分子信号通路研究中发现，细胞疗法主要上调 B 细胞受体信号通路，下调抗原提呈、移植物抗宿主疾病等信号通路，还可以上调部分 miRNA（miR-31-5p、miR-9-5p 和 miR-125b-5p）。

免疫耐受一直被视为移植领域的"圣杯"。早在 1945 年就发现了异卵双生的小牛含有不同血型的红细胞，构成红细胞嵌合体，互不排斥。随后 Medawar 在小鼠的移植试验中证实，当免疫细胞处于早期发育阶段而未成熟时，可以人工诱导对"非己"抗原产生免疫耐受，从此开启了对免疫耐受的广泛研究。1954 年首次尝试在没有免疫抑制的情况下在同卵双胞胎之间进行肾移植，尽管移植物在 8 年后丢失，但为理解免疫耐受奠定了基础。1973 年 Caridis 等在犬肾同种异体移植受者中输注供者骨髓细胞（DBMC）。Starzl 于 1993 年发现了同种异体移植受者骨髓来源细胞中存在微嵌合体的明确证据，表明长期停用免疫抑制剂不会导致同种异体移植物丢失。此后的大多数诱导耐受的治疗将骨髓或造血干细胞输注与肾移植相结合，以产生嵌合体从而诱导免疫耐受。然而，细胞毒性预处理方案、全淋巴照射或生物制剂使患者面临感染和移植物抗宿主病（GVHD）的风险。于 1999 年创建的免疫耐受协作网络（ITN）是一项旨在实现临床免疫耐受的国际合作研究计划，以及随后进行的重编程免疫系统以建立耐受性（RISET）项目均致力于探索耐受机制，实现临床移植耐受的目标。包括诱导混合嵌合体、T 细胞耗竭疗法和移植接受诱导细胞（TAIC）的临床试验均取得了一定的进展。

2. 排斥反应

同种异体移植排斥反应是一种先天性和适应性免疫反应相互作用的复杂的免疫过程，尽管移植耐受方面的研究已经取得了许多进展，但移植排斥的机制仍尚未完全阐明。在移植后发生组织损伤（例如缺血、缺氧、再灌注损伤）的情况下，细胞释放损伤相关的分子模式（DAMPS）结合模式识别受体（PRR），触发先天性免疫反应的激活，随后才发生适应性免疫反应。同种反应性 T 细胞是参与排斥反应的关键效应细胞，B 细胞也可以通过调理作用、免疫黏附等多种机制参与排斥反应的发生。排斥反应可能因为某一个组成部分占据主导地位被简单地描述为 T 细胞或抗体介导，但它通常是多种机制整合的多因素结果。获取、移植和再灌注的过程会引发损伤和应激反应，从而改变器官内基因表达，识别触发组织损伤和排斥的信号通路有助于确定免疫抑制治疗的靶点。

3. 诱导长期移植耐受的治疗方法和临床策略

免疫抑制剂的使用大大减少了急性排斥反应的发生，但是晚期移植物丢失的发生率几乎没有变化。当前研究的重点是促进同种异体移植的特异性免疫耐受，以减少或取代目前的免疫抑制疗法，使免疫抑制剂的长期副作用最小化，改善器官移植的结局。

近些年来随着对免疫耐受机制理解的不断加深，目前诱导免疫耐受的思路可以概括为重置免疫系统、靶向致病性 T 细胞及靶向免疫调节途径。诱导异基因嵌合体可以实现移植耐受，目前肾脏联合骨髓移植是临床肾移植耐受的成功方法，但仍面临着 GVHD 和严重感染的风险。目前已有研究人员通过胸腺移植或诱导胸腺再生实现异种或同种异体的免疫耐受。其次，胸腺内注射供者抗原可诱导移植耐受，提高移植物存活率，但难以在成人中进行。再次，诱导同种异体反应性 T 细胞失活的方法包括 T 细胞清除、共刺激阻断及 B 细胞治疗等。调节免疫细胞亚群及过继输注免疫调节细胞诱导免疫耐受具有广阔的前景，基础及临床试验已取得了非凡的进步，其机制与进展详见下文所述。此外，供者凋亡细胞治疗、干细胞再生治疗、蠕虫生物制剂及外泌体的应用都具有实现免疫耐受的潜力，值得进一步研究。

目前已完成或进行中的细胞疗法临床试验大多集中在自体多克隆扩增的 Treg，证实了其安全性和降低感染风险及免疫抑制剂用量的特点，其中 2020 年的 ONEnTreg13 研究指出输注自体的天然 Treg，单药免疫抑制的肾移植受者比例高达 73%，而对照组仍使用标准的二联或三联免疫抑制剂。其余临床移植免疫耐受的部分最新进展包括：输注供者来源 T 细胞和造血祖细胞诱导产生持续性混合嵌合状态，使得肾移植患者完全撤除免疫抑制剂 2 年且没有排斥反应发生；Lee 等优化了肾脏骨髓联合移植诱导瞬时混合嵌合体的预处理方案，实现了无须免疫抑制维持的移植肾长期存活；Morath 等开发了修饰免疫细胞（MIC）疗法，是经丝裂霉素 C 处理的供者单核细胞，能使患者表现出免疫耐受的特征；跨学科的进展包括利用纳米微粒向树突状细胞靶向运输抗原物质和免疫抑制剂，具有免疫调节和减轻免疫抑制剂副作用的特性。

（二）免疫调节细胞与免疫耐受

2020 年发表于 *Lancet* 上的 ONE 研究探讨了调节性细胞疗法在肾移植中的应用，来自 5 个国家的 8 个移植中心的研究者纳入了 38 例细胞治疗组受试者和 66 名对照组受试者，使用了包括 Treg、耐受性树突状细胞（tol-DC）和调节性巨噬细胞（Mreg）在内的 6 种细胞产品，证实了调节性细胞疗法的可行性和安全性，能降低感染的发生率并修正免疫细胞失衡。但是细胞疗法仍存在很大的局限性，包括成本高昂、细胞产量低、体内功能的不可预测性以及个体差异。

1. 调节性 T 细胞

Treg 是一类在维持外周耐受和组织完整性方面不可或缺的 $CD4^+$ T 细胞亚群，以 CD25 和转录因子叉头框蛋白 P3（FoxP3）的稳定高表达为特征。在生理条件下，$CD4^+CD25^+FoxP3^+$ Treg 占外周血 $CD4^+$ T 细胞的 5% ~ 10%。Treg 通过细胞间接触诱导细胞裂解，抑制 T 细胞活化与增殖，抑制 DC 捕获抗原，分泌可溶性免疫抑制细胞因子（TGF-β、IL-10 和 IL-35）等多种机制诱导对自身和同种异体抗原的耐受性。Treg 不仅拥有免疫抑制的能力，还能维持抗病原体的促炎反应和抗炎反应之间的平衡。

Treg 可以从外周血、脐带血或胸腺大规模分离，分离和纯化方法主要包括磁激活细胞分选法（MACS）和流式细胞分选法。迄今为止，流式细胞分选的 Treg 已用于临床试验，$CD4^+CD25^+CD127lowCD45RA^+$ Treg 这一亚群由于表观遗传稳定的 FoxP3 表达和在体外不会转化为 Th17 表型的特点，适合于长期扩增。与新鲜分离的 Treg 相比，体外扩增的 Treg 具有更强的免疫抑制作用。Safinia 等通过 CliniMACS 分选技术从肝移植受者中分离 Treg，抗 CD3/CD28 包被的磁珠、IL-2 和西罗莫司用于体外 Treg 扩增，在 36d 内获得稳定的 Treg 数量（纯度 > 95%），足以满足临床应用需求。

目前有多项研究通过扩增内源性 Treg 或使用外源性 Treg 促进同种异体移植物的接受。不同的动物移植模型研究证明 Treg 治疗可以减轻急性和慢性排斥反应、保护移植物，通过下调促炎性细胞因子修复肾脏缺血再灌注损伤。

9 例肝移植受者接受自体多克隆 Treg 输注，研究表明该过程安全性好，不会增加感染或肿瘤的发生率。2020 年的 ONEnTreg 13 研究表明输注自体的天然 Treg 后，他克莫司单药免疫抑制治疗的肾移植受者比例高达 73%，而对照组仍使用标准的二联或三联免疫抑制剂。在一项 2021 年的前瞻性队列研究中，在肾移植术后 5d 接受了自体 Treg 输注的 12 例受者急性排斥反应发生率更低（0 *vs* 21.1%），其中 4 例受者只需他克莫司单药治疗，提示 Treg 治疗可能是减少免疫抑制剂用量的有效方法。

目前大多数使用 Treg 预防排斥反应的临床试验仍在进行中。不同的免疫抑制方案会对 Treg 产生不同的影响，CNI 可降低 Treg 的活性和增殖能力，而西罗莫司可促进 Treg 的分化、扩增和迁移。监测 Treg 输注后的稳定性仍是一大挑战，有研究用氘标记 Treg 并通过流式细胞仪监测，监测 DSA、必要时的肾脏活检和代谢组学可能发挥一定的作用。与多克隆扩增的 Treg 相比，抗原特异性 Treg 防止移植排斥和减轻移植物损伤的能力更强，诱导免疫耐受所需的细胞数量更少，可以避免系统性的免疫抑制。在体内诱导抗原特异性 Treg 的方法主要包括使用单克隆抗体（mAb）或西罗莫司等。

2. 树突状细胞（DC）

DC 广泛分布于所有组织和器官，是功能最强大的抗原提呈细胞（APC）。未成熟 DC（imDC）低表达 MHC Ⅱ 类分子和共刺激分子，激发免疫应答能力弱，可诱导抗原特异性 T 细胞凋亡，进入次级淋巴结与 Treg 相互作用诱导免疫耐受。DC 中具有负向免疫调控和维持免疫耐受作用的细胞称为调节性 DC（DCreg），DCreg 不仅保留了提呈抗原的能力，还可以通过不同的免疫调节机制建立外周耐受：诱导 T 细胞克隆失功和克隆清除、通过上调 Fas/FasL 和吲哚胺 2，3 - 双加氧酶（IDO）的表达诱导 T 细胞凋亡，诱导和扩增 Treg 及 Breg、上调免疫调节分子（如 IL-10、TGF-β、PD-L1、NO、HLA-G）的表达和释放。诱导 imDC 是产生 DCreg 的最常用方法。

注射供者来源的 imDC 能明显延长小鼠移植心脏的存活时间。Macedo 等将供者单核细胞来源的 DCreg 在移植前 7d 输注入活体供肝移植患者，随后在循环中的细胞外囊泡中检测到供者 HLA、PD-L1 的水平升高，同时伴有记忆 T 细胞减少和 Treg 比率增加。在优化了材料成分、大小形状和表面电荷等设计参数后，研究者利用纳米颗粒运输自身抗原或致耐受药物特异性靶向 DC，提供刺激信号诱导 T 细胞失功和 Treg 产生，负载特异性抗原的纳米颗粒联合低剂量免疫抑制剂在诱导小鼠胰岛细胞移植和骨髓移植者免疫耐受中具有显著的效果。

3. 调节性巨噬细胞（Mreg）

巨噬细胞是骨髓来源的免疫细胞，因其分化方式、表型、免疫抑制和抗炎特性是一种独特的巨噬细胞亚型。Mreg 可以直接与 T 细胞接触，抑制活化 T 细胞的增殖，也可以通过诱导 Treg 或分泌细胞因子（如 IL-10、TGF-β 和 IDO）发挥间接免疫抑制功能。Mreg 因表达高水平的 MHC Ⅱ 类分子和 CD80，具有强大的抗原提呈能力。

Hutchinson 等将移植接受诱导细胞（TAIC）即一种 Mreg 在肾移植术前 5d 输注给 5 例受者，其中 3 例能够耐受低剂量他克莫司单药治疗，1 例停用所有免疫抑制治疗 8 个月以上，无不良事件发生，混合淋巴细胞培养表明受者 T 细胞增殖和同种异体抗原刺激下细胞因子的分泌相对受到抑制。目前已经有以 Mreg 为活性成分的细胞产品 Mreg-UKR，目前正在 Ⅰ/Ⅱ 期临床试验中作为一种促进肾移植受者免疫调节的手段进行研究。

尽管基于 Mreg 的细胞疗法在器官移植中发挥着一定作用，但参与 TAIC-Ⅱ 期临床试验患者的早期急性排斥发生率明显高于常规免疫抑制治疗组，表明 Mreg 疗法不是诱导肾移植免疫耐受的最合适方案。因此，仍需要对 Mreg 免疫调节机制及常用免疫抑制剂与 Mreg 的相互作用进行基础研究。

4. 调节性 B 细胞（Breg）

Breg 是支持免疫耐受的免疫抑制细胞，可以下调与多种病理过程相关的炎症。Breg 产生 IL-10、TGF-β 等免疫调节因子，抑制 Th 细胞和 DC，诱导效应 T 细胞凋亡和 Treg 扩增。

目前 Breg 诱导耐受的研究主要集中在啮齿类动物的心脏和胰岛移植模型。Kimura 等证明 Breg 诱导移植耐受依赖于 B 细胞的抗原识别和 TGF-β。在 B 细胞耗竭小鼠中无法发生抗原特异性 Treg 的扩增和耐受诱导，说明 Breg 与 Treg 在诱导免疫耐受中可能相互影响。有多项临床研究证实肾移植耐受受者的 B 细胞数量增加，具有抑制性表型，但其与免疫抑制剂的关系仍需进一步探索。尽管免疫耐受状态可能与 Breg 之间存在联系，但没有证据表明存在因果关系。基于 Breg 的细胞治疗策略尚处于起步阶段，仍面临巨大挑战，如体外培养、扩增方法以及在大动物中诱导耐受的能力。

5. 髓源抑制性细胞（MDSC）

MDSC 是一类骨髓来源的可强烈抑制 T 细胞功能的未成熟、异质性的细胞群，在人体内多见于血液和各类肿瘤中。人类 MDSC 主要以 $CD11b^+CD33^+HLA^-DR^-Lin$ 为标志，因其表型和形态分成 $CD14^+$ 为表型的单核细胞样 MDSC（M-MDSC）和 $CD15^+$ 或 $CD66b^+$ 为表型的多核细胞样 MDSC（PMN-MDSC，也称为粒细胞样 MDSC），研究表明 M-MDSC 在介导移植耐受方面占据主导地位。人骨髓细胞或外周血单核细胞可以在体外被诱导分化为 MDSC，其中 GM-CSF + IL-6 的细胞因子组合方案诱导的 MDSC 具有最高的致耐受能力。

MDSC 可产生多种效应因子，与各种免疫调节细胞相互作用诱导免疫耐受。MDSC 高表达精氨酸酶，抑制 T 细胞增殖及细胞毒性 T 淋巴细胞发育。诱导型一氧化氮合酶（iNOS）能将 L - 精氨酸转化为一氧化氮（NO）从而抑制 T 细胞增殖，NO 可通过抑制 JAK3/STAT5 信号通路、抑制 MHC Ⅱ类分子的表达等机制诱导 T 细胞凋亡。IDO 能将色氨酸分解为犬尿氨酸，诱导 T 细胞失功，MDSC 中 IDO 表达能抑制 T 细胞增殖并诱导产生 Treg。MDSC 也能产生 IL-10，抑制 T 细胞活化和增殖，诱导 Treg 产生。诱导 MDSC 表达 PD-L1 能导致 Treg 募集，产生小鼠心脏移植模型的免疫抑制，MDSC 在大鼠模型中能指导 Treg 从次级淋巴器官迁移到移植物部位，因此同时过继转移 MDSC 和 Treg 可能具有更大的有益效果。除 MDSC 与 Treg 的协同作用之外，MDSC 还可通过分泌 IL-10 和 TGF-β 诱导 DCreg 和 Mreg 分化并募集，通过合成 iNOS 诱导 Breg 分化。

在皮肤、心脏及胰岛细胞等动物移植模型中，MDSC 被证实具有抑制同种异体排斥反应和延长移植物存活时间的特点。在人体器官移植中 MDSC 是免疫耐受的重要调节剂，在肾移植后 MDSC 可以抑制 $CD4^+T$ 细胞反应并促进 Treg 扩增，肾移植后循环内 MDSC 水平与移植物功能和存活率呈正相关。

6. 自然杀伤（NK）细胞和自然杀伤 T（NKT）细胞

NK 细胞既可以通过直接识别同种异体抗原或分泌干扰素 γ（IFN-γ）促使移植物发生排斥反应，又可以通过抑制 T 细胞增殖和 APC 活性诱导免疫耐受。肝移植术后免疫耐受者外周血中 NK 细胞数量更高，且伴随着多个基因在 NK 细胞中显著过表达。调节性 NK 细胞（NKreg）的研究主要集中于乙肝病毒感染和母胎免疫耐受，与移植免疫耐受的关系尚不清楚。

NKT 细胞主要识别 CD1d 提呈的糖脂类抗原，也可产生细胞因子、穿孔素或颗粒酶介导免疫反应。目前认为 Vα14 NKT 细胞主要通过分泌细胞因子（IL-4、IL-10、IL-13、TGF-β）在移植耐受中起作用，缺乏 Vα14 NKT 细胞的小鼠在胰岛移植后无法诱导免疫耐受。

（三）干细胞与免疫耐受

1. 造血干细胞移植（HSCT）

造血干细胞（HSC）主要来源于骨髓、外周血和脐带血，具有自我更新和分化为不同谱系血细胞的能力。HSCT 目前已被广泛用于治疗血液系统疾病和某些实体肿瘤，许多研究也在不断探索自体和同种异体 HSCT 诱导实体器官移植耐受性的方法。在清除受者的淋巴系统后，输注同种异体的供者骨髓可导致混合的造血嵌合状态，HSC 植入到受者的骨髓和胸腺进行分化，用供者来源的淋巴细胞重新恢复宿主的免疫系统功能。供者祖细胞导致识别供者抗原的 T 细胞凋亡，且供者反应性 T 细胞将经历克隆清除，因此宿主可以耐受同种异体移植。

目前已进行了多项诱导特异性移植耐受的临床试验，其共同点为输注供者骨髓来源的细胞以诱导短暂或持续的嵌合状态。2008 年 Kawai 等首先报道了在没有长期免疫抑制治疗条件下应用混合嵌合体诱导 10 例肾移植受者中的 5 例成功达到了移植耐受。Leventhal 等在 HLA 错配的情况下进行了 HSC－肾脏联合移植，19 例患者中的 12 例达到了稳定的嵌合状态和移植耐受状态，在停用免疫抑制剂后 2 年内无 GVHD 发生。Busque 等给 29 例 HLA 匹配肾移植受者术后输注供者 T 细胞和造血祖细胞，其中 24 例成功产生持续性混合嵌合状态，完全停用免疫抑制剂 2 年以上。

自体 HSCT 是通过预收集并冷冻保存从患者体内分离出的自体骨髓或外周血干细胞，在进行清髓治疗之后重新输注以重建免疫系统。近些年来自体 HSCT 在临床上应用于多种难治性自身免疫疾病的治疗，表现出比传统药物治疗更好的效果并显示出长期缓解的广阔前景。自体 HSCT 从理论上避免了排斥反应和 GVHD 的发生，自体细胞也更容易获得和储存。自体 HSCT 后受者的 Treg、Breg 显著增加，此外还有多种细胞因子，例如 IL-2、IFN-γ，TNF-α 和 TGF-β 等在免疫重建和调节中发挥重要作用。

2. 间充质基质细胞（MSC）

MSC 是一类具有自我更新和多向分化潜能的多能干细胞，能够分化成脂肪细胞、软骨细胞、成骨细胞和肌细胞。根据流式细胞仪检测细胞表型，MSC 表达 CD105、CD73 和 CD90（阳性，> 95%）；缺乏 CD45、CD34、CD14 或 CD11b、CD79a 或 CD19 和 HLA-DR（阴性，<2%）。目前应用于临床的 MSC 来源不仅包括骨髓，还包括脂肪组织、牙髓组织、脐带血等。除了在组织修复和再生中起着重要作用，MSC 还可与多种免疫细胞相互作用，具有独特的免疫抑制和抗炎特性，诱导免疫耐受。MSC 的免疫调节作用是剂量依赖性的，不受 MHC 限制。

MSC 可以通过产生多种抑制性细胞因子［例如 TGF-β、前列腺素 E$_2$(PGE$_2$)、IDO］和细胞间接触抑制 T 细胞增殖。IFN-γ 上调 PD-L1 的表达促进活化 T 细胞凋亡，IFN-γ 也可以诱导黏附分子 ICAM-1 和 VCAM-1 在 MSC 上表达，MSC 可以产生趋化因子（例如 CXCL9、CXCL10 和 CXCL11），吸引 T 细胞到 MSC 活跃的部位。此外 MSC 还可以抑制 B 细胞增殖、单核细胞分化、DC 成熟及 NK 细胞的增殖，促进 Treg 和 Breg 产生。MSC 来源的细胞外囊泡（EV）可以将炎症反应转化为耐受性免疫反应，其中富含的免疫调节性 microRNA（如 miR-21-5p、miR-142-3p 等）能抑制 DC 的成熟和功能。有趣的是，MSC 可以阻止 T 细胞、B 细胞的过度抑制，以防止宿主对外来病原体易感。MSC 可以在与微环境中的病原体相关分子模式相互作用后，表达功能性 Toll 样受体以获得不同的免疫表型，发挥促炎或抗炎的双向免疫调节作用。然而有研究表明 MSC 在经血管输注后不会持续存在，会因触发即时血液介导的炎症反应（IBMIR）而丢失，更安全、有效的 MSC 输注方法仍未得到充分认识。

Reinders 等证明了静脉内输注自体骨髓 MSC 的临床可行性与安全性，输注耐受良好，未报告与治疗相关的严重不良事件。在一项大样本随机对照试验中，输注自体 MSC 可使肾移植后急性排斥反应和机会性感染的发生率降低，以及在移植 1 年后更好的肾功能。在一项 2 年随访中，与标准剂量［0.07 ~ 0.08mg/(kg·d)］他克莫司相比，低剂量［0.04 ~ 0.05mg/(kg·d)］他克莫司和 MSC 的联合治疗在维持移植物功能及存活率方面一样有效，这说明输注 MSC 可以减少 CNI 剂量。目前尚无在肾移植中使用第三方 MSC 的研究发表。第三方 MSC 可以即时获得和大规模标准化生产，使用 HLA 匹配的 MSC 可以避免免疫反应，可能在肾移植方面有着广阔的应用前景。Remestemcel-L（RyoncilTM）是源自健康志愿者的同种异体 MSC 细胞产品，在一项开放标签 Ⅲ 期儿童类固醇难治性急性 GVHD 临床试验中，Remestemcel-L 治疗可显著提高 HSCT 后 GVHD 的总缓解率和患儿存活率，目前治疗该适应证的生物制品许可申请（BLA）已被 FDA 审批通过。

MSC 细胞疗法在临床试验上的步伐已经超越了其基础研究的进展，目前仍需要进行更多在肾移植中使用 MSC 的随机对照临床试验。随着转录组学、蛋白组学的发展，MSC 发挥作用的具体机制也会更加清楚。

（四）工程化抗原特异性 Treg 与免疫耐受

为了克服抗原特异性 Treg 培养条件复杂、起始数量较低的局限性，有研究运用基因工程方法使得 Treg 表达抗原特异性转基因 T 细胞受体（TCR）或合成嵌合抗原受体（CAR）以诱导靶向免疫抑制。

1. TCR 转基因 Treg

T 细胞表达抗原特异性 TCR 首先在肿瘤免疫治疗领域取得进展，TCR 工程化 Treg 在多种自身免疫性疾病中针对特异性抗原也十分有效。随后有研究表明识别 MHC Ⅱ 类分子的 TCR 转基因 Treg 能诱导 MHC 不匹配的心脏移植物长期存活。从人胰岛特异性 CD4$^+$T 细胞分离 TCR，得到的 TCR 基因工程改造的 Treg 相比多克隆 Treg 具有更强的抗原特异性抑制能力。这种方法的缺点是 MHC 的限制性和需要分离、鉴定抗原特异性 TCR，转基因 TCR 的亲和力和特异性可能区别于常规 T 细胞，从而影响 TCR 转基因 Treg 的稳定性和迁移能力。

2. CAR-Treg

过继免疫疗法中最成功的是 CAR-T 细胞免疫疗法，代表了个体化癌症治疗的重大进展，对患者自身的 T 细胞进行基因工程改造，再将 CAR-T 细胞扩增后注入患者体内。目前 FDA 已批准两项靶向 CD19 的 CAR-T 细胞用于治疗急性淋巴细胞白血病和弥漫性大 B 细胞淋巴瘤。研究者针对实体瘤开发了具有更高治疗潜力的 CAR-M 细胞、CAR-NK 细胞、肿瘤浸润淋巴细胞（TIL）等。

一些研究人员使用 CAR 技术将供者特异性抗原嵌合到 Treg 表面，在体外获得供者抗原特异性 Treg（CAR-Treg），为诱导免疫耐受提供了新颖且有前景的治疗选择。合成的 CAR 分子以 MHC 非依赖的方式鉴定靶抗原，无须抗原提呈，但保留了特异性。由于错配的 HLA 分子仅在移植器官上表达，HLA-A2 在人群中携带频率高，是常见的 DSA 类型，因此为 Treg 设计抗 HLA-A2 CAR（A2-CAR）具有一定的临床意义，A2-CAR-Treg 将特异性针对移植器官。多项 A2-CAR-Treg 的体外实验证实其具有更强大的免疫抑制功能和优先迁移到 HLA-A2 阳性组织的特点，通过 CAR 激活 Treg 可引起与 Treg 功能相关基因（CTLA-4、LAP 和 GABP）表达上调。皮肤移植的体内试验亦证明 A2-CAR-Treg 能减轻排斥反应。此外还有胞内结构域是否会影响 CAT-Treg 功能的探讨，有研究指出 CD28 共刺激域具有更强的防止排斥反应能力，然而另一研究在 CD28$^-$ 和 41BB-CAR-Treg 间没有观察到抑制能力的差别，可能是由于在不同模型中进行，且 CAR 针对不同的抗原。

在 CAR-Treg 向临床转化的研究过程中，其安全性越来越值得重视。首先，CAR-Treg 可能损伤表达 MHC 分子的实质细胞或引发细胞因子风暴。其次，细胞谱系和表型稳定在治疗中尤为重要，否则可能激活效应 T 细胞，Treg 很少因体内 TCR 的反复刺激而不稳定，然而反复的 CAR 刺激对 Treg 的影响尚不清楚。除了缺乏长期的随访观察，A2-CAR-Treg 研究的相关定量数据仍十分有限，有研究表明

A2-CAR-Treg 过继转移后持续存在的时间短，疗效不如预期，且需要大剂量的 A2-CAR-Treg 才能有效控制移植排斥。在英国和荷兰开展的 STEADFAST 研究评估自体 A2-CAR-Treg 疗法在活体肾移植受者的安全性和疗效，是首项使用 CAR-Treg 预防排斥反应的临床试验，其试验结果备受关注。

（五）总结与展望

细胞疗法仍存在着许多值得关注的问题。需要研究和制定出更合适的低毒性预处理方案，标准的细胞治疗方案还没有达成共识，细胞类型、剂量、输注时机与方法、个体化差异等需要进一步研究以及如何确保细胞的纯度和稳定性。没有典型标志物的细胞在体外培养、扩增后难以被纯化，标准的细胞体外培养和预处理方式没有达成共识，缺乏在输注前评估免疫调节细胞功能的标准，输注后的免疫调节细胞在体内的稳定性没有被严格监测。

细胞疗法的主要风险是免疫反应的脱靶抑制，导致机会性感染和肿瘤的风险增加。过继转移的细胞之间可能具有异质性，且免疫抑制的机制十分多样，对不同个体或处于不同疾病状态的个体可能会产生不同的效应。目前报告的与细胞治疗相关的不良反应主要有急性溶血反应、过敏反应和急性肺损伤等。目前各种细胞疗法的临床试验仍处于早期阶段，且其中大多是单中心、小样本的 I 期临床试验，亟须更多的大样本、长期随访的随机对照试验对明确的临床效果、细胞疗法稳定性及长期安全性进一步研究。由于患者免疫状态和疾病进展的复杂性，将不同的免疫细胞或药物结合使用很有必要。

MSC 来源的细胞外囊泡（EV）可以将炎症反应转化为耐受性免疫反应，其中富含的免疫调节性 miRNA（如 miR-21-5p、miR-142-3p 等）能抑制 DC 的成熟和功能。MSC-EV 促进了"无细胞的细胞疗法"概念的产生，MSC-EV 体积更小，类似于细胞膜的组成和结构使其具有出色的相容性和稳定性，触发免疫反应的倾向性较低。但 MSC-EV 的提取及分析鉴定方法仍需要进一步探索，发挥免疫调节的作用机制还有待阐明。

纳米颗粒因具有靶向 APC 和传递特异性免疫调节信号的能力，是启动和调节免疫反应的强大工具。最新进展包括细胞膜工程和细胞膜衍生纳米材料，增加了与靶细胞或靶器官的相容性和相互作用，治疗效果有所提高。随着对免疫检查点的认识，有研究者使用纳米材料和生化方法合成的具有调节功能的细胞样物质可诱导自身反应性免疫细胞凋亡，恢复免疫耐受。有研究者构建了 IL-2 纳米凝胶工程化的 Treg，不仅能维持 Treg 的内稳态，显著改善移植物存活率，还避免了全身性应用 IL-2 的不良反应。

以供者凋亡细胞为基础的诱导免疫耐受方法已被应用于细胞和实体器官移植模型中。乙基碳二亚胺（ECDI）偶联凋亡脾细胞可诱导小鼠胰岛移植特异性免疫耐受及延长心脏、皮肤等移植物的存活时间。有临床试验证实了这种方法在缓解骨髓移植中 GVHD 的安全性和有效性。

永生细胞系具有可以批量生产、易于控制的特点，可以运用基因工程技术使其表达死亡配体、抑制性免疫检查点或膜结合性抑制性细胞因子，抑制与其接触的免疫细胞功能。

总之，细胞疗法诱导移植免疫耐受仍有许多亟待解决的问题，但越来越多的研究结果表明了其良好的临床价值并展示出广阔的应用前景。

参考文献

［1］Leventhal J R, Mathew J M. Outstanding questions in transplantation：Tolerance［J］. Am J Transplant, 2020, 20(2)：348 – 354.

［2］Wang Z, Liu X, Cao F, et al. Prospects of the Use of Cell Therapy to Induce Immune Tolerance［J］. Front Immunol, 2020, 11：792.

［3］Stolp J, Zaitsu M, Wood KJ. Immune Tolerance and Rejection in Organ Transplantation［J］. Methods Mol Biol, 2019, 1899：159 – 180.

［4］Bluestone JA, Anderson M. Tolerance in the Age of Immunotherapy［J］. N Engl J Med, 2020, 383 (12)：1156 – 1166.

［5］Gallon L, Mathew JM, Bontha SV, et al. Intragraft Molecular Pathways Associated with Tolerance Induction in Renal Transplantation［J］. J Am Soc Nephrol, 2018, 29(2)：423 – 433.

［6］Wood KJ, Goto R. Mechanisms of rejection：current perspectives［J］. Transplantation, 2012, 93 (1)：1 – 10.

［7］Sawitzki B, Harden PN, Reinke P, et al. Regulatory cell therapy in kidney transplantation(The ONE Study)：a harmonised design and analysis of seven non-randomised, single-arm, phase 1/2A trials［J］. Lancet, 2020, 395(10237)：1627 – 1639.

［8］Oberholtzer N, Atkinson C, Nadig SN. Adoptive Transfer of Regulatory Immune Cells in Organ Transplantation［J］. Front Immunol, 2021, 12：631365.

［9］Romano M, Fanelli G, Albany CJ, et al. Past, Present, and Future of Regulatory T Cell Therapy in Transplantation and Autoimmunity［J］. Front Immunol, 2019, 10：43.

［10］Sánchez-Fueyo A, Whitehouse G, Grageda N, et al. Applicability, safety, and biological activity of regulatory T cell therapy in liver transplantation［J］. Am J Transplant, 2020, 20(4)：1125 – 1136.

［11］Roemhild A, Otto NM, Moll G, et al. Regulatory T cells for minimising immune suppression in kidney transplantation：phase I/IIa clinical trial［J］. BMJ, 2020, 371：m3734.

［12］Harden PN, Game DS, Sawitzki B, et al. Feasibility, long-term safety, and immune monitoring of regulatory T cell therapy in living donor kidney transplant recipients［J］. Am J Transplant, 2021, 21(4)：1603 – 1611.

［13］Martin-Moreno PL, Tripathi S, Chandraker A. Regulatory T Cells and Kidney Transplantation［J］. Clin J Am Soc Nephrol, 2018, 13(11)：1760 – 1764.

［14］Rana J, Biswas M. Regulatory T cell therapy：Current and future design perspectives［J］. Cell Immunol, 2020, 356：104193.

［15］Du X, Chang S, Guo W, et al. Progress in Liver Transplant Tolerance and Tolerance-Inducing

Cellular Therapies[J]. Front Immunol, 2020, 11：1326.

[16] Macedo C, Tran LM, Zahorchak AF, et al. Donor-derived regulatory dendritic cell infusion results in host cell cross-dressing and T cell subset changes in prospective living donor liver transplant recipients[J]. Am J Transplant, 2021, 21(7)：2372 – 2386.

[17] Cifuentes-Rius A, Desai A, Yuen D, et al. Inducing immune tolerance with dendritic cell-targeting nanomedicines[J]. Nat Nanotechnol, 2021, 16(1)：37 – 46.

[18] Zhang F, Zhang J, Cao P, et al. The characteristics of regulatory macrophages and their roles in transplantation[J]. Int Immunopharmacol, 2021, 91：107322.

[19] Hutchinson JA, Brem-Exner BG, Riquelme P, et al. A cell-based approach to the minimization of immunosuppression in renal transplantation[J]. Transpl Int, 2008, 21(8)：742 – 54.

[20] Hutchinson JA, Ahrens N, Geissler EK. MITAP-compliant characterization of human regulatory macrophages[J]. Transpl Int, 2017, 30(8)：765 – 775.

[21] Alhabbab RY, Nova-Lamperti E, Aravena O, et al. Regulatory B cells：Development, phenotypes, functions, and role in transplantation[J]. Immunol Rev, 2019, 292(1)：164 – 179.

[22] Kimura S, Rickert CG, Kojima L, et al. Regulatory B cells require antigen recognition for effective allograft tolerance induction[J]. Am J Transplant, 2020, 20(4)：977 – 987.

[23] 袁顺, 王志维. 髓源性抑制细胞与移植免疫耐受研究进展[J]. 器官移植, 2020, 11(4)：435 – 442.

[24] Huang H, Lu Y, Zhou T, et al. Innate Immune Cells in Immune Tolerance After Liver Transplantation[J]. Front Immunol, 2018, 9：2401.

[25] Elahimehr R, Scheinok A T, Mckay D B. Hematopoietic stem cells and solid organ transplantation [J]. Transplant Rev(Orlando), 2016, 30(4)：227 – 34.

[26] Kawai T, Cosimi AB, Spitzer TR, et al. HLA-mismatched renal transplantation without maintenance immunosuppression[J]. N Engl J Med, 2008, 358(4)：353 – 61.

[27] Leventhal JR, Elliott MJ, Yolcu ES, et al. Immune reconstitution/immunocompetence in recipients of kidney plus hematopoietic stem/facilitating cell transplants[J]. Transplantation, 2015, 99(2)：288 – 98.

[28] Busque S, Scandling JD, Lowsky R, et al. Mixed chimerism and acceptance of kidney transplants after immunosuppressive drug withdrawal[J]. Sci Transl Med, 2020, 12(528).

[29] Wu X, Jiang J, Gu Z, et al. Mesenchymal stromal cell therapies：immunomodulatory properties and clinical progress[J]. Stem Cell Res Ther, 2020, 11(1)：345.

[30] Casiraghi F, Perico N, Cortinovis M, et al. Mesenchymal stromal cells in renal transplantation：opportunities and challenges[J]. Nat Rev Nephrol, 2016, 12(4)：241 – 53.

[31] Tan J, Wu W, Xu X, et al. Induction therapy with autologous mesenchymal stem cells in living-related kidney transplants：a randomized controlled trial[J]. Jama, 2012, 307(11)：1169 – 77.

[32] Pan GH, Chen Z, Xu L, et al. Low-dose tacrolimus combined with donor-derived mesenchymal stem cells after renal transplantation：a prospective, non-randomized study[J]. Oncotarget, 2016, 7(11)：12089 – 101.

[33] Galipeau J. Mesenchymal Stromal Cells for Graft-versus-Host Disease：A Trilogy[J]. Biol Blood Marrow Transplant, 2020, 26(5)：e89 – e91.

［34］Wagner JC, Tang Q. CAR-Tregs as a Strategy for Inducing Graft Tolerance［J］. Curr Transplant Rep, 2020, 7(3)：205 - 214.

［35］Macdonald KG, Hoeppli RE, Huang Q, et al. Alloantigen-specific regulatory T cells generated with a chimeric antigen receptor［J］. J Clin Invest, 2016, 126(4)：1413 - 24.

［36］Loper K, Sugrue MW, Raval JS, et al. Adverse event reporting for cellular therapy products：Current status and future directions［J］. Transfusion(Paris), 2020, 60(12)：2815 - 2827.

［37］Reis M, Mavin E, Nicholson L, et al. Mesenchymal Stromal Cell-Derived Extracellular Vesicles Attenuate Dendritic Cell Maturation and Function［J］. Front Immunol, 2018, 9：2538.

［38］Kishimoto TK, Maldonado RA. Nanoparticles for the Induction of Antigen-Specific Immunological Tolerance［J］. Front Immunol, 2018, 9：230.

［39］Dangi A, Yu S, Luo X. Apoptotic cell-based therapies for promoting transplantation tolerance［J］. Curr Opin Organ Transplant, 2018, 23(5)：552 - 558.

［40］文吉秋, 陈惠萍. 肾移植术后常见的复发性肾小球疾病(一)［J］. 肾脏病与透析肾移植杂志, 2012, 21(4)：384 - 388

［41］Cecka JM, Gritsch HA. Why are nearly half of expanded criteria donor(ECD) kidneys not transplanted?［J］. Am J Transplant, 2008, 8(4)：735 - 6.

［42］熊艳, 郭晖, 岳朋朋, 等. 移植病理学在器官移植供者器官评估中的应用［J］. 武汉大学学报(医学版), 2021, 42(2)：199 - 205

第二章 造血干细胞移植

第一节 造血干细胞移植的历史

◎张圆圆　常英军　黄晓军

目前，国内外学界公认造血干细胞移植（HSCT）仍是治愈恶性血液病、遗传代谢性疾病等多种疾病有效乃至唯一的手段。1957 年，美国学者 E. Donnall Thomas 和 Joseph Ferrebee 在《新英格兰医学杂志》上首次报道了造血干细胞移植治疗 6 例白血病的临床结果，尽管仅有 2 例获得短暂的供者植入，但 Thomas 等的研究证实了移植治疗白血病的可行性，开创了造血干细胞移植临床应用的先河。在随后的半个多世纪中，随着人类白细胞抗原（HLA）的发现、环孢素 A 和氨甲蝶呤用于移植物抗宿主病（GVHD）的预防以及移植供者来源等诸多问题的解决，造血干细胞移植的数量快速增加、移植预后极大改善。截至 2019 年，全球已经完成移植病例超过 150 万例。本节从国际视角、国内视角，并提出从整合医学的视角看待造血干细胞移植发展历史，以史明鉴，促进移植的发展。

一、HSCT 发展历史：国际视角

1891 年，Brown-Sequard 和 d'Arsonaral 提出口服骨髓的治疗方法，他们认为贫血和白血病与造血缺陷有关；1896 年，Quine 报道了试用的结果。1923 年，Leake 试用红骨髓和脾脏的提取物成功治疗了几例用其他方法治疗无效的贫血患者。1937 年，Schretzenm 首先应用新鲜自体或异体骨髓肌内注射治疗寄生虫感染，取得一定的效果。1939 年，Quine 在美国医学会刊的主编致辞中就 "remedial application of bone marrow extracts to treat various health conditions" 进行了讨论。

第二次世界大战期间毒气弹氮芥气的研究，促进了现代肿瘤化疗的形成。1945 年，美国在日本广岛和长崎投放的两颗原子弹致使大量无辜平民成为核辐射的受害者；该事件推动了 HSCT 实验性研究工作的快速进展。许多学者为此做出了开创性的贡献。1949 年，Jacobson 及同事首次发现小鼠接受致死剂量的照射时，如果遮

蔽脾脏，小鼠就能够存活；他们还发现腹腔内注射脾细胞（小鼠的造血器官）能达到同样的效果。1952 年，Lorenz 等发现给急性辐射损伤的小鼠或豚鼠移植骨髓组织，能重建造血。Jacobson 等的研究使学界逐渐认识到骨髓移植用于：①纠正骨髓衰竭综合征；②为骨髓清除性化疗和放疗提供保护措施。1955 年，Barnes 等在建立小鼠同基因和异基因移植白血病模型的过程中发现前者 100% 死于白血病，后者多数发生 GVHD，但白血病死亡率显著低于同基因小鼠模型，由此，作者认识到了移植物抗白血病作用。

　　1957 年，Thomas 等报道 6 例白血病的骨髓移植结果。1958 年，法国肿瘤学家和免疫学家 Georges Mathé 应用非亲缘供者骨髓移植治疗了 6 例受到不同剂量辐射损害的南斯拉夫工程师，作者首次从临床角度提出了 GVHD 的概念，并推测这是由于供者骨髓中的免疫细胞针对受者细胞发生的免疫反应。1960 年，HLA 的发现使得选择供者成为现实，为促进植入、降低 GVHD 奠定了免疫学基础。1969 年初，美国西雅图移植中心 Thomas 等成功为一例慢性粒细胞性白血病（CML）急变期患者实行了 HLA 相合同胞供者异基因骨髓移植。1972 年，Thomas 等首次报告了异基因 HSCT 成功治疗重型再生障碍性贫血（SAA）。同年，Mortimer Bortin 和 Albert Rimm 两位学者倡议成立国际骨髓移植登记处（IBMTR），也就是 CIBMTR 的前身。1973 年，Speck 等成功将无关供者骨髓移植用于临床。同年，在瑞士学者 Bruno Speck 的领导下成立了欧洲骨髓移植协作组（EBMT），后来更名为欧洲血液和骨髓移植学会（the European Society for Blood and Marrow Transplantation，EBMT）。1977 年，文献报道的完全缓解状态接受骨髓移植的急性髓细胞白血病（AML）患者长期存活率达到 55%。1979 年，国外学者在接受骨髓移植的患者身上观察到了移植物抗白血病作用。20 世纪 70 年代末，预处理方案、最佳供者选择以及克服 GVHD 对移植预后的不良影响成为骨髓移植领域研究的热点（图 2.1.1）。

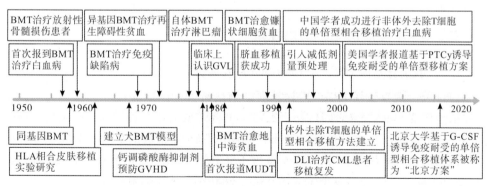

图 2.1.1　造血干细胞移植历史（国际视角）

　　20 世纪 80 年代和 90 年代是造血干细胞移植的快速发展期，造血干细胞移植的突破之一是 HLA 相合无关供者移植的成功使 75% 的白人患者可找到合适的无关供者。体外去除 T 细胞的单倍型相合移植被用于治疗儿童严重联合免疫缺陷综合征。此外，减低剂量预处理方案的使用、移植后感染的预防或抢先治疗等支持手段的不断建立也极大改善了异基因 HSCT 患者的预后。1986 年，美国学者建立了世界上首个无关供者骨髓库。1988 年，Kessinger 用未动员的外周血干细胞移植来重建造血。此后，随着对干细胞动力学、免疫表型研究的进展和细胞分离技术改善，欧美学者开始利用细胞因子和（或）化疗药物动员骨髓内的干细胞进入外周血，并使用血细胞分离机采集外周血的造血干细胞。1989 年，法国学者 Gluckman 在《新英格兰医学杂志》上报道了首例脐血移植治疗范可尼贫血的病例，标志着脐血作为其他移植物来源之一被成功用于 HSCT。1990 年，德国学者 Kolb 在 *Blood* 杂志上首次报道供者淋巴细胞输注（DLI）可有效治疗慢性粒细胞白血病移植后血液学复发。1995 年，*Blood* 杂志首次报道了粒细胞集落刺激因子（G-CSF）动员的外周血移植物被成功用于异基因 HSCT。

20 世纪 90 年代，尽管体外去除 T 细胞的单倍型相合移植方案被用于白血病等恶性血液病的治疗，但移植物中 T 细胞去除延迟了免疫重建，导致移植后感染率、复发率增加，使接受该方案移植的患者并未因 GVHD 降低使存活获益。2000 年，北京大学团队基于 G-CSF 诱导免疫耐受建立的单倍型相合移植方案成功用于白血病患者的临床治疗。随后，该团队围绕植入不良、GVHD 预防、白血病复发防治以及最佳供者选择等单倍型相合移植关键问题，建立了系列技术体系，这一国际原创的首个非体外去除体细胞的单倍型相合移植体系被世界骨髓移植学会称为"北京方案"（图 2.1.1）；2002 年和 2008 年，美国约翰霍普金斯大学团队陆续报道了基于移植后环磷酰胺诱导免疫耐受的单倍型相合移植方案治疗白血病的临床结果（巴尔的摩方案）。单倍型相合移植在全球范围内的广泛应用，基本解决了供者来源问题，迎来"人人都有移植供者"的新时代。1957—2019 年，全球所有移植中心完成的造血干细胞移植总例数超过 150 万，单倍型移植数量的增加使亲缘供者移植的数量快速增加、无关供者移植进入平台期，脐血移植呈现下降趋势。

二、HSCT 发展历史：国内视角

（一）我国异基因 HSCT（Allo-HSCT）发展历史

1964 年，北京大学人民医院血液科陆道培带领的团队完成亚洲首例同基因骨髓移植治疗重症再生障碍性贫血（SAA），患者获得治愈、长期存活。随后，该团队相继创下首先以孕妇供骨髓以及重建骨髓的最少细胞数的 2 项世界纪录。1981 年，该团队成功实施我国第一例异基因 HSCT（Allo-HSCT）治疗白血病。此后，Allo-HSCT 陆续在国内多家单位成功开展。2000 年，该团队首先在国际上成功应用双份脐带血移植治疗超大体重患者。迄今为止，我国有 100 个以上的移植中心能够独立应用 Allo-HSCT 治疗白血病等各类血液系统疾病，其中北京大学血液病研究所（简称北大血研所）、北京陆道培医院、苏州大学附属第一医院和南方医科大学南方医院血液科等单位每年完成的移植例数均超过 500 例。为解决造血干细胞移植供者来源缺乏的这一世界性难题，北大血研所团队经过 10 余年的努力建立了基于 G-CSF 诱导免疫耐受的、国际原创非体外去除 T 细胞的单倍型相合骨髓和外周血混合移植技术体系（被世界骨髓移植学会称为"北京方案"，图 2.1.2），该方案的建立基本解决了供者来源缺乏问题，使我国 Allo-HSCT 水平跻身国际先列，极大提升我国的国际学术地位。

目前，"北京方案"已经成为国际主流单倍型相合移植方案之一，另一种主流移植方案是美国霍普金斯大学团队建立的基于移植后环磷酰胺诱导免疫耐受的单倍型相合移植方案。北大血研所许兰平等于《骨髓移植》杂志上报道了 2008—2019 年中国血液和骨髓移植登记组（CBMTRG）的病例统计分析资料，结果显示国内的 Allo-HSCT 数量为 58 914 例；2019 年全年中国 149 个移植中心完成移植12 323 例；其中异基因移植和单倍型相合移植分别为 9597 例和 5771 例；其中AML 和 ALL 仍是排名前两位的移植适应证。该杂志配发的述评认为"CBMTRG 是国内和国际合作交流的一个完美范例"。截至 2021 年 1 月 20 日，北大血研所单中心 Allo-HSCT 的数量超过 1 万例，是目前国际最大的单倍型相合移植中心。

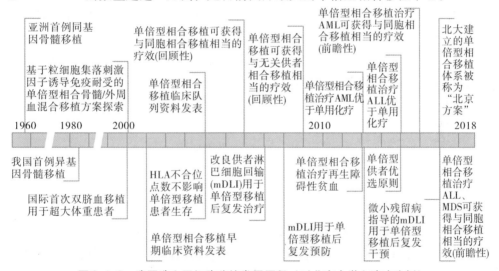

图 2.1.2　我国造血干细胞移植发展历程（以北京大学血液病为例）

（二）单倍型相合移植的"北京方案"

20 世纪 90 年代，尽管脐血移植和无关供者移植成为可靠的其他供者来源，但由于脐血移植主要限于体重 35kg 以下的患者以及从我国的无关供者骨髓库找到合适供者的概率低于 20％，供者来源缺乏仍是限制移植广泛临床应用的、亟待解决的世界性难题。北大血研所团队自 2000 年基于 G-CSF 诱导免疫耐受的理论，建立了原创的非体外去除 T 细胞的单倍型相合骨髓和外周血混合移植方案，治疗首例白血病患者并获得成功。此后，该团队在移植适应证拓宽，移植后移植排斥和植入不良的防治，生物学标记指导移植物抗宿主病（GVHD）防治、复发防治、供者选择、感染防治、促进免疫重建等技术体系的建立方面对该方案进行了完善，形成了独特的单倍型相合移植技术体系，该体系于 2016 年被世界骨髓移植学会称为"北京方案"。

2018 年，"北京方案"作为北京大学百年校庆的标志性医学成就之一被 *Nature* 杂志进行了专栏介绍。目前，我国学者建立的"北京方案"和美国学者建立的"巴尔的摩方案"已经在世界范围内成为两种主流的单倍型相合移植方案，造福了数以万计的各类血液病患者。

1. 危险分层指导的急性 GVHD 预防新方法

针对单倍型相合移植（Haplo-HSCT）后急性 GVHD 发生率显著高于 HLA 相合同胞供者移植（MSDT）或无关供者移植（MUDT）这一临床问题，北大血研所团队借助 G-CSF 动员后骨髓采集物中 CD4/CD8 比值这种生物标记物将接受 Haplo-HSCT 的患者分为移植后急性 GVHD 发生的高危（CD4/CD8 比值 $\geqslant 1.16$）、低危（CD4/CD8 比值 < 1.16）人群，将高危人群随机分为激素预防组和对照组；结果显示风险分层指导的激素预防不仅将 Ⅱ～Ⅳ度急性 GVHD 发生率降低 27%，而且显著降低 100d 内激素用量、继发性高血压和股骨头坏死的发生率，改善了高危组无 GVHD 无复发存活。该项成果于 2016 年 4 月 8 日在线发表在肿瘤领域国际知名期刊 *J Clin Onocl* 上，同期配发哈佛大学 Alyea 教授的述评："Chang 等的创新性设计不仅使激素预防更有效针对高危人群，降低入组患者人数，而且使低危患者避免不必要的糖皮质激素应用；为研发新的急性 GVHD 预防方案提供了范例，值得其他移植领域仿效。"

长期随访显示小剂量的糖皮质激素预防 Haplo-HSCT 后急性 GVHD 显著降低了中重度慢性 GVHD 的发生率，改善了无复发无 GVHD 存活。总之，北大血研所团队的研究提示基于包括免疫细胞、免疫分子及微小残留病（MRD）等在内的生物标记物指导的移植后 GVHD 防治、复发防治、感染防治是移植个体化研究的新方向。

2. 移植后复发防治技术体系

尽管 DLI 是治疗白血病移植后血液学复发的有效方法，但传统的 DLI 技术存在急性 GVHD 发生率高、易发生全血细胞减少等缺点，北大血研所团队以 G-CSF 动员的外周血采集物替代传统的稳态淋巴细胞进行 DLI，同时联合小剂量免疫抑制剂预防 GVHD，该方案被称为"改良供者淋巴细胞（mDLI）"；北大血研所的资料显示 mDLI 不仅被有效用于 MSDT 后白血病复发的治疗、干预和预防，而且还被有效用于 Haplo-HSCT 后白血病复发的干预和预防。

2012 年，结合 MRD 检测，北大血研所团队进行的一项前瞻性研究纳入 814 例接受移植的标危急性白血病患者，其中 105 例移植后 MRD 阳性，分别接受 IL-2 干预（$n = 49$）和 mDLI 干预（$n = 56$）；结果显示 MRD 阴性组、IL-2 干预组和 DLI 干预组患者的 3 年累计复发（CIR）率分别为 18.1%、64.4% 和 27.8%，无病存活率（DFS）分别为 61.6%、24.1% 和 55.6%。该结果随后被浙江大学黄河团队的研究证实，因此，基于 MRD 指导的靶向药物、mDLI、去甲基化药物、干扰素 -α、嵌合抗原受体 T 细胞（CAR-T）和（或）CAR-NK 细胞干预等方案形成的 Allo-HSCT 后复发分层防治体系，降低了复发率，改善了移植预后。

3. 单倍型相合移植最佳供者选择原则

随着"人人都有供者"时代的到来，有 Allo-HSCT 适应证的患者不仅有了供者，而且多数患者往往具备 2 个以上的包括单倍型相合供者在内的移植供者。因此，如何选择最佳供者成为国内外学者面临的临床难题之一。北大血研所团队的研究为单倍型相合最佳供者选择提供了答案：①首选供者特异性抗人类白细胞抗原抗体（DSA）阴性的供者；②选择年轻、男性供者；③选择血型相合的供者；④亲缘关系选择的顺序是子女、同胞、父亲、母亲、旁系亲属；⑤选择非遗传母系抗原不合的供者；⑥选择 NK 细胞抑制性受体相合的供者。上述原则被写入《欧洲血液和骨髓移植学会单倍型相合供者选择共识》等多项国际移植指南/共识。

最近，北大血研所团队发现，移植前 MRD 阳性急性白血病患者接受 Haplo-HSCT 后的复发率显著低于 MSDT、无病存活和总体存活显著优于后者，提示单倍型来源的供者具有更强的抗白血病作用（详见第四节中"单倍型相合供者和 HLA 相合同胞供者选择"内容）。

4. 单倍型相合移植适应证的拓宽

2012 年，北大血研所团队发表了 Haplo-HSCT 成功治疗重型再生障碍性白血病（SAA）的临床队列研究结果。随后，该团队的研究证实单倍型相合移植还可用于治疗多发性骨髓瘤（MM）、淋巴瘤以及儿童遗传性和（或）先天代谢性疾病等多种疾病。移植适应证的拓宽还为一些以前不能获得治愈的疾病争取了根除疾病的机会，如肾上腺脑白质营养不良和黏多糖症。另外，该团队的单中心或他们牵头的全国多中心研究还证实 Haplo-HSCT 治疗 SAA 可以获得与 MSDT 和 MUDT 相当的疗效。

目前，"北京方案"作为急性髓系白血病（AML）和急性淋巴细胞白血病（ALL）巩固后治疗选择，在治疗疗效优于单用化疗；其治疗 AML、ALL 和骨髓增生异常综合征可取得与 MSDT 以及 MUDT 相当的疗效。目前，Haplo-HSCT 已经成为我国儿童 SAA 患者的一线治疗。迄今为止，北大血研所团队在"北京方案"建立和完善过程中，共发表 SCI 论文 400 余篇，改变/影响欧美国际指南/共识 40 余项，多项成果被写入第 5 版《托马斯造血干细胞移植》这一经典教科书，团队还牵头将包括单倍型相合移植等在内的 Allo-HSCT 经验以指南/共识的形式发表在 *J Hematol Oncol* 和 *Cancer letters* 两本国际期刊上，*Leukemia* 主编 Robert Peter Gale 评价认为："我们不应该忘记过去二十年里中国学者的贡献，包括砷剂治疗急性早幼粒细胞白血病和单倍型相合移植的北京方案。"

2021 年 9 月 15 日，我国更新版的 Allo-HSCT 适应证、预处理方案及供者选择共识发表在 *J Hematol Oncol* 杂志上，为国内外移植专科医生的临床实践提供了指导和借鉴。

（三）我国造血干细胞移植的现状和挑战

经过几代人半个多世纪的不懈努力，我国学者在造血干细胞移植领域取得了令世人瞩目的成就。然而，与欧美国家相比仍存在差距：①我国造血干细胞移植总例数明显低于美国（>22 000 例，2016 年数据）和欧洲（42 171 例，2015 年数据），远远不能满足血液肿瘤患者移植的需求，这是我们面临的挑战之一；②移植类型仍然以 Allo-HSCT 为主，自体移植数量不足仅为总量的 21%，显著低于美国（>60%，2016 年数据）和欧洲自体移植（57%，2015 年数据）所占的比例；③我国接受 Allo-HSCT 患者的年龄小于欧美国家；④基于中国血液和骨髓移植登记组数据的文章极少，还有很大的发展空间在国际上展示我国的移植成就；⑤尽管我国在 Haplo-HSCT 领域处于国际领跑地位，在 *J Clin Onocl*、*Blood* 发表了系列高水平的研究成果，但还缺乏在 *N Eng J Med*、*Lancet*、*JAMA* 和 *BMJ* 等高影响力的四大医学周刊上发表移植相关的研究成果。

尽管 Haplo-HSCT 取得了与 MSDT 等同的疗效，但移植后白血病复发、感染及重度慢性 GVHD 等仍是导致患者死亡的主要原因。可见，深入阐明白血病复发、感染及重度慢性 GVHD 发生的免疫学机制，发现调控复发、感染、重度 GVHD 等的关键靶细胞/靶分子是我们面临的另一挑战。此外，嵌合抗原受体 T 细胞（CAR-T）和 CAR-NK 等是目前免疫细胞治疗的热点领域，我国在这方面也取得了不少令人欣喜的、具备国际水平的研究成果。如何将 CAR-T、CAR-NK 等细胞治疗、靶向治疗、倍林妥莫等疗法与 Allo-HSCT 有机结合用于 AML、ALL、MM 和淋巴瘤等恶性血液病的治疗，实现这些患者疾病的根治也是挑战之一。

为了应对这些挑战，我们必须从以下几个方面下功夫：首先，通过各种途径大力培养具备 Allo-HSCT 资质的专业队伍，以满足血液肿瘤患者移植需求。其次，加强基础研究工作，临床移植专家要与从事基础研究的专家，尤其是免疫学、造血干细胞生物学等领域专家紧密结合以阐明移植后植入不良、复发、GVHD 等发生的免疫学机制，并通过转化研究不断建立移植合并症防治新方法，提高疗效。再次，要瞄准细胞治疗的前沿领域，实现基础研究—转化研究—临床研究的全链条整合衔接，不断开发具有我国自主知识产权的细胞产品，并与移植相结合，成就由 Allo-HSCT 向细胞治疗的完美交接，为血液肿瘤患者提供更有效、安全、便捷的治疗手段，最终造福广大国内外的血液病患者。

三、HSCT 发展历史：整合医学的视角

HSCT 的过程就是通过放/化疗摧毁白血病等患者的造血和免疫功能，然后回输健康供者的造血干细胞、进而重建造血和免疫的过程，最终治愈患者的疾病。

整合医学，也称为整体整合医学（HIM），是指从人的整体出发，将医学各领域最先进的理论知识和临床各专科最有效的实践经验分别加以有机整合，并根据社会、环境、心理的现实进行修正、调整，使之成为更加符合、更加适合人体健康

和疾病诊疗的新的医学体系。因此，HSCT 的历史不仅需要从国际和国内的视角来看待，而且还需从血液、呼吸、消化、循环、泌尿、生殖、神经等人体的各个系统整体的角度来看待；此外，HSCT 还与心理、社会、经济等密切相关。举例说明如下：

1. **从免疫学角度看待移植**

HSCT 的核心是免疫耐受和免疫重建，1960 年，F. M. Burnet 和 Peter B. Medawar 因在克隆选择和免疫耐受方面的研究，获得诺贝尔生理学或医学奖。移植过程中免疫耐受诱导不仅促进了移植后供者来源的造血干细胞在患者体内的植入，而且抑制供者来源的效应性免疫细胞（尤其是 T 细胞）对患者皮肤、肠道和肝脏等 GVHD 器官的攻击，降低移植后 GVHD 的发生率或避免了 GVHD 发生。

2. **从抗感染的角度看待移植**

20 世纪 30~40 年代，格哈德·多马克（Gerhard Domagk）和亚历山大·弗莱明（Alexander Fleming）因发现磺胺类药物和青霉素分别获得诺贝尔生理学或医学奖，在 HSCT 移植领域针对细菌、病毒和真菌感染的预防、抢险治疗及经验性治疗显著降低了非复发相关死亡、改善了移植预后。

3. **从健康生育的角度看待移植**

精子和卵子冷冻保存技术的进步使移植患者可以提前保存生殖细胞，借助体外受精等技术生育健康的宝宝。

4. **从心理学的角度看待移植**

美国学者哈佛大学心理社会肿瘤学系的 Amonoo 等报道，对 HSCT 受者进行 8 周积极的心理干预可改善他们的心理健康状态。

从整合医学的角度而言，医学、社会、经济、心理及受教育水平等都与 HSCT 密不可分。因此，只有从整合医学角度看待 HSCT 发展历史，才能更深入地理解该治疗技术建立和不断完善的进程，从中汲取前人的经验和教训，为促进移植水平再提升提供借鉴。

参考文献

[1] Appelbaum FR. Hematopoietic-cell transplantation at 50[J]. N Engl J Med, 2007, 357(15):1472-5.

[2] Xu LP, Lu PH, Wu DP, et al. Chinese Blood and Marrow Transplantation Registry Group. Hematopoietic stem cell transplantation activity in China 2019: a report from the Chinese Blood and Marrow Transplantation Registry Group[J]. Bone Marrow Transplant, 2021, 25:1-8.

[3] Lowsky R, Negrin RS. Principles of hematopoietic cell transplantation//Kaushansky K, Lichtman M, Beutler E, et al. Williams Hematology[M]. 8th ed. New York: MeGraw-Hill Companies, Inc, 2010: 389-427.

[4] Kanakry CG, Fuchs EJ, Luznik L. Modern approaches to HLA-haploidentical blood or marrow transplantation[J]. Nat Rev Clin Oncol, 2016,13(1):10-24.

[5] Cao J, Cheng H, Shi M, et al. Humanized CD19-specific chimeric antigen-receptor T-cells in 2

adults with newly diagnosed B-cell acute lymphoblastic leukemia[J]. Leukemia, 2019, 33(11): 2751 – 2753.

[6] Gale RP. Standardizing haematopoietic cell transplants in China[J]. J Hematol Oncol, 2018, 11(1):34.

[7] Chang YJ, Zhao XY, Huang XJ. Granulocyte Colony-Stimulating Factor-Primed Unmanipulated Haploidentical Blood and Marrow Transplantation[J]. Front Immunol, 2019, 10:2516.

[8] Lynn RC, Weber EW, Sotillo E, et al. c-Jun overexpression in CAR T cells induces exhaustion resistance[J]. Nature, 2019, 576(7786):293 – 300.

[9] Zeiser R, Polverelli N, Ram R, et al, REACH3 Investigators. Ruxolitinib for Glucocorticoid-Refractory Chronic Graft-versus-Host Disease[J]. N Engl J Med, 2021, 385(3):228 – 238.

[10] Cao LQ, Zhou JR, Zhang XH, et al. A Scoring System for Predicting the Prognosis of Late-Onset Severe Pneumonia after Allogeneic Hematopoietic Stem Cell Transplantation[J]. Transplant Cell Ther, 2021, S2666 – 6367(21)01034 – 4.

[11] Guo H, Chang YJ, Hong Y, et al. Dynamic immune profiling identifies the stronger graft-versus-leukemia (GVL) effects with haploidentical allografts compared to HLA-matched stem cell transplantation[J]. Cell Mol Immunol, 2021, 18(5):1172 – 1185.

第二节 从整合医学视角看造血干细胞移植适应证

◎吕　萌　黄晓军

如何让适宜造血干细胞移植的患者在适宜的时机接受造血干细胞移植，改善预后及生活质量，减少患者和社会的经济负担，是血液病治疗的关键问题。但现代医学发展的专业过度细化（over specialization）、专科过度细划（over division）和医学知识碎片化（fragmented knowledge）曾经使得该问题很难得到圆满解决。血液病专科医生不自觉地按照擅长的专业方向将自己划分为"移植专科医生""化疗专科医生""细胞治疗专科医生""靶向治疗专科医生"等等。面对患者，诊疗计划不是从改善患者预后和生活质量的整体考虑，而是较多从自己的"亚专科"角度出发，陷落于险隘的定势思维而受困于"门户之争"。从患者的角度，他得到的诊疗方案是来自于"擅长某项技术"而不是"擅长治疗某种疾病"的专科医生建议，非常容易陷入迷茫。因此，亟须以"整合医学"的理念破除这种过度细化的发展趋势，实现"整合造血干细胞移植"发展。

而如何选择移植适应证，就是该领域"整合医学"的重要话题。血液病专科医生必须深入理解疾病风险分层，掌握所有可及的治疗方法，方能为患者设计最佳的治疗方案，既能最大限度改善患者无病存活和生活质量，同时兼顾简化治疗、降低患者经济负担。

一、急性髓系白血病

急性髓系白血病（AML）是最常见的血液恶性肿瘤之一，为造血干细胞移植排名首位的移植适应，占 Allo-HSCT 的 37%。根据国际指南/共识公认的风险分层体系（欧洲抗白血病协作组共识，ELN；美国国立综合癌症网络，NCCN），AML 按照初诊风险分层分为低危、中危、高危三个亚组人群，在成功诱导治疗取得第一次缓解期（CR1）后，低危组 AML 主要选择化疗，高危组 AML 主要选择 Allo-HSCT，而中危 AML 可选择化疗或移植。从很多专科医生认知角度，国际共识已经划分好了"势力范围"，擅长"移植"或"化疗"的血液专科医生"按图索骥"，在细分的专科中间找到自己位置即可。然而，这种专科过度细划的思维方式不利于实现整体上的白血病治疗策略优化，由此带来了系列悬而未决的问题：

· 低危白血病真的都是复发"低危"，只需要化疗不需要移植？

· 中危白血病可选化疗，可选移植，如何优选最有利于患者？

· 既往指南/共识推荐的 Allo-HSCT 均为 HLA 相合的移植模式，如果无 HLA 相合供者，该如何执行指南/共识？

综上所述，破解这些问题，"整合造血干细胞移植"大有可为。

1. 低危急性髓系白血病

核心结合因子（CBF）AML，即 t（8；21）AML 和 inv（16）或 t（16；16）AML，是低危 AML 的主要亚型。既往指南/共识认为实现 CBF-AML 再分层的关键因素是 *KIT* 基因突变，即 *KIT* 突变阳性的 CBF-AML 为中危 AML，突变阴性的为低危 AML（ELN 2010/NCCN 2018 以前），分别执行中危 AML 可以推荐移植，低危 AML 只能选择化疗的既定治疗选择策略。然而，这种只按照初诊风险分层进行"分班"的策略并不能反映 CBF-AML 治疗的全貌，研究该群白血病的预后越来越具有异质性。2013 年，北大血研所为领衔的多中心和法国协作组同时在 *Blood* 杂志发文证实，利用实时定量 PCR 动态监测 MRD，可以更有利于优选 t（8；21）AML 的治疗选择。北大血研所的一项前瞻性多中心研究证实，巩固化疗后 MRD 水平（RUNX1-RUNX1T1 转录本水平）下降 >3 个对数级定义为获得主要分子学反应（MMR），2 个巩固疗程获得 MMR 并维持半年者为低危组，其余患者为高危组。高危组 Allo-HSCT 显著减低复发率（22.1% *vs* 78.9%，$P < 0.000\,1$），改善无病存活（61.7% *vs* 19.6%，$P = 0.001$），低危组 Allo-HSCT 未降低复发率（14.7% *vs* 5.3%，$P = 0.33$），未改善无病存活（70.3% *vs* 94.7%，$P = 0.024$）。多因素分析提示是否获得主要分子学反应是决定复发率（HR 8.85，95% CI 2.05 ~ 38.13，$P = 0.003$）和无病存活（HR 9.32，95% CI 2.21 ~ 39.3，$P = 0.002$）的独立危险因素，预后预测价值优于 KIT（CIR：HR 2.12，$P = 0.049$；DFS $P > 0.05$）。因此根据动态治疗反应而不是初始的危险分层（即 KIT 突变）成为改变经典治疗选择的关键。2017 年的 ELN 和 2019 年 NCCN AML 指南均采纳这种动态治疗反应决定风险分层的"革命性观点"。

然而，*KIT* 突变常年位居风险分层重要位置，其预测意义真的就此湮灭吗？北大血研所进一步对 KIT 进行亚型分析发现，*KIT* D816/D820 突变是 *KIT* 高危突变亚型，对于 t（8；21）AML 存活预测和主要分子学反应具有类似意义。利用 *KIT* 突变和主要分子学反应形成积分系统，具有 D816/D820 突变但达到主要分子学反应，或者 *KIT* 其他突变（N822/e8/WT）未达到主要分子学反应的中危 t（8；21）AML，异基因移植可以降低复发率（13.2% *vs* 53.2%；*P* < 0.000 1），但移植 *vs* 化疗的 OS 无显著差异（92.2% *vs* 76.8%，*P* = 0.11）；对于 D816/D820 突变且未达到主要分子学反应的高危 t（8；21）AML，Allo-HSCT 不仅可以减低复发（38.4% *vs* 100.0%，*P* < 0.000 1），还可以改善 OS（76.9% *vs* 0，*P* = 0.035），而对于低危人群，异基因移植存活较化疗差（OS：78.7% *vs* 95.6%，*P* = 0.011）。因此，2021 版中国造血干细胞移植共识推荐对 t（8；21）AML 伴 *KIT* D816/D820 突变患者行异基因移植。

从最近 10 年 t（8；21）AML 风险分层的变迁来看，北大血研所等中国研究团队对指南、共识的修订贡献了非常多的高水平证据，这种正是"整合血液病学"、"白血病整体治疗"模式的深入贯彻。同期欧美还在限于单倍型移植能否用以中高危 AML 进行争论时，以"北京方案"单倍型移植体系解决"供者来源匮乏"的北大血研所团队则首先实现了"治疗选择自由"。面对一个 t（8；21）AML 患者，可以不受束缚地选择最适合患者病情的治疗方式，而不会受困于"是否具备造血干细胞供者可及性""单倍型造血干细胞移植是否适用于低危白血病"等问题，从而实现了患者治疗方案选择的优化。

而单倍型造血干细胞移植治疗低危 AML 的临床实践不断积累后，从"整合血液病学"角度，北大血研所进一步发现新问题：具备移植适应证的 t（8；21）AML 如果具有同胞相合供者、单倍型供者等多种供者来源，是否一定要坚持经典的同胞相合永远第一原则呢？北大血研所前瞻研究发现，单倍型移植较同胞相合移植更快降低 t（8；21）AML 的分子残留水平，从而降低 t（8；21）AML 移植后复发（14% *vs* 25%，*P* = 0.036），改善无病存活（68% *vs* 48%，*P* = 0.026）。因此，2021 版中国造血干细胞移植共识推荐：在有经验的中心，针对复发高危患者，单倍型造血干细胞移植可以优于经典同胞相合供者，作为异基因造血干细胞移植首选供者。

从上述研究发展历程看，如果我们不能贯彻"整合造血干细胞移植"思路，困于过度精细化分科，就无法诞生挑战指南、共识的创新性研究成果。"整合造血干细胞移植"的根本就是始终以患者为中心，以预后和生活治疗为标尺，打破专科藩篱，综合所有可及的创新医疗手段，协助患者

与 t（8；21）AML 类似，inv（16）AML 巩固 2 化疗后任意时间 CBFB-MYH11/ABL 大于 0.1% 的高危患者，Allo-HSCT 较化疗均能改善无病存活

（84.6% *vs* 31.4%，*P* < 0.001）。

CEBPAbi + AML，巩固 2 疗程后持续残留阳性患者，Allo-HSCT 较化疗具有更低复发率（0 *vs* 52.8%，*P* = 0.006）和更优活活（88.9% *vs* 47.2%，*P* = 0.027）。

NPM1 突变患者的回顾性研究发现 2 次巩固治疗 MRD 高水平（NPM1 突变转录本水平下降 < 3 个对数级）是影响化疗后 DFS 的危险因素，具有移植指征。

2. 中高危急性髓系白血病

Allo-HSCT 是中高危 AML 重要的根治手段。HOVON/SAKK 等多项国际大宗临床试验均证明有同胞相合供者的中高危 AML 获得更优无病存活（56% *vs* 28%，*P* < 0.001）。北大血研所前瞻性的单倍型 HSCT 和化疗巩固的比较研究显示，中/高危患者单倍型移植复发率明显降低（12% *vs* 58%，*P* < 0.01），4 年 OS 和 DFS 率均显著优于单纯化疗组（DFS：73.1% *vs* 44.2%，*P* < 0.000 1；OS：77.5% *vs* 54.7%，*P* < 0.001）。全国多中心临床试验证实单倍型造血干细胞移植取得与同胞相合移植一致的疗效：3 年复发（15% *vs* 15%，*P* = 0.98），非复发（NRM：13% *vs* 8%，*P* = 0.13），无病存活（74% *vs* 78%，*P* = 0.34），总存活（79% *vs* 82%，*P* = 0.36）。

考虑到高危患者对结果的影响，北大血研所中危 AML 患者 CR1 单倍型 HSCT 与化疗对比，前瞻性研究同样提示单倍型在降低复发（11.7% *vs* 49.0%，*P* < 0.000 1）、延长 DFS（74.3% *vs* 47.3%，*P* = 0.000 4）方面的优越性。中危患者能否像低危患者进行 MRD 指导下的危险再分层呢？意大利 GIMEMA AML1310 研究对于巩固化疗后 MRD 阴性患者进行化疗/自体移植，MRD 阳性患者进行 Allo-HSCT，结果证实 MRD 阳性与 MRD 阴性患者存活无差异。从专科医生角度，移植专科医生认为异基因移植逆转 MRD 阳性对预后不利影响，化疗专科医生认为 MRD 阴性有助于筛选更低危患者免于移植，但是从"整合造血干细胞移植"更高的角度评价，两种过度精细化分科的认识均不够完善，该项研究也无法证明异基因移植是否可以改善巩固 MRD 阴性患者。针对这种情况，北大血研所中危 AML 亚组分析提供了参考：巩固 2 后 MRD 阴性患者行化疗巩固与 MRD 阳性患者行移植无病存活类似（59.1% *vs* 50%），但是 MRD 阴性患者行移植显著优于上述两组（LFS 78.8%）。多因素分析显示不论是巩固 2 后 MRD 阴性还是 MRD 阳性组，Allo-HSCT 均能降低复发，改善无病存活和总存活。随后的全国多中心回顾性分析显示，即对于巩固 1/2/3 疗程后任意 MRD 阳性患者（占全部中危患者 76%），Allo-HSCT 较化疗均能够降低复发，改善无病存活和总存活，唯有巩固 3 疗程内持续 MRD 阴性患者，化疗方能取得与 Allo-HSCT 一致的疗效。将初始风险分层与动态治疗反应进行整合评分机器学习，可改变约 12.1% 中危 AML 治疗推荐，而 87.9% 中危患者不用机器学习仍得到异基因造血干细胞移植指征。因此，从目前"整合造血干细胞移植"的角度，绝大部分中危 AML 患者仍然是 Allo-HSCT 主要受益人群。

前瞻性生物随机对照临床试验证实，对于移植前残留阳性的中高危 AML，单倍型移植较同胞相合移植降低复发（19% *vs* 55%，*P* < 0.001），改善无病存活（74% *vs* 33%，*P* < 0.001）。前瞻性多中心临床试验证实，对于高危 CR1 患者，单倍型移植较同胞相合移植降低 MRD 阳性率（18% *vs* 42%，*P* < 0.001）改善无复发无 GVHD 存活（63% *vs* 43%，*P* = 0.035）。因此，中国异基因造血干细胞移植适应证共识对于中高危 AML 已不区分供者来源，均推荐异基因 HSCT 作为一线治疗选择，同时在有经验的中心，针对复发高危患者可以优选单倍型供者作为第一供者选择。

3. 难治/复发急性髓系白血病

对于难治/复发的 AML 患者，Allo-HSCT 是重要的挽救治疗方法。而难治/复发的 AML 患者的移植体系本身就是"整合血液病学"的范例体现，需要整合"强化预处理方案，移植后预防性 DLI，微小残留和 GVHD 指导下的干预措施，复发后的挽救性治疗及动态监测"等多重技术手段。对于难治/复发的急性白血病患者单倍型 HSCT 的 2 年累积复发率明显低于同胞全相合 HSCT（26% *vs* 49%，*P* = 0.008），而 3 年的累积 OS 率明显优于同胞全相合 HSCT（42% *vs* 20%，*P* = 0.048）。美国骨髓移植学会、欧洲骨髓移植学会、中国异基因造血干细胞移植适应证共识均推荐 CR2 以上及难治/复发 AML 接受异基因 HSCT。

二、急性淋巴细胞白血病

急性淋巴细胞白血病（ALL）是我国 Allo-HSCT 排名第二的适应证（24%）。第一次完全缓解期给予足量巩固治疗往往能够获得良好的预后，而异基因 HSCT 在成人 ALL 诱导缓解后的巩固治疗中具有重要地位。随着针对 CD19、CD20、CD22 的 CAR-T 细胞治疗和抗体免疫治疗进展，更多的难治/复发 ALL 有望获得缓解并有机会桥接异基因 HSCT，但是否异基因 HSCT 的时机可以延迟到 CR2，目前尚无充足证据。

1. 费城染色体阴性急性淋巴细胞白血病

费城染色体阴性成人 ALL 根据初诊白细胞计数、染色体分为标危和高危组。MRC UKALL Ⅻ临床试验结果显示，费城染色体阴性患者（Ph⁻ ALL）有供者行 Allo-HSCT 的患者 5 年累积 OS 和 DFS 率均明显高于没有供者的患者（OS：53% *vs* 45%，*P* = 0.02；DFS：50% *vs* 41%，*P* = 0.009），高危组获益于降低复发率，标危组获益于降低复发率、改善存活。成人 Ph⁻ ALL 标危患者 CR1 期移植优于化疗。多中心前瞻性Ⅲ期临床研究，年轻成人标危 ALL-CR1 患者，55 例接受了成人强化化疗方案，59 例接受了单倍体造血干细胞移植。与化疗组相比，移植组患者 2 年复发率低（12.8% *vs* 46.7%）、2 年无白血病生存（LFS）率高（80.9% *vs* 51.1%）、2 年 OS 高（91.2% *vs* 75.7 %）。多中心回顾性研究对标危成人 ALL-CR1 患者移植进行预后分析，127 例为单倍体移植，144 例为同胞相合移植，77 例为非血缘移植，三组移植患者的重度 aGVHD、5 年 TRM、5 年复发率、OS、LFS、

GRFS 均无统计学差异。成人 Ph⁻ ALL 高危患者在 CR1 移植是标准治疗，一项Ⅲ期生物随机多中心研究在成人 Ph⁻ ALL 高危患者中比较了单倍体移植取得了同胞相合移植一致的疗效，单倍型 *vs* 同胞相合移植 3 年 DFS（61% *vs* 60%），3 年 OS（68% *vs* 64%）。

儿童 CR1 Allo-HSCT 主要用于具有高危因素和对化疗反应不佳的患者。如极高危 ph⁻ B-ALL 儿童患者在 CR1 行单倍体移植较化疗复发率降低（10.9% *vs* 46.7%，$P < 0.001$），无病存活率提高（81.0% *vs* 52.0%，$P = 0.005$）。

目前 NCCN、EBMT（欧洲血液与骨髓移植学会）等指南推荐对于 ALL-CR1 的患者如果具备不良预后的因素如 MRD 持续阳性、不良核型、诊断时白细胞较高等进行 Allo-HSCT，但 EBMT 指南仅推荐同胞相合及非血缘 HSCT。与此不同，鉴于我国在 Allo-HSCT 治疗 Ph⁻ ALL 中的良好结果，中国造血干细胞移植适应证共识推荐对于具备 NCCN、EBMT 移植指征的 Ph⁻ ALL 不区分供者来源。

2. 费城染色体阳性急性淋巴细胞白血病

酪氨酸激酶抑制剂（TKI）的诞生曾被认为是费城染色体阳性 ALL 的终极治疗，但 TKI 疗效并不能持久，Allo-HSCT 联合 TKI 才是根治 Ph⁺ ALL 的主要手段。在费城染色体阳性的 ALL（Ph⁺ ALL）患者中，有同胞供者的患者 5 年和 10 年的累积 OS 率同样高于没有同胞供者的患者（5 年 OS：34% *vs* 25%；10 年 OS：30% *vs* 19.5%）。能否通过初诊和治疗反应对 Ph⁺ ALL 实现再分层呢？对于初诊白细胞 ≥ 30×10^9/L 或巩固 2 未达到分子生物学缓解的患者，Allo-HSCT 较化疗 + 靶向药具有更低的复发率（23.6% *vs* 36.9%，$P = 0.017$；37.5% *vs* 100.0%，$P < 0.001$）和更佳的无病存活（62.4% *vs* 43.8%，$P = 0.048$；56.2% *vs* 0%，$P < 0.001$），而对于不含这两个危险因素的患者，Allo-HSCT 未取得对化疗 + 靶向药的优势。儿童 Ph⁺ ALL 未达到分子生物学缓解的患者，Allo-HSCT 较化疗 + 靶向药可以改善存活。

三、骨髓增生异常综合征及骨髓增殖性肿瘤

Allo-HSCT 是治疗中高危或输血依赖性骨髓增生异常综合征（MDS）及骨髓增生异常综合征/骨髓增殖性肿瘤（MDS/MPN）的常规手段，也是唯一治愈 MDS 的手段。MDS 移植占我国全部移植病例数约 8%。

我国多中心临床试验显示单倍型造血干细胞移植取得与同胞相合移植一致的疗效，3/6 单倍型，4～5/6 单倍型和同胞相合供者复发率（6% *vs* 7% *vs* 10%，$P = 0.36$），无病存活（58% *vs* 63% *vs* 71%，$P = 0.14$）无差异。儿童 MDS 患者行单倍型移植 3 年无病存活可达 81.9%。

虽然中高危 MDS 或 MDS/MPN 移植适应证争议不大，但是否对幼稚细胞增高的 MDS/MPN 患者移植前进行化疗或去甲基化药物是否获益尚存争议。北大血研所报告移植前化疗并未取得对支持治疗的优势：3 年无病存活类似（70.0% *vs* 78.2%，$P = 0.189$）。而天津血研所报告移植前化疗不能改善 MDS-EB2 总体存活

（59.2% *vs* 62.9%，*P* = 0.991），但可以改善已经转化为 AML 的 MDS 患者存活（62.2% *vs* 20.0%，*P* = 0.013）。因此，从"整合血液病学"角度，针对 MDS/MPN 的治疗不能过度进行亚专科分解，"化疗医生"管理"移植前治疗"，"移植医生"专做"移植"，而应该站在整个疾病的高度进行统筹管理，全程整合治疗。

四、慢性髓系白血病

慢性髓系白血病（CML）是骨髓造血干细胞克隆性增殖的恶性肿瘤，其特征是外周血中性中幼粒、晚幼粒及成熟粒细胞、嗜酸性粒细胞、嗜碱性粒细胞明显增多，中晚幼及成熟粒系生成失调和增殖失控。95% 患者具有 Ph 染色体，所有 CML 都可检测到 *BCR/ABL*1 基因。

针对 *BCR-ABL* 基因的靶向治疗药物，TKI 的应用显著改善了 CML 患者的预后，使其预期寿命接近普通人群，是目前 CML 治疗的一线选择。CML 的治疗选择除充分考虑药物的安全性及耐受性外，也将经济负担及停用 TKI 获得无治疗缓解状态（TFR）作为治疗选择的重要因素。一代 TKI 伊马替尼治疗 CML 患者 10 年存活率为 85%～90%，二代 TKI 尼洛替尼和达沙替尼等一线治疗 CML 能够更快更深地获得分子生物学反应，是慢性粒细胞白血病 – 慢性期（CML-CP）ELTS 或 Sokal 评分中高危患者初始治疗的首选，选定治疗 TKI 后每 3 个月监测 *BCR-ABL* 基因定量，评估疗效，调整治疗。北大血研所针对 CML 第一次慢性期（CP1）前瞻队列研究发现，伊马替尼组均明显优于同胞全相合 HSCT 组，故国内外指南均不推荐 Allo-HSCT 作为 CML-CP1 患者的一线治疗推荐。

近年来，Allo-HSCT 治疗 CML 的比例显著下降，国际骨髓移植登记组 CBIMTR 数据显示：由 2008 年的 22% 降至 2017 年的 2%，根据 EBMT 数据提示每年接受 HSCT 的 CML 患者从 1999 年的 1396 例/年下降到 2017 年的 355 例/年，而我国 Allo-HSCT 中 CML 患者比例由从 2007 年的 26% 降至 2017 年 2%。

从整合血液病学整体治疗的角度来看，CML-CP1 患者 TKI 治疗已获得很好的疗效，Allo-HSCT 完全没有应用空间了吗？对于初始治疗失败，出现 TKI 耐药突变，以及曾更换多种二代 TKI 均耐药/不耐受的患者应考虑 Allo-HSCT，已出现一、二代 TKI 泛耐药 T315I 突变为例，在 CML-CP、AP 及 BC 期进行 Allo-HSCT 患者的 PFS 分别为 80.0%、72.9% 以及 0；北大血研所前瞻队列提示 CML 加速期和急变期的患者接受 HSCT 后 4 年的 LFS 分别为 66.7% 和 61.5%，移植的疗效明显优于伊马替尼，中国造血干细胞移植适应证共识（2018/2021）推荐：二代 TKI 治疗失败、T315I 突变、急变或加速期 CML 患者建议选择 Allo-HSCT。

五、再生障碍性贫血

再生障碍性贫血是一种严重威胁患者生命的骨髓衰竭性疾病，Allo-HSCT 与免疫抑制治疗是主要治疗手段。2009 版英国血液学会指南推荐，对于 40 岁以下且有同胞全相合供者的初治重型再生障碍性贫血（SAA）患者，如无活动性感染和出血，可将同胞全相合供者 HSCT 作为首选治疗；对于没有同胞全相合的供者或年龄 >40 岁的患者，包括抗人胸腺细胞球蛋白（ATG）和环孢素（CsA）的免疫抑制治疗是首选，对于 4 个月治疗无效的患者，二线治疗为非血缘移植或重复第二次免疫治疗。单倍型 HSCT 等仅被推荐作为三线的治疗选择之一。

北大血研所将非体外去 T 单倍型造血干细胞移植体系拓展到再生障碍新性贫血，也取得了 100% 植入率。随后进行的全国多中心临床试验显示，对于免疫抑制剂治疗失败的成人 SAA 患者，应用北京方案单倍型移植 3 年 OS 达到 89%，而对于初治患者的单倍型移植 3 年 OS 也达到 86%。安徽省立医院等中心应用脐血移植治疗 SAA 的 3 年存活率也达到 89% ~92%。苏州血液研究所证实单倍型移植较免疫抑制治疗具有更好的 6 月反应率（90.3% vs 18.8%，P < 0.000 1）和无衰竭存活（77.8% vs 48.0%，P < 0.000 1），以及更好的生活质量。鉴于单倍型等替代供者 HSCT 治疗 SAA 的良好疗效及其他的循证医学证据，我国 Allo-HSCT 适应证共识推荐 50 岁以下初诊 SAA 患者首选同胞相合 HSCT，无同胞供者可一线首选单倍型 HSCT，儿童可选择非血缘、脐血。免疫治疗失败患者推荐异基因 HSCT 并且不考虑供者来源。单倍型等替代供者 HSCT 由三线进入二线乃至 SAA 的一线治疗推荐。2016 版的英国血液学会指南也将单倍型、脐血移植纳入免疫治疗失败的 SAA 二线治疗推荐，并随后得到 Neal S. Young、Bacigalupo A 等学者在 *New Engl J Med*、*Blood* 发文支持。再生障碍性贫血的治疗也摆脱了"移植医生""免疫抑制医生"的门户之见，进入了整体化全程管理的"整合造血干细胞移植"新时代。

参考文献

［1］Döhner H，Estey E，Grimwade D，et al. Diagnosis and management of AML in adults：2017 ELN recommendations from an international expert panel［J］. Blood，2017，129（4）：424 – 447.

［2］Zhang XH，Chen J，Han MZ，et al. The consensus from The Chinese Society of Hematology on indications，conditioning regimens and donor selection for allogeneic hematopoietic stem cell transplantation：2021 update［J］. J Hematol Oncol，2021，14（1）：145.

［3］Xu LP，Lu PH，Wu DP，et al；Chinese Blood and Marrow Transplantation Registry Group. Hematopoietic stem cell transplantation activity in China 2019：a report from the Chinese Blood and Marrow Transplantation Registry Group［J］. Bone Marrow Transplant，2021，25：1 – 8. doi：10.1038/s41409 – 021 – 01431 – 6. Online ahead of print.

［4］Zhu HH，Zhang XH，Qin YZ，et al. MRD-directed risk stratification treatment may improve outcomes of t（8；21）AML in the first complete remission：results from the AML05 multicenter trial［J］. Blood，2013，121：4056 – 62.

［5］Qin YZ，Jiang Q，Wang Y，et al. The impact of the combination of KIT mutation and minimal residual disease on outcome in t（8；21）acute myeloid leukemia［J］. Blood Cancer J，2021，11：67.

［6］Balsat M，Renneville A，Thomas X，et al. Postinduction Minimal Residual Disease Predicts Outcome and Benefit From Allogeneic Stem Cell Transplantation in Acute Myeloid Leukemia With

NPM1 Mutation: A Study by the Acute Leukemia French Association Group[J]. J Clin Oncol, 2017, 35(2):185 – 193. doi: 10. 1200/JCO. 2016. 67. 1875. Epub 2016 Nov 14.

[7] Lv M, Wang Y, Chang YJ, et al. Myeloablative haploidentical transplantation is superior to chemotherapy for patients with intermediate-risk acute myelogenous leukemia in first complete remission[J]. Clin Cancer Res, 2019, 25:1737 – 48.

[8] Goldstone AH, Richards SM, Lazarus HM, et al. In adults with standard-risk acute lymphoblastic leukemia, the greatest benefit is achieved from a matched sibling allogeneic transplantation in first complete remission, and an autologous transplantation is less effective than conventional consolidation/maintenance chemotherapy in all patients: final results of the International ALL Trial (MRC UKALL XII/ECOG E2993)[J]. Blood, 2008, 111(4):1827 – 33. doi: 10. 1182/blood – 2007 – 10 – 116582. Epub 2007 Nov 29.

[9] Passweg JR, Baldomero H, Chabannon C, et al; European Society for Blood and Marrow Transplantation (EBMT). Hematopoietic cell transplantation and cellular therapy survey of the EBMT: monitoring of activities and trends over 30 years[J]. Bone Marrow Transplant, 2021, 56 (7):1651 – 1664. doi: 10. 1038/s41409 – 021 – 01227 – 8. Epub 2021

[10] Baldomero H, Aljurf M, Zaidi SZA, et al; East-Mediterranean(EMBMT) and African (AfBMT) Blood and Marrow Transplantation Groups and the Worldwide Network for Blood and Marrow Transplantation(WBMT). Narrowing the gap for hematopoietic stem cell transplantation in the East-Mediterranean/African region: comparison with global HSCT indications and trends[J]. Bone Marrow Transplant, 2019, 54(3):402 – 417. doi: 10. 1038/s41409 – 018 – 0275 – 5. Epub 2018 Aug

[11] Duarte RF, Labopin M, Bader P, et al; European Society for Blood and Marrow Transplantation (EBMT). Indications for haematopoietic stem cell transplantation for haematological diseases, solid tumours and immune disorders: current practice in Europe, 2019[J]. Bone Marrow Transplant, 2019, 54(10):1525 – 1552. doi: 10. 1038/s41409 – 019 – 0516 – 2. Epub 2019.

[12] Killick SB, Bown N, Cavenagh J, et al; British Society for Standards in Haematology. Guidelines for the diagnosis and management of adult aplastic anaemia[J]. Br J Haematol, 2016, 172(2): 187 – 207. doi: 10. 1111/bjh. 13853. Epub 2015 Nov 16.

第三节 造血干细胞治疗血液病的疗效及预后

◎常英军 黄晓军

目前，Allo-HSCT 后是否获得长期存活是移植专科医生和接受移植的患者最关心的问题。为此，移植的最终目标往往聚焦在尽最大努力使患者避免白血病复发或非复发相关死亡。然而，通过移植使患者长期存活虽然至关重要，但并非移植目的的全部。从"整合医学"的角度看待移植的疗效和预后尚应包括诸多方面：

患者接受移植并且长期存活后的生活质量如何？患者能否顺利回归社会，心理状态是否正常？儿童患者的正常发育是否受到移植的影响？年轻患者能否正常生育？等等。

一、从疾病类型的角度看待疗效及预后

中国血液和骨髓移植登记组（CBMTR）的数据显示 Allo-HSCT 的适应证主要包括 AML、ALL、MDS 和 SAA，分别占移植总数的 37%、24%、13% 和 8%。以下我们对这四个亚组患者的疗效和预后分别给予讨论。

1. 急性髓系白血病

对于有移植适应证的预后良好的 AML 患者而言，北大血研所的资料显示，巩固 2 个疗程后微小残留病（MRD）阳性的 t（8；21）AML 患者（$n = 40$）接受 Allo-HSCT 后 5 年累计复发率（CIR）、无白血病存活（LFS）和总体存活（OS）分别为 22.1%、61.7% 和 71.6%；多因素分析显示 MRD 和治疗方法（移植 vs 化疗）是预后良好 AML 患者移植疗效的影响因素。2006 年和 2015 年北大血研所团队报道 Haplo-HSCT 治疗恶性血液病（总体人群）以及 AML（总体人群）可以获得与 HLA 相合同胞供者移植（MSDT）相当的疗效。2019 年，Li 等报道接受 Haplo-HSCT 的预后中等 AML 患者的 3 年 CIR、非复发相关死亡（NRM）、LFS、OS 以及无复发无 GVHD 存活率（GRFS）分别是 11.7%、15.4%、74.3%、80.8% 及 62.6%；多因素分析显示对于第一次获得血液学完全缓解的预后中等的 AML 而言，Haplo-HSCT 是降低复发、改善存活的独立影响因素。对于预后不良 AML 患者而言，Haplo-HSCT 移植后的累计 MRD 阳性率显著低于 HLA 相合同胞供者（18% vs 42%，$P < 0.001$），GRFS 显著高于 MSDT（63% vs 43%，$P = 0.035$）；Haplo-HSCT 和 MSDT 后的 NRM（15% vs 10%，$P = 0.368$）、CIR（14% vs 24%，$P = 0.101$）、LFS（71% vs 66%，$P = 0.579$）和 OS（72% vs 68%，$P = 0.687$）差异无统计学意义。

2. 急性淋巴细胞白血病

2014 年，北大血研所的 Yan 等报道 79 例标危成人 ALL 患者接受 Haplo-HSCT 后的 5 年 CIR、NRM、LFS 和 OS 分别为 29.9%、15.7%、54.4% 和 70.4%。2015 年，Sun 等报道 79 例接受 Haplo-HSCT 的成人高危 ALL 患者移植后的 3 年 CIR、NRM、LFS 和 OS 分别为 18.7%、19.2%、63.9% 和 72.5%。同年，Chen 等报道 139 例 Ph 阳性 ALL 患者接受 Allo-HSCT 后 5 年 CIR、NRM、LFS 和 OS 分别为 20.3%、15.6%、65.8% 和 74%。Mo 等发现对于 Ph 阴性 ALL 患者而言，高危患者和低危患者接受 Haplo-HSCT 后可以获得相当疗效。此外，我国多中心、基于生物学随机的前瞻性临床研究显示 Haplo-HSCT 治疗 Ph 阴性高危 ALL 可获得与 MSDT 等同的疗效。

3. 骨髓增生异常综合征

2010 年，北大血研所团队报告了 36 例接受 Haplo-HSCT 的高危 MDS 患者（包括 MRD-RAEB 和 RAEBT）的临床结果，这些患者 Ⅱ ~ Ⅳ 急性 GVHD 和 2 年慢性 GVHD 的发生率分别为 60% 和 56%，2 年 CIR 和 LFS 分别为 19.25% 和 64.63%；慢性 GVHD 是降低 MDS 患者移植后复发的重要因素之一。CBMTR 的资料显示 Haplo-HSCT 与 MSDT 治疗 MDS 可以获得等同的疗效。

4. 重型再生障碍性贫血

Allo-HSCT 是治愈 SAA 的重要手段之一，北大血研所团队牵头的全国多中心研究显示 101 例接受 Haplo-HSCT 的 SAA 患者，移植后中性粒细胞均获得植入，Ⅱ ~ Ⅳ急性 GVHD 和 1 年慢性 GVHD 的发生率分别为 33.7% 和 22.4%，3 年预计 OS 和 PFS 分别是 89% 和 86.8%；与同期进行 MSDT 的 SAA 患者相比，尽管 Haplo-HSCT 后的 GVHD 发生率增加，但 SAA 接受两种移植方式后的 OS 和 PFS 无统计学差异。随后的全国、多中心回顾性研究显示证实了上述研究结果。总之，单倍型相合供者已成为缺乏 HLA 相合同胞供者的 SAA 移植候选患者重要的供者来源之一。

二、从整合医学的角度看 Allo-HSCT 治疗血液病的疗效和预后

1. 生活质量和回归社会

尽管 Haplo-HSCT 在治疗 AML、ALL、MDS 和 SAA 等疾病方面获得与 MSDT 等同的疗效，但是 Haplo-HSCT 后感染、GVHD 的发生率还是高于 MSDT。由此引出的问题是：Haplo-HSCT 后患者的生活质量如何呢？北大血研所团队开展的一项横断面研究显示，接受 Haplo-HSCT 血液病患者（$n = 177$）在生理功能、综合健康状况、躯体疼痛、活力以及情感功能等健康相关生活质量（HRQOL）方面的积分都明显优于接受 MSDT（$n = 173$）的患者；多因素分析显示慢性 GVHD 是 HRQOL 的负面影响因素，年轻、男性以及回归社会（包括上学和工作）是 HRQOL 的正面影响因素。所以，血液病患者接受移植后不仅要考虑如何获得长期存活，而且要考虑 HRQOL，尽量控制负面影响因素，加强心理和身体能力恢复，使患者尽早回归社会，以便获得更好的生活质量。

2. 生育能力

生儿育女是接受 Allo-HSCT 的儿童和年轻患者移植后面临的重要问题之一。Lee 等对 1985—2011 年接受移植的 230 例儿童患者进行了分析，在性功能正常的 37 例女性患者中，6 例患者自然怀孕，生育 8 名健康新生儿，接受 TBI 组和接受化疗组患者自然怀孕发生率无差异。目前，精子或卵子冻存结合辅助生殖已经成为移植长期存活患者生育后代的重要措施之一。

3. 二次肿瘤发生率

Allo-HSCT 后的二次肿瘤包括白血病、实体肿瘤及淋巴瘤等，文献报道的发生

率约为 0.1%~8%。Adès 等把移植后骨髓增殖性疾病（PTLD）归为二次肿瘤的范畴，在总结前人的研究发现原发免疫缺陷患者接受体外去除 T 细胞的 Allo-HSCT 后 4 年 PTLD 的累计发生率高达 64.8%。在非体外去除 T 细胞的单倍型相合移植模式下，PTLD 的 1 年累计发生率为 3%。PTLD 发生的高危因素包括无关供者或 HLA 不合移植、T 细胞去除、ATG 应用、Ⅱ~Ⅳ度急性 GVHD 的发生等。慢性 GVHD 是鳞状细胞癌、头颈部和皮肤二次肿瘤发生高危因素；TBI 则与继发性黑色素瘤、胸腺及中枢神经系统二次肿瘤的发生密切相关。

综上所述，疾病的康复不能仅仅考虑原发病的问题，而且还要考虑心理、生理、社会等系列问题。从整合医学的角度分析、评判血液病患者移植疗效的预后，最终使患者在获得长期存活的同时，具有较高的生活质量，并使患者回归社会、造福社会。

参考文献

[1] Xu LP, Lu PH, Wu DP, et al; Chinese Blood and Marrow Transplantation Registry Group. Hematopoietic stem cell transplantation activity in China 2019: a report from the Chinese Blood and Marrow Transplantation Registry Group [J]. Bone Marrow Transplant, 2021, 25:1-8. doi: 10.1038/s41409-021-01431-6. Online ahead of print.

[2] Lv M, Wang Y, Chang YJ, et al. Myeloablative haploidentical transplantation is superior to chemotherapy for patients with intermediate-risk acute myelogenous leukemia in first complete remission[J]. Clin Cancer Res, 2019, 25:1737-48.

[3] Yu S, Huang F, Wang Y, et al. Haploidentical transplantation might have superior graft-versus-leukemia effect than HLA-matched sibling transplantation for high-risk acute myeloid leukemia in first complete remission: a prospective multicentre cohort study[J]. Leukemia, 2020, 34:1433-43.

[4] Wang Y, Wang HX, Lai YR, et al. Haploidentical transplant for myelodysplastic syndrome: registry-based comparison with identical sibling transplant[J]. Leukemia, 2016, 30(10):2055-2063.

[5] Xu LP, Wang SQ, Wu DP, et al. Haplo-identical transplantation for acquired severe aplastic anaemia in a multicentre prospective study[J]. Br J Haematol, 2016, 175:265-74.

[6] Xu LP, Jin S, Wang SQ, et al. Upfront haploidentical transplant for acquired severe aplastic anemia: registry-based comparison with matched related transplant[J]. J Hematol Oncol, 2017, 10:25.

[7] Lee SL, Tiedemann K, Zacharin M. Spontaneous pregnancies in female survivors of childhood allogeneic haemopoietic stem cell transplant for haematological malignancies[J]. Clin Endocrinol (Oxf), 2020, 93(4):466-472.

[8] Xu LP, Zhang CL, Mo XD, et al. Epstein-Barr Virus-Related Post-Transplantation Lymphoproliferative Disorder after Unmanipulated Human Leukocyte Antigen Haploidentical Hematopoietic Stem Cell Transplantation: Incidence, Risk Factors, Treatment, and Clinical Outcomes[J]. Biol Blood Marrow Transplant, 2015, 21(12):2185-2191

第四节　造血干细胞移植的难点

◎张圆圆　常英军　黄晓军

一、预处理方案

预处理是 Allo-HSCT 的关键环节之一，指移植患者在干细胞回输前应用放疗和（或）化疗进行治疗，以达到如下目的：①清除患者体内残存的白血病细胞，降低移植后复发率；②预处理的免疫抑制作用不仅可促进供者干细胞植入，而且有利于降低移植物抗宿主病（GVHD）；③清除受者的造血细胞，为供者造血细胞在受者骨髓中的植入提供所需的微环境。

2006 年，国际血液与骨髓移植研究中心（CIBMTR）将 HSCT 的预处理方案按强度分类为清髓性方案（MAC）、非清髓性方案（NMAC）和降低强度的预处理方案（RIC）。MAC 方案由烷化剂和（或）全身放疗（TBI）组成，能够清除患者骨髓造血干细胞，患者接受 MAC 方案后，自身造血功能不能恢复，恢复造血功能必须依靠造血干细胞支持；NMAC 方案指预处理后患者仅有轻度的骨髓抑制和全血细胞减少，常用的 NMAC 方案由 2Gy TBI + 氟达拉滨或氟达拉滨 + 环磷酰胺组成。与MAC 方案不同，RIC 方案中烷化剂或 TBI 剂量通常降低为前者的 70% 以下，可引起可逆的骨髓抑制，强度介于 MAC 和 NMAC 之间。

1. 清髓性预处理方案

经典的 MAC 剂量界于正常脏器最大耐受量和最大限度杀伤肿瘤细胞之间的治疗窗口，这一相对安全的治疗窗口很窄，高龄和原有脏器功能损害的患者往往不能耐受。优势为抗肿瘤作用强，降低移植后复发率，在疾病风险指数（DRI）中低危 AML 中，MAC 方案预处理显著降低 AML 移植后复发率，提高无病存活率（DFS）。

（1）以全身放疗（TBI）为基础的清髓性预处理方案

TBI 具有较强的免疫抑制作用及抗瘤活性，与化疗药物之间不存在交叉耐药，能够穿透中枢神经系统及睾丸等由于生理屏障造成的肿瘤细胞"庇护所"。早期动物模型基本都以 TBI 进行预处理，TBI 是最早的预处理方法。TBI 作用强度取决于总剂量、剂量率和是否分次。分次 TBI 可以在减低预处理方案引起的器官不良反应的同时保留抗瘤效应。单次 8Gy 或分次 12Gy 联合环磷酰胺 120mg/kg 是经典方案，还可联合其他化疗药物，例如阿糖胞苷、依托泊苷、美法仑等方案。一般而言，对于恶性血液病，预处理增加放疗剂量或联合其他药物，如依托泊苷、美法仑，虽然有可能降低复发率，但因同时增加治疗相关死亡率（TRM），并不能真正有效提高总体存活。早期研究显示，TBI 为基础的 MAC 方案具有更强的抗瘤作用，患者复发率相对较低，差异在急性淋巴细胞白血病（ALL）更明显，但 OS 是否获益，不同研究结果不尽相同。

与化疗药物为基础的 MAC 方案相比，较高剂量 TBI 为基础的 MAC 方案的抗瘤效应更强，然而不良反应与增高的 TRM 严重影响了长期总体存活（OS）率。TBI 剂量过高会增加严重并发症的发生风险，例如致死性胃肠道、肝、肺损伤，继发肿瘤，儿童生长、发育障碍等，而 TBI 剂量过低则会增加移植排斥与疾病复发的风险。此外，患者年龄、并发症均限制了 TBI 的广泛使用；并且，并非所有的医疗机构均有条件开展 TBI；曾接受过 TBI 治疗的患者不宜接受以 TBI 为基础的 MAC 方案，因为靶器官放射剂量的累积会增加 TBI 相关不良反应的发生风险。

（2）以高剂量化疗药物为基础的清髓性方案

为了避免高剂量 TBI 的近期及远期不良反应，以白消安（Bu）替代 TBI 成为 MAC 方案的改良趋势。Bu 是使用历史最长的烷化剂之一，目前仍作为 MAC 方案的重要药物在异体或自体移植中发挥重要作用。Bu 的稳态血药浓度与 HSCT 的预后密切相关。不同个体口服 Bu 后，稳态血药浓度差异较大，导致口服相同剂量 Bu 的患者间药代动力学、不良反应与药物效应的差异较大，从而影响了白消安 + 环磷酰胺（Bu/Cy）方案的疗效。随着静脉注射的应用，Bu 稳态血药浓度波动带来的不良反应显著减少。Bu 系统暴露量与疗效和毒副作用密切相关，剂量不足，移植物排斥及复发风险增加，浓度过高则增加癫痫、肝静脉闭塞性疾病（HVOD）风险。目前国内常用预处理方案中静脉 Bu 剂量为 0.8mg/kg，q6h 一次，连用 3～4d。

一项研究回顾性分析了 1230 例 AML 完全缓解（CR）1 期患者接受以 TBI/Cy 为基础的预处理方案、以静脉注射 Bu/Cy 为基础的预处理方案或以口服 Bu/Cy 为基础的预处理方案后，进行 HLA 相合同胞或无关供者 Allo-HSCT 的结果。多因素分析结果显示，与以 TBI/Cy 为基础的预处理方案相比，接受以静脉 Bu/Cy 为基础的预处理方案的非复发病死率（NRM）更低（RR 0.58，95%CI 0.39～0.86，P=0.007 0），OS 率（RR 0.68，95%CI 0.52～0.88，P=0.003 4）及无病存活率（DFS）（RR 0.70，95%CI 0.55～0.88，P=0.002 8）更高；而接受以口服 Bu/Cy 为基础的预处理方案患者的 NRM、OS 率及 DFS 率与接受 TBI/Cy 方案者相比，差异均无统计学意义。

该研究结果证实，与 TBI 相比，静脉注射 Bu 的患者具有存活优势，并无增高患者的复发风险或 TRM。由于大剂量 Cy 的应用可能引起出血性膀胱炎（HC）、肾盂积水、尿酸性肾病、严重心脏不良反应、静脉闭塞性疾病（VOD）与黏膜炎等不良反应，以及患者 TRM 增高及住院时间延长，因此在 Bu/Cy 方案基础上进一步减低 Cy 剂量，甚至采用其他免疫抑制剂替代 Cy 是近年改良 MAC 方案的研究趋势。

氟达拉滨（Flu）具有免疫抑制作用强、髓外不良反应少的优点，同时具有一定的抗瘤作用，并可抑制烷化剂诱导的 DNA 损伤修复，因此与烷化剂联用可增强后者的抗瘤效果。氟达拉滨替代环磷酰胺可保留其免疫抑制作用，同时避免环磷酰胺与白消安联用导致的髓外不良反应。多个研究中心尝试对需要进行 Allo-HSCT 的患者采用清髓性剂量的 Bu 联合不同剂量氟达拉滨（累积剂量为 $120 \sim 250 mg/m^2$）预处理方案，并且以 Bu/Cy 方案作为对照。Lee 等比较了 64 例接受 Bu/Cy 方案预处理与 62 例接受 Bu/Flu 方案预处理后接受 HLA 相合 Allo-HSCT 的白血病与骨髓增生异常综合征（MDS）患者的临床资料，其中 Bu/Cy 方案具体为 Bu 3.2mg/（kg·d）×4d，Cy 60mg/（kg·d）×2d，Bu/Flu 方案具体为 Bu 3.2mg/（kg·d）×4d，Flu 30mg/（m²·d）×5d。该研究结果发现，与接受 Bu/Cy 方案患者相比，接受 Bu/Flu 方案患者的复发率未增加，并且移植物植入更快，Ⅲ ~ Ⅳ 度 aGVHD、cGVHD、VOD 发生率均减低（8.1% vs 14.1%，68.0% vs 72.2%，4.8% vs 10.0%，$P < 0.05$）。一项纳入 9 项临床对照试验的荟萃分析比较 1155 例血液系统恶性疾病进行 Allo-HSCT 患者，分别接受 Bu/Cy 与 Bu/Flu 预处理方案，发现 2 种方案预处理后接受 HSCT 患者的 OS 率、无事件存活（EFS）率，aGVHD 累计发生率相比，差异均无统计学意义（$P > 0.05$）；与接受 Bu/Flu 预处理方案患者相比，接受 Bu/Cy 方案者的 NRM 更高，但差异却无统计学意义（RR 1.48，95% CI 0.97 ~ 2.26）；而接受 Bu/Cy 预处理方案患者的肝脏相关不良反应发生率显著高于接受 Bu/Flu 方案者。

美法仑具有免疫抑制作用与抗瘤效应，为多发性骨髓瘤与淋巴瘤患者预处理方案的主要组成药物。美法仑（剂量为 $200mg/m^2$）为 MM 患者接受自体造血干细胞移植（Auto-HSCT）的标准预处理方案。Blanes 等对 51 例接受静脉注射白消安 + 美法仑预处理方案与 102 例接受美法仑单药预处理方案后，进行 Auto-HSCT 的 MM 患者进行分析，接受静脉注射白消安（9.6mg/kg）+ 美法仑（$140mg/m^2$）预处理方案患者比接受美法仑单药（$200mg/m^2$）预处理方案者，具有较高的无进展存活（PFS）期（24 个月 vs 33 个月），但差异无统计学意义（$P = 0.10$）；二者 OS 率与 TRM 比较，差异均无统计学意义（$P > 0.05$）。Kebriae 等对 46 例 ALL 患者接受静脉注射白消安 + 美法仑方案预处理后进行 HLA 同胞或无关供者 Allo-HSCT 的前瞻性单组 Ⅱ 期研究结果显示，患者 2 年 OS 率、PFS 率与 NRM 分别为 35%（95% CI 23% ~ 51%）、31%（95% CI 21% ~ 48%）与 37%（95% CI 23% ~ 50%），100d 的 NRM 为 12%（95% CI 5% ~ 24%），年龄≤40 岁患者与年龄 >40 岁者相比，其 2 年 NRM 显著增高（58% vs 20%），并且差异有统计学意义（$P = 0.008$）），这主要与发生 GVHD 相关。该研究结果表明，对 ALL 患者采用静脉注射白消安 + 美法仑预处理方案，可以改善患者接受 Allo-HSCT 后的疗效。

近年来，新型靶向治疗药物如去甲基化药物等与 MAC 方案联合，有可能进一步提高标准预处理方案的疗效，尤其是高危白血病患者。

2. 非清髓性方案和降低强度预处理方案

虽然 MAC 方案有利于供者造血干细胞的植入，但其较强的髓外不良反应与较高的 TRM，使高龄患者与有并发症的患者不适合接受 MAC 方案。NMAC 与 RIC 方案能够克服上述缺点，更适合不能耐受 MAC 方案的患者。随着对移植物抗白血病效应（GVL）认识和研究，新型移植预处理方案不断出现，其主要特点是预处理放疗和化疗强度降低，不完全具备清除宿主骨髓造血功能的作用。通过增强预处理清除宿主免疫作用保证供者细胞植入，并在移植后诱导 GVL 效应达到治愈白血病的目的。放、化疗药物的非清髓性剂量定义为 TBI ≤5Gy；Bu 总量 ≤9mg/kg；美法仑（Mel）≤140mg/m^2、塞替哌（Thio）≤10mg/kg，降低预处理根据清除骨髓造血强度分为 NMA、RIC，如 Flu/Bu 方案中 iv-Bu 3.2mg/(kg·d) 给药 1~2d 为 NMA，3d 为 RIC。

通常接受 NMAC 与 RIC 方案后进行 Allo-HSCT 的患者均会产生不同程度的初始混合嵌合状态，这种初始混合嵌合状态程度在不同的细胞亚群中存在差异，主要取决于预处理方案的强度，供者与受者的 HLA 相合程度，移植物组成（是否去除 T 淋巴细胞、自体造血干细胞或者异基因造血干细胞）等。应用 RIC 方案后，可使接受 Allo-HSCT 的患者更快地获得完全嵌合状态；而应用 NMAC 方案后，患者达到完全嵌合状态需要数月。在混合嵌合状态下，剩余的患者 T 淋巴细胞可以抑制供者免疫细胞，因此与接受 MAC 方案相比，接受 NMAC 或 RIC 方案患者的急性 GVHD 发生率更低（36% *vs* 12%）、程度更轻（HR 3.6，95% CI 1.5~8.8）。对于治疗部分先天血液系统非恶性疾病，HSCT 后达到混合嵌合状态即能够获得良好的疗效；但对于血液系统恶性疾病，产生移植物抗实体瘤（GVT）效应，控制恶性疾病进展，HSCT 后达到完全嵌合状态为必需的。由于 NMAC 与 RIC 方案均不会立即清除患者具有正常免疫功能的细胞，因此与接受 MAC 方案患者相比，接受 NMAC 与 RIC 方案者发生感染的程度更轻。不同疾病对 GVT 效应的灵敏度不同，肿瘤负荷及肿瘤增殖速率亦会影响 GVT 效应。

（1）非清髓性预处理方案

NMAC 方案具有一定程度的免疫抑制作用，可以保证输注的供者造血干细胞在混合嵌合状态下植入，然后通过供者免疫细胞的作用逐步清除患者造血细胞与免疫细胞，最终形成完全嵌合状态，恶性克隆的清除很大程度上依赖于供者免疫细胞发挥 GVL 效应。

最具代表性和应用相对广泛的 NMAC 方案为 2Gy TBI ± Flu 和全淋巴结照射（TLI）＋抗胸腺细胞球蛋白（ATG）。前者最早由 Fred Hutchinson 癌症中心设计，Gyurkocza 等报道了多中心 274 例 AML 移植资料，中位年龄 60 岁，96% 患者成功植入，移植后 100d、1 年和 5 年 TRM 分别为 4%、16% 和 26%，5 年累计复发率

42%，OS为33%。Brammer等对147例进行HLA全相合或HLA7/8位点相合同胞或无关供者Allo-HSCT的髓系与淋巴系恶性疾病患者的前瞻性研究结果表明，白消安＋氟达拉滨＋TBI的NMAC方案对髓系与淋巴细胞系恶性疾病均有效，并且适用于老年患者及有并发症者。Khawaja等对165例处于缓解期的AML患者应用MAC或NMAC方案后，进行同胞供者或无关供者Allo-HSCT的结果进行回顾性分析，其中57例年龄＞60岁或体能状态差的患者接受环磷酰胺/氟达拉滨的NMAC方案，108例年龄≤60岁或体能状态好的患者接受MAC方案，结果发现接受MAC与NMAC方案后进行HSCT患者的EFS率与OS率分别比较，差异均无统计学意义（$P > 0.05$），接受NMAC方案后Allo-HSCT治疗失败的主要原因为疾病复发。

NMAC通过"免疫清除"而非"清髓"达到供者HSCT是可行的，并可依靠后续GVL效应有效治疗恶性血液病，虽然NMAC明显降低了TRM，尤其是早期TRM，但复发、GVHD及感染仍是影响患者OS的主要问题，尤其对高度恶性肿瘤患者，复发仍是移植失败的首位原因。目前认为，NMAC移植主要适用于肿瘤负荷小、疾病进展慢、对GVL敏感，且不适合常规移植的患者。

（2）降低强度方案

RIC方案的强度介于MAC和NMAC之间，通常认为符合下述标准：单次TBI＜5Gy或分次TBI总量＜8Gy；Bu总剂量或Mel总剂量低于MAC用量。RIC方案的骨髓抑制虽非不能自行恢复，但通常需要供者HSC支持，以避免长期重度血细胞减少导致严重并发症。

RIC方案的优势在于降低预处理强度，减轻移植预处理毒性及相关NRM，适用于无法耐受标准MAC预处理的髓系白血病患者（AML/MDS/CML）如年龄＞60岁或年龄≤60岁伴重要脏器功能受损或HCT-CI积分≥3，同时RIC强度又大于NMAC，有利于降低复发率。

RIC方案繁多，通常含90～180mg/m²的Flu作为基本的免疫抑制手段，经典RIC方案在此基础上联合中等强度TBI和（或）烷化剂药物（如Bu或Mel），部分方案还包括ATG或阿仑单抗。包括含全身放疗Flu/TBI方案：Flu 30mg/(m²·d)×5d＋TBI 8Gy，化疗预处理方案包括Flu/Bu方案［Flu 50mg/(m²·d)×5d＋Bu 3.2mg/(kg·d)×3d或在此基础上增加阿糖胞苷等抗白血病药物］和Flu/Mel方案（Flu 150mg/m²＋Mel 40mg/m²）。

一项纳入1080例MDS或CR1的AML患者的CIBMTR数据，显示DRI高危或极高危AML患者，接受MAC和RIC移植预处理疗效总体相当，DFS和OS无显著差异。多项随机对照研究证实RIC与MAC方案治疗AML和MDS患者整体NRM、复发率、DFS和OS均无显著差异。

（3）增强预处理和强化疗序贯移植预处理

对于高危或复发AML/ALL，常规MAC预处理移植后仍有较高复发率，因此在清髓预处理基础上联合具有较强抗白血病作用药物如去甲氧柔红霉素或依托泊苷，可增强 GVL 作用，但也增加移植后早期毒性反应和相关 NRM。推荐用于相对年轻且不伴重要脏器受损和造血细胞移植合并症指数（HCT-CI）高风险人群。MAC 预处理方案 TBI/Cy 中加入中大剂量依托泊苷（VP16 30~40mg/kg）治疗高危 ALL 如 CR1 伴 MRD 阳性或伴高危细胞核型异常或 CR2，显著降低移植后复发且不增加移植后 NRM。Bu/Cy 方案加入大剂量去甲氧柔红霉素［15mg/（m^2·d）×3d］能提高 MRD 阳性 AML/ALL 移植后疗效。

对于初治未缓解或难治性 AML 移植前给予大剂量化疗降低白血病负荷，化疗结束后间隔 3~7d 或直接序贯不同强度移植预处理，能获得较高完全的缓解率，2 年 OS 和 DFS 可达 30%~50%。FLAMSA 化疗［Flu 30mg/（m^2·d）×5d + Ara-C 2g/（m^2·d）×4d + 安吖啶 Ams 100mg/（m^2·d）×4d］间隔 3d 序贯 RIC 方案 Cy/TBI（Cy 80~120mg/kg + TBI 4Gy）方案对于初治未缓解 AML 预期 OS 达 60%。45~65 岁 CR1/CR2 期高危成人 AML 患者，FLASMA 序贯 RIC 预处理方案同样具有较好疗效，与 Flu-Treo 为主预处理比较可显著降低移植后复发，提高 RFS，但国内 Ams 存在药物可及性问题。TCE［塞替哌 5mg/（kg·d）×2d + Cy 400mg/（m^2·d）×4d + VP16 100mg/（m^2·d）×4d）或 CA（氯法拉滨 30mg/（m^2·d）×5d + 阿糖胞苷 1g/（m^2·d）×5d］方案序贯降低强度 Flu/Bu 或 Bu/Cy 预处理治疗难治恶性血液病具有一定疗效。FLAG-IDA 或 CLAGM 是复发 AML 的再诱导方案，序贯 iiv-Bu 为主预处理治疗难治性 AML 均获得较高缓解率，2 年 OS/DFS 达到 40%~50%。未缓解或难治性 ALL 强烈化疗序贯预处理方案未获得较满意疗效，临床不推荐应用。

最近的一项随机对照研究入组 218 例 AML 患者，其中 190 例患者进行了移植前外周血标本的二代测序检测微小残留病（MRD），这些患者被随机分为清髓预处理组（MAC，$n=95$）和减低剂量预处理组（RIC，$n=95$）。结果发现移植前 MRD 阴性患者在 MAC 组和 RIC 组的比例分别是 32% 和 37%，两组 MRD 阴性患者移植后的累计复发率（CIR）和总体存活（OS）无统计学差异。在该研究中还报道接受 MAC 和 RIC 的移植前 MRD 阳性的两组 AML 患者在年龄、性别、HCT-CI 以及移植前白血病负荷等疾病特征方面的差异无统计学意义；他们发现移植前 MRD 阳性组患者接受 MAC 后 3 年 CIR 显著低于接受 RIC 者（19% vs 67%，$P<0.001$），3 年 OS 显著提高（61% vs 43%，$P=0.02$）。该研究提示对于移植前 MRD 阳性的 AML 患者，给予 MAC 可显著降低白血病复发率、改善存活率。

尽管上述提供的循证证据支持对于移植前 MRD 阳性的 AML 患者应选择 MAC，但在临床上接受移植的患者是一个整体，预处理方案的选择不仅要考虑预处理的强弱、药物的不良反应等，还要考虑患者疾病类型、供者特征、患者年龄、移植前疾病状态、合并症、脏器功能、体能状况以及移植方式等多种因素。从整合医学角度，还要考虑医护如何配合以及患者的心理因素、社会家庭背景、经济能力等方方面面。以下从实战病例的角度展示预处理选择时的整合医学实践。

根据如下病例从实战的角度，用整合医学理念探讨如何选择预处理方案来降低移植后复发。

女性患者，43 岁，大学学历。2020 年 7 月于山东省立医院确诊 AML 8 个月，初诊时白细胞计数 $2.63 \times 10^9/L$；染色体核型示：$43 - 45$，XX，del（1）（q23），-3，-13，-17，-18，$+3$mar，inc［CP4］/46，XX；骨髓活检示：纤维组织灶性增生，网状纤维染色示 MF-2 级；融合基因示：WT1/ABL = 27.5%，二代测序检测到 NRAS、SF3B1、GATA2 突变；免疫表型结果：骨髓原始细胞 $CD34^+$、$CD38^{dim}$、$CD13^{dim}$、$CD33^{dim}$、$CD117^{dim}$、$HLA-DR^{dim}$、$CD7^-$、$CD19^-$、$CD56^+$。诊断为急性髓性白血病伴骨髓纤维化，复杂染色体核型；ELN 分层：预后不良。2020 年 8 月 28 日第 1 疗程诱导治疗给予 IA 方案后未获得完全缓解（CR）；10 月 11 日第 2 疗程诱导给予阿扎胞苷治疗后获得 CR，12 月 28 日给予 CAG 方案巩固治疗；2021 年 2 月 1 日血液学复发，骨髓形态学提示：原始细胞 48%；2 月 5 日给予 BCL-2 抑制剂（维奈克拉）联合阿扎胞苷再诱导治疗。移植前骨髓形态学提示原始细胞占 52%；免疫残留：异常髓系幼稚细胞占有核细胞 7.31%，表型为 $CD34^+$ $CD117^+$ $HLA-DR^+$ $CD56^+$ $CD19^-$ $CD7^-$ $CD11b^-$。分子学检测结果提示：WT1 27.2%；EVI1 264.2%。供者为患者的妹妹，39 岁；HLA 配型 5/10；供受者血型为 AB 供 A；供受者血清巨细胞病毒抗体和 EB 病毒抗体均为阳性。患者拟行妹供姐的单倍型相合造血干细胞移植，应该采用什么样的预处理方案？

从整合医学的角度综合评估患者如下：①患者原发病，高危，移植后复发率高；②整体状态评估 HCT-CI 积分为 2 分；③预处理前患者的心理状态良好，不存在焦虑、不安等问题；④患者家庭经济条件良好，有足够的经费保证移植顺利进行；⑤患者家庭关系良好，供者可以提供足够数量的造血干细胞移植物，并能保证二次提供移植物；⑥患者不存在造血干细胞移植的禁忌证；⑦文献支持 MAC 的抗白血病作用优于 RIC，TBI 抗白血病作用优于单用化疗；⑧对于患者的病情，医护与家属之间已经充分沟通，能保证相互协调，为患者的移植提供保障和支持；⑨患者无生育要求；⑩其他需要考虑的情况，例如移植前高危患者移植后预防性淋巴细胞回输、及早减停免疫抑制剂等。

综合考虑后患者预处理方案选择如下：①TBI-Cy + ATG：TBI 770Gy，-6d；环磷酰胺 $1.8g/m^2$，-5d 和 -4d；司莫司汀 $250mg/m^2$，-3d；ATG $2.5mg/kg$，-5d、-4d、-3d 和 -2d。环孢素 A、吗替麦考酚酯、短程氨甲蝶呤联合预防 GVHD。由于移植前为 NR 患者，因此，计划给该患者行预防性淋巴细胞回输、根据临床情况及早减停免疫抑制剂、密切监测移植后微小残留病（MRD）变化，给予 MRD 指导的复发干预等。

二、GVHD 和移植物抗白血病作用的分离

Allo-HSCT 治疗恶性血液病得益于供者来源的同种反应性 T 细胞和 NK 细胞介

导的移植物抗白血病（GVL）作用，然而，同种反应性 T 细胞也是引发急性和慢性 GVHD 的主要效应细胞，Ⅲ～Ⅳ度急性 GVHD 和中、重度慢性 GVHD 是移植后高 NRM 的独立影响因素。部分学者发现尽管去除移植物中的 T 细胞（TCD）显著降低，甚至避免了移植后 GVHD 的发生，但 TCD 增加了移植排斥的发生率。此外，TCD 延迟了移植后免疫重建，导致移植后复发率和 NRM 增加，使接受移植的患者并未因 TCD 降低 GVHD 发生率而在存活方面获益。目前，临床上常用的免疫抑制剂在降低 GVHD 的同时，抑制了 T 细胞的 GVL 作用。因此，实现 GVHD 和 GVL 分离仍是 Allo-HSCT 领域的"圣杯"，是国内外学者持续关注的热点问题。

（一）GVHD 发生的免疫学机制

Allo-HSCT 患者接受预处理导致的消化道等组织黏膜损伤通过病原相关或损伤相关的分子模式受体激活患者来源的抗原提呈细胞（APC），这些活化的 APC 提呈患者抗原给供者来源的 T 细胞，并激活后者，活化的 T 细胞分泌多种炎性因子，例如干扰素 – γ（IFN-γ）和脂多糖（LPS）。IFN-γ 和 LPS 等募集并诱导 Th1、Th2、Th17、中性粒细胞和巨噬细胞等效应细胞增殖，进而导致皮肤、肝脏、消化道等 GVHD 靶器官的损伤。近年来的研究显示包括调节性 T 细胞（Treg）、调节性 B 细胞（Breg）、髓系来源抑制细胞（MDSC）和间充质干细胞等在内的免疫耐受调控细胞可以通过调节免疫效应细胞的功能缓解 GVHD 的发生。

（二）GVL 效应的免疫学机制

GVL 效应的机制不仅涉及 T 细胞、NK 细胞以及细胞因子（包括 IFN-γ 和肿瘤坏死因子 – α）。T 细胞介导的细胞毒作用涉及两种分子路径：①Fas 途径；②穿孔素途径。CD3$^+$CD4$^+$ T 细胞、CD3$^+$CD8$^+$ T 细胞以及 NK 细胞介导的 GVL 效应的途径分别是 Fas 途径、Fas 途径和穿孔素途径、穿孔素途径。近年来，部分研究聚焦在 γδT 和 NK 细胞在 GVL 效应中的作用。同种反应性 T 细胞介导 GVL 效应靶向的抗原包括主要组织相容性抗原（MHC）、次要组织相容性抗原（miHC）以及白血病相关抗原。最近研究提示，调控调节性细胞和效应性细胞之间的平衡是分离 GVHD 和 GVL 效应的可能途径之一。

（三）借助动物模型分离 GVL 效应和 GVHD 的策略

动物模型研究揭示包括细胞因子、选择性去除同种反应性 T 细胞、调节性免疫细胞以及硼替佐米和阿扎胞苷多种方法被用于分离 GVL 效应和 GVHD，以改善移植预后。

1. 细胞因子

粒细胞集落刺激因子（G-CSF）已被广泛用于促进造血恢复和动员健康供者骨髓中的造血干/祖细胞至外周血，此外，G-CSF 也被证实是一种 T 细胞免疫耐受诱导剂。借助小鼠模型，部分学者发现 G-CSF 动员可通过移植物中的 T 细胞和（或）NK 细胞经由穿孔素或 Fas 途径发挥 GVL 效应，并通过扩增 Treg、Breg 以及 MDSC

间接诱导 T 细胞免疫低反应性和（或）T 细胞由 Th1 向 Th2 极化，降低急性 GVHD 的发生率，部分分离 GVL 效应和 GVHD。随后的研究发现，聚乙醇脂 G-CSF 通过增加 NKT 细胞数量和增强其功能发挥 GVL 效应、通过促进 Treg 产生缓解 $CD4^+T$ 细胞介导的 GVHD 发生。

除 G-CSF 外，还有 KGF、IL-11、IL-18（28）、IL-35（62）和 IL-12/23p40 等细胞因子被用于动物模型来研究分离 GVL 效应和 GVHD 的可行性。Hanash 等的研究发现 IL-22 敲除的 T 细胞在缓解小鼠 GVHD 发生的同时，可有效保留 GVL 效应。Hartung 等报道 G-CSF 与干细胞因子联合的 GVL 效应强于单用 G-CSF；该研究提示不同细胞因子联合动员的移植物的抗白血病作用优于单一细胞因子。

2. 去除移植物中的同种反应性细胞

为了探讨不同 T 细胞亚组在急性 GVHD 和慢性 GVHD 发生中的作用，国内外学者进行了系列小鼠模型研究。Zhang 等发现 $CD4^+CD62L^-CD44^+CD25^-$ 效应记忆细胞（$CD4T_{EM}$）介导 GVL 效应，而不导致 GVHD 发生；主要是因为 $CD4T_{EM}$ 细胞保留了发挥 GVL 的关键细胞毒作用，但缺乏引发 GVHD 的生物学特征。在另一项研究中，Chen 等发现分选的 $CD45RB^+CD62L^+CD44^+$ 中心记忆 T 细胞（T_{CM}）在 MHC 分子不合小鼠模型中并不引发 GVHD 的发生。Zheng 等发现 $CD8^+T_{CM}$ 引发 GVHD 的程度显著低于初始 T 细胞，有趣的是，$CD8^+T_{CM}$ 也是发挥 GVL 作用的主要效应之一。

最近，Ni 等的研究发现 $CD4^+T$ 细胞去除增加了血清 IFN-γ 水平，导致受者组织和供者 $CD8^+T$ 细胞高表达 PD-L1；在 GVHD 靶器官，作者发现受者组织和供者 $CD8^+T$ 细胞表面 PD-1/PD-L1 相互作用导致 T 细胞耗竭或凋亡，进而阻止 GVHD 发生；在淋巴组织，通过 PD-L1/CD80 途径增强 T 细胞功能、发挥 GVL 效应。该研究提示表达 PD-L1 的 $CD8^+T$ 细胞介导的 GVHD 和 GVL 分离有赖于 $CD4^+T$ 细胞存在与否。综上所述，去除同种反应性 T 细胞是降低 GVHD 保留 GVL 效应颇有前途的方法之一。

3. 过继性回输效应性免疫细胞

过继性回输效应性免疫细胞代表分离 GVHD 和 GVL 的另一种策略。NK 细胞存在可降低供者 NK 细胞的增殖能力、下调 CD25 表达、降低 IFN-γ 的分泌能力；Olson 等发现体外实验显示活化的 NK 细胞可介导 GVHD 相关 T 细胞溶解，降低 GVHD 发生的同时有效保留 GVL 效应。在 MHC 分子不合小鼠模型中，意大利佩鲁贾大学的 Ruggeri 团队发现同种反应性 NK 细胞可以发挥如下作用：①通过杀伤预处理后残存的白血病细胞降低移植后白血病的复发率；②通过杀伤预处理后残存的受者 APC，降低移植后 GVHD 发生率；③通过杀伤预处理后残存的受者 T 细胞和 NK 细胞，促进供者造血干细胞植入。Ghosh 等包括过继性回输供者来源的 TRAIL＋T 细胞可有效降低 GVHD 发生率，同时保留 GVL 效应。近年来的研究证实 CAR-T 细胞可有效用于难治/复发 ALL、淋巴瘤、多发性骨髓瘤等患者的治疗，然而，过继性回输受者或供者来源的 CAR-T 细胞在分离 GVHD 和 GVL 效应方面的作用和机制尚待深入研究。

4. 调节性免疫细胞

研究证实包括 Treg、Breg 和 MDSC 在内的免疫调节细胞不仅可维持免疫稳态，而且可调控外来抗原诱导的免疫反应。2003 年，Edinger 等借助小鼠模型首先观察到供者来源 CD4$^+$CD25$^+$Treg 在降低急性 GVHD 发生的同时，可有效保留 GVL 效应。有趣的是，受者来源的 Treg 在降低 GVHD 的同时，可促进免疫重建、保留 GVL 效应。系列研究提示 Treg 在利用如下方法降低 GVHD 的过程中发挥重要作用：①Aurora 激酶 A/JAK2 抑制剂；②选择性活化 TNFR2；③调控 DR3 通路；④活化蛋白 C 信号通路；⑤IL-2 等细胞因子。

MDSC 是一群具有免疫抑制功能的未成熟的髓系细胞，可诱导 Treg 产生、促进巨噬细胞分泌 IL-10 等两类细胞因子。MDSC 可通过精氨酸酶 – 1、NO、活性氧簇、血红素加氧酶 – 1、TFG-β 和 IL-10 以及诱导 Treg 抑制 T 细胞的免疫功能。

5. 信号通路

已有的资料证实多条信号通路与 T 细胞发挥功能密切相关。Janus 激酶（JAK）是多种 I／II 型细胞因子胞内细胞的组成部分，JAK 家族有四个成员参与树突状细胞、巨噬细胞、T 细胞、B 细胞和中性粒细胞等免疫细胞的发育和功能发挥，其中 JAK1、JAK2 和 JAK3 与 GVHD 的发生密切相关。在小鼠模型中，部分学者发现芦可替尼在减轻皮肤、肠道、肝脏消化道 GVHD 的同时，保留 GVL 效应，改善移植预后。Betts 等发现过继性回输 JAK2$^{-/-}$ 供者 T 细胞可通过抑制 Th1 细胞、促进 Th2 极化以及增加或稳定 Treg 降低 GVHD 发生率，保留 GVL 效应。总之，JAK 信号通路抑制代表一种新的、颇具临床前景的 GVHD 和 GVL 效应分离手段。

除 JAK 外，越来越多证据表明针对包括 PKCα、PKCθ、MEK、NFAT、IRE-1a／XBP-1 通路、ikaros、Toll 样受体/髓系分化因子 88、DR3 信号途径以及活化蛋白 C 信号途径在内的方法都是潜在的分离 GVHD 和 GVL 效应的策略。

6. 药 物

许多药物被用于小鼠模型探讨其分离 GVHD 和 GVL 效应的可行性。Sun 等发现硼替佐米可清除具有高亲和力的同种反应性 T 细胞，允许其余的 T 细胞扩增并发挥 GVL 效应。Ehx 等发现阿扎胞苷可显著降低 T 细胞增殖能力和血清中 IFN-γ 以及 TNF-α 等水平，降低细胞毒性 T 细胞中颗粒酶和穿孔素的表达，降低 GVHD；硫唑嘌呤可诱导 AML 细胞表达肿瘤抗原、诱导供者来源的肿瘤特异性 T 细胞，杀伤白血病细胞。此外，Stokes 等发现苯达莫司汀可通过增强 MDSC 活性降低 GVHD、不影响 GVL 效应的发挥。

总之，借助动物模型，国内外学者的研究提示效应性细胞和调节性细胞之间的平衡在分离 GVHD 和 GVL 效应方面发挥重要作用。此外，细胞因子、靶向 JAK

等信号通路、包括硼替佐米以及苯达莫司汀在内的药物等都在小鼠模型中被证实可用于分离 GVHD 和 GVL 效应。

（四）临床上用于分离 GVHD 和 GVL 效应的方法

临床上，包括供者选择、预处理方案、移植物工程、过继性回输免疫细胞以及药物等被用于分离 GVHD 和 GVL 效应，以改善移植预后。

1. 供者选择

对于接受 HLA 相合无关供者（MUDT）的 AML、ALL 和 CML 患者而言，选择 HLA-DPB1 不合供者有助于分离 GVHD 和 GVL 效应。在脐带血移植（UCBT）场景下，HLA-DPB1 不合也是移植后低 CIR（HR 0.61，$P = 0.001$）的独立影响因素，但 HLA-DPB1 不合并不增加 GVHD 和 NRM 的发生率。在单倍型相合移植模式下，NK 细胞同种反应性（即 KIR 不合）在 TCD 情况下发挥 GVL 效应，但在非体外去除 T 细胞的情况下，KIR 相合与移植后低 CIR 密切相关。因此，对于接受 Allo-HSCT 的白血病患者而言，临床上依据 HLA-DPB 不合或 NK 细胞同种反应性选择供者可部分实现 GVHD 和 GVL 效应的分离。

2. 预处理方案选择

尽管还有争议，多数回顾性研究或前瞻性研究显示接受 MAC 的 AML 和 MDS 患者移植后 CIR 显著高于接受 RIC 的患者。一项来自中国的随机对照研究入组 178 例接受 Haplo-HSCT 的高危 AML 患者，这些患者被分为预处理方案中联合 G-CSF（A 组）和不联合 G-CSF 组（B 组）。作者发现两组患者在急慢性 GVHD、感染等方面的差异无统计学意义，A 组患者的 2 年无白血病生存（LFS）（55.1% *vs* 32.6%，$P < 0.01$）和 OS（59.6% *vs* 34.8%，$P < 0.01$）显著高于 B 组患者；该研究提示预处理方案中加入 G-CSF 可以降低移植后 CIR，在临床上部分实现 GVHD 和 GVL 效应的分离。考虑到预处理是影响移植后白血病复发的关键因素之一，国内外学者有必要开展前瞻性、随机对照研究来探讨 MAC 或强化的 MAC 预处理方案能否降低移植前 MRD 阳性等移植后高危患者的复发率。

3. 移植物工程

在一项单臂临床试验中，研究者给予 35 例高危白血病患者 MAC 联合去除初始 T 细胞的 G-CSF 动员的外周血移植物治疗，并给予他克莫司预防 GVHD。Bleakley 等发现尽管与历史对照相比急性 GVHD 发生率无降低，但是没有出现糖皮质激素治疗无效病例；慢性 GVHD 发生率仅为 9%；移植物中的记忆 T 细胞加速了移植后的免疫重建；2 年 OS 为 78%。该研究提示去除移植物中的初始 T 细胞降低了慢性 GVHD 发生率，并没有增加移植后的 CIR。

为了解决 TCD Haplo-HSCT 后免疫重建延迟导致的复发率和感染率增加问题，意大利团队在给患者回输分选的 $CD34^+$ 细胞的同时回输效应性 T 细胞和调节性 T 细胞（1∶2），作者发现在 TCD 单倍型相合移植过程中给予患者效应性 T 细胞和调节性 T 细胞促进了抗感染和抗白血病的免疫重建，提高了总体存活率。在非体外去除 T 细胞的 Haplo-HSCT 模式下，基于 G-CSF 诱导免疫耐受的"北京方案"和移植后 PTCy 诱导免疫耐受的巴尔的摩方案为在 HLA 不合的情况下部分实现 GVHD 和 GVL 效应分离提供了例证。

4. 过继性回输免疫细胞

目前，过继性回输包括供者淋巴细胞（DLI）、白血病特异性细胞毒性 T 细胞（CTL）、NK 细胞和 CAR-T 等在内的免疫细胞已经在临床上成功用于 GVHD 和 GVL 效应的分离。

（1）供者淋巴细胞回输

1990 年，DLI 首先被用于接受 Allo-HSCT 的 CML 患者移植后复发的治疗，显示出 GVL 效应。然而，传统的 DLI 后全血细胞发生和 GVHD 等合并症限制了该方法的临床应用。北大血研所团队建立了改良 DLI，该方法包括给患者回输 G-CSF 动员的外周血采集物；应用 MTX 或 CsA 预防 DLI 后的 GVHD。随后，黄晓军教授带领团队证实改良 DLI 不仅可用于 HLA 相合同胞供者移植（MSDT）后白血病复发的预防、干预和治疗，而且还可用于 Haplo-HSCT 后复发的预防、干预和治疗。2012 年，北大血研所团队的前瞻性研究证实，标危急性白血病患者接受移植后 MRD 指导的改良 DLI 干预可降低 CIR、显著改善移植预后。此外，DLI 也被广泛用于基于 PTCy 诱导免疫耐受的 Haplo-HSCT 后白血病患者复发的防治。

总之，现在的国内外研究证实 DLI 可被用于不同移植模式下白血病复发的预防、干预和治疗，在临床上部分实现 GVHD 和 GVL 效应的分离。另外，考虑到应用去除采集物中 Treg 回输治疗移植后白血病复发也代表一种颇有前途的 GVHD 和 GVL 效应分离的新方法，我们有必要开展前瞻性、多中心研究来证实该方法的安全性、有效性。

（2）白血病特异性细胞毒性 T 淋巴细胞

意大利学者对 3 例移植后复发患者进行了体外扩增的 p190BCR-ABL 细胞毒性 T 淋巴细胞（CTL）治疗；3 例患者具体情况如下：例 1 为 60 岁、男性 Ph 阳性 ALL 患者，该患者接受 Allo-HSCT 联合 DLI 后出现分子学复发；例 2 是 30 岁、男性 Ph 阳性 ALL 患者，初诊时伴白细胞增高和中枢神经系统白血病（CNSL），并在 MUDT 联合 DLI 和尼罗替尼治疗后第三次复发；例 3 为初诊时合并 CNSL 的 62 岁、女性 Ph 阳性 ALL 患者，该患者诱导、维持和 TKI 治疗后持续分子学阳性；该例患者由于合并症无法接受 Allo-HSCT 治疗。所有患者接受 p190BCR-ABL CTL 治疗获得分子学或血液学缓解，其中 1 例发生 2 度 GVHD，该研究提示 p190BCR-ABL CTL 极有可能代表一种可分离 GVHD 和 GVL 效应的新方法。

除了 BCR-ABL 特异性 CTL 以外，WT1 特异性 CTL 以及多种肿瘤相关抗原特异性 CTL 也被用于白血病复发患者的临床治疗。因此，国内外学者有必要开展前瞻性、多中心研究证实白血病特异性 CTL 分离 GVHD 和 GVL 效应的安全性和有效性。

（3）NK 细胞

NK 细胞的抗白血病作用已在 Allo-HSCT 模式中被证实。一项 Ⅰ 期临床研究纳入了 21 例接受 Haplo-HSCT 的高危髓系恶性血液病患者，这些患者接受第三方单倍型相合来源的（0.02～8.32）×10⁶/kg 的 IL-2 活化的 NK 细胞，Lee 等报道 5 例患者死于 NRM、11 例患者死于白血病复发，5 例患者存活；这些患者中 5 例发生 2 度急性 GVHD，2 例发生 3 度急性 GVHD；该研究提示过继性回输 IL-2 活化的 NK 细胞有很好的耐受性、可用于高危恶性血液病患者的治疗。最近，Ciurea 等报道了 IL-21 活化的单倍型 NK 细胞治疗高危髓系来源恶性血液病的安全性和有效性。总之，Lee 等和 Ciurea 等的研究提示 Haplo-HSCT 后活化的 NK 细胞治疗高危髓系恶性血液病患者降低了复发率、无增加感染和 GVHD 发生，有助于分离 GVHD 和 GVL 效应。

（4）CAR-T 细胞

北大血研所团队报道了 6 例接受 Haplo-HSCT 复发经改良 DLI 后无效的 ALL 患者，结果显示 5 例患者获得 MRD 阴性的血液学缓解，1 例患者死于 TMA。近年来的国内外研究显示，针对 CD19 等靶抗原的 CAR-T 不仅可用于难治复发 ALL 的治疗，而且还可用于 MRD 阳性患者的治疗；CAR-T 治疗后桥接 Allo-HSCT 可显著降低 CIR、改善移植预后。因此，CAR-T 治疗代表了临床上分离 GVHD 和 GVL 效应的新方法。

（5）药　物

酪氨酸蛋白酶体抑制剂（TKI）：由于目前接受 Allo-HSCT 的 CML 患者较少，TKI 类药物主要用于移植后 Ph 阳性 ALL 患者的复发预防、干预和治疗。北大血研所团队观察了 14 例移植后 BCR/ABL 阳性患者接受 TKI 治疗的疗效，Chen 等发现 8 例患者接受 TKI 治疗后 BCR/ABL 转阴，2 例患者死于白血病复发；在未接受 TKI 治疗的 20 例患者中，6 例发生血液学复发，其中 5 例患者死亡。国内外学者均赞同将 TKI 用于移植前或移植后 MRD 阳性、Ph 阳性 ALL 患者的治疗或预防。具体如下：首先，对于移植前 MRD 阳性的患者，如果移植后 MRD 阴性的患者，可根据移植前 BCR/ABL 基因的突变状态给予 TKI 预防或仅仅是观察；如果移植后 MRD 由阴转阳，则应用根据突变状态给予伊马替尼或其他 TKI 类药物；如果 MRD 转阴后 3 个月内再次转阳，则应该给予二代 TKI 治疗。其次，对于移植后 MRD 阳性的患者，无论移植前 MRD 阴性还是阳性，都应根据 BCR/ABL 突变状态给予 TKI 或直接应用二代 TKI 治疗。再次，对于移植前和移植后都 MRD 阴性的患者，应该给予 TKI 预防或观察；如果移植后检测到 MRD，应该给予伊马替尼或根据 BCR/ABL 突变状态选择 TKI 类药物；如果 MRD 转阴后 3 个月内再次转阳，则应该给予二代 TKI 治疗。

靶向 FLT-3 的 TKI：目前，包括索拉非尼、midostaurin、quizartinib、crenolanib 和 gilteritinib 在内的多种靶向 FLT3 的 TKI 药物已经被用于接受 Allo-HSCT 患者的治

疗。靶向 FLT-3 的 TKI 类药物的作用机制不仅涉及对白血病细胞的直接杀伤，而且索拉非尼等药物还可增加 IL-15 水平和 $CD8^+CD107a^+IFN-\gamma^+$ T 细胞间接杀伤白血病细胞。2020 年，刘启发教授团队牵头的一项多中心研究显示 Allo-HSCT 后给予索拉非尼维持不仅可以降低移植后 MRD 阴性、FLT-3 阳性 AML 患者的复发率，而且还可以降低移植后 MRD 阳性患者的复发率。越来越多的研究显示移植后靶向 FLT-3 的 TKI 应用可有效降低白血病复发率，而不增加 GVHD 的发生率；进而实现 AML 患者移植后 GVHD 和 GVL 效应的分离。

去甲基化药物：近年来，包括阿扎胞苷（AZA）和地西他滨等去甲基化药物也被用于 Allo-HSCT 后白血病复发的治疗及干预。一项 I 期临床研究入组了 27 例移植后复发的 AML 患者，Goodyear 等发现 AZA 既可扩增 Treg，又可诱导针对多种肿瘤抗原的 $CD8^+$ 细胞毒性 T 淋巴细胞，该药物在有效发挥 GVL 效应的同时，不增加移植后 GVHD 的发生率。另一回顾性多种性研究纳入 181 例接受 AZA 治疗的移植后复发的 AML 和 MDS 患者，其中 69 例还接受了 DLI 治疗。46 例患者有效，其中 24 例患者获得 CR，22 例患者获得 PR。整体人群和 CR 患者群的 2 年 OS 分别为 48% 和 12%。部分研究提示 AZA 联合 DLI 以及索拉非尼可降低移植后 CIR，不增加 GVHD。总之，临床上应用去甲基化药物分离 GVHD 和 GVL 效应及其机制值得深入研究。

其他药物：除了前述的药物以外，包括免疫调节点抑制剂、组蛋白去乙酰化抑制剂、针对 CD3-CD19 的双克隆抗体以及针对 AML 的其他抗体（如 CD33 单抗）等在内的新药正在被用于移植后白血病复发防治的临床研究。因此，前瞻性、多中心研究探讨上述药物分离抗白血病作用与抗宿主病分离的疗效和机制是未来数年来的研究方向和热点话题。

（五）未来的方向

在过去的 20 多年间，越来越多的临床前研究和临床研究证实我们至少能部分实现 GVHD 和 GVL 效应的分离。最近，借助小鼠模型，Fanning 等发现应用 Vβ 谱系测定能够鉴定出与抗宿主或抗白血病相关的 T 细胞亚群，该结果将有助于实现 GVHD 和 GVL 效应的分离。然而，目前还没有临床队列研究去证实能够利用 Vβ 谱系测定从移植患者体内鉴定出与抗宿主病或抗白血病相关的 T 细胞亚群。未来尚有许多问题需要解答：首先，临床前研究已经发现许多方法可用于分离 GVHD 和 GVL 效应，但这些方法尚需进行前瞻性、队列研究来证实其临床应用的安全性和有效性。其次，我们仍不清楚现有的用于分离 GVHD 和 GVL 效应的方法，能否用于不同的移植类型，即 MSDT、MUDT、Haplo-HSCT 和 UCBT？再次，我们对 GVHD 和 GVL 效应分离的机制仍知之甚少；因此，阐明 GVHD 和 GVL 效应分离的免疫学机制，有助于发现调控分离的关键细胞或分子，从而为建立分离 GVHD 和 GVL 效应新方法奠定基础。

三、单倍型相合供者和 HLA 相合同胞供者选择

目前，Allo-HSCT 仍是治愈急性白血病等血液系统恶性疾病有效乃至唯一的手段。过去的 20 年间，国内外学者为解决人类白细胞抗原（HLA）相合同胞供者来源缺乏的世界难题进行了系列研究，并建立了多种单倍型相合造血干细胞移植（Haplo-HSCT）方案，包括意大利和德国学者建立的体外去除 T 细胞的 Haplo-SCT 方案、北京大学团队建立的基于 G-CSF 和抗胸腺球蛋白（ATG）诱导免疫耐受的 Haplo-HSCT 方案（北京方案）和美国学者建立的基于移植后环磷酰胺诱导免疫耐受的 Haplo-HSCT 方案（巴尔的摩方案）。体外去除 T 细胞的 Haplo-HSCT 虽然解决了移植物抗宿主病（GVHD）问题，但 T 细胞去除导致的免疫重建延迟、复发和感染增加，使患者的存活没有因 GVHD 降低而获益；此外，体外去除 T 细胞需要专业人员、设备和分选费用昂贵；因此，"北京方案"和"巴尔的摩方案"这两种非体外去除 T 细胞的方案已成为 Haplo-HSCT 的主流模式，并在全球范围内被广泛应用。

2006 年，北大血研所团队在世界上首次报道 Haplo-HSCT 治疗恶性血液病可以获得与 HLA 相合同胞供者移植（MSDT）相当的疗效，成果发表在血液学顶级期刊 *Blood* 上。此后，北大血研所牵头的国内前瞻性、多中心研究相继证实 Haplo-HSCT 在治疗 AML、ALL、MDS 和 SAA 方面的疗效与 MSDT 的疗效无差异；上述结果也被国内其他移植中心以及欧美学者的研究证实。近年来，国内外的系列研究发现对于包括移植前 MRD 阳性的 AML、ALL 以及淋巴瘤等某些恶性血液病患者亚群而言，Haplo-SCT 后的 CIR 显著低于 MSDT、LFS 和 OS 显著高于后者。尽管国内外学者仍公认 HLA 相合同胞供者是 Allo-HSCT 候选患者的首选移植供者来源（图 2.4.1），但近年来的系列研究结果引出一个重要的临床问题：由于目前存在单倍型相合供者、HLA 相合无关供者以及脐血等其他供者来源，HLA 相合同胞供者还总是首选的供者来源吗？本文以北大血研所的研究结果为基础，结合国内外其他移植中心报道的结果，就 MSDT 是否总作为 Allo-HSCT 的首选移植方式进行了讨论，并从整合医学的角度出发就该问题给出了的观点和答案。

（一）Haplo-SCT 治疗恶性血液病可获得与 MSDT 相当的疗效

2006 年，北大血研所团队发现采用非体外去除 T 细胞的 Haplo-SCT 治疗血液病可获得与 MSDT 相当的疗效，包括 2 年 CIR（18% *vs* 13%，$P = 0.40$），非复发相关死亡率（NRM：22% *vs* 14%，$P = 0.10$），2 年无病存活率（LFS：71% *vs* 64%，$P = 0.27$）和总体存活率（OS：72% *vs* 71%，$P = 0.72$）；尽管接受 Haplo-SCT 的患者比接受 MSDT 的患者发生 Ⅱ～Ⅳ 度急性移植物抗宿主病（aGVHD）的风险更高。2015 年，我国学者报道的一项多中心、前瞻性研究纳入 450 例第 1 次完全缓解（CR1）的 AML 患者，根据供者的可获得性，这些患者被分配到接受非体外去除 T 细胞的 Haplo-HSCT 组和 MSDT 组。Wang 等发现接受 Haplo-HSCT 和

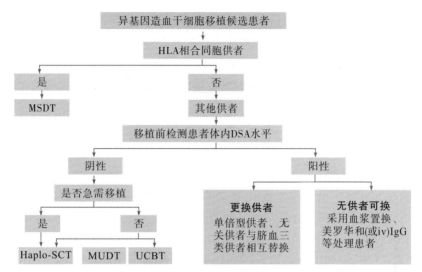

图 2.4.1　异基因造血干细胞移植供者（移植方式）的选择

HLA = 人类白细胞抗原；MSDT = HLA 相合同胞供者移植；DSA = 供者特异性抗 HLA 抗体；MUDT = HLA 相合无关供者移植；UCBT = 脐血移植；Haplo-HSCT = 单倍型相合造血干细胞移植

MSDT 患者的 3 年 CIR（15% *vs* 15%，*P* = 0.98）和 NRM（13% *vs* 8%，*P* = 0.13）以及 3 年 LFS（74% *vs* 78%，*P* = 0.34）和 OS（79% *vs* 82%，*P* = 0.36）均无统计学差异。

2016 年，北大血研所 Wang 等报道的另一项Ⅲ期、生物学随机研究纳入 210 例获得 CR1 的费城染色体阴性（Ph⁻）的高危 ALL 患者，这些患者根据供者可及性及治疗意向被分配到 Haplo-SCT 组（*n* = 121）或 MSDT（*n* = 89）组。Wang 等发现两组患者的 3 年 NRM（13% *vs* 11%，*P* = 0.84）和 CIR（18% *vs* 24%，*P* = 0.30）以及 3 年 LFS（61% *vs* 60%，*P* = 0.91）和 OS（75% *vs* 69%，*P* = 0.51）的差异均无统计学意义；这些结果提示 Haplo-SCT 具有与 MSDT 相当的疗效，可作为缺乏 HLA 相合同胞供者的 AML 或 Ph⁻ 高危 ALL 患者的有效替代移植方案。欧美学者后续的研究也证实基于 PTCy 诱导免疫耐受的单倍型相合移植在治疗 AML 和 ALL 方面也可以获得与 MDST 相当的疗效。

最近的一项荟萃分析纳入 7 项研究，包括 1919 例接受基于 G-CSF 和 ATG 诱导免疫耐受的 Haplo-SCT 和 MSDT 的患者，Chen 等发现与接受 MSDT 相比，接受 Haplo-HSCT 的患者具有更高的急性 GVHD 发生率（OR 1.88，*P* < 0.000 01）和更低的 CIR（OR 0.70，*P* = 0.005）。然而，MSDT 的 OS 和 LFS 均明显优于 Haplo-HSCT（OR 1.32，*P* = 0.006；OR 1.25，*P* = 0.02）。MSDT 和 Haplo-HSCT 的 NRM 无统计学差异。总之，尽管 MSDT 与 Haplo-HSCT 治疗恶性血液病的疗效相当，但与 Haplo-HSCT 相比，接受 MSDT 的恶性血液病患者的优势如下：①移植后血小板重建快；②移植后 T 细胞，尤其是 CD3⁺CD4⁺初始和记忆 T 细胞亚群等重建迅速；

③更低的 Ⅱ ~ Ⅳ 度 aGVHD、巨细胞病毒（CMV）感染和侵袭性真菌感染的发生率。因此，在 Allo-HSCT 领域，国内外学者普遍接受的观点是，HLA 相合供者仍然是有移植适应证的恶性血液病患者的首选供者来源。

（二）Haplo-SCT 治疗某些亚组恶性血液病患者的疗效是否优于 MSDT？

基于两项证据：①回顾性研究提示对于高危急性白血病患者而言，Haplo-HSCT 的复发率低于 MSDT，LFS 优于 MSDT；②荟萃分析显示 Haplo-HSCT 治疗恶性血液病的 CIR 显著低于 MSDT。北大血研所团队进行一项研究入组 679 例 AML 患者，包括回顾性队列（$n = 339$）和前瞻性队列（$n = 340$）。Chang 等通过多参数流式细胞仪（FCM）检测这些 AML 患者的移植前 MRD（pre-MRD）。在接受 MSDT 的患者中，不管是回顾性分析组还是前瞻性分析组，pre-MRD 阴性（pre-MRDneg）患者的 CIR 低于 pre-MRD 阳性（pre-MRDpos）患者（均为 $P < 0.001$），但回顾队列和前瞻队列中 pre-MRDneg 和 pre-MRDpos 患者的接受 Haplo-HSCT 后的 CIR 无统计学差异（$P = 0.886$，$P = 0.161$）。无论在回顾性研究（$n = 65$）还是前瞻性研究（$n = 76$）队列，接受 Haplo-HSCT 治疗的 pre-MRDpos 患者移植后 CIR 均低于接受 MSDT 的患者（$P < 0.001$，$P = 0.017$）。不管是包含所有 pre-MRDpos 患者组（$n = 141$）还是排除了接受淋巴细胞输注的 pre-MRDpos 患者组（$n = 105$），接受 MSDT 患者的 CIR 均高于接受 Haplo-SCT 的患者（P 值均 < 0.01）。多因素分析显示对于 pre-MRDpos 的患者，无论是回顾性队列人群、前瞻性队列人群、总体人群或排除接受淋巴细胞供者输注的亚组人群，Haplo-HSCT 均与低 CIR 和更好的 LFS 和 OS 相关。作者的研究结果表明，对于 pre-MRDpos 的 AML 患者，Haplo-HSCT 与更低的 CIR 和更好的存活相关，提示单倍型相合供者较 HLA 相合同胞供者具有更强的移植物抗白血病（GVL）效应。对于 pre-MRDpos 的 ALL 患者而言，笔者所在中心开展的一项生物学随机的研究入组了 208 例患者，其中 169 例接受 Haplo-HSCT，39 例接受 MSDT，作者发现 Haplo-SCT 后 MRD 阳性率显著低于 MSDT（26% *vs* 44%，$P = 0.043$）；与接受 Haplo-HSCT 的患者相比，接受 MSDT 的患者移植后 3 年 CIR 增加（47% *vs* 23%，$P = 0.006$）、LFS（43% *vs* 65%，$P = 0.023$）和 OS 显著降低（46% *vs* 68%，$P = 0.039$）。多因素分析显示 Haplo-HSCT 是低 CIR（HR 0.364，$P = 0.001$）、高 LFS（HR 0.414，$P = 0.001$）和 OS（HR 0.380，$P = 0.001$）的预后独立影响因素。该研究提示对于 pre-MRDpos 的 AML 和 ALL 患者而言，单倍型相合供者较同胞相合供者具有更强的 GVL 效应。国内外其他学者相继发现，Haplo-HSCT 治疗霍奇金淋巴瘤以及 CR1 的高危 AML 患者也较 MSDT 具有更强的 GVL 作用。

国内外基于临床队列的研究证实单倍型相合供者较 HLA 相合同胞供者具有更强的 GVL 效应，问题是上述临床现象背后的免疫学机制是什么？为此，北大血研所团队建立了单倍型相合和 MHC 分子相合（同基因）白血病移植小鼠模型，Guo 等发现无论回输 5×10^5、1×10^5 还是 1×10^4 的白血病细胞来建立小鼠模型，都是单倍型相合移植组小鼠的存活期显著长于 MHC 分子相合组小鼠（P 均 $< 0.000\ 1$），随后的研究发现单倍型相合小鼠的 T 细胞和 NK 细胞在数量和杀伤功能方面都明显高于或优于 MHC 分子相合小鼠。Guo 等的研究从免疫细胞数量和功能变化的动力学角度为单倍型相合移植较 HLA 相合同胞供者移植具有更强 GVL 作用提供了免疫学证据。

总之，越来越多的证据表明，无论是 pre-MRDpos 的 AML 或 ALL 患者亚群、还是获得 CR1 的高危 AML 患者亚群以及霍奇金淋巴瘤患者亚群，单倍型相合供者较 HLA 相合同胞供者具有更强的 GVL 作用（表 2.4.1）。由此，我们可以得出如下的初步结论：在 Allo-HSCT 领域，HLA 相合同胞供者不总是首选的供者来源，对于移植前 MRD 阳性的 AML 或 ALL 患者等亚组患者在有经验的移植中心可以首选单倍型相合移植以降低移植后 CIR，改善预后。

（三）如何将 Haplo-HSCT 的更强 GVL 作用转化为患者的存活优势？

现有资料已经证实 Haplo-HSCT 治疗部分亚组恶性血液病患者较 MSDT 具有更强的 GVL 作用，然而，Haplo-HSCT 后患者的 NRM 显著高于接受 MSDT 移植的患者；这也解释了为什么多数文献报道的临床研究结果显示 Haplo-HSCT 和 MSDT 的疗效相当。所以，要将 Haplo-HSCT 更强的 GVL 效应转化为临床实践，使患者获益，就需要选择合适的单倍型相合供者，进一步降低移植后 NRM。

1. 选择合适的单倍型相合供者

自然杀伤（NK）细胞是一群固有免疫细胞亚群，在人体抗肿瘤、抗病毒过程中发挥重要作用。在体外去除 T 细胞的 Haplo-HSCT 模式下，NK 细胞同种反应性存在，也就是通常所谓的供受者抑制性杀伤细胞免疫球蛋白样受体（KIR）不合，可以降低 AML 患者移植后的 CIR、改善存活。然而，在接受"北京方案"治疗的患者中，北大血研所的研究发现，与 KIR 不合的患者相比，KIR 相合促进了移植后患者 NK 细胞的数量和功能的快速重建，NK 细胞的数量和功能快速重建与低 CIR 和高 LFS 以及 OS 密切。在接受"巴尔的摩方案"治疗的急性白血病患者中（$n = 444$），Shimoni 等也证实供受者 KIR 不合（HR 1.36，$P = 0.09$）时，患者有复发率升高的趋势，这一趋势见于 AML 患者（HR 1.48，$P = 0.07$），但在 ALL 患者（HR 0.95，$P = 0.88$）中无此趋势。总之，根据 NK 细胞的同种反应性/KIR 是否相合选择最佳单倍型相合供者来治疗恶性血液病患者可获得更强的 GVL 作用和较好的存活。除了 NK 同种反应性以外，根据其他标准选择单倍型相合最佳供者有助于降低 NRM，将更强的 GVL 作用转化为存活优势。

2. 减少 NRM 的方法

除了选择最合适的供者来增强抗白血病作用、降低 NRM 外，包括处理移植失败（GF）、减少 GVHD、预防和（或）治疗感染等策略可进一步降低 NRM 率，并将单倍型相合供者更强的抗白血病作用转化为更好的存活。

表 2.4.1 Haplo-HSCT 的抗白血病作用优于 MSDT 的研究

作者,论文发表时间	病例数	诊断	疾病状态(病例数)	移植方式	预处理方法	GVHD预防方案	复发	TRM	LFS	OS
Wang Y 等, 2011	36	AML(20)/ALL(16)	高危	MSDT	清髓	CsA + MMF + MTX	2 年 49%	2 年 38%	3 年 15%	3 年 20%
	81	AML(30)/ALL(51)	高危	Haplo-HSCT	清髓	CsA + MMF + MTX	2 年 26%	2 年 34%	3 年 42%	3 年 42%
Chang YJ 等, 2017	34	AML(pre-MRD 阳性)	中期 + 晚期(94%)	MSDT	清髓	CsA + MMF + MTX	4 年 55%	4 年 12%	4 年 33%	4 年 38%
	107	AML(pre-MRD 阳性)	中期 + 晚期(82%)	Haplo-HSCT	清髓	CsA + MMF + MTX	4 年 19%	4 年 7%	4 年 74%	4 年 83%
Mariotti 等, 2018	34	HL	ASCT 后复发	MSDT	清髓(9%)	以 CSA 为基础	3 年 63%	1 年 9%	3 年 29%	3 年 52%
	30	HL	ASCT 后复发	Haplo-HSCT	清髓(4%)	以 PTCy 为基础	3 年 13%	1 年 26%	3 年 60%	3 年 56%
Yu SJ 等, 2020	106	AML	CR1 高危	MSDT	清髓	CsA + MMF + MTX	3 年 24%	3 年 10%	3 年 66%	3 年 68%
	83	AML	CR1 高危	Haplo-HSCT	清髓	CsA + MMF + MTX	3 年 14%	3 年 15%	3 年 71%	3 年 72%
Chang YJ 等, 2020	39	ALL(pre-MRD 阳性)	≥CR2(15.4%)	MSDT	清髓	CsA + MMF + MTX	3 年 43%	3 年 10%	3 年 43%	3 年 46%
	169	ALL(pre-MRD 阳性)	≥CR2(22.5%)	Haplo-HSCT	清髓	CsA + MMF + MTX	3 年 27%	3 年 11%	3 年 65%	3 年 68%
Guo HD 等, 2021	87	RUNX1/RUNX1T1 + AML(pre-MRD 阳性)	≥CR2(21%)	Haplo-SCT	清髓	CsA + MMF + MTX	5 年 27%	5 年 18%	5 年 68%	5 年 70%
	48	RUNX1/RUNX1T1 + AML(pre-MRD 阳性)	≥CR2(4%)&	MSDT	清髓	CsA + MMF + MTX	5 年 25%	5 年 27%	5 年 48%	5 年 50%

Haplo-HSCT = 单倍体造血干细胞移植;MSDT = HLA 全相合同胞移植;GVHD = 移植物抗宿主病;TRM = 移植相关死亡率;LFS = 无白血病存活;OS = 总存活;AML = 急性髓系白血病;CsA = 环孢素 A;MTX = 氨甲蝶呤;MMF = 霉酚酸酯;pre-MRD = 移植前微小残留病;HL = 霍奇金淋巴瘤;ASCT = 自体造血干细胞移植;PTCy = 移植后环磷酰胺治疗;CR1 或 CR2 = 第 1 次或 2 次完全缓解

（1）Haplo-HSCT 后 GF 的处理

国内外学者的研究表明，GF［包括移植排斥和（或）植入功能不良］是接受 Haplo-HSCT 患者的主要死亡原因之一。在 Haplo-HSCT 模式下，美国 MD Aderson 癌症中心的 Ciurea 等报道移植前 DSA 阳性（MFI > 1500）的患者移植排斥的发生率为 75%（3/4），显著低于移植前 DSA 阴性患者移植后的移植排斥发生率 5%（1/20，$P = 0.008$）。另一项研究中，296 例接受 Haplo-HSCT 的患者移植前 DSA 阳性率为 15%，Gladstone 等发现移植前 DSA 阳性患者移植排斥的发生率较阴性患者显著升高。北大血研所的资料显示，移植前 DSA MFI ≥ 10 000 与 Haplo-HSCT 后原发性移植失密切相关，移植前 DSA MFI ≥ 2000 与移植后原发性植入失败密切相关；Chang 等还发现 DSA MFI ≥ 10 000 还与移植后高 NRM、低 OS 密切相关。

总之，尽管 DSA MFI 的阈值还有争议，但移植前 DSA 阳性是 HLA 不合移植后高 NRM 和低 OS 的独立影响因素。因此，当候选单倍型相合移植患者 DSA 阳性，且无其他供者可供选择时，针对 DSA 的去敏治疗方法包括：血浆置换或免疫吸附法清除抗体；利用利妥昔单抗和硼替佐米抑制抗体产生；使用静脉人血免疫球蛋白或供者 HLA 抗原中和抗体（已辐照的供者血小板）；抑制补体级联反应，比如使用依库珠单抗。适当处理 DSA 可以降低 NRM，提高存活。除了针对体液免疫异常外，国内外学者正在探索以细胞免疫异常和微环境破坏为重点的移植后 GF 预防或治疗新方法。

（2）降低移植后 GVHD 的发生率

aGVHD 仍是移植后 NRM 的主要原因之一。Chang 等完成了一项风险分层指导的糖皮质激素预防急性 GVHD 的前瞻性、随机对照、开放试验。根据骨髓移植物中 CD4 : CD8 的值（阈值为 1.16），作者将 228 例入组患者分为低危组（$n = 83$，A组）或高危组（$n = 145$）；高危组患者被随机分为接受（$n = 72$，B 组）或不接受（$n = 73$，C 组）低剂量糖皮质激素预防组。他们发现，小剂量糖皮质激素与低的 Ⅱ ~ Ⅳ 度 aGVHD 发生率（HR 0.66；$P = 0.07$）和血小板快速恢复（HR 0.30；$P < 0.001$）密切相关。与 C 组相比，B 组股骨头坏死（$P = 0.034$）和高血压（$P = 0.015$）发生率明显降低。这些结果表明，风险分层指导的小剂量糖皮质激素预防 GVHD 可以显著降低 Ⅱ ~ Ⅳ 度 aGVHD 的发生，延缓其发生，加速血小板的恢复，减少了激素相关不良事件。

（3）Haplo-HSCT 后的感染防治

与接受 MSDT 的患者相比，接受 Haplo-HSCT 的患者 CMV 感染和侵袭性真菌疾病的累积发生率显著增高。除了抗 CMV 的药物如伐昔洛韦和膦甲酸钠，Pei 等发现在接受 CMV 特异性 T 细胞（CTL）过继输注的 32 例难治性 CMV 感染的患者中，有 27 例患者的 CMV 病毒被清除。他们进一步证明了 CMV CTL 治疗可促进内源性 CMV CTL 的扩增，改善 CMV CTL 增殖能力和干扰素 γ 的产生。由此可见，CMV CTL 过继输注是难治性 CMV 感染患者的有效治疗手段之一。在另一项多中心随机、开放的研究中，Huang 等报道了米卡芬净在预防中性粒细胞减少症患者侵袭性真菌感染方面与伊曲康唑一样有效。与伊曲康唑相比，米卡芬净的治疗耐受性更好。总之，考虑到感染是 Haplo-HSCT 后导致死亡的主要原因之一，感染防治方法的改进可减少感染发生和改善存活。

总之，对于 pre-MRDpos 的 AML 和 ALL 患者，或者霍奇金淋巴瘤（HL），或者 CML，或者高危 AML CR1 患者而言，用 Haplo-SCT 治疗可获得比 MSDT 获得更强的 GVL 效应和（或）更好的无 GVHD 无复发存活。此外，在 Haplo-SCT 过程中，降低 NRM 率亦可进一步将单倍型供者更强的 GVL 效应转化为更好的存活。因此，我们提出了一种将单倍体移植的强大的抗白血病作用转化为较好的存活的方案（图 2.4.2）。

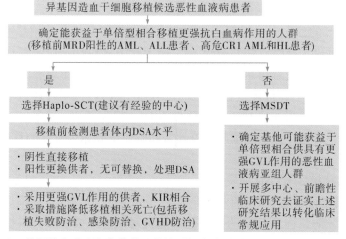

图 2.4.2　使恶性血液病患者获益于单倍型相合移植具有更强的 GVL 效应的策略

GVL＝移植物抗白血病；MRD＝微小残留病；AML＝急性髓系白血病；ALL＝急性淋巴细胞白血病；CR1＝第一次形态学缓解；Haplo-HSCT＝单倍型相合造血干细胞移植；HL＝霍奇金淋巴瘤；MSDT＝人类白细胞抗原（HLA）相合同胞供者移植；DSA＝供者特异性抗 HLA 抗体；NRM＝非复发相关死亡；aGVHD＝急性移植物抗宿主病

（四）前景和展望

近年来，越来越多的证据支持 Haplo-HSCT 比 MSDT 治疗某些恶性血液病亚组人群具有更强 GVL 效应的观点。首先，除了 pre-MRD 阳性的 AML、ALL 患者或 HL 患者或 CML 或高危 AML 患者以外，我们有必要去确认其他可能获益于单倍体相合供者具有较强的 GVL 作用的患者人群。其次，目前尚无研究证实 Haplo-HSCT 与 MUDT 或 CBT 三种移植类型的抗白血病作用孰优孰劣。第三，亟待进行深入研究从免疫学角度阐明 Haplo-SCT 比 MSDT 具有更强的 GVL 作用的机制，寻找调控 GVL 的关键靶细胞和/或靶分子；这些机制的阐明将为 Haplo-HSCT 的完善带来新的契机。第四，多数关于 Haplo-SCT 比 MSDT 具有更强抗白血病作用的证据都是基于回顾性、单中心的研究，这些研究结果需要多中心、前瞻性、随机对照研究证实。另外，国际主流的两种单倍型相合移植模式，即基于 G-CSF 和 ATG 诱导免疫耐受的 Haplo-HSCT 和基于移植后环磷酰胺诱导免疫耐受的 Haplo-HSCT，哪种方式的 GVL 作用更强目前尚不清楚。

综上所述，随着 Haplo-HSCT 新技术的出现和不断完善以及单倍型相合供者选择的改进，Haplo-HSCT 较 MSDT 具有更强抗白血病作用的免疫学机制的阐明，以及新技术和新方法建立使 Haplo-HSCT 的 NRM 不断降低，越来越多的患者将受益于单倍型相合供者所具备的更强 GVL 作用，最终为患者带来更优的存活。因此，在人人都有移植供者的时代，HLA 相合同胞供者不总是首选的供者来源，对于某些亚组患者人群而言，单倍型相合供者较同胞相合供者更具优势。

就 Allo-HSCT 的难点而言，无论是从预处理方案与复发的角度，还是从 GVHD 与 GVL 分离、HLA 相合同胞供者与单倍型相合供者选择的角度，都应该基于整合医学的三大核心要素，即整体观、整合观和医学观。医生应该从临床问题提出其背后的科学问题，从基础到转化—临床试验—建立临床常规诊疗方法，并结合心理、社会、人文等，在 Allo-HSCT 实践中不断加深对整合医学的认知和再实践。在具体临床实践中，临床医生要考虑如下诸多问题：

· 患者是否同时具备 HLA 相合同胞和单倍型相合供者？
· 患者能否得益于单倍型相合移植更强的 GVL 效应？
· 患者应该选择 MAC、RIC，还是增强预处理方案？
· 患者年龄是否大于 55 岁？
· 移植前患者的 HCT-CI 积分是否≥3 分？
· 移植前患者体内是否存在供者特异性 HLA 抗体（DSA）？抗体的平均荧光强度（MFI）是多少？
· 供者的年龄是否小于 30 岁？
· 供受者之间是否存在非母系来源的 HLA 抗原不合？
· G-CSF 动员的移植物中 CD4/CD8 比值是否≥1.16？
· 患者计划进行的是否为 HLA 相合同胞供者移植？患者年龄是否大于 40 岁？
· 患者移植前是否存在真菌感染，是否需要在移植时进行二级预防？
· 供受者是否存在 CMV 抗体阳性？
· 拟行 Haplo-HSCT 的患者是否具备 KIR 相合的单倍型供者？
· 供受者之间是否存在 ABO 血型不合？是大不合、小不合还是双向不合？
· 移植前患者是否存在骨髓微环境受损？
· 患者对自身疾病是否充分知晓？
· 患者对 Allo-HSCT 的预后及移植过程中潜在的风险是否充分知晓？
· 患者及家属是否易于沟通和交流？
· 患者及家属是否具备足够的经济能力来承担移植的花费？
· 患者是否做好足够的心理准备应对移植过程中可能出现的问题？

· 患者是否需要冻存精子或卵子?

· 供者是否对捐献造血干细胞及相应不良反应充分知晓?

· 医护之间是否对患者的治疗方案进行了充分沟通,以便积极配合?

· 患者针对自己已经确定的目标(包括即将进行的移植)是否具备坚定的执行力?

· 患者与家属之间是否有融洽的关系?

· 其他需要考虑的问题。

参考文献

[1] Forman SJ, Negrin RS, Antin JH, et al. Thomas´Hematopoietic cell transplantation[M]. Sth ed. Oxford: Wiley Blackwell, 2016.

[2] Scott BL, Pasquini MC, Logan BR, et al. Myeloublative versus reduced-intensity hematopoietic cell transplantation for acute myeloid leukemia and myelodysplastic syndromes[J]. J Clin Oncol, 2017, 35: 1154 – 1161.

[3] Fasslrinner F, Schetelig J, Burchert A, et al. Long-term efficacy of reduced-intensity versus myeloablativeconditioning before allogeneic haemopoietic cell transplantation in patients with acute myeloid leukaemia in first complete remission: retrospective follow-up of an open-label, randomised phase 3 trial[J]. Lancet Haematol, 2018, 5(4) :e161 – e169.

[4] SCOTT BL, PASQUINI MC, LOGAN BR, et al. Myeloablative versus reduced-intensity hematopoietic cell transplantation for acute myeloid leukemia and myelodysplastic syndromes[J]. J CliaOncol, 2017, 35 (11) : 1154 – 1161.

[5] BEJANYAN N, ZHANG MJ, BO-SUBAIT K, et al. Myeloablative conditioning for allogeneic trinsplantation results in superior discase-free survival for acute myeloid leukemia and myelodysplastsyndromes with low/intermediate, but not high disease risk index: a CIBMTR study [J]. Biol Blood Masrow Transplant, 2020: S1083 – 8791 (20) 30618 – 2. https://linkinghub. elsevier. com/retrieve/pii/S10838791 (20) 30618 – 2.

[6] SCOTT BL. Long-term follow up of BMT CTN 0901, a randomized phase II trial comparing myeloablative (MAC) to reduced intensity conditioning (RIC) prior to hematopoietic cell transplanta-tion (HCT) for acute myeloid leukemia (AML) or myelodysplasia(MDS)(MAC vs. RIC Trial) [J]. Biol Blood Marrow Transplant, 2020, 26: S11.

[7] ARAI Y, KONDO T, SHIGEMATSU A, et al. Improved prognosis with additional medium-dose VP16 to CY/TBI in allogeneic transplantation for high risk ALL in adults[J]. Am J Hema-tol, 2018, 93(1) : 47 – 57.

[8] WANG L, DEVILLIER R, WAN M, et al. Clinical outcome of FLAG-IDA chemotherapy sequential with Flu-Bu3 conditioning regimen in patients with refractory AML: a parallel study from Shanghai Institute of Hematology and Institut Paoli-Calmettes[J]. Bone Marrow Transplant, 2019, 54 (3) : 458 – 464.

[9] XIAO H, LI L, PANG Y, et al. Sequential treatment combining cladribine-based re-induction, myeloablative allogeneic HSCT, and proptylactic donor lymphocyte infiusion: a promising treatment

for refractory acute myeloid leukemia[J]. Ann Hematol, 2018, 97(12): 2479 - 2490.

[10] BAZARBACHI AH, AL HAMED R, LABOPIN M, et al. Allogeneic stem cell transplantation with Sequential conditioning in adult patients with refractory or relapsed acute lymphoblastic leukemia: a report from the EBMT Acute Leukemia Working Party[J]. Bone Marrow Transplant, 2020, 55 (3):595 - 602.

[11] Fasslrinner F, Schetelig J, Burchert A, et al. Long-term efficacy of reduced-intensity versus myeloablative conditioning before allogeneic haemopoietic cell transplantation in patients with acute myeloid leukaemia in first complete remission: retrospective follow-up of an open-label, randomised phase 3 trial[J]. Lancet Haematol, 2018, 5:e161 - 9.

[12] Blazar BR, MacDonald KPA, Hill GR. Immune regulatory cell infusion for graft-versus-host disease prevention and therapy[J]. Blood, 2018, 131:2651 - 60.

[13] Falkenburg JHF, Jedema I. Graft versus tumor effects and why people relapse[J]. Hematology Am Soc Hematol Educ Program, 2017, 2017:693 - 8.

[14] Locatelli F, Pende D, Falco M, et al. NK cells mediate a crucial graft-versus-leukemia effect in Haploidentical-HSCT to cure high-risk acute leukemia[J]. Trends Immunol, 2018, 39:577 - 90.

[15] Cooley S, Parham P, Miller JS. Strategies to activate NK cells to prevent relapse and induce remission following hematopoietic stem cell transplantation[J]. Blood, 2018, 131:1053 - 62.

[16] Zeiser R, Blazar BR. Acute graft-versus-host disease-biologic process, prevention, and therapy[J]. N Engl J Med, 2017, 377:2167 - 79.

[17] Song Y, Hu B, Liu Y, et al. IL - 12/IL - 18 - preactivated donor NK cells enhance GVL effects and mitigate GvHD after allogeneic hematopoietic stem cell transplantation[J]. Eur J Immunol, 2018, 48:670 - 82.

[18] Brennan TV, Yang Y. PD-L1 serves as a double agent in separating GVL from GVHD[J]. J Clin Invest, 2017, 127:1627 - 30.

[19] Hu Y, He GL, Zhao XY, et al. Regulatory B cells promote graft-versus-host disease prevention and maintain graft-versus-leukemia activity following allogeneic bone marrow transplantation[J]. Oncoimmunology, 2017, 6:e1284721.

[20] Ghosh A, Smith M, James SE, et al. Donor CD19 CAR T cells exert potent graft-versus-lymphoma activity with diminished graft-versus-host activity[J]. Nat Med, 2017, 23:242 - 9.

[21] Choi J, Cooper ML, Staser K, et al. Baricitinib-induced blockade of interferon gamma receptor and interleukin-6 receptor for the prevention and treatment of graft-versus-host disease[J]. Leukemia, 2018, 32:2483 - 94.

[22] Park JH, Rivière I, Gonen M, et al. Long-term follow-up of CD19 CAR therapy in acute lymphoblastic leukemia[J]. N Engl J Med, 2018, 378:449 - 59.

[23] Ni X, Song Q, Cassady K, et al. PD-L1 interacts with CD80 to regulate graft-versus-leukemia activity of donor CD8 + T cells[J]. J Clin Invest, 2017, 127:1960 - 77.

[24] Schutt SD, Wu Y, Tang CH, et al. Inhibition of the IRE-1α/XBP-1 pathway prevents chronic GVHD and preserves the GVL effect in mice[J]. Blood Adv, 2018, 2:414 - 27.

[25] Ehx G, Fransolet G, de Leval L, et al. Azacytidine prevents experimental xenogeneic graft-versus-host disease without abrogating graft-versus-leukemia effects [J]. Oncoimmunology, 2017,

6：e1314425.

[26] Wu Y, Schutt S, Paz K, et al. MicroRNA-17-92 is required for T-cell and B-cell pathogenicity in chronic graft-versus-host disease in mice[J]. Blood, 2018, 131：1974 – 86.

[27] Betts BC, Bastian D, Iamsawat S, et al. Targeting JAK2 reduces GVHD and xenograft rejection through regulation of T cell differentiation[J]. Proc Natl Acad Sci USA, 2018, 115：1582 – 7.

[28] Ranjan S, Goihl A, Kohli S, et al. Activated protein C protects from GvHD via PAR2/PAR3 signalling in regulatory T-cells[J]. Nat Commun, 2017, 8：311.

[29] Galleu A, Riffo-Vasquez Y, Trento C, et al. Apoptosis in mesenchymal stromal cells induces In vivo recipient-mediated immunomodulation[J]. Sci Transl Med, 2017, 9：eaam7828.

[30] Bruce DW, Stefanski HE, Vincent BG, et al. Type 2 innate lymphoid cells treat and prevent acute gastrointestinal graft-versus-host disease[J]. J Clin Invest, 2017, 127：1813 – 25.

[31] Iamsawat S, Daenthanasanmak A, Voss JH, et al. Stabilization of Foxp3 by targeting JAK2 enhances efficacy of CD8 induced regulatory T cells in the prevention of graft-versus-host disease [J]. J Immunol, 2018, 201：2812 – 23.

[32] Yabe T, Azuma F, Kashiwase K, et al. HLA-DPB1 mismatch induces a graft-versus-leukemia effect without severe acute GVHD after single-unit umbilical cord blood transplantation [J]. Leukemia, 2018, 32：168 – 75.

[33] Kröger N, Iacobelli S, Franke GN, et al. Dose-reduced versus standard conditioning followed by allogeneic stem-cell transplantation for patients with myelodysplastic syndrome: a prospective randomized phase III study of the EBMT (RICMAC Trial) [J]. J Clin Oncol, 2017, 35：2157 – 64.

[34] Scott BL, Pasquini MC, Logan BR, et al. Myeloablative versus reduced-intensity hematopoietic cell transplantation for acute myeloid leukemia and myelodysplastic syndromes[J]. J Clin Oncol, 2017, 35：1154 – 61

[35] Romee R, Cooley S, Berrien-Elliott MM, et al. First-in-human phase 1 clinical study of the IL-15 superagonist complex ALT-803 to treat relapse after transplantation[J]. Blood, 2018, 131：2515 – 27.

[36] Comoli P, Basso S, Riva G, et al. BCR-ABL-specific T-cell therapy in Ph + ALL patients on tyrosine-kinase inhibitors[J]. Blood, 2017, 129：582 – 6.

[37] Ciurea SO, Schafer JR, Bassett R, et al. Phase 1 clinical trial using mbIL21 ex vivo-expanded donor-derived NK cells after haploidentical transplantation[J]. Blood, 2017, 130：1857 – 68.

[38] Chen Y, Cheng Y, Suo P, et al. Donor-derived CD19-targeted T cell infusion induces minimal residual disease-negative remission in relapsed B-cell acute lymphoblastic leukaemia with no response to donor lymphocyte infusions after haploidentical haematopoietic stem cell transplantation [J]. Br J Haematol, 2017, 179：598 – 605.

[39] Mathew NR, Baumgartner F, Braun L, et al. Sorafenib promotes graft-versus-leukemia activity in mice and humans through IL-15 production in FLT3-ITD-mutant leukemia cells[J]. Nat Med, 2018, 24：282 – 91.

[40] Cortes JE, Tallman MS, Schiller GJ, et al. Phase 2b study of two dosing regimens of quizartinib monotherapy in FLT3-ITD mutated, relapsed or refractory AML[J]. Blood, 2018, 132：598 – 607.

［41］Cortes J, Perl AE, Döhner H, et al. Quizartinib, an FLT3 inhibitor, as monotherapy in patients with relapsed or refractory acute myeloid leukaemia: an open-label, multicentre, single-arm, phase 2 trial［J］. Lancet Oncol, 2018, 19:889 – 903.

［42］Cooper ML, Choi J, Karpova D, et al. Azacitidine mitigates graft-versus-host disease via differential effects on the proliferation of T effectors and natural regulatory T cells in vivo［J］. J Immunol, 2017, 198:3746 – 54.

［43］Liu L, Chang YJ, Xu LP, et al. T cell exhaustion characterized by compromised MHC class I and II restricted cytotoxic activity associates with acute B lymphoblastic leukemia relapse after allogeneic hematopoietic stem cell transplantation［J］. Clin Immunol, 2018, 190:32 – 40

［44］Rafiq S, Yeku OO, Jackson HJ, et al. Targeted delivery of a PD-1-blocking scFv by CAR-T cells enhances anti-tumor efficacy in vivo［J］. Nat Biotechnol, 2018, 36:847 – 56.

［45］Bug G, Burchert A, Wagner EM, Kröger N, et al. Phase I/II study of the deacetylase inhibitor panobinostat after allogeneic stem cell transplantation in patients with high-risk MDS or AML (PANOBEST trial)［J］. Leukemia, 2017, 31:2523 – 5.

［46］Zhang C, Hu Y, Xiao W, et al. Chimeric antigen receptor- and natural killer cell receptor-engineered innate killer cells in cancer immunotherapy［J］. Cell Mol Immunol, 2021, 18(9): 2083 – 2100.

［47］Myers RM, Li Y, Barz Leahy A, et al. Humanized CD19-Targeted Chimeric Antigen Receptor (CAR) T Cells in CAR-Naive and CAR-Exposed Children and Young Adults With Relapsed or Refractory Acute Lymphoblastic Leukemia［J］. J Clin Oncol, 2021, 39(27):3044 – 3055.

［48］Xuan L, Wang Y, Huang F, et al. Sorafenib maintenance in patients with FLT3-ITD acute myeloid leukaemia undergoing allogeneic haematopoietic stem-cell transplantation: an open-label, multicentre, randomised phase 3 trial［J］. Lancet Oncol, 2020, 21(9):1201 – 1212.

［49］Wang Y, Chen H, Chen J, et al. The consensus on the monitoring, treatment, and prevention of leukemia relapse after allogeneic hematopoietic stem cell transplantation in China［J］. Cancer Lett, 2018, 438:63 – 75.

［50］Xu L, Chen H, Chen J, et al. The consensus on indications, conditioning regimen, and donor selection of allogeneic hematopoietic cell transplantation for hematological diseases in China-recommendations from the Chinese Society of Hematology［J］. J Hematol Oncol, 2018, 11 (1):33.

［51］Chang YJ, Huang XJ. Is human leukocyte antigen-matched sibling donor transplant always better than haploidentical allograft?［J］. Semin Hematol, 2019, 56(3):201 – 208.

［52］Chang YJ, Wang Y, Liu YR, et al. Haploidentical allograft is superior to matched sibling donor allograft in eradicating pre-transplantation minimal residual disease of AML patients as determined by multiparameter flow cytometry: a retrospective and prospective analysis［J］. J Hematol Oncol, 2017,10(1):134.

［53］Chang YJ, Wang Y, Xu LP, et al. Haploidentical donor is preferred over matched sibling donor for pre-transplantation MRD positive ALL: a phase 3 genetically randomized study［J］. J Hematol Oncol, 2020, 13(1):27.

［54］Yu S, Huang F, Wang Y, et al. Haploidentical transplantation might have superior graft-versus-leukemia effect than HLA-matched sibling transplantation for high-risk acute myeloid leukemia in first complete remission: a prospective multicentre cohort study[J]. Leukemia, 2020, 34(5): 1433 – 1443.

[55] Gauthier J, Poire X, Gac AC, et al. Better outcome with haploidentical over HLA-matched related donors in patients with Hodgkin's lymphoma undergoing allogeneic haematopoietic cell transplantation-a study by the Francophone Society of Bone Marrow Transplantation and Cellular Therapy[J]. Bone Marrow Transplant, 2018, 53(4):400 – 409.

[56] Mariotti J, Devillier R, Bramanti S, et al. T Cell-Replete Haploidentical Transplantation with Post-Transplantation Cyclophosphamide for Hodgkin Lymphoma Relapsed after Autologous Transplantation: Reduced Incidence of Relapse and of Chronic Graft-versus-Host Disease Compared with HLA-Identical Related Donors[J]. Biol Blood Marrow Transplant, 2018, 24(3):627 – 632.

[57] Meybodi MA, Cao W, Luznik L, et al. HLA-haploidentical vs matched-sibling hematopoietic cell transplantation: a systematic review and meta-analysis[J]. Blood Adv, 2019, 3(17):2581 – 2585.

[58] Chen D, Zhou D, Guo D, Xu P, Chen B. Comparison of outcomes in hematological malignancies treated with haploidentical or HLA-identical sibling hematopoietic stem cell transplantation following myeloablative conditioning: A meta-analysis[J]. PLoS One, 2018, 13(1):e0191955.

[59] Pei XY, Zhao XY, Chang YJ, et al. Cytomegalovirus-Specific T-Cell Transfer for Refractory Cytomegalovirus Infection After Haploidentical Stem Cell Transplantation: The Quantitative and Qualitative Immune Recovery for Cytomegalovirus[J]. J Infect Dis, 2017, 216(8):945 – 956.

[60] Zhao XY, Pei XY, Chang YJ, et al. First-line Therapy With Donor-derived Human Cytomegalovirus (HCMV)-specific T Cells Reduces Persistent HCMV Infection by Promoting Antiviral Immunity After Allogenic Stem Cell Transplantation[J]. Clin Infect Dis, 2020, 70(7): 1429 – 1437.

[61] Zhao XY, Yu XX, Xu ZL, et al. Donor and host coexpressing KIR ligands promote NK education after allogeneic hematopoietic stem cell transplantation[J]. Blood Adv, 2019, 3(24):4312 – 4325.

[62] Shimoni A, Labopin M, Lorentino F, et al. Killer cell immunoglobulin-like receptor ligand mismatching and outcome after haploidentical transplantation with post-transplant cyclophosphamide [J]. Leukemia, 2019, 33(1):230 – 239.

[63] Chang YJ, Xu LP, Wang Y, et al. Rituximab for desensitization during HLA-mismatched stem cell transplantation in patients with a positive donor-specific anti-HLA antibody. Bone Marrow Transplant. 2020, 55(7):1326 – 1336.

[64] Chang YJ, Zhao XS, Wang Y, et al. Effects of pre- and post-transplantation minimal residual disease on outcomes in pediatric patients with acute myeloid leukemia receiving human leukocyte antigen-matched or mismatched related donor allografts[J]. Am J Hematol, 2017, 92(12): E659 – E661.

[65] Guo H, Chang YJ, Hong Y, et al. Dynamic immune profiling identifies the stronger graft-versus-leukemia (GVL) effects with haploidentical allografts compared to HLA-matched stem cell transplantation[J]. Cell Mol Immunol, 2021, 18(5):1172 – 1185.

第五节 从整合的思路看移植并发症处理

◎孙于谦 曹乐清 闫晨华 黄晓军

一、移植物抗宿主病

移植物抗宿主病（GVHD）是 Allo-HSCT 后患者在重建供者免疫的过程中，来源于供者的淋巴细胞攻击受者脏器产生的临床病理综合征。GVHD 是 Allo-HSCT 后的主要并发症之一，也是导致移植死亡的主要并发症之一。提高 GVHD 的处理水平，对于改善 Allo-HSCT 预后具有重要作用。

（一）GVHD 概述

由于 Allo-HSCT 后，供受者之间组织相容性抗原的差异，将会导致受者体内发生两类免疫反应。第一类是受者体内残存的免疫细胞针对供者移植物，即宿主抗移植物反应（host-versus-graft reaction）；另一类发生于相反方向，为供者移植物所含的免疫细胞针对受者，即移植物抗宿主反应（graft-versus-host reaction）。在 Allo-HSCT 后，在经历预处理的细胞毒药物及免疫抑制剂处理后，受者体内的免疫细胞多数已被清除，因此发生宿主抗移植物反应的概率相对较小，而移植物中的活性免疫细胞成分及随后的重建过程会导致移植物抗宿主病反应的概率较高。

Allo-HSCT 反应主要发生于高表达组织相容性抗原的器官或组织（如皮肤、消化道黏膜等），从而导致免疫病理损伤，即所谓的 GVHD。既往按照发生时间区分 GVHD 可以分为急性 GVHD（aGVHD）和慢性 GVHD（cGVHD）。NIH 标准根据临床表现分为 aGVHD、cGVHD 和重叠综合征。aGVHD 多发生于移植后 20~40d，主要表现为皮疹、腹泻、黄疸；cGVHD 多发生于移植后 100d 以后，主要累及皮肤、口腔、结膜、肺等部位，表现为皮肤扁平苔藓样变、硬皮病样改变、口腔干燥黏膜溃疡、胃肠道硬化、闭塞性细支气管炎等。

GVHD 诊断的金标准为组织病理学，但由于病理诊断可及性差，多数情况下的诊断基于临床表现并同时排除其他疾病。

（二）GVHD 的治疗策略

1. aGVHD 治疗策略

aGVHD 的规范治疗包括 GVHD 的诊断及分级、GVHD 的规范化一线治疗及二线治疗、规范的疗效评估。

确定 aGVHD 的诊断后，应对 GVHD 的严重程度进行分级。要根据不同靶器官的受累程度进行分级，然后根据各个器官的分级进行总体分度（参考改良的 Glucksberg 分级标准）。目前 aGVHD 分成 Ⅰ~Ⅳ 度，Ⅲ~Ⅳ 度为重度 aGVHD。GVHD 的分度与其预后有明确相关性。常用的 GVHD 分级系统为 Glucksberg 分级系统和 IBMTR 分级系统，最近较多使用 MAGIC 分级系统。

Ⅰ度 GVHD 时可以考虑局部治疗，Ⅱ度及以上需要接受系统治疗。糖皮质激素［甲泼尼龙 1~2mg/（kg·d）］是 aGVHD 的标准一线治疗。

一线治疗后的疗效评估十分重要，包括疗效评估的时机及疗效评估的标准。若一线治疗后 3d 病情仍进展或 5d 病情无改善，则考虑糖皮质激素耐药，应给予二线治疗。aGVHD 的疗效评估分为单一器官反应和总体反应。单一器官的完全缓解指器官分级为 0，部分缓解（PR）是指器官分级在不需要其他额外治疗外下降至少一级；而总体反应的完全缓解指皮疹消失、胆红素正常、腹泻完全恢复，部分缓解指至少一个器官出现 PR 以上反应，而同时不伴有任一器官的进展。目前二线治疗方案包括体外光疗（ECP）、IL-2 受体单克隆抗体、芦可替尼、肿瘤坏死因子拮抗剂、西罗莫司、霉酚酸酯等。但目前尚没有最佳的二线治疗药物。

2. cGVHD 的治疗策略

cGVHD 的诊断主要依赖临床表现。一旦确定诊断，应进行分级。西雅图标准将 cGVHD 分为局限型和广泛型。NIH 分级系统将每个受累器官按严重程度评分为 0~3 分，根据受累器官多少及受累器官严重程度进行总体分度，分为轻、中、重三类。轻度 cGVHD 可接受局部治疗，而中、重度 cGVHD 则应考虑给予系统治疗。

cGVHD 的治疗主要包括免疫抑制剂的全身应用、综合辅助治疗和支持治疗。cGVHD 的一线治疗为糖皮质激素［通常为泼尼松 1mg/（kg·d）］，可同时合用钙调蛋白抑制剂。一线治疗失败定义为：cGVHD 进展、经过 4~12 周持续治疗 cGVHD 稳定持续存在或虽没有 cGVHD 复发但不能减免疫抑制剂。cGVHD 糖皮质激素耐药的定义为：标准一线免疫抑制剂治疗，至少 2 个月无改善，或 1 个月疾病进展。大约半数患者需要使用二线治疗，二线药物包括体外光疗、西罗莫司、芦可替尼、喷司他丁、利妥昔单抗、伊布替尼、伊马替尼、霉酚酸酯、硫唑嘌呤、氨甲蝶呤等。尽管许多药物用于二线治疗，但目前尚无标准的二线治疗方案。二线治疗的疗效评估也较为困难。

cGVHD 是移植后重要的致残原因，治疗过程中辅助治疗和支持治疗极为重要。支持治疗包括控制器官特殊症状或全身症状的干预措施，如抗生素的预防性应用，骨质疏松的处理，高血脂、高尿酸的处理等。

（三）从整合的思路看 GVHD 的处理

随着国内外学者对 GVHD 发病机制的认识，各种抗 GVHD 治疗的新药不断涌现，临床试验揭示其 GVHD 疗效明显改善。然而，在 GVHD 的处理过程中，使用有效药物的前提是正确的诊断，保证治疗成功的基础是综合治疗，获得良好移植结局才是 GVHD 的治疗的关键。在此过程中，需要整合其他同时存在的临床问题从而抓住主要矛盾，需要综合考虑各种治疗的利弊达成最优组合，需要全盘考虑 GVHD 治疗的利弊从而为移植疗效服务。

1. 从动态的角度看 GVHD 的诊断，抓住临床中的主要矛盾

治疗的核心在于诊断。组织活检是确诊 GVHD 的金标准，但由于临床实际中组织活检的风险性、病理结果的延时性，GVHD 的诊断通常基于典型的临床表现。aGVHD 最常累及的靶器官为皮肤、肝脏和肠道，相应的典型表现为皮疹、胆红素升高、腹泻。但这些临床表现并不具有特异性，需要与其他疾病进行鉴别诊断。如皮疹常需要与病毒感染的皮肤表现、药物过敏的皮肤表现等进行鉴别；表现为腹泻的肠道 GVHD 则需要与肠道的病毒感染（如巨细胞病毒）、难辨梭状芽孢杆菌肠炎等进行鉴别（表 2.5.1）；肝脏 GVHD 需要与病毒性肝炎、药物毒性、肝小静脉闭塞综合征（VOD）等进行鉴别。

表 2.5.1　异基因造血干细胞移植后腹泻的常见原因

感染性	非感染性
难辨梭状芽孢杆菌	预处理毒性
巨细胞病毒	急性移植物抗宿主病
腺病毒	肠道吸收不良
轮状病毒	肠道血栓性微血管病
星状病毒、诺如病毒等	药物副作用
真菌感染	
其他原因	

需要注意的是，GVHD 病程通常较长，尤其是肠道 GVHD，常常迁延数月。GVHD 的病程中临床主要矛盾常常会发生转化，比如在肠道 GVHD 过程中，通常会合并病毒性肠炎（比如 CMV 肠炎）、移植相关血栓性微血管病（TA-TMA）；在肝脏 GVHD 的诊治过程中，常伴发药物性肝毒性。因此，在 GVHD 的诊治过程中，及时切换主要矛盾，实现不同临床问题的平衡把控，往往是疑难患者治疗成功的关键。

2. 从综合的角度看 GVHD 的辅助治疗，达到最佳临床疗效

随着 GVHD 治疗手段的增多，针对 GVHD 治疗的疗效提高。然而，在真实世界中，临床治疗的成功需要综合治疗。最终治疗成功不仅仅取决于 GVHD 的控制，还有赖于良好的支持治疗。比如，在 GVHD 治疗同时，常常伴随有继发感染、继发器官损伤、营养不良等，良好的支持治疗、感染预防等对于最终的治疗成功具有重要的作用。对于同时存在多种矛盾时（如同时存在感染时），应综合考虑治疗的平衡性。

3. 从全局的角度看 GVHD 的治疗

GVHD 是移植的并发症，对于移植预后具有重要作用。但处理好并发症，并不等于患者最终能够获得移植的成功。必须注意，GVHD 是由于治疗原发病所带来的医源性损伤，因此治疗的出发点必须回到原发病（通常是高危白血病）的处理。GVHD 的处理必须要置于原发病处理的大局中予以考虑。

目前已广为人知的是 Allo-HSCT 可以治愈白血病的重要机制之一是移植物抗白血病（GVL）效应。GVL 通常与 GVHD 伴发，尤其是 cGVHD。已有证据表明，伴发 cGVHD 患者移植后复发率降低。因此，在 GVHD 的治疗过程中，应从全局的角度考虑 GVHD 的治疗。比如，对于高危的患者，与 GVHD 伴发的 GVL 作用可能有利于原发病的控制。对于此类人群，cGVHD 治疗的强度、疗程必须兼顾 cGVHD 带来的损伤及 cGVHD 对预防复发的潜在获益，从而达成治疗的平衡。

4. 从整体治疗的角度谈 GVHD 预防重于治疗

尽管 GVHD 的治疗手段日益增多，然而 GVHD 一旦发生，无论是 aGVHD 还是 cGVHD，都有接近 50% 患者出现初始治疗失败，伴随着显著的移植相关死亡增加。从整体治疗的角度看，GVHD 的预防也是 GVHD 整体治疗的一部分。GVHD 的预防处于整体治疗的上游，具有十分重要的作用。

CsA + MTX 是指南推荐的 GVHD 预防金标准，但这一方案的提出是根据在同胞相合移植的研究数据得出的。而目前随着移植技术的演进，移植方案的多样化，单一方案早已不适合所有场景。GVHD 的发生具有多种危险因素，比如年龄、供受者相合程度、预处理强度、移植物类型、疾病状态、GVHD 预防方案等。需要根据不同的 GVHD 风险进行 GVHD 预防的调整。

一方面，可以在 GVHD 预防药物上进行调整。比如在年龄≥40 岁的同胞相合移植患者中，增加 ATG 作为 GVHD 预防方案的一部分，可显著降低 II ~ IV 度 aGVHD 及 cGVHD，改善患者无 GVHD 无复发存活（GRFS），同时并不增加复发率。

另一方面，目前对于 GVHD 的预防疗程并无统一的标准。因此，可以在综合考虑 GVL 作用及 GVHD 风险的情况下，进行调整。比如，对于标危急性白血病患者，GVHD 的预防可以适当增强，从而减少 GVHD 相关 TRM。

5. 从个性化治疗的角度看 GVHD 的处理

GVHD 是一种临床病理综合征，具有高度异质性，尤其是 cGVHD。cGVHD 的临床表现各异，皮肤、口腔、胃肠道、肺部等部位的 cGVHD 以纤维化为主要病理改变，而肾脏、浆膜腔等部分的 cGVHD 则明显不同；在发病机制的环节可能存在较大差异，目前 cGVHD 的发病机制尚未阐明，多种细胞、分子参与 cGVHD 的发病机制，这种差异也反映在对药物反应的疗效差异较大；在临床场景上也存在很大差异，与经典的 cGVHD 不同，供者淋巴细胞输注后的 cGVHD 常常表现为重叠综合征。对于上述不同场景、不同临床症状群，cGVHD 的处理不应采用单一方案。尽管目前还缺乏证据、缺乏良好的生物标记评价 cGVHD 的个性化治疗，在临床实践中对于难治性 cGVHD 应结合不同患者的临床特点进行相应个性化治疗。对于 cGVHD 疾病发病机制的认识，将有助于进一步推动个性化治疗。

（四）总结与展望

GVHD 的处理是一个十分疑难的过程，涉及诊断与鉴别诊断复杂性、及时切换主要矛盾的主观性与重要性、经验性治疗与目标治疗的转换、各种治疗利弊选择的综合权衡、整体治疗的宏观思维，对移植医生的临床技能要求极高，需要极高的内科基本功、对 GVHD 的发病机制的理解、各种治疗方案的平衡能力，需要整合临床、基础、转化、人文等方方面面的因素，才能获得最优治疗结局，需要良好的整合艺术。

二、从重症肺炎概念的形成看整合医学思路在移植中的作用和地位

（一）移植后重症肺炎概念的形成

Allo-HSCT 后肺部并发症，尤其是移植后重症肺炎是导致非复发相关死亡的重要原因之一。移植后肺炎的总体发生率约为 40%～60%，可发生在移植后的各个时间段。Lucena 等的一项前瞻性研究显示移植后大部分感染性肺炎发生在移植后 6 个月内，而大部分非感染性肺炎发生在 3 个月内。随着肺部检查手段和病原学诊断技术的不断发展，我们已经认识到移植后肺炎可由细菌、真菌、病毒、非典型病原菌和免疫性肺损伤等因素引起。但在临床工作中我们发现有部分移植后晚期（3 个月后）发生肺炎的患者病因不明，对于抗感染和抗排斥等治疗反应不佳，死亡率较高，具有一系列临床特征，对于这部分重症肺炎，我们称之为移植后晚发重症肺炎（LOSP），LOSP 的概念也是由笔者所在中心首次提出。LOSP 具体的定义为肺部损害发生在移植后 3 个月之后，起病早期即出现肺部影像学大面积浸润或迅速进展的低氧血症，伴呼吸衰竭、其他脏器功能不全或血流动力学不稳定，重症的标准参照美国感染病学会和美国胸科学会（IDSA/ATS）制定的判定标准。

（二）对移植后重症肺炎病因和疾病发生发展过程的认识

Allo-HSCT 后患者造血和免疫重建在移植后数周到数月逐渐恢复，且基础免疫抑制剂在移植后半年时开始逐渐减量或减停，这部分患者已逐渐回归社区生活。根据移植后患者免疫重建状态一般分为三个阶段，即预植入阶段（移植后 0～30d）、移植后早期（移植后 30～100d）和移植后晚期（移植后 >100d）。随着免疫重建的恢复，理论上移植后晚期患者的肺部感染病原谱会逐渐接近于正常人群。对于移植后晚期新出现呼吸道症状的患者，完善检查一旦确定为肺炎，临床医生应根据患者的症状、体征和影像学表现给予积极的经验性抗感染治疗，但即使在新型抗感染药物不断更新换代的情况下，有部分肺炎患者仍对治疗反应不佳，甚

至出现疾病快速进展，表现出不同于社区获得性/医院获得性肺炎的特征。此时临床医生就会思考，治疗效果不好是病原菌未覆盖还是免疫学因素。对这部分患者而言，在条件允许下会请呼吸科医生和（或）影像介入科共同参与完善支气管镜、支气管肺泡灌洗或肺穿刺活检等检查，并将获得的呼吸道分泌物、支气管肺泡灌洗液（BALF）或肺穿刺组织送检覆盖细菌、真菌、病毒和非典型病原菌等微生物学相关检查。但是，即使在病原学诊断技术不断发展的情况下，如二代测序技术的应用，仍有约半数患者病原学检测结果是阴性。对于病原学阴性的患者，需要考虑免疫性肺损伤的可能性。对于急性免疫性肺损伤的治疗，一线治疗首选糖皮质激素。莫晓冬等的一项回顾性研究发现，LOSP 患者肺炎晚期（≥1 周）加用小剂量甲泼尼龙［≤2mg/（kg·d）］与更好的 100d 存活相关。而如果是免疫性肺损伤，应该是尽早启用糖皮质激素治疗效果更佳，上述研究结果表明这部分肺炎患者与移植后免疫性肺损伤也不完全相同。对这部分重症肺炎患者的特征我们进行了总结：①发生率为 1.3%～2.4%，中位发病时间为移植后 7 个月左右；②即使行支气管镜和（或 BALF）等检查，病原检测阳性率也较低，经验性或针对培养阳性病原的特异性抗感染治疗效果不佳；③起病急，病情较重且进展较快，整个病程约 3 周左右；④发病前无活动性 GVHD 表现且半数以上患者已停服免疫抑制剂；⑤病死率较高，存活率仅有 31%～45%。

（三）治疗探索和其中蕴含的整合思路

由于 LOSP 患者的临床特征不同于传统的感染性肺炎以及免疫性肺损伤，似乎有感染与免疫双重因素的参与，对于这部分肺炎的可能病因和治疗选择我们也进行了探索。本中心陈育红等的一项回顾性研究对比了 BALF 检测到病毒阳性组和阴性组的临床特征，发现两组在一般临床情况和表现上均无统计学意义，提示我们对于 HSCT 后常规病原学检查均阴性的肺炎患者，应重视病毒感染的可能性。在上述发现的基础上，在病原学仍不明确的 LOSP 患者中，我们在广泛覆盖病原，尤其是充分抗病毒治疗基础上，尽可能延长患者糖皮质激素的使用时机（≥1 周）和使用剂量［甲泼尼龙≤2mg/（kg·d）］后发现确实能提高 10%～20% 左右的存活率。但是关于糖皮质激素与重症肺炎患者预后转归之间的关系还需要辩证地看，患者本身病情严重程度和进展速度也会影响糖皮质激素的使用。肺脏作为人体的重要脏器之一，肺炎发生时疾病转归与患者的整体状态息息相关。研究发现肺炎时发生时往往伴随体内炎症因子的升高，我们在 LOSP 患者中也发现部分炎症因子明显升高，尤其是 IL-6，这可能为干预病程中理解过度炎症状态的处理提供一条新的治疗思路。此外，我们的一项研究发现 LOSP 患者发病时外周血中单核细胞计数、白蛋白水平、乳酸脱氢酶和尿素氮水平与肺炎预后密切相关，表明患者发病时的免疫、营养和代谢状态与疾病转归密切相关。这也提示我们在治疗过程中要注重对患者整体状态的重视，或许可以通过目前有限的增强免疫和营养支持等手段对改善预后带来一定的帮助。

移植后重症肺炎的诊疗从疾病确立、临床特征总结到治疗调整的整个过程都是一个不断认识、不断探索和多方面信息整合从而改善治疗方案的过程，我们相信整合医学理念会贯穿包括重症肺炎在内所有 Allo-HSCT 并发症处理的始终。对移植后重症肺炎的攻克还有很长的路需要走，在未来的工作中，针对移植后重症肺炎的诊治还需要在临床实践中不断探索并完善理论和诊疗体系，改善患者的预后。

三、Allo-HSCT 治疗难治/复发急性白血病的整体策略

Allo-HSCT 是难治/复发急性白血病患者唯一的根治手段。尽管 Allo-HSCT 可使大部分难治/复发的急性白血病患者达到完全缓解（CR），但移植后复发率仍较高达 45~63%。患者一旦复发，治疗手段极为有限，预后极差。CIBMTR 资料显示，难治/复发的 AML 和 ALL 患者接受 Allo-HSCT 后的白血病复发死亡率分别为 42%和 37%，长期存活分别为 17% 和 14%。因此，如何安全有效地预防难治/复发急性白血病患者 Allo-HSCT 后的疾病复发仍是亟待解决的临床问题。目前，预防 Allo-HSCT 后疾病复发的方法主要包括强化预处理、DLI、干扰素和靶向药物等。

（一）强化预处理（表 2.5.2）

对于高危急性白血病患者，与清髓预处理（MAC）方案相比，降低剂量预处理（RIC）方案往往伴有更高的移植后复发率。因此，针对难治/复发的急性白血病患者，一些学者在 RIC 方案基础上联合克拉屈滨、克拉屈滨+阿糖胞苷、氟达拉滨+安吖啶+阿糖胞苷或塞替派+依托泊苷+环磷酰胺进一步增加抗白血病效应。尽管这些方案使75%以上的患者达到 CR，并且不增加 TRM（7%~23%），但移植后复发率仍高达 40%~54%，患者长期存活不足 40%。De Lima 等在 MAC 方案基础上联合大剂量地西他滨（400~800mg/m^2）治疗 23 例晚期白血病患者，无患者出现 3~4 级毒性，3 年 TRM 为 35%，3 年 CIR 为 39.1%，6 例患者获得长期 LFS。随后，国内学者也尝试在 MAC 方案基础上联合其他药物治疗难治/复发急性白血病患者，包括 FLAG 方案、FLAG+去甲氧柔红霉素、CLAG 方案、小剂量地西他滨（20mg/m^2×5d）、氟达拉滨+阿糖胞苷+依托泊苷，以求进一步增加抗白血病效应。这些强化预处理方案并不增加毒性，TRM 为 25%~30%，并且进一步降低了复发率（20~33%），改善了 LFS（50~55%）。上海交通大学瑞金医院团队报道的结果显示，与历史对照相比，接受强化预处理方案的患者有更低的 CIR（2年：33.4% *vs* 81.8%，*P*=0.002），更好的 LFS（2 年：50.0% *vs* 11.1%，*P*=0.01），并且不增加 TRM（2 年：25.0% *vs* 40.9%，*P*=0.50）（表 2.5.2）。上述研究证实，对于难治/复发急性白血病患者，强化预处理方案可以安全有效地预防移植后的疾病复发，改善长期 LFS。现在已被推荐为预防难治/复发急性白血病患者 Allo-HSCT 后复发的有效方法。

表 2.5.2　强化预处理方案

预处理方案	人群	例数	急性 GVHD	慢性 GVHD	TRM	CIR	LFS	OS
Clofarabine-RIC	R/R AL	27	21%	7%	18%	54%	25%	46%
Clofarabine + Ara-C-RIC	R/R AML	24	17%	37.5%	12%	42%	29%	38%
FLAMSA-RIC	R/R AML	103	63%	32.5%	17.2%	39.3%	37%	42%
FLAMSA-RIC	R/R ALL	115	30%	25%	41%	45%	14%	17%
塞替派 + VP16 + Cy-RIC	R/R HM	72	23.6%	32.1%	23.7%	38.4%	38.9%	46.4%
FLAG-MAC	R/R AML	21	39.5%	19%	28.7%	21.4%	54.9%	60.7%
FLAG-IDA-MAC	R/R AML	16	NA	NA	3.4%	25%	50.0%	53.5%
CLAG-MAC	R/R AML	36	50.0	44.4%	NA	NA	52.9%	69.4%
HD-地西他滨-MAC	晚期	23	35%	20%	30.3%	20%	55.5%	55.5%
LD-地西他滨-MAC	R/R AML MDS	41	18%	40%	35%	39.1%	NA	26%
Flu + Ara-C + VP16-MAC	R/R 白血病	51	77.6%	50.0%	NA	33.3%	38.3%	44.6%

GVHD = 移植物抗宿主病；TRM = 移植相关死亡；CIR = 累计复发率；LFS = 无白血病存活；OS = 总体存活；RIC = 降低剂量预处理；R/R AML = 难治/复发性急性髓细胞白血病；MAC = 清髓预处理；Ara-C = 阿糖胞苷；MDS = 骨髓增生异常综合征；IDA = 去甲氧柔红霉素；Flu = 氟达拉滨；HD = 大剂量；HM = 恶性血液病；NA = 无资料可用

（二）供者淋巴细胞输注

供者淋巴细胞输注（DLI）可使部分 Allo-HSCT 后白血病复发的患者获得 CR；但传统 DLI 往往合并较高的移植物抗宿主病（GVHD）和全血细胞减少，这会使 DLI 的部分益处被抵消，难以被预防性应用来预防移植后的疾病复发。Or R 等报道在接受亲 Haplo-HSCT 的难治/复发白血病的 6 例患者中，预防性应用传统 DLI 可以使 3 例患者获得 LFS，但是 4 例患者发生 DLI 相关性 GVHD，1 例为 4 度急性 GVHD，1 例为 3 度急性 GVHD，2 例患者死于 GVHD。因此，需要对传统 DLI 体系进行改造，降低 DLI 后 GVHD 的发生率，从而使预防性 DLI 得以成功应用。目前，有 2 种方法用于预防 DLI 相关性 GVHD 的发生，即改良 DLI 体系和剂量递增 DLI 体系。

1. 改良 DLI 和剂量递增 DLI

（1）改良 DLI

黄晓军等的研究显示，G-CSF 动员的外周血干祖细胞（GPBSC）可以通过多种途径诱导免疫耐受。此外，G-CSF 动员还可以扩增 NKT 细胞依赖的 $CD8^+T$ 细胞的细胞杀伤活性，这提示 G-CSF 动员或可部分分离 GVHD 和 GVL 效应。黄晓军等在 Allo-HSCT 后复发的白血病患者中比较了供者 GPBSC 输注和静态淋巴细胞输注的疗效，发现 GPBSC 输注可使更多患者达到 CR（7/9 vs 3/5），并降低总体 aGVHD（5/9 vs 10/11）和Ⅲ～Ⅳ度 aGVHD（0/9 vs 2/11）的发生率。但是，在接受 Haplo-HSCT 中，GPBSC 输注后Ⅲ～Ⅳ度 aGVHD 的发生率仍高达 49.5%。随后，黄晓军等进一步在 GPBSC 输注后应用短程免疫抑制剂预防 DLI 相关性 GVHD。研究显示，在 GPBSC 输注后应用短程免疫抑制剂不仅降低了 aGVHD [同胞相合 Allo-HSCT（ISD-HSCT）：7.1% vs 50.0%，P < 0.001；Haplo-HSCT：39.0% vs 67.7%，P = 0.020] 和Ⅲ～Ⅳ度 aGVHD 的发生率（ISD-HSCT：2.3% vs 28.6%，P = 0.045；Haplo-HSCT：8.2% vs 32.9%，P = 0.005）；而且，并不影响 DLI 后的复发率（ISD-HSCT：45% vs 52%，P = 0.75；Haplo-HSCT：26.6% vs 69.0%，P < 0.001）和无白血病存活（LFS）（ISD-HSCT：49% vs 30%，P = 0.75；Haplo-HSCT：44.9% vs 14.6%，P < 0.001）。因此，针对传统 DLI 的缺陷，北大血研所对其进行了改良，建立了"改良 DLI"体系，即：①采用 GPBSC 代替静态淋巴细胞进行输注；②输注后加用短程免疫抑制剂预防 DLI 相关性 GVHD。改良 DLI 不仅预防了 DLI 相关性 GVHD 的发生，而且 GVL 效应并未减弱，甚至有所加强。

（2）剂量递增 DLI

最早的关于剂量递增 DLI 的探索是针对 ISD-HSCT 后复发的慢性髓性白血病（CML）患者。Mackinnon 等使用静态的供者淋巴细胞，初始剂量为 T 细胞 $1 \times 10^5/kg$，间隔 5～9 周输注一次，剂量逐渐递增至 T 细胞 $5 \times 10^8/kg$。当剂量增至 T 细胞 $1 \times 10^7/kg$ 才出现 GVL 效应（8/21），40% 患者发生 GVHD。随后，Dazzi 等比较了剂量递增 DLI 和传统 DLI 在移植后复发的 CML 患者中的疗效。研究显示，剂量递增 DLI 组有更低的Ⅱ～Ⅳ度 aGVHD（8% vs 48%，P = 0.028）和广泛性慢性 GVHD（9% vs 46%，P = 0.043），且不影响 CR 率（91% vs 67%，P = 0.70）。但是，在移植后复发的 AL 患者中，剂量递增 DLI 组的 CR 率却低于传统 DLI（1/9 vs 1/4），无患者获得 LFS，这可能与剂量递增 DLI 后延迟出现的 GVL 效应有关。这些结果提示，对于复发的 AL 患者而言，由于肿瘤负荷高、倍增速度快，剂量递增 DLI 可能无法取得较好的疗效，但是在肿瘤负荷较低的预防性输注或抢先治疗中或许是可行的。

2. **预防性 DLI**（表 2.5.3）

由于改良 DLI 体系安全性的提高，使预防性 DLI 得以成功应用，尤其是在接受 Haplo-HSCT 的患者中。黄晓军等首先报道了在高危白血病患者中，Allo-HSCT 后早期给予预防性 DLI 的疗效。在此基础上，回顾性对照研究也分别证实，在 ISD-HSCT 和 Haplo-HSCT 后，与未接受预防性 DLI 相比，预防性 DLI 可降低进展期白血病患者移植后 CIR，不增加 TRM，并改善 LFS。尤其是在接受 Haplo-HSCT 的患者中，Ⅱ～Ⅳ度 aGVHD 的发生率仅为 41.9%，Ⅲ～Ⅳ度 aGVHD 的发生率为 13.2%，cGVHD 的发生率为 45.4%。

此外，国外一些学者也将剂量递增 DLI 用于 Allo-HSCT 后预防性输注。Jaiswal 等证实，在难治/复发 AML 患者中，与未接受预防性 DLI 的患者相比，Haplo-HSCT

后预防性 DLI 也可以降低 CIR，不增加 TRM，改善存活。并且，Ⅱ~Ⅳ度 aGVHD 仅为 31%，cGVHD 为 41.2%。

上述研究证实，对于难治/复发急性白血病患者，移植后早期应用预防性 DLI 可以安全有效地预防移植后的疾病复发，改善长期 LFS。目前已被 CBMTRG 和 EBMT 白血病工作组推荐为难治/复发急性白血病患者 Allo-HSCT 后预防复发的有效方法。

3. 抢先性 DLI（表 2.5.4）

多色流式细胞技术（FCM）检测白血病相关免疫表型（LAIP），实时定量 PCR 检测融合基因（如 *BCR/ABL*、*RUNX*1/*RUNX*1*T*1、*CBFB/MYH*11 等），突变基因（如 *NPM*1）和过度表达的基因（如 *WT*1）都可作为微小残留病（MRD）的监测指标。Allo-HSCT 后 MRD 的监测可以预测移植后复发的风险。此外，也有学者应用移植后 CD34$^+$ 细胞和 T 细胞的供受者嵌合状态来预测复发风险。

（1）MRD 指导下的抢先性 DLI

赵晓甦等的研究显示，WT1 和 FCM 可以作为 MRD 指标，移植后监测 WT1 和 FCM 可以预测复发风险。在此基础上，闫晨华等在接受 Allo-HSCT 的患者中，通过移植后 MRD 监测（WT1 和 FCM）对患者进行风险分层，即：MRD 阳性组（连续 2 次 WT1 阳性、连续 2 次 FCM 阳性或 WT1 和 FCM 同时阳性）和 MRD 阴性组，对 MRD 阳性组患者分别给予抢先性改良 DLI 或 IL-2 预防复发。结果显示，MRD 阴性组患者 3 年 CIR 为 18.1%，MRD 阳性组接受改良 DLI 的患者 CIR 为 27.8%，而接受 IL-2 的患者 CIR 高达 64.4%（$P < 0.001$）；并且，MRD 阴性患者 3 年 LFS 为 61.6%，MRD 阳性接受改良 DLI 的患者 LFS 为 55.6%，接受 IL-2 的患者 LFS 仅为 24.1%（$P = 0.002$）。DLI 后Ⅲ~Ⅳ度 aGVHD 发生率仅为 8.4%，广泛性 cGVHD 发生率为 34.2%，3 年 TRM 仅为 14.4%。随后一些研究也证实了 MRD 指导下抢先性 DLI 的有效性和安全性。

（2）混合嵌合（MC）指导下的抢先性 DLI

Qin 等的研究显示，Allo-HSCT 后监测供受者嵌合状态可以预测复发，MC > 1.0%（宿主成分 >1%）增加了移植后复发风险（55% *vs* 0，$P = 0.000$）。在此基础上，对于 MC 处于上升趋势的患者给予改良 DLI 或 IL-2 进行抢先治疗。研究显示，与 IL-2 组相比，接受改良 DLI 患者有更低的 CIR（37.5% *vs* 73.9%，$P = 0.003$）和更好的 LFS（91.5% *vs* 27.1%，$P = 0.003$）。

总之，这些研究表明，Allo-HSCT 后 DLI 的早期干预可避免疾病复发并改善预后。

（三）干扰素

干扰素 - α（IFN-α）是一种重要的免疫治疗药物，具有抗肿瘤活性，其作用在急性白血病患者中已经被证实。Allo-HSCT 后 MRD 指导下抢先性应用 IFN-α 可以预防复发。莫晓东等在 Allo-HSCT 后出现 WT1 阳性或 FCM 阳性的急性白血病患

表 2.5.3 预防性 DLI

DLI 模式	人群	移植方式	例数	II～IV度急性 GVHD	慢性 GVHD	TRM	CIR	LFS
改良 DLI vs 无 DLI	高危 HM	Allo-HSCT	12 vs 12 (R/R=12)	DLI:4/12	DLI:7/12	0/12 vs 2/12	3/12 vs 8/12	9/12 vs 2/12
改良 DLI	进展期白血病	Haplo	33 (R/R=24)	18.2%	60.6%	18.2%	33.3%	50.5%
改良 DLI vs 无 DLI	进展期白血病	ISD	50 vs 73 (R/R=114)	17% vs 23%, $P=0.035$	38% vs 17%, $P=0.012$	20% vs 20%, $P=0.83$	46% vs 66%, $P=0.02$	29% vs 9%, $P=0.001$
改良 DLI vs 无 DLI	进展期白血病	Haplo	61 vs 27 (R/R=71)	DLI: 41.9%	DLI:45.7%	38% vs 33%, $P=0.95$	31% vs 11%, $P=0.001$	22% vs 11%, $P=0.003$
改良 DLI	高危 AL	Haplo	45 (R/R=10)	55.3%	52.0%	33.1%	32.5%	31.9%
剂量递增 DLI vs 无 DLI	R/R AML	Haplo	20 vs 21	31% vs 50%, $P=0.1$	41.2% vs 11.2%, $P=0.05$	19% vs 19%, $P=0.9$	21.4% vs 66%, $P=0.01$	61.9% vs 25%, $P=0.01$
剂量递增 DLI vs 无 DLI	高危 AML	ISD+URD	46 vs 34 (R/R=31 vs 19)	DLI:8.7%	DLI:17.4%	DLI:11%	22% vs 53%, $P=0.004$	68% vs 38%, $P=0.011$
剂量递增 DLI	高危 HM	Haplo	36 (R/R=11)	33%	47%	9%	16%	76%
剂量递增 DLI	高危 AML	Allo-HSCT	22 (R/R=14)	NA	37%	0	25%	75%
剂量递增 DLI	高危 AL	ISD+URD	44 (R/R=9)	14%	12%	13%	12%	74%
剂量递增 DLI	AML	Allo-HSCT	18 (R/R=10)	36.7%	48.1%	23.5%	22%	61%

DLI＝供者淋巴细胞回输；GVHD＝移植物抗宿主病；TRM＝移植相关死亡；CIR＝累积白血病复发率；LFS＝无病存活；Allo-HSCT＝异基因造血干细胞移植；Haplo＝单倍型相合移植；AL＝急性白血病；R/R AML＝难治/复发急性髓细胞白血病；ISD＝人类白细胞抗原相合同胞供者移植；URD＝无关供者移植

表 2.5.4 抢先性 DLI

DLI 模式	人群	移植	MRD 检测	例数	Ⅱ~Ⅳ度急性 GVHD	慢性 GVHD	TRM	CIR	LFS
改良 DLI vs IL-2	AL CR1 或 CR2	Allo	WT1 和 FCM	814	27.9% vs 8.2%, P=0.017	42.9% vs 37.3%, P=0.982	14.4% vs 11.4%, P=0.897	27.8% vs 64.4%, P=0.001	55.6% vs 24.1%, P=0.002
改良 DLI vs 无 DLI	AML t(8;21)	Allo	AML1-ETO	92	NA	NA	NA	24% vs 64%, P=0.001	87% vs 0, P<0.001
改良 DLI	AML/MDS	Allo	WT1 和 FCM	101	NA	NA	9.6%	39.5%	51.7%
改良 DLI	AML/MDS	Allo	WT1 和 FCM	82	NA	NA	6.2%	35%	58.8%
改良 DLI	AL	Allo	FCM	15	NA	NA	6.3%	0%	93.8%
DLI vs 无 DLI	AL	Allo	WT1,IgH,TcR	80	NA	NA	NA	6% vs 63%, P<0.001	80% vs 26%, P=0.001
改良 DLI vs IL-2	AL	Allo	嵌合体	129	总:15.2%, DLI vs IL-2, P=0.692	总:30.3% DLI vs IL-2, P=0.692	NA	37.5% vs 73.9%, P=0.003	91.5% vs 27.1%, P=0.003
剂量递增 DLI	AL	Allo	嵌合体	38	85%	15%	6% vs 8%, P=0.20	33.3% vs 100%, P=0.001	46% vs 0, P=0.000 9
剂量递增 DLI	AL	Allo	嵌合体	38	35.7%	7.9%	NA	33.5%/100% (有效 vs 无效)	80.2% vs 0 (有效 vs 无效)

DLI = 供者淋巴细胞回输;MRD = 微小残留病;GVHD = 移植物抗宿主病;TRM = 移植相关死亡;CIR = 累计白血病复发率;LFS = 无病存活;Allo = 异基因造血干细胞移植;AL = 急性白血病;CR = 完全缓解;FCM = 流式细胞术;AML = 急性髓细胞白血病;NA = 无资料可用

者中，给予 IFN-α 治疗（皮下注射 300 万单位/次，2~3 次/周，持续 6 个月）。研究显示，IFN-α 治疗后 MRD 转阴率为 75.7%，2 年 CIR 为 11.5%，2 年 LFS 为 82.4%，重度 aGVHD 和重度 cGVHD 发生率分别为 5.7% 和 6.6%，2 年 TRM 为 4.3%。并且，与未接受 IFN-α 治疗的历史患者相比，IFN-α 治疗后 CIR 更低（22.3% vs 56.5%，$P<0.001$），LFS 更好（74.5% vs 33.0%，$P<0.001$）。苏州大学第一附属医院的病例对照研究也证实了 Allo-HSCT 后 MRD 指导下抢先性应用 IFN-α 的有效性和安全性。

（四）靶向药物

越来越多的靶向药物进入临床，一些研究已经证实 Allo-HSCT 后靶向药物的应用可以预防疾病复发，最常用靶向药物的包括酪氨酸激酶抑制剂（TKI），去甲基化药物（地西他滨、阿扎胞苷）和 FLT3 抑制剂（索拉非尼）。

1. 酪氨酸激酶抑制剂（TKI）

靶向药物用于预防 Allo-HSCT 后疾病复发最多的证据来自 TKI。已有大量的临床研究证实，在 Ph 阳性 ALL 患者中，Allo-HSCT 后早期预防性应用 TKI 或 MRD 指导下抢先性应用 TKI 均可以安全有效地预防疾病复发，带来持久的分子生物学缓解和更长的 LFS。那么哪一种策略更优呢？Pfeifer 等针对这一问题设计了一项随机对照研究，比较了预防性 TKI 与抢先性 TKI 的疗效。预防性 TKI 组中，LFS 和无事件存活（EFS）分别为 83.9% 和 72.1%；抢先性 TKI 组 LFS 和 EFS 分别为 60.4%（$P=0.85$）和 53.7%（$P=0.85$）。尽管两组间 LFS 和 EFS 无明显差别，但预防组在 2 年维持 MRD 阴性的比例更高（45.6% vs 27.4%），MRD 阴性维持时间更长（26.5 个月 vs 6.8 个月，$P=0.065$）。这些结果提示，Allo-HSCT 后早期 TKI 应用可以有效预防复发、改善存活。

2. 去甲基化药物

去甲基化药物如地西他滨和阿扎胞苷，具有免疫调节作用，可以通过多种途径增强 NK 细胞和 $CD8^+T$ 细胞的杀伤活性，从而增强 GVL 效应。此外，还可以促进 Allo-HSCT 后调节性 T 细胞（Treg）的重建，从而可能分离 GVHD 和 GVL 效应。在 Allo-HSCT 后，MRD 指导下去甲基化药物的抢先性应用和预防性应用的安全性和有效性已被证实。进一步的研究也证实去甲基化药物维持治疗中肿瘤特异性 $CD8^+T$ 细胞的扩增与更低的复发率（HR 0.3，$P=0.02$）和更好的存活（HR 0.29，$P=0.02$）相关。

3. FLT3 抑制剂

在 FLT3-ITD（+）的 AML 患者中，法国的小样本研究显示，Allo-HSCT 后早期应用索拉非尼作为维持治疗，1 年 LFS 为 92%。11 例（41%）患者出现 1~2 级不良反应，4 例患者需要减量，1 例需要停药。13 例（48%）发生 cGVHD。随后，南方医院在大宗病例对照研究证实，相对于从未接受索拉非尼维持治疗的患者，移植前、移植后或移植前后均接受索拉非尼维持治疗的患者有更低的 CIR（2.2%、18.8%、15.8% 和 46.1%，$P = 0.023$）和更好的 3 年 LFS（69.4%、78.1%、80.4% 和 34.8%，$P < 0.001$）。近年来，德国多中心随机对照研究也证实，与安慰剂相比，Allo-HSCT 后索拉非尼的维持治疗可以降低复发率（HR 0.39，$P = 0.013$）、改善存活（85.0% vs 53.3%，$P = 0.002$）。

针对 Allo-HSCT 后疾病复发的预防，尽管靶向药物的安全性和有效性已得到证实，但这些研究的人群都不是针对难治/复发的急性白血病患者，因此，还需要进一步的研究来证实靶向药物在难治/复发急性白血病患者 Allo-HSCT 后预防复发中的作用。

（五）Allo-HSCT 后针对复发的整体治疗策略

尽管强化预处理、DLI、IFN-α 和靶向药物在预防 Allo-HSCT 后疾病复发的研究中已被证实了其安全性和有效性。但是，难治/复发 AL 患者 Allo-HSCT 后复发率仍较高，长期存活较差。因此，需要进一步降低这类患者的复发率，改善存活。这些治疗方法的有效整合、进一步优化，即整体治疗策略，可以进一步预防难治/复发急性白血病患者 Allo-HSCT 后的复发并改善存活。

1. 预防性 DLI 和 MRD 指导下抢先性 DLI 的整合

预防性 DLI 和 MRD 指导下抢先性 DLI 均能安全有效地预防 Allo-HSCT 后的疾病复发。因此，北大血研所进一步将预防性 DLI 和 MRD 指导下的抢先性 DLI 进行有效整合。对于难治/复发急性白血病患者，在 Allo-HSCT 后早期给予预防性 DLI（ISD-HSCT：+30d；Haplo-HSCT：+45 ~ 60d），随后定期监测 MRD，根据 MRD 和 GVHD 启动抢先性 DLI。多中心前瞻性研究显示，在 100 例难治/复发急性白血病患者中，Allo-HSCT 后 3 年 CIR 为 32.4%，LFS 为 50.3%，aGVHD、Ⅲ~Ⅳ度 aGVHD、cGVHD 和重度 cGVHD 发生率分别为 43.0%、8.6%、66.0% 和 8.6%，3 年 TRM 为 17.3%。并且，不同疾病（AML vs ALL）之间和不同移植类型（Haplo-HSCT vs ISD-HSCT）之间比较 CIR、LFS 和 TRM 均无明显差异。

2. 改良 DLI 和 IFN-α 的整合

MRD 指导下的抢先性 DLI 可以预防急性白血病患者 Allo-HSCT 后的疾病复发，改善存活。但是，DLI 后 1 个月 MRD 持续阳性的患者 CIR 仍较高（46.8% vs 19.8%，$P = 0.001$），LFS 仍较差（46.4% vs 69.6%，$P = 0.004$）。因此，北大血研所将 MRD 指导下的抢先性 DLI 与 IFN-α 治疗进行整合。对抢先性 DLI 应用 1 个月后 MRD 仍持续阳性的患者，给予 IFN-α 治疗 6 个月。24 例患者中 18 例患者（75%）MRD 转阴，2 年 CIR 为 35.9%，2 年 LFS 为 54.3%，cGVHD 和重度 cGVHD 分别为 37.5% 和 16.7%，2 年 TRM 为 8.3%。

3. 靶向药物和预防性 DLI 的整合

去甲基化药物由于具有免疫调节作用，既能增强肿瘤特异性 CD8$^+$ T 细胞的杀伤活性，又能在 Allo-HSCT 后早期促进 Treg 的重建。这些结果提示，Allo-HSCT 后给予去甲基化药物或许能够达到 GVHD 和 GVL 效应的分离，因此一些学者尝试去甲基化药物与预防性 DLI 进行整合，来预防 Allo-HSCT 后的疾病复发。法国多中心前瞻性研究针对高危 AML 和 MDS 患者，在 Allo-HSCT 后早期给予阿扎胞苷维持治疗（+8 周开始，$32mg/m^2 \times 5d$，每 4 周一次，共 12 次）联合剂量递增 DLI（+18 周开始，每 8 周 1 次，共 3 次）。研究显示，2 年 CIR 为 27.6%，LFS 为 65.5%，Ⅰ~Ⅲ度 aGVHD 和 cGVHD 的发生率分别为 31.5% 和 53%。2021 年扩大样本的资料进一步证实了这一整体治疗策略的安全性和有效性。此外，在儿童高危 AML 患者中，研究已经证实了 Allo-HSCT 后早期给予阿扎胞苷 + 预防 DLI 的安全性和有效性。

4. 强化预处理和预防性 DLI 的整合

最早的强化预处理方案 + 预防性 DLI 的报道主要是在 RIC 方案基础上联合氟达拉滨 + 阿糖胞苷 + 安吖啶（FLAMSA）作为强化预处理方案，序贯 Allo-HSCT 后早期预防性应用剂量递增的 DLI。在高危 AML/MDS 患者和难治/复发的 AML 患者中，TRM 为 17%~33%，长期 LFS 为 40%。近年来，在 MAC 方案基础上联合细胞化疗药物作为强化预处理方案，序贯 Allo-HSCT 后早期预防性应用改良 DLI 的资料逐渐被报道。南方医院的资料显示，针对难治/复发急性白血病患者，在 MAC 方案基础上联合氟达拉滨 + 阿糖胞苷 + 依托泊苷作为强化预处理方案，序贯 Allo-HSCT 后预防性改良 DLI，相较于单独应用强化预处理方案，可以降低 CIR（22.7% vs 33.9%，$P = 0.048$），不增加 NRM（$P = 0.104$），改善了 LFS（57.2% vs 47.3%，$P = 0.018$），急性 GVHD、Ⅲ~Ⅳ度 aGVHD、cGVHD 和广泛性 cGVHD 的发生率分别为 62.1%、14.4%、61.4% 和 14.1%。进一步研究显示，接受 Haplo-HSCT 患者和接受 ISD-HSCT 患者相比，两组间 CIR 和 LFS 无明显差别。中国骨髓移植登记组的资料在难治/复发急性白血病患者中，比较了强化预处理 + 预防性 DLI（$n = 110$）、强化预处理（$n = 250$）、预防性 DLI（$n = 187$）和常规预处理未接受预防性 DLI（$n = 375$）的疗效。研究显示，强化预处理序贯移植后早期预防性 DLI 具有最低的 CIR（25% vs 33% vs 32% vs 51%，$P < 0.001$）和最好的 LFS（56% vs 44% vs 47% vs 30%，$P < 0.001$）。

综上所述，对于难治/复发急性白血病患者，Allo-HSCT 是有效乃至唯一的根治手段。患者长期存活的改善关键在于预防移植后的疾病复发。预防移植后复发的方法包括：强化预处理、DLI、IFN-α 和靶向药物。大量研究已经证实这些治疗方法可以安全有效的防移植后复发、改善存活。已有初步研究证实，在这些治疗方法进一步优化和有效整合基础上建立的整体治疗策略可以进一步预防复发、改善患者长期生。因此，对于难治/复发急性白血病患者，长期存活的改善重在预防疾病复发，而预防疾病复发则赢在整合，我们应该将最先进的理论知识和临床各专科最有效的实践经验分别加以有机整合，并根据社会、环境、心理的现实进行修正、调整，对 Allo-HSCT 后预防复发的整体治疗策略进行进一步优化。

参考文献

［1］Chang Ying-Jun, Wu De-Pei, Lai Yong-Rong, et al. Antithymocyte Globulin for Matched Sibling Donor Transplantation in Patients With Hematologic Malignancies：A Multicenter, Open-Label, Randomized Controlled Study［J］. J Clin Oncol, 2020, 38：3367 – 3376.

［2］陈瑶，王昱，江志红，等. 异基因造血干细胞移植后晚发重症肺炎患者预后危险因素分析［J］. 中华内科杂志，2017，56：804 – 809.

［3］Elfeky R, Lazareva A, Qasim W, Veys P. Immune reconstitution following hematopoietic stem cell transplantation using different stem cell sources［J］. Expert Rev Clin Immunol, 2019, 15：735 – 751.

［4］陈育红，罗雪宜，赵晓甦，等. 肺泡灌洗液病毒检测对造血干细胞移植后肺炎患者临床诊治的意义［J］. 中华血液学杂志，2017，38（11）：934 – 939.

［5］Cao LQ, Zhou JR, Zhang XH, et al. A Scoring System for Predicting the Prognosis of Late-Onset Severe Pneumonia after Allogeneic Hematopoietic Stem Cell Transplantation［J］. Transplant Cell Ther, 2021, 27（10）：870. e1 – 870. e7.

［6］Nagler A, Labopin M, Houhou M, et al. Outcome of haploidentical versus matched sibling donors in hematopoietic stem cell transplantation for adult patients with acute lymphoblastic leukemia：a study from the Acute Leukemia Working Party of the European Society for Blood and Marrow Transplantation［J］. J Hematol Oncol, 2021, 14（1）：53.

［7］MohtyM, Malard F, Blaise D, et al. Sequential regimen of clofarabine, cytosine arabinoside and reduced-intensity conditioned transplantation for primary refractory acute myeloid leukemia［J］. Haematologica, 2017, 102（1）：184 – 191.

［8］Rodríguez-Arbolí E, Labopin M, Tischer J, et al. FLAMSA-Based Reduced-Intensity Conditioning versus Myeloablative Conditioning in Younger Patients with Relapsed/Refractory Acute Myeloid Leukemia with Active Disease at the Time of Allogeneic Stem Cell Transplantation：An Analysis from the Acute Leukemia Working Party of the European Society for Blood and Marrow Transplantation［J］. Biol Blood Marrow Transplant, 2020, 26（11）：2165 – 2173.

［9］Bazarbachi AH, Hamed RAI, Labopin M, et al. Allogeneic stem-cell transplantation with sequential conditioning in adult patients with refractory or relapsed acute lymphoblastic leukemia：a report from the EBMT Acute Leukemia Working Party［J］. Bone Marrow Transplant, 2020, 55（3）：595 – 602.

［10］Duléry R, Ménard AL, Chantepie S, et al. Sequential Conditioning with Thiotepa in T Cell-Replete Hematopoietic Stem Cell Transplantation for the Treatment of Refractory Hematologic Malignancies：Comparison with Matched Related, Haplo-Mismatched, and Unrelated Donors［J］. Biol Blood Marrow Transplant, 2018, 24（5）：1013 – 1021.

［11］刘微，李渊，邱志祥，等. FLAG 序贯马利兰/环磷酰胺预处理方案对异基因造血干细胞移植治疗难治/复发性急性髓系白血病疗效影响的临床观察［J］. 中华内科杂志，2018，57（8）：576 – 581.

［12］Wang JB, Zhao J, Fei XH, et al. A new intensive conditioning regimen for allogeneic hematopoietic stem cell transplantation in patients with refractory or relapsed acute myeloid leukemia［J］. Medicine（Baltimore）, 2018, 97（17）：e0228.

[13] Yao W, Chu XD, Fang XC, et al. Decitabine prior to salvaged cord blood transplantation for acute myeloid leukaemia/myelodysplastic syndrome not in remission[J]. J Clin Pharm Ther, 2020, 45 (6):1372 – 1381.

[14] Gao XN, Lin J, Wang SH, et al. Donor lymphocyte infusion for prevention of relapse after unmanipulated haploidentical PBSCT for very high-risk hematologic malignancies [J]. Ann Hematol, 2019, 98(1):185 – 193.

[15] Cauchois R, Castagna L, Pagliardini T, et al. Prophylactic donor lymphocyte infusions after haploidentical haematopoietic stem cell transplantation for high risk haematological malignancies: a retrospective bicentric analysis of serial infusions of increasing doses of CD3 $^+$ cells[J]. Br J Haematol, 2019, 185(3):570 – 573.

[16] Legrand F, Le Floch AC, Granata A, et al. Prophylactic donor lymphocyte infusion after allogeneic stem cell transplantation for high-risk-AML[J]. Bone Marrow Transplant, 2017, 52(4):620 – 621.

[17] Tsirigotis P, Gkirkas K, Kitsiou V, et al. Repetitively Administered Low-Dose Donor Lymphocyte Infusion for Prevention of Relapse after Allogeneic Stem Cell Transplantation in Patients with High-Risk Acute Leukemia[J]. Cancers (Basel), 2021, 13(11):2699.

[18] Mo XD, Zhang XH, Xu LP, et al. Comparison of outcomes after donor lymphocyte infusion with or without prior chemotherapy for minimal residual disease in acute leukemia/myelodysplastic syndrome after allogeneic hematopoietic stem cell transplantation[J]. Ann Hematol, 2017, 96 (5):829 – 838.

[19] Mo XD, Zhang XH, Xu LP, et al. IFN-α Is Effective for Treatment of Minimal Residual Disease in Patients with Acute Leukemia after Allogeneic Hematopoietic Stem Cell Transplantation: Results of a Registry Study[J]. Biol Blood Marrow Transplant, 2017, 23(8):1303 – 1310.

[20] Lin XJ, Dai HP, Wang AJ, et al. Effects of preemptive interferon-α monotherapy in acute leukemia patients with relapse tendency after allogeneic hematopoietic stem cell transplantation: a case-control study[J]. Ann Hematol, 2018, 97(11):2195 – 2204.

[21] Platzbecker U, Middeke JM, Sockel K, et al. Measurable residual disease-guided treatment with azacitidine to prevent haematological relapse in patients with myelodysplastic syndrome and acute myeloid leukaemia(RELAZA2): an open-label, multicentre, phase 2 trial[J]. Lancet Oncol, 2018, 19(12):1668 – 1679.

[22] Rautenberg C, Bergmann A, Pechtel S, et al. Wilm's Tumor 1-guided preemptive treatment with hypomethylating agents for molecular relapse of AML and MDS after allogeneic transplantation[J]. Bone Marrow Transplant, 2021, 56(2):442 – 450.

[23] Battipaglia G, Ruggeri A, Massoud R, et al. Efficacy and feasibility of sorafenib as a maintenance agent after allogeneic hematopoietic stem cell transplantation for Fms-like tyrosine kinase 3-mutated acute myeloid leukemia[J]. Cancer, 2017, 123(15):2867 – 2874.

[24] Xuan L, Wang Y, Huang F, et al. Effect of sorafenib on the outcomes of patients with FLT3-ITD acute myeloid leukemia undergoing allogeneic hematopoietic stem cell transplantation[J]. Cancer, 2018, 124(9):1954 – 1963.

[25] Burchert A, Bug G, Fritz LV, et al. Sorafenib Maintenance After Allogeneic Hematopoietic Stem

Cell Transplantation for Acute Myeloid Leukemia With *FLT*3-Internal Tandem Duplication Mutation (SORMAIN) [J]. J Clin Oncol, 2020, 38(26):2993 – 3002.

[26] Yan CH, Liu QF, Wu DP, et al. Prophylactic Donor Lymphocyte Infusion (DLI) Followed by Minimal Residual Disease and Graft-versus-Host Disease-Guided Multiple DLIs Could Improve Outcomes after Allogeneic Hematopoietic Stem Cell Transplantation in Patients with Refractory/ Relapsed Acute Leukemia[J]. Biol Blood Marrow Transplant, 2017, 23(8):1311 – 1319

[27] Mo XD, Zhang XH, Xu LP, et al. Interferon-α salvage treatment is effective for patients with acute leukemia/myelodysplastic syndrome with unsatisfactory response to minimal residual disease-directed donor lymphocyte infusion after allogeneic hematopoietic stem cell transplantation [J]. Front Med, 2019, 13(2):238 – 249.

[28] Guillaume T, Malard F, Magro L, et al. Prospective phase II study of prophylactic low-dose azacitidine and donor lymphocyte infusions following allogeneic hematopoietic stem cell transplantation for high-risk acute myeloid leukemia and myelodysplastic syndrome[J]. Bone Marrow Transplant, 2019, 54(11):1815 – 1826.

[29] Guillaume T, Thépot S, Peterlin P, et al. Prophylactic or Preemptive Low-Dose Azacitidine and Donor Lymphocyte Infusion to Prevent Disease Relapse following Allogeneic Transplantation in Patients with High-Risk Acute Myelogenous Leukemia or Myelodysplastic Syndrome[J]. Tranplant Cell Ther, 2021, 27(10):839. e1 – 839. e6.

[30] Huschart E, Miller H, Salzberg D, et al. Azacitidine and prophylactic donor lymphocyte infusions after hematopoietic stem cell transplantation for pediatric high-risk acute myeloid leukemia[J]. Pediatr Hematol Oncol, 2021, 38(2):154 – 160.

[31] 宣丽, 范志平, 张钰, 等. 超强预处理异基因造血干细胞移植伴随 GVL 诱导策略预防难治性急性髓性白血病复发的临床观察[J]. 中华医学杂志, 2015, 95(24):1915 – 1920.

[32] Yu SJ, Huang F, Fan ZP, et al. Haploidentical versus HLA-matched sibling transplantation for refractory acute leukemia undergoing sequential intensified conditioning followed by DLI: an analysis from two prospective data[J]. J Hematol Oncol, 2020, 13(1):18.

[33] Wang Y, Liu QF, Wu DP, t al. Impact of prophylactic/preemptive donor lymphocyte infusion and intensified conditioning for relapsed/refractory leukemia: a real-world study[J]. Sci China Life Sci, 2020, 63(10):1552 – 1564.

第三章　面部移植

◎谢　芸　朱海男　昝　涛　何金光　韩　冬　李青峰

面部移植，通常是指获得一"面部供者"，并将其移植给面部毁损的患者或伤者。这一面部供者，应包含体现人面部主要功能的组织结构或体表器官。由于面部在人体具有最为复杂的生理、心理和社交功能，因此，面部移植和重建是一项十分复杂的医疗工作，也是最具挑战的医学难题之一。

自 20 世纪 90 年代海湾战争以来，全球各类冲突、爆恐事件频发。同时，交通、能源、工程领域群体突发事故高发，产生了大量头面部毁损的伤员，如何医治成为现代社会必须面对的问题。

目前，有四个路径来获得"面部供者"，用于修复、重建毁损的面部，分别是异体、异种、异质和自体四个路径。其中异体和自体路径是目前最具可行性的发展方向。异质是指各类材料，如塑料赝复体，因无法实现人面部功能，仅用于装饰性治疗，发展空间有限。异种，是指人 – 动物基因嵌合体，未来有巨大潜力为患者提供各种组织、器官修复的供者，如肝脏、肾脏等，但因人面部的特殊性，目前，在医学和伦理上都杜绝了这一路径的可行性，能否突破有赖于科技的发展，打开新的窗口。本文对面部移植治疗、研究所涉及的面部结构与功能和四个可能的治疗路径进行了归纳。

一、人面部的特殊性

人面部具有的功能已超出了通常医学意义上生理功能的范畴，是人体最为独特的器官。

面部不但是支撑人体生命的重要生理器官，同时，也是个体自我认知和社会群体交往标识的基础。对于有良好教育背景的个体而言，人体面部往往是其综合人格表现的载体，对个体的重要性，已超过一些重要的生理功能。在发达国家一项 300 人参与的横断面调查中，85% 的人表示，正常外貌是面部的主要功能之一，正常的外貌比嗅觉和语言表达的功能更重要。此外，正常的外貌被确定为正常生活的基础之一，在美国三个州进行的一项 210 人的抽样调查中，面部被认为是人体最重要的解剖区域。同样，正常外观被认为与呼吸、言语和视力一样重要。

面部上述的重要性是因为每个人的面部都是独一无二的。在生理功能上，人面部具有视觉、听觉、嗅觉、进食和呼吸等功能。在社会功能上，人类面部的外观描绘了个人情感面貌，并传达了整体健康状况，同时，面部表情会强烈影响人群对个人社交功能的认知。灵动的面部整合了人重要的生物和心理过程。它即时展示着年龄、性别、种族、健康和情绪，标志着人是独立的个体。

在医学上，面部外观的修复被列为修复中最重要的解剖领域，恢复正常的面部外观及功能甚至比修复上下肢或某些内脏更重要。美国的一项大规模抽样调查中，许多研究对象愿意冒 30%～45% 的死亡风险来获得一张"正常"的脸，严重畸形的患者愿意接受可能危及生命的手术和化疗，以重建正常的面貌。

面部重建的目标不仅包括五官的恢复以满足呼吸、视力和营养需求，还包括改善表面或轮廓的重建，将畸形转变为可接受范围内的正常外观。这并不是说"美丽"是治疗的目标，治疗的目标是帮助患者消除因面部结构超出正常范围而产生的耻辱感。从国内外现状来看，医保或第三方保险公司经常拒绝为先天性畸形、感染、创伤和癌症后、不影响面部基本生理活动的"非功能性"手术支付费用。这可能不公平地使受伤或畸形患者在寻求和获得重建方面处于不利地位，而重建将使他们成功地维持有收入的工作，获得自尊，并对整个社会作出有益的贡献。

（一）面部解剖

人面部整体构成的解剖，从大体功能来叙述组织器官的组成。人体的面部是人体最基本的自我识别部位之一，它包括了多个具有最重要生理功能的器官，如，眼、耳、口、鼻等。在生理功能上，人脸具有视觉、听觉、嗅觉、进食和呼吸等功能。而在社会功能上，人类面部的外观描绘了个人情感面貌的许多公开和潜意识方面，并传达了整体健康状况。正常的面部表情会强烈影响群体对个人社交功能的认知，而无法准确传达人际沟通的微妙线索可能会对现实生活产生重大影响。灵动的面部整合了人重要的生物和心理过程。它是人的展示，即时展示年龄、性别、种族、健康和情绪，标志着人是独立的个体（图 3.1）。

从大体解剖上来进行分区，人脸可分为额部、颞部、颊部、颧部、下颌、眶部、鼻部、口部、颏部、耳部、头顶部、枕部等。其中位于面部正前方区域的为面部表情区，大部分表情肌在此区域活动，传递着人的喜怒哀乐。而面部侧方的区域，以咀嚼以及韧带的支持功能为主。

（二）面功能

1. 面部基本功能

眼：包括眼睑、眼轮匝肌、泪腺、睑板、睫毛、提上睑肌、眶隔、眼外肌、眼球等部分，具有视觉功能，睁闭眼功能、眼球的运动可以协同眼周的表情肌传递各种情感、情绪。

鼻：分为鼻翼、鼻头、鼻背、鼻小柱、软三角等亚单位，具有呼吸与嗅觉功能。

口唇：包括红唇、白唇、人中等结构，具有进食、语言、吹气、亲吻等功能。其中红唇又可以分为红唇和干唇两部分，可以协助语言和咀嚼时关闭口腔。

耳：分居面部两侧，辅助听觉，耳郭用于佩戴眼镜、口罩等。

其他：眉毛可阻挡汗水雨水流淌到眼部，睫毛可保护眼球、阻挡灰尘。

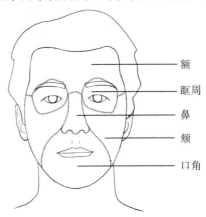

图3.1　面部美学亚单位

2. 面部表情功能

人脸有七种基本情感的表达方式是通用的，分别为惊讶、悲伤、愤怒、害怕、快乐、厌恶、轻蔑（图3.2）。

（1）喜悦表情与解剖结构

喜悦表情参与的肌肉有瞳孔开大肌、Muller 肌、眼轮匝肌、颧大肌、颧小肌、笑肌、口轮匝肌、提上唇鼻翼肌、提口角肌等。

（2）不愉快表情与解剖结构

悲伤表情参与的肌肉有眼轮匝肌、降眉肌、降口角肌、口轮匝肌、缩鼻翼肌等。

3. 面部的社交功能

（1）轮廓与个体识别

人脸识别技术，是基于人脸部特征信息进行身份识别的一种生物识别技术。用摄像机或摄像头采集含有人脸的图像或视频流，并自动在图像中检测和跟踪人脸，进而对检测到的人脸进行脸部一系列相关识别技术，通常也称为人像识别、面部识别。人脸识别目前一共有十大技术，其中与人脸特征相关的是人脸提特征（Face Feature Extraction）"技术，是将一张人脸图像转化为可以表征人脸特点的特征，具体表现形式为一串固定长度的数值。人脸提特征过程的输入是"一张人脸图"和"人脸五官关键点坐标"，输出是人脸相应的一个数值串（特征）。人脸提特征算法实现的过程：首先将五官关键点坐标进行旋转、缩放等操作来实现人脸对齐，然后再提取特征并计算出数值串。

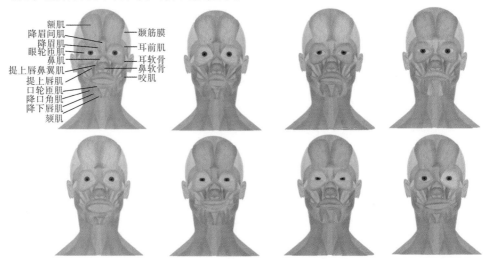

额肌
降眉间肌
降眉肌
眼轮匝肌
鼻肌
提上唇鼻翼肌
提上唇肌
口轮匝肌
降口角肌
降下唇肌
颏肌

颞筋膜
耳前肌
耳软骨
鼻软骨
咬肌

图3.2　面部主要表情肌及参与表达7种基本感情（惊讶、悲伤、愤怒、恐惧、快乐、厌恶、轻蔑）的表情肌。资料源自 Anatomy of Facial Expression by Uldis Zarins；人体解剖学图谱－软件

（2）精神与气质特征表达

面部的五官美学标准包括三庭五眼，脸长与脸宽之比为 1.618 的黄金比例。这些是面部美学公认的客观标准。然而面部除了五官精致、符合比例以外，还少不了内在气质的烘托，气质的形成有赖于个体的学识、认知和精神状态的整合。五官可以通过整形手术进行调整，但气质则需要长期的修炼才能铸成（图3.3）。

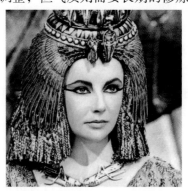

图3.3　气质是以面部形态为基础的个人综合内涵的呈现

二、面部的异体移植

作为一特殊和独有的组织器官，面部毁损后，传统治疗方法难以重建一张可

接受的面容，为此，学界很自然就考虑到应用异体捐赠的面部来移植重建。

而异体面部移植面临的问题远多于肝、肾等器官的异体移植，包括更为复杂的社会、伦理问题，如移植后这"人"是谁？是否会引起社会个体标识上的混乱？患者的自我认知能否接纳"新的自己"？除此之外，还存在医学上的系列问题，如面部含有大量皮肤组织，所诱发的"免疫排斥"极为强烈；捐献的个体很少，在免疫配型、男女性别、年龄和尺寸大小的选择上，都难以取得"最佳方案"。但由于"面部"对个体的特殊性和重要性，经反复论证，学界还是开启了"异体面部移植"之旅，相关进展归纳如下。

1. 现　状

2005 年，法国进行了第一次面部局部移植。2008 年 12 月，美国克利夫兰诊所进行了首例近全脸移植。目前有报道的面部移植患者总共 44 例（其中 2 例患者进行了 2 次面部移植）。总体而言，死亡率、失败率较高。

文献报道的失败病例为 11 例（失败率 25%），其中移植物丢失有 4 例，患者死亡有 7 例。移植物丢失的 4 例患者中，3 例通过传统整复外科手术进行了修复，1 例进行了 2 次移植。7 例死亡患者原因分析，3 例为恶性肿瘤，1 例为术后严重感染，2 例产生心理问题，1 例因移植物排斥再行修复手术后出现多器官功能衰竭（表 3.1）。

表 3.1　面部移植患者列表

序号	日期	地区	年龄（岁）	性别	（部分/全脸）
1	2005 年 11 月	法国，亚眠	38	女	部分
2	2006 年 4 月	中国，西安	30	男	部分
3	2007 年 1 月	法国，巴黎	29	男	部分
4	2008 年 12 月	美国，克利夫兰	45	女	部分
5	2009 年 3 月	法国，巴黎	27	男	部分
6	2009 年 4 月	法国，巴黎	37	男	部分
7	2009 年 4 月	美国，波士顿	59	男	部分
8	2009 年 8 月	法国，巴黎	33	男	部分
9	2009 年 8 月	西班牙，瓦伦西亚	42	男	部分
10	2009 年 11 月	法国，亚眠	27	男	部分
11	2010 年 1 月	西班牙，塞维利亚	35	男	部分
12	2010 年 3 月	西班牙，巴塞罗那	30	男	全脸
13	2010 年 6 月	法国，巴黎	35	男	全脸
14	2011 年 3 月	美国，波士顿	25	男	全脸
15	2011 年 4 月	法国，巴黎	45	男	部分

续表

序号	日期	地区	年龄（岁）	性别	（部分/全脸）
16	2011 年 4 月	法国，巴黎	41	男	部分
17	2011 年 4 月	美国，波士顿	30	男	全脸
18	2011 年 5 月	美国，波士顿	57	女	全脸
19	2011 年 12 月	比利时，根特	54	男	部分
20	2012 年 1 月	土耳其，安塔利亚	19	男	全脸
21	2012 年 2 月	土耳其，安塔利亚	25	男	全脸
22	2012 年 3 月	土耳其，安塔利亚	20	女	部分
23	2012 年 3 月	美国，巴尔的摩	37	男	全脸
24	2012 年 5 月	土耳其，安塔利亚	35	男	全脸
25	2012 年 9 月	法国，亚眠	—	女	部分
26	2013 年 2 月	美国，波士顿	44	女	全脸
27	2013 年 5 月	波兰，格利维策	31	男	部分
28	2013 年 6 月	土耳其，安塔利亚	26	男	全脸
29	2013 年 8 月	土耳其，安塔利亚	54	男	全脸
30	2013 年 12 月	波兰，格利维策	26	女	全脸
31	2013 年 12 月	土耳其，安塔利亚	22	男	部分
32	2014 年 3 月	美国，波士顿	33	男	全脸
33	2014 年 9 月	美国，克利夫兰	44	男	部分
34	2014 年 10 月	美国，波士顿	33	男	全脸
35	2015 年 5 月	俄罗斯，圣彼得堡	—	男	部分
36	2015 年 8 月	美国，纽约	41	男	全脸
37	2016 年 1 月	芬兰，赫尔辛基	34	男	部分
38	2016 年 6 月	美国，罗切斯特	32	男	部分
39	2017 年 5 月	美国，克利夫兰	21	女	全脸
40	2018 年 1 月	法国，巴黎	35	男	全脸
41	2018 年 1 月	美国，纽约	25	男	部分
42	2018 年 3 月	芬兰，赫尔辛基	58	男	全
43	2018 年 9 月	加拿大	64	男	部分
44	2018 年 9 月	意大利	49	女	—

目前用于面部移植的免疫抑制方案会引起严重的副作用，容易导致感染、人体代谢异常等诸多问题。因此，找到更安全的耐受诱导方案和治疗方法一直是面

部移植免疫研究的重点。提出的新方案基于当前和历史方案的修改，包括免疫抑制剂的不同组合、不同剂量、供者和受者的预处理和后处理，以及局部免疫抑制方案等。尽管取得了一些有效的初步结果，但这些方案都没有常规使用或成为治疗标准。对慢性排斥反应的检测、判断、病因研究、预防也是越来越关心的问题。

2. 进　展

（1）手术与围手术期管理

面部移植手术，在术前需要对患者进行评估，主要包括面部毁损的严重程度、患者心理状态、患者所在地区社会医疗支持系统水平等。若患者满足面部移植条件，则会被纳入等待移植名单，待有合适的供者出现，立刻进行手术。等到有 HLA 配型以及交叉配型试验符合要求的供者出现时，立刻准备进行手术。手术包括供者面部移植物的切取，一般需要根据受者面部缺损情况设计移植物大小范围。切取移植物时，需同时将吻合血管、神经、肌肉、骨组织等分别标识，并尽快将移植物低温保存到组织保存液。与此同时，另一队医生需要进行受者面部受区的清创准备，缩短整个手术时间，尤其是移植物的离体时间。等到移植物送入手术室后，依照骨组织结构、肌肉筋膜组织、血管、神经、皮肤的顺序进行固定吻合。受者从术前开始就要接受免疫抑制剂诱导治疗，术后开始免疫抑制剂维持治疗。患者术后需在 ICU 严密观察生命体征、移植物是否发生排斥、移植物血供、是否发生感染、免疫抑制剂血药浓度等各项指标。病情稳定后转入常规病房，尽早开始功能康复训练（图 3.4）。

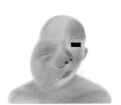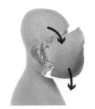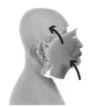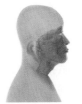

a.巨大面部肿瘤，　b.切除毁损的面部　c.使用与受区相匹配的　d.依次吻合肌肉筋膜
半脸毁损　　　　　　　　　　　异体面部进行移植　　组织、血管、皮肤

图 3.4　移植手术示意图

（2）术后心理与康复治疗

面部移植后外形的恢复从差到可接受再到极好都有，患者面临着重大挑战。面部移植前应告知患者美学效果会随着时间的推移而改善，但他们看起来永远不会和面部移植前一样。外形恢复过程也需要心理准备，接受移植受者的"新面孔"。缺乏对"新"面孔的接受可能会产生严重的心理问题，包括企图自杀。

为了获得令人满意的运动和感觉功能，患者必须充分理解并参加物理治疗和复杂的康复以及功能再教育课程，包括面部模拟训练、感觉再教育和言语治疗。患者经常对进行面部锻炼缺乏兴趣，或因为进展缓慢而感到沮丧。

（3）术后免疫排斥和免疫抑制治疗

所有面部移植患者都需要免疫抑制治疗以避免面部排斥。面部移植的免疫移植方案主要根据实质性器官移植的免疫移植方案调整而来。值得注意的是，皮肤和黏膜的散发性 Ⅰ／Ⅱ级排斥反应没有症状，通常在常规监测活检中发现。长期存活的移植物会发生慢性排斥反应，已报道的病例中有 5 例发生了慢性排斥反应，这种反应经常是不可逆的。尽管自第一次面部移植以来已经过去了十多年，但目前还没有为 VCA 开发标准的免疫抑制方案。关于"是否"和"何时"调整免疫抑制方案具有挑战性，如果抑制剂过量会导致潜在的严重副作用的发展，影响其他器官正常功能，抑制剂不足则可能会导致移植排斥。

目前常用的免疫抑制方案如下，总体上与肾移植、肝移植相似。

·免疫抑制诱导方案：包括抗胸腺细胞球蛋白（ATG）、一种有效的 T 细胞耗竭剂、人源化 IL-2 受体抗体、阿仑单抗、利妥昔单抗。

·免疫抑制维持方案：三联治疗包括他克莫司（TAC）、霉酚酸酯（MMF）、泼尼松。

监测 TAC 血药浓度维持在 $3 \sim 24 ng/mL$；MMF 用量 $0.18g$，每天 2 次，或 $3g$，每天 1 次。

也有报道尝试不用 MMF 或泼尼松；在一些病例中，因为钙调磷酸酶抑制剂相关并发症，需要把 TAC 换成西罗莫司。

免疫抑制治疗相关的并发症：

·感染：最常见的并发症，可出现局部或全身感染。

·代谢并发症：肾功能衰竭，血糖异常，肠道损伤，高血压。

·恶性肿瘤：已报道有小细胞肺癌、淋巴瘤、EB 病毒相关肿瘤及平滑肌瘤等。

3. **问题与未来发展**

文献报道称，面部移植患者可以重新回归家庭，有正常的社交生活。然而，重新回到工作岗位，尤其是有一份全职工作的患者非常少。具体的原因没有说明。美国克利夫兰移植团队报道的第 1 例患者将她的时间用于支持面部移植和器官捐赠事项，并积极参与当地器官采购组织的会议。第 2 例患者加入了乐队并在家庭和邻里聚会上演奏。第 3 例患者加入了换脸支持小组，并决定重返学校接受高等教育。可见，没有一例患者回到原来的工作岗位。考虑到他们在移植前和移植后几年所面临的创伤和挑战，面部移植患者完全回归社会的确非常困难。

此外，面部移植的医疗费用相当高，有报道称，手术费用在 23 万美元左右，后期治疗费用在 10 万美金左右。目前，缺乏共识或财务模型用于覆盖面部移植案例。

在大多数欧洲国家，面部移植是由健康保险承保的，类似于实体器官移植的承保范围。这鼓励移植中心招募并治疗需要面部移植的患者。在美国，不同州没有统一的支持，也没有保险公司覆盖面部移植手术。资助面部移植的机构资金和私人资金非常罕见。因此，财务挑战将对面部移植的未来产生关键影响。

总体来说，异体面部移植在免疫排斥上的问题仍是未来很长一段时间需要努力研究和解决的难题。

三、自体组织面部预构与移植重建

长期以来，创伤是人类最为常见的医疗问题。特别是近几十年，随着交通、能源和工业等领域的飞速发展，各类创伤不断增多。据统计，仅我国每年新增各类烧/创伤病例 200 余万例。其中，面部缺损、畸形有很高的发生率，是最重要的致残、致废的原因。近百年来，学界先后建立了皮片移植、带蒂皮瓣、吻合血管皮瓣游离移植等方法来治疗这些患者，救治了许多伤者，一直是面部畸形治疗的主要方法。进入 21 世纪以来，再生医学、干细胞与组织工程等技术的发展，为这一传统的治疗方法注入了新的生命力并拓展了新的发展空间。

1. 现　状

面部大面积复合组织缺损的修复是医学重大难题之一。对于严重和广泛的面部毁损，累及整个面部或面部中央单位，显然超出了传统重建外科的治疗能力范围。其难点在于面部外形体现个人特质，在社交活动中发挥着极为重要的作用，面部重建的要求远高于身体其他部位。例如，面部具有维持视听、呼吸和进食等功能的五官，其形态特殊，呈现三维立体结构，需进行三维复合组织器官重建；面颈部皮肤具有独特的质地和伸展性，修复时需采用与之相匹配的大面积皮瓣；同时，用于修复的供者皮肤应该是与面部皮肤色泽一致的和超薄的，这样可以呈现面部轮廓、五官的精细结构和表达精确的面部表情。而人体缺乏满足上述要求的合适皮肤与软组织供者。

由于传统重建手段面临一些关键的障碍，包括皮肤组织再生能力的限制、大面积皮肤血液供应的不足和口、鼻腔三维复杂结构构建困难等，传统的自体组织重建技术应用传统皮片移植或皮瓣移植修复时，因供者大小有限，色泽不一致，会造成一张"补丁"样面容，并因拉皮的挛缩限制了五官的正常功能。目前，有文献报道传统方法可对半侧面部或眼睑以下的面部进行较好的修复和重建。但对于全面部缺损，通常还需用多块皮瓣移植来"拼接"，其结果不能达到脸部重建的要求。为克服传统方法的不足，学界就瓶颈问题进行了不懈的研究和探讨。

2. 进　展

近年来，有学者基于大样本系统性回顾研究，认识到传统皮瓣和皮片修复效果不理想的根本原因是修复用组织供者与缺损组织的不匹配，进而提出了"在人体再生、构建一张面部"的治疗理念，即在人体利用自体组织主动构建一针对性的组织供者，用于移植修复伤者的面部。基于该理念，李青峰等针对面部缺损特点，综合应用再生医学、干细胞治疗和数字医学等手段，建立了"面部预构、移植重建技术"，实现了从额头到颌颈部的自体组织全面部重建（图 3.5）。

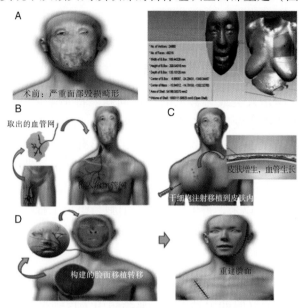

图 3.5　面部预构重建过程示意图

A. 术前三维数字技术应用，评估新面部构建所需的皮肤面积大小，以及胸前区皮肤供者的面积大小。B. 血管预构和扩张器植入。C. 干细胞移植治疗与皮肤超量再生和血管化治疗。D. 预构皮瓣移植重建面部。图片源自 Clin Plast Surg, 2017, 44（1）：163 – 170.

　　该技术解决了毁损面部重建所面临的三大瓶颈：①传统的皮肤扩张技术可通过扩张器的牵张作用促使皮肤生长，但由于皮肤再生能力有限，过量扩张将导致皮肤变薄、破溃，限制了临床应用。整合再生医学领域基础和临床研究的最新成果，采用"干细胞介导的皮肤牵张再生技术"，突破了传统皮肤牵张再生通常 2.5～3 倍的限制，实现了皮肤牵张最高达 15.6 倍的生长，解决了构建新面部的皮肤软组织来源问题。②传统皮瓣血供范围有限，扩大范围切取皮瓣常因组织血供不足导致部分缺血坏死，如何滋养足以覆盖全面部范围的超大面积皮瓣是巨大的挑战。采用"组织预构"技术，通过血管束植入的方式增加组织血运。进一步通过临床转化研究，建立了"低氧＋干细胞移植"的预构组织血管化治疗方案，增大了穿支血管的最大滋养面积。同时，整合外科血管增压和皮瓣延迟技术，有效地扩大了皮瓣切取的范围。在皮瓣移植过程中，采用吲哚菁绿荧光造影，对皮瓣血运进行实时监测。以上外科、再生医学和影像学技术的整合运用，确保了"面部预构"的血管滋养范围和移植存活。③面部五官具有精细的三维立体复合结构，面部供者在三维上需与面部残存结构精准对合。传统方法难以达到这一要求。通过三维数字模拟和 3D 打印技术，利用软骨移植，准确构建与伤者面部口、鼻腔匹配的三维五官结构，实现了对缺损组织、器官在功能和形态上的修复。

　　与此同时，对于面部修复后疗效评价，多局限在组织（皮瓣、皮片）存活率，以及术前、术后照片对比上，缺乏量化标准。为了量化评估面部皮肤软组织重建的手术效果，以术前评分作为参照，学界提出了面部重建术后的疗效评估标准（A&F 评价法），以对患者面部形态轮廓和五官的形态和功能改善情况进行疗效评价（表3.2）。

表 3.2　面部重建术后的疗效评估标准建议（A&F 评价法）

	面部轮廓	面部轮廓清晰自然（3分）
		面部轮廓清晰，但不自然（2分）
		面部轮廓部分清晰（1分）
		面部轮廓不清晰（0分）
	眼	眼部无眼睑缺损、眼睑外翻、睑球粘连（3分）
		眼部有眼睑缺损、眼睑外翻、睑球粘连中的一项（2分）
		眼部有眼睑缺损、眼睑外翻、睑球粘连中的两项（1分）
		眼部有眼睑缺损、眼睑外翻、睑球粘连或眼球缺如（0分）
	鼻	鼻部形态正常（3分）
		鼻部有 1~2 个亚单位缺损（2分）
		鼻部有 >2 个亚单位缺损（1分）
形态		鼻部结构完全缺损（0分）
	口	口唇形态正常（3分）
		有口唇外翻、唇组织缺失、口角移位中的一项（2分）
		有口唇外翻、唇组织缺失、口角移位中的两项（1分）
		有口唇外翻、唇组织缺失、口角移位中的三项（0分）
	耳	双耳形态正常（3分）
		单侧耳郭部分缺如（2分）
		单侧耳郭完全缺如或双侧耳郭部分缺如（1分）
		双侧耳郭完全缺如（0分）
	毛发	头发、眉毛分布正常（3分）
		头发、眉毛缺损 <1/3（2分）
		头发、眉毛缺损 1/3~2/3（1分）
		头发、眉毛缺损 >2/3（0分）

续表

	眼	眼睑闭合完全（3分）
		眼睑闭合不全，不伴视力进行性损伤（2分）
		眼睑闭合不全，伴视力进行性损伤（1分）
		眼球完全暴露（0分）
	鼻	通气畅通无阻（3分）
		通气略有阻塞（2分）
		通气明显阻塞（1分）
		通气完全阻塞（0分）
	口	张口、闭口、咀嚼、言语均正常（3分）
		有张口受限、闭口不全、咀嚼困难、口齿不清中的1~2项（2分）
		有张口受限、闭口不全、咀嚼困难、口齿不清中的3项（1分）
		有张口受限、闭口不全、咀嚼困难、口齿不清中的4项（0分）
	耳	听觉强度、辨识度、方向性均正常（3分）
功能		听觉强度、辨识度、方向性有1项异常（2分）
		听觉强度、辨识度、方向性有2项异常（1分）
		听觉强度、辨识度、方向性3项异常（0分）
	表情	能做出面部表情，且表情自然（3分）
		能做出面部表情，但表情略不自然（2分）
		能做出面部表情，但表情不自然（1分）
		不能做出表情（0分）
	感觉	温度觉、痛觉、触觉、两点辨别觉均正常（3分）
		温度觉、痛觉、触觉、两点辨别觉有1~2项异常（2分）
		温度觉、痛觉、触觉、两点辨别觉有3项异常（1分）
		温度觉、痛觉、触觉、两点辨别觉4项异常（0分）
	排汗	排汗完全正常（3分）
		排汗略困难（2分）
		排汗很困难（1分）
		无法排汗（0分）
总体满意度（0~10分，10分为非常满意）		

3. 问题与未来发展

面部预构、移植重建技术为严重面部毁损患者提供了一种安全、有效的治疗方法。适用于主要累及面部软组织和少量骨、软骨缺损的患者。同时，因该技术避免了异体面部移植术后免疫抑制治疗，以及供者、心理和伦理问题。患者预后良好，能够长期生存。通过对目前已完成病例的长期随访，评估面部表情肌功能恢复情况，结合面部形态功能评分（A&F评价法），结果显示伤者治疗后面部形态、功能显著改善。其中65%的重伤者重返社会，融入工作和学习。

尽管取得了上述治疗的巨大进步，但自体组织面部重建仍面临不少挑战，特别是一些精细结构和特殊组织的构建，如眼睑、睫毛、唇黏膜等，将传统外科修复技术与组织工程方法、3D打印和干细胞治疗等技术有机整合，有望为解决这些问题带来希望。面部预构、移植重建首要解决的问题是足量颜色、质地和厚度相匹配的皮肤组织。当自体组织极为有限时，应用组织工程技术在体外构建大量的皮肤组织成为另一选择。目前，Dermagraft®、Apligraft®和我国的"安体肤"等组织工程化皮肤产品已经初步应用于临床，在治疗烧伤和慢性溃疡创面上取得了一定疗效，但多数组织工程化皮肤只是暂时的皮肤替代物。由于缺乏毛囊、血管、汗腺和皮下组织等成分，还不具备正常皮肤的功能。因此，构建含正常皮肤附属器以及皮下组织的多功能组织工程全层皮肤仍是未来的重要方向。眼睑是一个由皮肤、肌肉、睑板、结膜、睫毛等组成的多层复合组织，它不仅传递表情，也是面部美学结构的重要组成部分，还起到润滑和保护眼球的作用。应用皮片、皮瓣等传统外科技术可以精准修复由皮肤、肌肉构成的眼睑前板结构。而对于由睑板及结膜构成的眼睑后板结构缺损则常无能为力。由于缺乏合适的睑板、结膜供区，目前多采用自体耳软骨、异体真皮及生物材料等睑板替代物修复后板缺损，此类手术最后往往因植入物外露、摩擦眼球等并发症而导致手术失败。目前的研究开始朝向构建具备完整睑板和结膜结构的方向发展。利用组织工程技术可以在小动物体内构建出具备睑板腺的睑板结构。随着3D活细胞打印技术和生物材料技术的发展，还有望能够个性化构建具备一定形态、仿生睑板结构和功能的睑板-结膜复合组织。近年研究发现人体自身的激素、神经和免疫系统能为自体组织再生提供优良的微环境。因而，除了以种子细胞、支架和生长因子组成的经典组织工程学方法，还出现了利用机体自身强大的再生微环境进行"在体组织预构"的新概念。这种利用内源性微环境诱导组织再生的理念在皮肤、骨骼肌、骨和软骨等组织的构建中获得了验证，有望为修复复合组织缺损提供一种新的治疗模式。

另外，软组织导航技术、影像学技术和数字医学领域的进步，将有望变革传统的手术模式，辅助面部精细器官的精准构建，实现更精确、更安全、更高水平的面部重建。

四、异种组织、器官移植

近年来，随着基因编辑技术的进步和对不同物种发育过程认识的增加，学界也希望构建出富含人类正常功能细胞的动物嵌合体，进而为人类提供具有特异性免疫耐受的异种器官或组织，为深受免疫排斥反应困扰的异种器官移植带来全新的希望。

1. 现　状

人－动物嵌合体研究通常是指将人来源的细胞（主要包括胚胎干细胞、多能干细胞及组织特异性前体细胞等）移植至不同发育阶段的动物体内（包括胚胎、胎儿或产后等时期），以制备出"人－动物嵌合体胚胎"进而研究人类生长发育，或者将该嵌合体胚胎植入动物体内发育成熟，以制造出"人－动物嵌合体生物"进行相关研究（图3.6）。

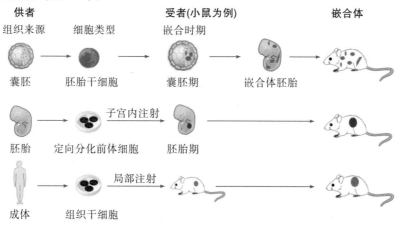

图3.6　人－动物嵌合体的构建（以小鼠为例）

人来源的处于不同发育阶段的干细胞需移植至相同发育阶段的小鼠体内，构建形成人－动物嵌合体

为了提高跨物种间的嵌合度，相关研究逐步聚焦并明确以下规律，如：受者的微环境和供者细胞发育所处的时期相匹配，以利于细胞定植嵌合；构建有利于供者细胞发育的受者微环境，比如通过基因敲除的方式消除受者胚胎发育过程中的自身部分细胞，或者通过转基因的方式增加供者细胞竞争优势以及降低供者细胞凋亡等；从进化的角度看，关系越远的物种间嵌合难度越高，且嵌合程度越低。

2. 进　展

目前，人－动物嵌合体研究主要集中在三个方面：①器官再生。将人来源的诱导性胚胎干细胞（iPS）移植至动物囊胚或将具有特定器官分化方向的干细胞移植至动物胚胎，继而发育为可提供特定人源器官的嵌合体动物。此研究将解决人类器官移植中器官极度短缺的问题。②建立更贴近人类的体内疾病模型。通过建立患者来源的 iPS 细胞和动物的嵌合体，可以更好地研究疾病在体内的发生、发展和表现。③体内药物监测模型。通过建立患者来源的 iPS 细胞和动物的嵌合体，可以更加个性化地、更优地监测相关药物治疗的效果和毒性。

通过"人－动物嵌合体"技术，实现器官再生，可以有两种方式：①囊胚互补。首先在动物囊胚中，通过基因敲除技术去除某一特定器官发育的关键基因，使之无法发育。然后将人来源的 iPS 移植至此器官在囊胚中发育的部位，形成嵌合体胚胎。在胚胎发育微环境调控下，供者细胞替代发育为人源化的器官。②特定器官互补。利用动物产生人来源器官引起的一个重要的伦理问题是胚胎干细胞存在向配子或神经方向分化的可能。为了尽量降低此风险，一方面可以通过基因编辑的方式，使胚胎干细胞只能向特定器官分化；另一方面可以使用特定器官的前体细胞来替代胚胎干细胞，实现特定器官再生（图3.7）。

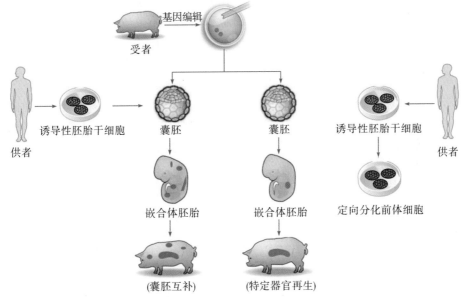

图3.7 通过"人－动物嵌合体"技术，实现器官再生，可以采取两种方式

与同物种内嵌合相比，跨物种间的嵌合相关研究进展较为有限，且针对不同器官的嵌合难易程度也不相同。日本 Nakauchi 团队已经成功地通过囊胚互补的方式在 *Pdx*1 基因缺失的小鼠体内长出大鼠来源的胰岛组织，并且，将它移植至糖尿病鼠体内后，能够长期有效地控制血糖稳定。在大鼠和小鼠之间实现嵌合并再生一个有功能的胰腺，是目前跨物种嵌合技术最接近成功的例子。Masaru Okabe 团队将大鼠来源的胚胎干细胞注射入 nu/nu 小鼠（胸腺不发育）的囊胚中，形成的嵌合体小鼠体内重新再生一个主要由大鼠来源细胞构成的胸腺。虽然再生胸腺体积较小，但仍可产生 CD4$^+$ 和 CD8$^+$ T 细胞。Masumi Hirabayashi 团队也证实，将小鼠来源的胚胎干细胞注射入 *Sall*1 基因缺失大鼠（肾脏不发育）的囊胚内，嵌合体大鼠体内可以重新发育出肾脏（由小鼠来源细胞构成）。但是，因嵌合体大鼠存活时间短，尚无法全面了解再生肾脏的功能。同样，Wu Jun 等也在 *Pax*6 缺失的小鼠体内再生出大鼠细胞来源的眼组织。除此之外，基于此技术，目前在嵌合体动物体内也初步实现其他器官组织再生，如心脏、造血系统和骨骼肌等。

3. 问题与未来发展

然而，要借助"人－动物嵌合体"获得满足临床需求的器官组织，需要将研究从啮齿类小动物拓展至大动物，以提供和人类器官大小类似的器官。将人来源的胚胎干细胞移植至猪、羊及大猩猩等动物胚胎中，并再生出可用于移植的人源化器官组织。目前，Nakauchi 团队已经通过"囊胚互补"技术成功在猪－猪间实现胰腺再生。但是，人源胚胎干细胞能否在猪体内再生出人源化器官，目前尚未可知。从进化关系上讲，人与猪之间的关系甚至远于人与鼠的关系，因此，人与猪的嵌合难度要更大。虽然灵长类动物进化关系和人类接近，但许多国家存在相关的法规限制。所以，探索提高人来源细胞和进化关系上较远动物之间的嵌合程度，将有助于推动"人－动物嵌合体"技术应用于临床。

理论上说，借助"人－动物嵌合体"技术，未来非常有希望实现多种人体器官组织再生，比如心、肺、肾及肝等内脏器官，肌腱、肌肉、骨骼等运动系统器官以及皮肤、毛发、黏膜体表组织等。但是，也需要知道，虽然"人－动物嵌合体"技术未来临床应用前景广阔且意义重大，但要真正成为解决人类器官移植短缺的有效策略，未来尚需要在多方面进一步发展。这包括：①更加深入和系统了解不同物种间的器官发生发育过程。②改良人胚胎干细胞，提高其嵌合能力。③通过基因操作技术，提高胚胎发育过程中人－动物细胞间的协同。④通过基因敲除技术，去除受者内器官发育所有组成部分，形成完全人源化的器官，包括实质、间质和内皮所有成分均应为人来源，降低移植后免疫排斥风险。⑤努力增加社会对此的认识和缓解伦理道德方面顾虑，以利于更好地开展此类研究。

人－动物嵌合体研究意义重大且应用前景广泛，但该领域也存在伦理和社会争议等诸多问题。例如动物的福利、供者细胞的来源、公众对嵌合体难以接受和受者动物的"人类化"等。在将来研究过程中，既要推进人－动物嵌合体相关研究，也要重视该领域存在的巨大伦理和社会争议等方面的挑战。

人的脸部，是个体的社会和心理标识器官，具有独特的"人类"属性，通过"人－动物嵌合体"发育、生长出一张人的"面部"，用于移植修复伤患的面容，这在社会和伦理上，将引发巨大争议，相对于单纯的一块"皮肤"或一个肾脏，这将是"人－动物嵌合体"研究最难以突破的领域。

五、赝复体的装饰

赝复体因其制作周期短、费用低、创伤小、颜色易控制等优点，广泛应用于面部缺损患者的修复。近年来，由于材料科学、数字技术和3D 打印技术的飞速发展，应用赝复体修复面部缺损也有了显著进展，实现了高效率和高仿真赝复体的制作，同时也提高了患者的佩戴意愿及满意度。然而在赝复体材料选择、配色、固定及制作工艺方面仍具有一定的局限性，限制了其进一步应用。此外，面部赝复体在功能上，更多的还是"装饰"性佩戴，无法起到面部生理功能作用（图3.8）。这些都需在今后的发展中进一步完善。

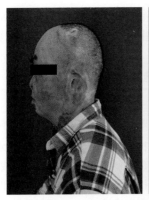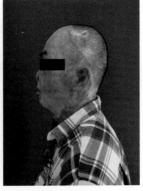

图 3.8　烧伤康复患者耳部赝复体效果图

A. 无佩戴耳部赝复体。B. 已佩戴耳部赝复体

1. 现　状

理想的赝复体材料应该无毒、无过敏性，制造工艺简单，具有良好的生物相容性、良好的物理和机械性能、良好的抗老化降解能力，拆卸和附着简单以及优越的粘合性能等。目前广泛应用于临床的硅橡胶赝复体尚未达到理想的要求，容易出现变色，质地欠佳，材料老化（由于阳光、水分、风、灰尘、污染物和温度等因素导致），使用寿命不足，边缘退化和机械性能下降等问题。已有研究表明，对硅橡胶进行改性，利用现有材料如纳米颗粒或其他材料以不同比例添加到硅橡胶中，可改良其物理特性，如纳米颗粒可使其力学性能改善，提高其边缘强度，增加固有色素，显著提升其动态视觉特性。此外，其他新型的复合物材料也在不断开发中，给赝复体制作带来更多的材料选择。

2. 进　展

赝复体配色决定了外观仿真度和患者佩戴意愿。患者的肤色与赝复体颜色匹配度，很大程度上取决于赝复体工程师对艺术的审美、色彩的敏感度和整体外观匹配的技术能力，这些能力直接影响着赝复体配色的精确性和佩戴后的仿真性。近些年，随着数字技术的飞速发展，计算机配色技术开始逐步应用，协助技术人员进行颜色匹配，目前常通过比色法和分光光度法提高配色效率。由于材料本身的一些内在不确定因素，目前的计算机颜色识别系统仍需进一步提高才能在赝复体的制作中取得较好效果。随着计算机技术的飞速发展，相信高精度、高效率的计算机配色技术在面部赝复体修复领域中的广泛应用指日可待。

赝复体除了高仿真外，还需要一套有效的佩戴固定系统，这样才能增强患者的佩戴意愿并建立良好的依从性。固定系统的设计需要考虑到特定的解剖、机械特性、材料理化性质和手术操作的可行性。目前固定系统主要有骨整合和化学固定两种方法，每种方法各有利弊。钛钉固定件的应用使骨整合固定可靠，使用时间长，但增加了感染风险和护理难度。化学黏附固定方法牢固性差，但感染概率小。因此，临床使用中应根据患者的具体需求选择适合的固定系统。

随着科技的进步，赝复体制作逐步由传统制作工艺趋向于数字化赝复技术（表3.3）。

表3.3　传统和数字化制造方法生产赝复体流程对比

方法/流程	信息输入	设计	信息输出
传统赝复体制作	印模	手工雕刻	铸造赝复体、安装配件
数字化赝复体制作	医学影像	计算机辅助设计	3D打印技术
	3D扫描	（3D建模）	熔融沉积成型工艺
	3D摄影	计算机建模	立体平板印制
	激光扫描	虚拟现实建模	选择性激光烧结
	3D绘图技术		材料挤出成型技术
			计算机数字控制下打印磨具或直接打印赝复体

3. 问题与未来发展

数字化赝复技术目前仍具有一定的局限性，至少在应用层面，尚不能直接使用硅橡胶打印赝复体，而需要打印阴性模具来铸造最终赝复体。另外，随着生物3D打印技术的提出和完善，3D打印活体组织器官，再通过外科手段直接修复缺损部位在未来亦成为一种可能。

综上所述，随着各种新型赝复材料的研发及配色技术的精细化，计算机技术的广泛应用，赝复体的制作过程将更加简化、细化、精准化，在节省人力物力的同时，必将给患者提供更好的赝复体验，最大限度恢复面部的美学和使用功能，进而提高患者的生活质量。

总之，面部移植目前能开展治疗的主要有异体面部移植和自体面部供者移植两种方法。它们有着不同的指征和面临的问题。应用再生医学等手段"构建一自体组织的面部"作为供者移植具有较好的安全性，能重建不涉及深部器官如舌体、牙槽、腺体等组织、器官的病例。其未来发展在于整合再生医学、组织工程等技术，进一步完善睑缘等结构、红唇组织的构建，以及结合骨修复方法综合治疗更为复杂的面部毁损。异体面部移植具有完整的组织、器官，但免疫排斥、心理排斥、伦理和供者匹配性等问题仍面临巨大挑战，这也是自2005年以来全球异体面部移植仅完成44例的原因。其未来发展在于免疫排斥问题的解决。人－动物基因嵌合体在面部移植中应用价值尚遥远；而赝复体因工艺简单，可重复制作，在一些情况下是一种临时性修饰方法。

参考文献

[1] Borah GL, Rankin MK. Appearance Is a Function of the Face[J]. Plast Reconstr Surg, 2010, 125
(3):873-878.

［2］ Kim YJ, Park JW, Kim JM, et al. The Functionality of Facial Appearance and Its Importance to a Korean Population［J］. Arch Plast Surg, 2013, 40(6):715－720.

［3］ Coffman KL, Gordon C, Siemionow M. Psychological outcomes with face transplantation: overview and case report［J］. Curr Opin Organ Transplant, 2010, 15:236－40.

［4］ Giatsidis G, Sinha I, Pomahac B. Reflections on a decade of face transplantation［J］. Ann Surg. 2017, 265(4):841－846.

［5］ Coffman KL, Siemionow MZ. Ethics of facial transplantation revisited［J］. Curr Opin Organ Transplant, 2014, 19:181－7.

［6］ Aycart MA, Kiwanuka H, Krezdorn N, et al. Quality of life after face transplantation: outcomes, assessment tools, and future directions［J］. Plast Reconstr Surg, 2017, 139(1):194－203.

［7］ Siemionow M. The miracle of face transplantation after 10 years［J］. Br Med Bull, 2016, 120(1): 5－14.

［8］ Khalififian S, Brazio PS, Mohan R, et al. Facial transplantation: the first 9 years［J］. Lancet, 2014, 384 384(9960):2153－63.

［9］ Fischer S, Kueckelhaus M, Pauzenberger R, et al. Functional outcomes of face transplantation［J］. Am J Transplant, 2015, 15:220－33.

［10］ Kantar RS, Alfonso AR, Diep GK, et al. Facial transplantation: Principles and evolving concepts ［J］. Plast Reconstr Surg, 2021:1022E－1038E.

［11］ Zan T, Li H, Huang X, et al. Augmentation of Perforator Flap Blood Supply with Sole or Combined Vascular Supercharge and Flap Prefabrication for Difficult Head and Neck Reconstruction ［J］. Facial Plast Surg Aesthetic Med, 2020, 22(6):441－448.

［12］ Zan T, Li H, Gu B, et al. Surgical treatment of facial soft-tissue deformities in postburn patients: A proposed classification based on a retrospective study［J］. Plast Reconstr Surg, 2013, 132(6): 1001－1014.

［13］ Zan T, Gao Y, Li H, et al. Pre-expanded, Prefabricated Monoblock Perforator Flap for Total Facial Resurfacing［J］. Clin Plast Surg. 2017;44(1):163－170.

［14］ Li QF, Zan T, Li H, et al. Reconstruction of postburn full facial deformities with an integrated method［J］. J Craniofac Surg, 2016, 27(5):1175－1180.

［15］ Wu J, Greely HT, Jaenisch R, et al. Stem cells and interspecies chimaeras［J］. Nature, 2016, 540(7631):51－59.

［16］ Behringer RR. Human-animal chimeras in biomedical research［J］. Cell Stem Cell, 2007, 1(3): 259－62.

［17］ Hyun I, Taylor P, Testa G, et al. Ethical standards for human-to-animal chimera experiments in stem cell research［J］. Cell Stem Cell, 2007, 1(2):159－163.

［18］ Tetteh Sophia, Bibb Richard J, Martin Simon J. Maxillofacial prostheses challenges in resource constrained regions［J］. Disability and rehabilitation, 2019, 41(3):348－356.

［19］ Al-Harbi FA, Ayad NM, Saber MA, et al. Mechanical behavior and color change of facial prosthetic elastomers after outdoor weathering in a hot and humid climate［J］. Prosthet Dent, 2015, 113(2):146－151.

［20］ Mitra A. Maxillofacial prosthetic materials – an inclination towards silicones［J］. Clin Diagnostic

Res, 2014, 8(12):ZE08 – 13.

[21] Seelaus Rosemary, Arias Eduardo, Morris David, et al. State of the Art Care in Computer-Assisted Facial Prosthetic Rehabilitation[J]. The Journal of craniofacial surgery, 2021, 1(32):1255 – 1263.

[22] Ethan L. Nyberg, Ashley L. Farris, Ben P. Hung, et al. 3D-Printing Technologies for Craniofacial Rehabilitation, Reconstruction, and Regeneration [J]. Annals of Biomedical Engineering, 2017, 45(1):45 – 57.

[23] Shafiee A, Atala A. Tissue Engineering: Toward a New Era of Medicine[J]. Annu Rev Med, 2017, 68:29 – 40.

[24] Vig K, Chaudhari A, Tripathi S, et al. Advances in Skin Regeneration Using Tissue Engineering [J]. Int J Mol Sci, 2017, 18(4):789.

[25] Chen L, Yan D, Wu N, et al. 3D-Printed Poly-Caprolactone Scaffolds Modified With Biomimetic Extracellular Matrices for Tarsal Plate Tissue Engineering[J]. Front Bioeng Biotechnol, 2020, 8:219.

[26] Huang RL, Kobayashi E, Liu K, et al. Bone Graft Prefabrication Following the In Vivo Bioreactor Principle[J]. EBioMedicine, 2016, 12:43 – 54.

第四章　肺移植

◎陈静瑜

　　肺移植技术在全球经历了近半个世纪的发展，在中国也高速发展了二十余年，肺移植手术量年增长率位于肝、肾、心脏、肺移植手术之首。肺移植伴随着手术技术、多学科协作、抗感染药物和免疫抑制剂的进步蓬勃发展起来，已成为一种成熟的外科技术，用于挽救终末期呼吸系统疾病的患者并改善其生活质量。本章从整合医学的视角就全球肺移植发展的历程、中国肺移植的发展历史、发展进程中的瓶颈和问题、未来应对挑战等几个方面进行阐述，从整体观的角度探讨肺移植学科的可持续发展。

一、肺移植的发展史

　　据国际心肺移植学会（ISHLT）2020 年发表的数据，截至 2018 年 6 月，国际胸腔器官移植（TTX）注册中心已经登记 67 493 例成人肺移植，其 1 年存活率为 85.2%，5 年存活率为 59%。自 1963 年，James Hardy 团队在密西西比大学医学中心完成世界上第一例临床肺移植手术，到 1981 年斯坦福大学 Bruce Reitz 团队成功完成心肺移植手术并获得远期生存，再到 1983 年多伦多大学总医院 Joel D. Cooper 团队首次实现了患者的远期存活。一直以来，肺移植的发展主要围绕在供者、受者的选择以及手术技术和类型、围手术期管理、抗感染、免疫抑制治疗和长期随访等领域。亚太地区器官移植协会（AST）成立于 1989 年，同期建立了亚太地区器官移植数据中心。队列数据包括从泰国、日本、中国台湾和中国香港收集的肺移植数据，从此拉开了亚洲肺移植快速发展的序幕。

　　我国肺移植的发展最早缘起于中国著名胸外科专家辛育龄，他于 1979 年在国内首次尝试了人体肺移植手术。辛育龄在莫斯科受训时，接触到 Vladimir P. Demikhov 领导的器官移植试验室，Demikhov 也完成了苏联首例动物体内心肺移植手术，动物术后短期存活。1979 年 1 月，工作于北京结核病研究所的辛育龄为一名肺结核伴有毁损肺的患者进行中国首例单肺移植治疗，患者由于感染和排斥反应未能长期存活。同年 11 月，辛育龄团队又完成一例肺叶移植，患者术后出现急性排斥，1 个月后死于肺栓塞。继之，肺移植工作停滞了近 10 年后，在 1995 年 2 月，北京安贞医院陈玉平完成肺纤维化患者的单肺移植，受者术后存活了 5 年。1996 年开始，北京中日友好医院赵凤瑞为 3 例患者进行了单肺移植，受者为弥漫性肺纤维化、慢性阻塞性肺病并肺癌、结核性毁损肺。受者术前均有不同程度的肺部感染，术后死于严重感染，分别存活 9d、48d 及 43d。1998 年，陈玉平团队为肺动脉高压患者进行了双肺移植治疗，术后存活了 4 年余。1994—1998 年间我国共完成近 20 例肺移植，只有北京安贞医院陈玉平报道的 2 例患者具有较长的生存期。这些经验的积累，让中国的胸外科医生对供者 - 受者的选择标准、移植手术技术和类型、围手术期管理、感染和排斥反应的处理有了更多的认识。同时也积极与国际同行沟通交流，从 90 年代起，派往美国华盛顿大学、加拿大多伦多大学学习肺移植技术的医生回国后，逐渐建立了中国肺移植的技术体系。2002 年，陈静瑜教授团队在无锡市人民医院成功完成了国内首例肺移植治疗肺气肿。从此，江苏省无锡市人民医院肺移植中心快速发展，成为全国最大的肺移植中心，年平均移植量超过 100 例。北京中日友好医院、广州医科大学第一附属医院、上海市肺科医院、浙江大学附属第一医院和第二医院、郑州大学第一附属医院是区域性的肺移植中心，也是中国肺移植联盟的骨干单位。

中国肺移植事业的发展离不开国家政策的支持和法律体系的完善，2007 年颁布的《人体器官移植条例》是中国公民自愿器官捐献的法律基础。2013 年《人体捐献器官获取与分配管理规定（试行）》颁布，加强了对非法器官获取的打击力度。中国人体器官捐献和移植的五大工作体系包括人体器官捐献体系、人体器官获取与分配体系、人体器官移植临床服务体系、人体器官移植质控体系和人体器官捐献与移植监管体系。中国人体器官分配与共享计算机系统（COTRS）是我国器官捐献与移植工作体系的重要组成部分，由"潜在器官捐献者识别系统""人体器官捐献人登记及器官匹配系统""人体器官移植等待者预约名单系统"三个子系统以及监管平台组成。随着肺移植注册登记系统和国家肺移植数据中心的建立，中国的肺移植患者围手术期和供者数据、受者长期随访的数据都进行登记，并形成年度报告。2015 年开始公民自愿捐献成为唯一合法器官来源，2016 年器官转运绿色通道建立，都为供者的充分利用和维护奠定了基础。伴随器官捐献的立法进程，合法的捐献器官分配给了肺移植受者，特别是在 2016 年 5 月人体捐献器官转运绿色通道建立以后，供者捐献器官通过民航、高铁或高速公路快速转运至受者所在医院，可以跨地区乃至跨省市转运器官，救治患者。这条绿色通道即使在 2020 年新型冠状病毒性肺炎疫情暴发期间，仍然发挥了巨大作用。通过绿色通道工作人员的协调，转运器官的医生可以在不进入对方城市的情况下与接收器官医院的医生进行交接，不仅保证了常规的肺移植，更为重症新冠肺炎呼吸衰竭患者肺移植提供了生命线保障。

近年来，中国肺移植已进入快速发展阶段，年度肺移植数量增长率居于肝、肾、心、肺器官移植术之首。随着一系列肺移植管理规范、技术指南相继出台，肺移植的质量和数量均呈稳步上升。2018 年成立的"中国肺移植联盟"，在国家质控中心和中华医学会器官移植学分会的指导下，联合多学科、多团队搭建肺移植工作平台，相继成立了联盟下属的内科、麻醉和护理学组，为今后肺移植多团队协作以及同质化发展提供了保障。自 2015 年 1 月 1 日起，中国全面停止使用死刑犯器官作为移植供者来源，公民心脑死亡器官捐献供者成为肺移植供肺的唯一来源，中国移植数量逐年上升。

中国学者就诸多的肺移植领域的创新技术，通过学术期刊和国际会议平台，与亚太地区以及全球的同行们进行积极的分享和交流。例如漏斗胸矫治的 NUSS 手术同期进行肺移植手术，晚期 Eisenmenger 综合征伴有重度肺动脉高压患者，采用心内畸形修补同期肺移植；改良的非原位心肺移植以预防后纵隔出血和膈神经损伤；对于供肺和受者胸腔的匹配问题，建立了劈裂式肺叶异位移植的手术方式，将供肺的右肺叶移植至受者的左胸腔内，可以更为充分的利用脑死亡捐献供者，适合中国受者的状况。儿童肺移植近年来在中国发展迅速，2015—2018 年期间，全国共完成 8 例年龄 18 岁以下的儿童肺移植。2019 年，中国儿童肺移植开始快速发展，全国共完成 9 例儿童肺移植，创下了当时国内年龄最小的儿童（6 岁）肺移植记录和年度开展儿童肺移植例数最多的纪录，目前儿童受者整体状态良好。鉴于儿童在身体机能、生长发育、免疫排斥等方面均与成人不同，儿童肺移植临床管理仍存在不少技术难关有待进一步攻克。

随着肺移植技术在全国各地的推广，肺移植也和相关学科领域密切结合，不仅让更多的患者从肺移植中获得高质量的生存，也推动了新技术、新方法的研究。北京中日友好医院肺移植学科迅速发展，在完成我国第一例肺移植的老院长辛育龄之后，陈静瑜带领该院肺移植团队，从 2017 年到 2018 年，完成肺移植数量和质量，堪比无锡中心 15 年的发展历程，加上国家呼吸医学中心的研究实力，对于高龄、复杂的肺移植受者在救治中快速积累了经验。另一国家呼吸医学中心广州医科大学附属第一医院也在肺移植的基础和临床研究领域进行了深入探索，持续成长。同无锡市人民医院和北京中日友好医院肺移植团队的发展过程相同，每个肺移植团队的发展都离不开多学科的协作，包括外科医生、麻醉医生、内科医生、呼吸治疗师和重症医生共同的努力，以及移植团队和器官获取团队的密切配合。

肺移植患者教育是中国肺移植发展的重要部分，患者对肺移植的了解可以更好地配合医生治疗和术后随访，医生的微博和自媒体平台也成了和患者交流，讲述肺移植患者故事的平台，让患者增加接受治疗和术后康复的信心，也让更多的医生了解肺移植这种治疗终末期肺疾病的手段，甚至通过国外媒体的转载，让更多的国际友人了解中国的肺移植状况。在新型冠状病毒（COVID-19）疫情暴发的2020年，中国肺移植的数量和质量仍然在不断提升，完成了世界首例新冠重症肺纤维患者的抢救性肺移植治疗，并将中国肺移植在疫情暴发背景下的发展状况和防护经验与全球同行分享。

二、肺移植发展的瓶颈和解决方案

中国肺移植事业蓬勃发展，但也面临着瓶颈和挑战。由于医疗资源分布不均，还有很多患者亟待救治，供肺选择和维护的质量需要提高。

（一）肺移植的发展不均衡

全国具有肺移植资质的移植中心地域分布差异较大，其中重庆、江西、山西、河北、贵州、青海、宁夏等省市尚未有取得肺移植资质的医疗机构。诸多中心取得资质后甚至1例肺移植也未开展，已开展过肺移植术的医院中许多不具备独立开展手术的能力。目前全球面临可用供肺短缺的问题，2019年全美估计可用供肺利用率约为23.2%，而中国估计可用供肺利用率约为8.4%。中国供肺利用率的地区不均衡性明显，一般需要在7～10d完成捐献，许多情况下获取的供肺来自长期气管插管、呼吸机应用、合并肺部感染的供者，我国肺移植受者往往为高龄患者，术前需要体外膜肺氧合（ECMO）或机械通气的长期支持，这些因素都对术后管理提出了巨大的挑战。

（二）多学科团队整合机制尚未建立

我国肺移植发展至今，外科手术已比较成熟，外科手术环节也并非制约我国肺移植发展的瓶颈。肺移植术后要想取得较好的效果，需要内科、胸外科、护理、重症监护、康复和麻醉等专业的完美整合和协作。目前我国大多数肺移植中心的团队建设还未完成从胸外科为主到多学科团队整合机制的过渡；尽管一些移植中心工作中有其他专业医生参与，但分工及参与程度远不如国外精细。因此，我国肺移植如果能逐步构建多学科团队整合机制，其移植数量及质量均将进一步提升。

（三）肺移植数据注册工作有待加强

国家肺移植数据中心成立后，肺移植数据注册工作逐步规范，但数据上报的及时性、准确性和完整性尚不理想，尤其是供者、受者术前数据与术后随访数据大量缺失，严重限制了数据的有效利用。因此，应发挥国家质控中心肺移植专家委员会的专业优势，进一步完善我国肺移植注册系统，优化注册条目。在数据管理上，要建立健全适合肺移植专业学科特点的数据注册制度、核查制度及考核标准。要有效改善目前我国肺移植专业循证医学证据严重不足的现状，进一步挖掘数据资源，为相关指南及专家共识的制定提供数据支持。

三、未来肺移植的临床研究关键问题和整体展望

（一）提高供肺维护能力，改善受者预后

在新冠肺炎疫情暴发背景下，各国面临的供者短缺问题更为突出，加之疫情防控的需要，甚至影响了一些肺移植中心的正常运转。多年以来，国内外团队都利用数据登记队列，尝试从供者的维护、手术方式的改进、器官分配策略的优化等方面提高供肺利用率，其中离体肺灌注技术（EVLP）在欧美肺移植中心的临床应用证据越来越多，中国也建立了具有自主知识产权的肺脏灌注系统，国产化的EVLP系统也将逐步走向临床，并且与亚太地区以及欧美肺移植中心合作，进行多国多中心的临床研究以证明器械的有效性和安全性。同时，也应从中国器官捐献和移植的特点出发，总结基于边缘供者的使用、长距离转运供者的维护、供肺和受者胸腔不匹配移植方案的制定等方面的独特经验，在以往单中心病例报道的基础上，开展较大规模的临床研究，既汲取国外基于肺源分配评分（LAS）和等待移植受者地理位置的器官分配经验，也为全球改善供者短缺的状况贡献中国经验。

（二）改善高龄肺移植受者预后和推广儿童肺移植

除了常规的成人肺移植术以外，国内外成熟的肺移植中心不断挑战移植受者的极限年龄，包括年龄≥65岁的受者和儿童受者。儿童和青少年肺移植在国内较大的肺移植中心均有病例报道，但还缺乏高质量的队列研究，特别是在肺移植方式的选择和移植后长期存活受者的随访（包括接受教育、心理社会功能和妊娠等结局），都可以从东西方人群的不同角度进行探讨和研究。2019年，全美72例18岁以下的儿童被纳入了肺移植等待名单，在完成肺移植的52例受者中，38例为11~17岁的青少年。2020年，南京医科大学附属无锡人民医院肺移植团队完成了国内年龄最小受者（2岁儿童）的双肺移植。

与欧洲相比，美国的肺移植中心更为积极地推进婴幼儿肺移植技术发展，同时积极探索围手术期体外肺辅助技术。患者数据登记队列也为推动这一领域的发展做出了贡献。由INTERMACS队列研究衍生而来的PEDIMACS队列，是由美国国家心肺和血液研究所（NHLBI）支持的，在北美儿童人群中使用机械循环辅助装置的登记队列。该研究队列关注儿童人群的异质性，探索解剖学和发育过程、医疗器械和适应证的选择对患儿预后的影响。值得思考的是，PEDIMACS队列中纳入的医疗器械并未获得美国食品与药品监督管理局（FDA）的批准，仅有由研发机构、临床使用者进行的探索性研究数据，PEDIMACS队列为此类创新器械上市前的临床试验提供了丰富的资料和前期结果，可以让临床医师更早地了解器械的使用方法、安全性和有效性，缩短了审批周期且为监管机构提供了较为充足的临床证据。我国目前还没有相关的登记队列与机构间的合作机制，应用于重症、罕见病和儿童的特殊医疗器械上市前应用还缺乏规范的流程，这需要临床研究者和政府部门的通力合作，也利于我国的自主创新技术参与到国际竞争中去。

适合婴幼儿移植的供者比成人供者更为稀缺，欧洲的新生儿科医生、儿科重症医学科医生、器官移植科医生也在致力于建立协作网络，以识别和转诊更多的患者，评估和实施肺移植，改善受者生活质量。我国在低龄儿童肺移植的起步上并不落后，但能否形成有效的协作网络十分关键。由于此类群体的预期寿命远远长于成人和高龄肺移植受者群体，受者的家庭环境对于其治疗依从性、成长发育的过程极为关键，来自东方人群的儿童肺移植受者的移植相关治疗技术、社会心理支持方面的研究成果，不仅适用于我国国情，也同样对西方华人群体中的受者具有启发意义。

随着人口老龄化，各国器官移植的政策也在突破以往对于年龄的限制。近几年，国际心肺移植学会通过对美国移植受者科学注册系统（SRTR）和国际心肺移植队列分析高龄肺移植受者的预后，希望通过分层和配对分析的方式，进一步细化高龄受者的筛选标准，提高长期存活率。美国 65 岁以上肺移植受者的比例从 2004 年的 6.9% 升高至 2019 年的 34.9%，其中高龄肺纤维化患者的比例占 60%。我国年龄≥60 岁的肺移植受者比例为 48.9%。高龄受者合并症多，肺移植术多需要 ECMO 支持，手术方案的制订也需要同时考虑受者的合并症，例如肺移植治疗同期进行冠状动脉旁路移植术和围手术期进行经导管心脏瓣膜修复治疗，部分治疗方式在我国已有报道，还有一些技术尚未开展。肿瘤性疾病在高龄群体高发，合并早期肺部肿瘤的高龄患者，能否被纳入肺移植等待名单，其移植治疗的预后如何，已有初步探索，未来还需要对于这类患者的长期结局、受者筛选标准等问题进行更为深入的探讨。经过数年的积累，无锡肺移植中心已完成上百例年龄≥65 岁受者肺移植，通过与国际公布的数据进行比较，初步发现东西方人群的异同，需要来自呼吸科、重症医学科、移植科等多团队的协作，为解决高龄肺移植受者围手术期关键问题开展前瞻性研究。

（三）肺移植卫生经济学和受者生活质量评估

肺移植受者实现长期生存，离不开受者良好的依从性和长期随访。目前慢性疾病的管理可以通过社区、互联网平台实现远程医患交流，这种方式在疫情期间被广泛应用，在疫情缓和的今日，仍然是随访患者的重要手段。器官移植和爱心捐献密不可分，肺移植科医生很早就从科普的角度关注受者的康复过程，并在与受者的长期互动中，建立彼此信任的关系。受者的新生活不仅增加了医生的治疗信心，也鼓励着等待移植者继续治疗的勇气，这是否会改善受者的康复过程，帮助他们尽快重回社会，担负起原本的社会责任，可以从实施科学（implementation science）的角度研究受者康复过程中的反馈、评估、改进和可持续过程，这也是与我国国情和社会现状密切联系的研究课题。未来希望在各个学科逐渐兴起的"医学科普"的风潮中，肺移植科医生可以从多年的科普经验中，从东西方文化差异的角度，深入思考与受者的长期互动模式，提炼改善预后、提高生活质量的有效措施。

笔者团队在对 2015—2018 年中国肺移植状况的报告中，系统地总结了东西方肺移植受者群体的差异。与欧美国家不同，肺尘埃沉着病患者在中国肺移植群体中占有相当大的比例。随着医疗保障水平的提高，越来越多的终末期肺尘埃沉着病患者有机会接受肺移植治疗，获得术后长期高质量生存。作为反映社会福利和保障政策变迁的群体，肺尘埃沉着病患者群体面临的问题与医疗、人文、经济等方面都密切相关。终末期肺尘埃沉着病患者几乎完全丧失劳动能力，然而肺移植术后长期存活的受者可以接受教育、工作以及组建家庭，其对于社会的贡献和治疗成本如何取得平衡，接触粉尘者的防护保障和发病后转诊肺移植评估的时机该如何决策，也要依靠临床研究的数据为政策的制定提供依据。此外，还需要在不同地区的中心和学科间进行联合研究，才能提供更有力的证据，支持对这一群体的长远保障。中国的肺移植若要把握历史时机，走上世界舞台的中央，研究人员就不应错过进行探索性研究的时机，需打破传统思维，通力合作，建立具有东方特色的肺移植临床研究模式，也应对西方人群同样具有适用性。

四、结　语

随着器官移植技术的发展，新型药物和创新器械应用于临床也将改变传统的器官维护模式，以及终末期呼吸衰竭患者的治疗和术后康复的进程。任何一个国家可以成功地开展肺移植治疗，并实现患者的长期生存，都是一个国家整体医学水平的体现，更是该领域的先驱们坚持不懈努力的结果。随着国外同行对中国肺移植发展的逐渐关注和认可，中国的肺移植学者希望与国际同行更多地交流和分享经验，从医疗、伦理、法律和创新方面，积极学习、努力交流，以开放、合作、共赢精神和全球同行共谋发展。

参考文献

[1] Adegunsoye A, Strek ME, Garrity E, et al. Comprehensive Care of the Lung Transplant Patient[J]. Chest, 2017, 152(1):150 – 164.

[2] Chambers DC, Zuckermann A, Cherikh WS, et al. The International Thoracic Organ Transplant Registry of the International Society for Heart and Lung Transplantation：37th adult lung transplantation report—2020；focus on deceased donor characteristics[J]. J Heart Lung Transplant, 2020, 39(10):1016 – 1027.

[3] 岳冰清，陈静瑜. 国际肺移植临床研究热点和亚洲肺移植发展现状［J]. 中华移植杂志(电子版)，2020, 14(02)：87 – 91.

[4] 赵凤瑞，蒋耀光，李乃斌. 肺移植经验与教训(附 3 例报告)[J]. 中华外科杂志, 1997, 35(10):616 – 619.

[5] 陈玉平，周其文，胡燕生，等. 双肺移植治疗终末期原发性肺动脉高压[J]. 中华胸心血管外科杂志，1998(6):3 – 5.

[6] 陈静瑜，郑明峰，何毅军，等. 单肺移植治疗终末期肺病肺气肿[J]. 中华外科杂志，2003, 41(6)：404 – 404.

［7］ Wu B, Huang M, Jiao G, et al. China Lung Transplantation Alliance; National Lung Transplantation Expert Group for COVID-19. Lung transplantation during the outbreak of Coronavirus Disease 2019 in China［J］. J ThoracCardiovasc Surg, 2020: S0022 - 5223(20)33147 - 0.

［8］ Zhang Z, Ding H, Liu F, et al. Successful bilateral lung transplantation and simultaneous Nuss technique correction of pectus excavatum post-allogeneic haematopoietic stem cell transplantation［J］. Interact CardiovascThorac Surg, 2020, 30(2):319 - 320.

［9］ Huang J, Pan J, Wang Z, et al. BLTx Combined With Cardiac Correction in Treatment of PAH in Puerpera: Is It a Feasible Strategy［J］? Ann Thorac Surg, 2021, 111(4):e249 - e251.

［10］ Xu X, Shi J, Peng G, et al. Non-in Situ Technique of Heart-lung Transplantation: Case Series and Technique Description ［J］. Ann Thorac Surg, 2021: S0003 - 4975(21)00728 - 1.

［11］ Huang J, Tian D, Chen JY. A Modified Lobar Transplants Combining RUL and RML for Small Recipients ［J］. Ann Thorac Surg, 2021: S0003 - 4975(21)00659 - 7.

［12］ Yue B, Wu B, Zhang J, et al. Pediatric lung transplantation in the largest lung transplantation center of China: embarking on a long road［J］. Sci Rep, 2020, 10(1):12471

［13］ 胡春晓, 李小杉, 卫栋, 等. 前进中的肺移植事业——我国肺移植发展现状及未来［J］. 器官移植, 2020, 11(2): 204 - 207.

［14］ 陈英伦, 卫栋, 王梓涛, 等. IL - 10 改善心脏死亡大鼠离体肺灌注后供肺功能的实验研究［J］. 器官移植, 2021, 12(4): 421 - 427.

［15］ Li X, Hu C, Liu F, et al. Green channel of human organ transport improved the utilization rate of Chinese citizens' donated lungs: a single-center data analysis［J］. Chin Med J(Engl), 2021, 134 (2):222 - 224.

［16］ Valapour M, Lehr C, Skeans M, et al. OPTN/SRTR 2017 annual data report: lung［J］. Am J Transplant, 2019, 19 (Suppl 2):404 - 484.

［17］ Costello J, Carvajal H, Abarbanell A, et al. Surgical considerations in infant lung transplantation: challenges and opportunities［J］. Am J Transplant, 2021, 21(1):15 - 20.

［18］ Blume E, Vanderpluym C, LortsA, et al. Second annual Pediatric Interagency Registry for Mechanical Circulatory Support (Pedimacs) report: pre-implant characteristics and outcomes［J］. J Heart Lung Transplant, 2018, 37(1):38 - 45.

［19］ De Luca D, Tissieres P, Kneyber M, et al. Lung transplantation in neonates and infants: ESPNIC survey of European neonatologists and pediatric intensivists［J］. Eur J Pediatr, 2021, 180(1): 295 - 298.

［20］ Schweiger T, Hoetzenecker K. Is chronological age still a hard selection criterion for lung transplantation? ［J］. J Heart Lung Transplant, 2021, 40(2):99 - 100.

［21］ Lehr C, Blackstone E, Mccurry K, et al. Extremes of age decrease survival in adults after lung transplant［J］. Chest, 2020, 157(4):907 - 915.

［22］ Mosher C, Weber J, Frankel C, et al. Risk factors for mortality in lung transplant recipients aged ⩾65 years: a retrospective cohort study of 5,815 patients in the Scientific Registry of Transplant Recipients［J］. J Heart Lung Transplant, 2021, 40(1):42 - 55.

［23］ Peng G, Yang C, Liu M, et al. Pulmonary fibrosis combined with lung cancer following lung transplantation: should we do more? ［J］. Transl Lung Cancer Res, 2021, 10(3):1588 - 1593.

［24］ Hu C, Chen W, He J, et al. Lung transplantation in China between 2015 and 2018［J］. Chin Med J(Engl), 2019, 132(23):2783 - 2789.

第五章　心脏移植

◎程　亮　朱翰朝　翟蒙恩　段维勋　俞世强

心脏移植手术是目前公认治疗终末期心力衰竭最有效的方法。与其他心脏手术不同的是，心脏移植手术不仅需要一支经验丰富的医疗团队，还需要在疾病治疗过程中同时开展多学科领域交叉，统筹外科技术、器官保存、免疫抑制、器官捐赠、感染控制和长期移植物监测等多方面因素，不断进行技术创新与心脏移植的基础医学研究。1967 年，在南非开普敦的伯纳德开展了人类历史上第一例同种原位心脏移植术，虽然患者术后因肺部感染仅存活了 18d，但这次手术翻开了人类心脏移植的新篇章。我国第一例人体心脏移植术于 1978 年由上海瑞金医院开展。随后半个多世纪，同种心脏移植术不断改进，目前全球约有 300 多个心脏中心进行心脏移植术，总例数已超过 7.8 万例。此外，目前心脏移植术后患者 5 年存活率已高达 65%，最长存活病例已超过 28 年。但是，由于心脏移植术难度大、费用高、供者心脏来源少、术后并发症多等原因，此类手术的技术创新仍在不断研究。近十年，随着医学技术的飞速发展，异种心脏、人工心脏等新型心脏移植物的出现，为心脏移植手术拓宽了新视野。但如何更好地改进心脏移植术需要涉及更多的学科，因此整体整合心脏移植术（Holistic Integrative Heart Transplantation，简称整合心脏移植术）的理论是未来指导心脏手术发展的必要理念。

一、整合心脏移植术新理论的基本概念

医学发展以螺旋式、渐进性方式前行，按时期可分为传统医学与现代医学两大阶段。在世界各地，医学从人类起源以来就存在着各自的特色。之后，随着西方工业革命等技术的大发展，多种学界都在飞跃式发展，而医学也在此时与各类学科齐头并进。但是，初期的人体医学，经过发展逐渐走向专科化，弱化了整体性。纵观中西方医学发展史，我国的中医是最为著名的传统医学之一，中医的

精髓即整体概念，天人合一，辨证施治，强调人是一个有机整体、人与自然界的统一以及人与社会环境的统一。

西方医学强调心与身、人体与自然的相互作用，健康的生活方式主要取决于心理、情绪、环境、饮食、个性以及意志力等因素。近代西方医学从细胞到基因，从功能到结构，从整体到器官，探明了很多未知的病因和机制，医学的范畴越来越深入细化，但专科医生在不同领域互不了解，专业知识局限的问题随之而来。以精细分科为主的发展方式为现代医学带来巨大发展，但同时也导致各学科的业务范围越来越狭窄。过度局限的专科知识使医生弱化了整体观念，逐渐失去整体思维和综合治疗的能力。

心脏作为人体唯一的泵血器官，在循环系统中发挥至关重要的作用。因此，由其所引起的临床问题复杂多样，涉及的学科范围也相当广泛，包括影像科、病理科、预防医学科、中医科、康复科等。无论医生还是患者，如果对心脏疾病认识不足，对其诊治存在误区，都有可能造成治疗不当。面对心血管疾病进程的慢性化、人口结构的老龄化、致病因素的多样化、病理改变的复杂化，"整合医学"作为现代医学的一个重要理念，已在欧美医学界呈现蓬勃发展的趋势，目前很多国家的医疗卫生改革都在实施整体整合医学的概念。因此，整体整合心脏移植术作为整合医学的重要分支，旨在有机整合心血管领域多学科、多专业，多维度进行心脏移植手术的创新与优化，以期解决目前手术面临的技术瓶颈。同时，将心血管系统相关生物因素、患者的心理因素、社会因素和环境因素等也加以整合，形成新的心脏移植手术理念即整合心脏移植术，以指导临床工作及未来研究方向。

二、整合心脏移植术的目的

随着生命科学领域的发展，医学的走向已逐渐细化，心血管外科术由于种类多、难度大，因此所分的小专业更细也更多。然而，心脏移植术不仅需要一支配合默契的医疗团队，还需要外科手术医生熟练掌握各种手术技巧以备处理面临的突发情况。心脏移植术的过程极为复杂，考虑因素较多，从患者的基本情况、供者选择，到手术路径的优化、排斥反应的个体化治疗策略等，所需要的知识涉及预防医学、生物医学工程学、病理生理学、药理学、心理学、计算机等多种学科。同时，在探寻心脏新型移植物、开展心脏移植术新技术的研究也需要多中心联合、多学科交叉，分享更多的手术病例，从中汲取经验，更好地为患者提供个体化、全面化医疗救治方案，研发更加智能、更有利于心脏移植术的医疗设备。综上所述，整体整合心脏移植术的目的在于通过多学科、多领域的通力合作，为患者提供最优的救治策略，同时结合多中心的手术资料，进行后期心脏移植术过程及技术的优化与创新。

三、整合心脏移植术理念的优势

目前在全球范围内，发达国家已构建了健全的心脏移植术体系，包括供者心脏分配、手术注册、术后随访及器械研发等一系列程序。根据国际心肺移植学会/国际胸腔移植注册中心纳入的来自 40 个国家约 500 个心脏移植中心的数据显示，过去十年中，全球每年进行的心脏移植数量持续增加，2015 年全球心脏移植已超过 5000 例。我国心脏移植注册中心建立于 2009 年，截至 2016 年底，28 家心脏移植中心共上报心脏移植数 2149 例。由此可见，我国对于心脏移植的需求较大。目前，心脏移植手术的操作过程已较为成熟，但结合我国国情，供者心脏分配、术后随访、人文关怀、个体化医疗等方面与国外仍有较大差距。整合心脏移植术理念较传统手术观念具有较大的优势，有研究显示，我国心脏移植术后患者整体预后情况与抑郁的发生率密切相关，而传统心脏移植术理念并不会关注这一方面。整合心脏移植术的理念不单是以优化或创新手术技术为目的，更多的是以人为本、综合考虑，从每例患者入院开始制定全方位的治疗策略，包括心理咨询、手术方案的个体优化、手术费用、移植物选择、术后随访记录等多方面综合分析。此外，心脏移植术后的并发症一直是无法攻克的难点，在移植后早期，死亡的主要原因包括原发性移植物功能障碍、排斥反应和感染。在移植后期，主要的死亡原因包括心脏移植物血管病变、非特异性移植物衰竭、恶性肿瘤和肾功能障碍，这些并发症与手术操作、移植物、术后药物的研发等紧密相关。解决上述难题，只靠单一的学科是无法完成的。整合心脏移植术理念强调联合多中心收集心脏移植手术病例，结合生物医学工程、心理学、人工智能等多重学科对病例数据进行分析，进一步推动手术操作的革新、手术器械的研发及术后并发症的处理。因此，整合心脏移植手术理念比传统手术理念更具现代化，有利于推动移植医学的发展与进步。

四、整合心脏移植术的基本要素

1. 手术团队的组建

一台心脏移植手术的顺利实施毫无疑问需要一个完整的医疗团队运行，传统心脏移植手术医疗团队主要包括术前评估小组、体外循环小组、手术实施小组、麻醉小组、ICU 小组、护理小组等。而整合医学思想强调不能单一局限于心血管外科所涉及的专业领域，还应当包括心理咨询小组、医学生物工程小组、药理学小组及其他各临床专科等多种学科团队，共同参与到整个心脏移植手术的过程中。每个学科小组都有自己参与本台手术的主要任务，其中术前评估小组可以采用人工智能、3D 打印等技术对手术操作进行模拟，同时对患者进行综合性的体格检查；体外循环小组、手术实施小组和麻醉小组共同完成心脏移植手术的整个过程，确保手术顺利进行；ICU 小组和护理小组则主要承担术后的监测及护理工作。同时，整合医学所关注的其他学科，比如心理咨询小组则负责对心脏移植术后患者进行长期的心理疏导，加快心理康复；药理学小组则根据患者的个体情况采取相应的用药策略进行心脏移植手术新药物的开发；生物医学工程小组则根据手术整体操作及预后情况，继续进行人工心脏等新型心脏移植物的研究。除此之外，整合心脏移植手术还应包含中医小组、人文小组等其他学科小组，充分发挥各个领域的长处，推动心脏移植手术的改革与发展。

2. 受者适应证的选择

一般认为，具有不可逆性心肌损害，并伴有持续性或反复性心力衰竭，心功能分级处于 Ⅲ ~ Ⅳ 级，分期处于 D 期，年龄小于 60 岁，预计患者在 2 年内死亡风险较高的都可列为适应证。早期认为，只有患者预计短期内死亡风险较高，且其他各种治疗措施均无效，才考虑心脏移植。然而整合心脏移植术的观念需要进行全面考虑与评估。终末阶段的患者往往有多个脏器功能受损，营养状况差甚至处于全身衰竭状态。临床实践证实，这些处于衰竭状态的患者和多脏器功能衰竭的患者，即使接受了心脏移植手术，术后恢复也很艰难，甚至因为多脏器功能衰竭和消耗状态难以改善，导致围手术期风险增高甚至死亡。因此我们认为对终末期心脏病患者，心脏功能评价处于晚期，经过各种治疗措施均已失效，并估计在 3 ~ 12 个月内难以生存，其他脏器功能尚可，应尽早列入心脏移植受者对象。

受者被确定后，需要检查患者全身健康状况，进行其他脏器功能评价并进行相关配型检查和细菌、病毒学检查，同时给予支持治疗。应严密观察患者精神状态，向其解释手术的必要性，以及术前、术后如何与医护人员配合等，消除患者对心脏移植的恐惧感，使患者对医护人员充分信任，树立手术成功的信心。这些工作都体现了整合心脏移植术对于医学、工科、人文等多领域学科的统筹思想。

通过查询相关文献及总结临床经验，结合整合心脏移植术理念，我们认为，心脏在原有下列疾病，并发展至终末期的患者均可列为适应证范围：①各种心肌疾病和心内膜弹性纤维组织增生；②弥漫性冠状动脉粥样硬化性冠心病，冠心病晚期已经发展成缺血性心肌病，左右心室壁薄于正常值的 15%，而左右心室舒张末直径大于正常值 50%，左右心室射血分数（EF）小于 20%，已经没有任何可能的内科介入或外科治疗；③重度风湿性心脏多瓣膜病；④复杂的先天性心脏病，肺血管尚未发生严重病变。

3. 供者的选择及手术操作

对供者心脏的要求必须严格，一般认为供者要符合以下几个条件：①年龄不超过 45 岁为宜。限制年龄的理由主要是因为超过此年龄者可能患有潜在的冠状动脉疾病；②供者应无心血管疾病史；③供者全身无感染性疾病；④供者胸部无严重损伤；⑤供者无长时间的心搏停止；⑥供者无恶性肿瘤；⑦在取下心脏前，供者的循环维持良好，未采用过大量升压药；⑧供者和受者的 ABO 血型相同；⑨供者和受者的淋巴细胞交配试验阴性；⑩供者的体重、身高与受者相当；⑪供者的 HBsAg 应为阴性，无艾滋病抗体。

同时，结合我们的临床经验及整合心脏移植术的主要理念，鉴于心脏移植供者相对不足，供者的选择条件应适当放宽，但仍需注意以下几点要素：①年龄，如供者无明显心血管疾病史，经过 B 超证实左右心室功能正常，心室壁运动无异常，触摸冠状动脉无硬化迹象，供者的年龄可以放宽到 55 岁。②供者无恶性肿瘤、心包损伤，无活动性感染，受者与供者血型相同。如果受者有人类淋巴细胞毒抗体的情况下，在有合适供者时，必须立即作交叉试验，交叉时间约 3h，只有交叉试验阴性情况下，供心才可正式使用。③供者在确定死亡时已经使用升压药物，特别是肾上腺素用量超过 0.1μg/（kg·min）循环仍不稳定时，原则上应考虑放弃此心脏。④一般认为供者和受者的身高体重相匹配，但临床实践显示，身高的匹配远比体重重要，供者和受者的体重相匹配范围可以很宽。

对于供心的摘除手术，一般取仰卧位，常规碘附消毒胸腹部皮肤，并全身进行肝素化（3mg/kg），防止供心小血管内血栓形成。取胸部正中切口，切开心包，用牵开器尽可能撑开胸腔，充分暴露心包腔，术者立即检查供心大小、左右心室活动情况，有无创伤、畸形或心脏病变，年龄较大者或有高血压病史的供心应当用手轻轻触摸冠状动脉，检查冠状动脉有无硬化、结节、钙化。确定供心无问题后通知手术组医生，同时迅速游离升主动脉至无名动脉起始部，上腔静脉游离到心包反折处，在上腔静脉与右房交界处上方约 4cm 处将上腔静脉结扎。分离主动脉和肺动脉，并于升主动脉根部插入冷灌针管。用一血管钳将下腔静脉夹住，约 3～4 个心搏后，近无名动脉处阻断升主动脉，灌注冷停搏液，停搏液内每升加入氯化钾 10mmol，确保供心停搏于舒张状态，灌注量一般为 3000mL，灌注压保持 40～80mmHg，按 200～300mL/min 灌入，总计约 10～15min。灌注的速度可以用压力或灌注液悬挂的高度来控制。在开始灌注心脏停搏液时应立即将右上肺静脉和下腔静脉切开，防止心脏膨胀，与此同时心包腔内放置冰生理盐水作局部降温。心脏冷却大约需 2min，于结扎的远侧切断上、下腔静脉，自主动脉阻断钳的下方，切断升主动脉，自左、右肺动脉分叉部剪断肺动脉。在心包反折处分别剪断右和左上、下肺静脉，钝性剥离左房壁及上腔静脉入口的周围组织，即可将心脏完整取下。

切取的供心放入含有约 4℃ 的心肌停跳液的塑料袋内，心肌停跳液的量以浸没心脏为准，排去残余的空气，扎紧袋口。再将此袋套入第二个装有冰停跳液的塑料袋内，双重结扎，依次放入第三个塑料袋内，用盛满冰屑的坚固的塑料桶密封后进行运送。如果运程远，可将升主动脉灌注针头连接输液管上，备随时灌注冷停跳液用，取心全过程必须保证绝对无菌。

供心摘取中均有一个心肌缺血过程，从脑死亡到供者阻断升主动脉开始冷灌注之间为热缺血时间，应尽可能缩短（小于 3～5min）。从冷灌开始到完成移植开放升主动脉这一段为冷缺血时间，一般认为供心耐受冷缺血最长时间为 3～6h，在这里，若预留进行心脏移植操作时间 1h，则在路上运送时间应限制在 2～3h 以内。国内有报道心肌冷缺血时间 9h 仍然进行心脏移植成功的报道，一方面体现了心肌保护的技术水平，但另一方面要强调这种情况也应尽可能地避免。若路程太远，或运送不方便，变通的办法就是在供者区联系有条件医院，手术组带受者到取心区附近医院手术，以保安全。

供心取出后，医生携带装有心脏的恒温箱进入手术室立即通知移植手术医生，在手术医生完成游离后，也就是说体外循环已经开始，患者已经降温，取心医生才可以从恒温箱中取出供心进行最后处理。在完全无菌操作下把从恒温箱取出的心脏放入盛有冰冻生理盐水的容器内。

4. 移植手术技术

患者取仰卧位，常规消毒皮肤，铺消毒巾。取胸骨正中切口，锯开胸骨，切开心包，暴露心脏。升主动脉插管时应比一般体外循环心内直视手术的插管更偏向远心端，靠近无名动脉处，以便于主动脉吻合。上下腔静脉插管，应稍偏后方，远离右心房室沟，以便心脏移植时受者右心房有足够房壁组织和供者吻合。各项插管完毕后进行肝素化（2.5mg/kg），然后接人工心肺机转流。并通过变温器将全身温度降至28℃~30℃，收紧上下腔静脉控制带，在升主动脉远端近弓部阻断升主动脉。

（1）切除受者病变心脏

首先沿右房室沟切开，从右心耳开始，近房室沟的右心房壁厚可以多保留此处的房壁组织便于同供心紧密缝合，减少术后针脚漏血；右房向上紧挨主动脉根部切至房间隔的上缘，向下至房间隔的下缘，此时，将病变的心脏翻转，从房间隔下缘处沿房室沟剪开左心房后壁。需要注意的是，要远离左肺静脉，避免损伤，将左心耳一并切除，再将心脏放回，尽量靠近半月瓣横断主动脉和肺动脉，最后切断房间隔，将病变心脏整体取出。受者心脏即被切除。

（2）植入供者心脏

进一步修剪供心与受者心脏吻合部，使供心和受者心脏两个心房吻合口大小相称。植入供者心脏包括左房吻合、右房吻合、主动脉吻合及肺动脉吻合4个步骤：

左房吻合：将供心放入受者心包腔内，可用冷盐水纱布垫衬托供心，以4-0聚丙烯缝线吻合左心房，将供心的左心耳部位的左房切缘与受心的左上肺静脉开口处的左房相对应，顺时针方向连续缝合至房间隔中部，然后用缝线的另一端逆时针方向沿心房顶部连续缝合至房间隔中部，与开始一端打结，完成左心房的吻合。

右房吻合：左房吻合完成后，供者心脏稍向右前方旋转，使其接近正常位置。从供心下腔静脉切缘与受者心脏右房下方，近下腔静脉对应处开始，用4-0聚丙烯线逆时针方向连续缝合后壁，到顶部后转至右心房外侧壁中部，缝线的另一端自房间隔下部顺时针方向连续缝合至右心房外侧壁中部后，两线相遇后打结，完成右心房吻合。

主动脉和肺动脉吻合：吻合肺动脉前，先将供者肺动脉剪至适当长度。如果供者肺动脉口径小于受者肺动脉，吻合时对大口径肺动脉每针间距稍大于较小肺动脉，一般都能矫正这类差距。肺动脉的吻合，可采用外翻缝合法，先于供者肺动脉和受者肺动脉后壁中央部用 4-0 聚丙烯线对端吻合，缝线在肺动脉壁外侧打结。再用另一根 4-0 聚丙烯线在此根肺动脉的正前方中央部作对端缝合。先将前方缝线向左侧牵拉，完成肺动脉右侧壁吻合，然后完成左侧壁的吻合，第一根缝线再分别与肺动脉壁前方的缝线相互打结。

用同样方法吻合主脉动脉：行左心及升主动脉排气，开放主动脉阻断钳，彻底止血，心跳有力后逐渐停止体外循环。手术完毕后，应仔细检查各吻合口是否有漏血。如有漏血，必须在心脏复跳前修补好。检查吻合口无漏血后，用右手轻轻按摩心脏，此时麻醉师可轻轻鼓肺，使心脏内空气通过左心引流管排除。停止心包腔冰盐水泡洗，使心肌温度逐步回升到与全身体温一致后，可出现室颤，以后即复跳。如果供心只出现室颤，不复跳时，可用电击除颤，一般用 10~20J 为宜。复跳后体外循环仍应维持半小时左右，以免血压不能维持而再次停跳。根据病情选择使用血管活性药物，使心率维持在 100/min 左右，然后逐一拔除心脏各个插管。心包腔和纵隔分别置引流管，按常规逐层关胸，手术结束。

5. 术后注意事项及常见并发症

术后注意事项包括：

· 手术和相关切口：原位心脏移植通过胸骨正中切口和体外循环进行，除胸骨正中切口外，患者还可能因移除心脏植入电子设备或心室辅助设备（VAD）传动系统而出现切口。应仔细监测所有伤口是否有出血、感染和裂开。

· 相关指标监测：国际心肺移植学会建议在术后即刻监测外周血氧饱和度、心电图、有创动脉血压、中心静脉压（CVP）、肺动脉压（PAP）、肺毛细血管楔压（PCWP）、心排血量（CO）和混合静脉血氧饱和度等血流动力学变量。膀胱导管将用于严格测量尿量。

· 血管活性药物：左心室的前负荷和后负荷管理都是为了优化左心室的血流动力学。血管扩张性休克在心脏切除术后常见；输注血管升压素，如去甲肾上腺素、去氧肾上腺素和血管升压素，应滴定以维持足够的平均动脉压（MAP）。亚甲蓝可用于难治性血管麻痹。在手术室转流后开始肌力疗法，用于治疗移植物功能障碍和心源性休克。常用的肌力药物包括肾上腺素、多巴胺、米力农和多巴酚丁胺。如果在手术室开始吸入肺血管扩张剂，术后应持续几天进行呼吸机管理，患者应保持插管和机械通气。呼吸机管理的目标包括避免缺氧、高碳酸血症和酸中毒，这可能导致 PAP 增加并加剧右心室功能障碍，以及避免高吸气压力和自动呼气末正压（PEEP），这可能会损害静脉回流。血流动力学稳定的患者可在术后第 1 天、第 2 天停用呼吸机并拔管。

· 血管内容量管理：容量状态可使用血流动力学监测器（CVP、舒张性 PAP）或超声心动图进行评估。维持正常血容量和避免右心室容量过载至关重要。急性肾损伤可能阻碍术后利尿；因此，如果药物治疗不能达到足够的容量清除，应尽早实施超滤（UF）或肾脏替代治疗（RRT）。

·实验室检测：动脉血气可用于管理呼吸机设置和直接复苏。血红蛋白、血小板计数、纤维蛋白原和凝血因子的趋势可以指导血液制品的输血。低钾血症、低镁血症和低钙血症是常见的，应予以纠正。肾功能可以通过血尿素氮和肌酐水平来监测。

移植后早期并发症包括：

·超急性排斥反应：超急性排斥反应发生在同种异体移植物再灌注时，这是由于针对供者的预制抗体所致。由于严重的同种异体移植物功能障碍，这种并发症需要快速诊断和治疗。

·出血：术后即刻出现血流动力学不稳定，常与失血性休克有关。应密切监测胸管引流量。

·原发性移植物功能障碍。

·右心衰。

6. 人文关怀

整合心脏移植术的理念非常注重人文关怀，这种关怀不仅包括术前与患者的谈话，术后对患者的护理，还包括对患者长期的随访观察和心理疏导，从细节上让患者体会到医护工作者的温暖。一般认为，心脏移植术后患者常规恢复4周后方可出院，出院后继续进行康复训练，具体训练时间必须根据患者术前的一般状况和术后的恢复程度而定。一旦患者回家恢复日常生活或工作，仍需提醒患者注意以下几点：①家中严禁饲养宠物或家禽；②室内不要种植植物，如要在花园内工作必须带干净手套；③尽量少去人群聚集处或使用公共交通工具，如不可避免必须戴口罩和手套；④术后1个月可允许去游泳池游泳，但不宜去人多的游泳池；⑤青少年允许继续上学；⑥少食家禽的内脏；⑦心脏移植半年后，已有稳定可靠的免疫抑制治疗方案，患者一般情况良好，允许出外旅游，但必须始终与心脏移植医疗单位保持密切的电话联系；⑧心脏移植3个月后，可以开始恢复工作，最初半年每日4h工作，半年后视情况恢复全日8h工作，但必须避免过分劳累；⑨普乐可复（他克莫司）可能引起肌肉的酸痛感，血药浓度正常则不需要处理；⑩可能会出现骨关节疼痛感、骨质疏松等情况，必要时可以考虑适当补钙；⑪定期检测血压，特别是舒张压的变化情况。如果因为特殊原因漏服药物，在服药时间3h范围内可继续服用，3~6h半量服用，超过6h不再追加服用，下一顿按原方案服用即可。

五、用整合医学思想探究移植排斥反应的攻克方向

1. 从整合医学思想看心脏移植免疫排斥反应研究现状

心脏移植一直是治疗终末期心脏疾病的有效方法，但鉴于免疫系统排斥反应的存在，以移植物排斥为主要不良反应的心脏移植仍是当前移植领域中难以克服

的主要问题。同种异体移植物的排斥反应主要是 T/B 细胞介导，表现为急性细胞排斥反应。最初的超声及心电图等检查手段准确度低，并不能确切描述患者排斥反应的发展状态。直到苏格兰外科医生卡夫斯提出了一种经皮心内膜心肌活检技术，通过心肌组织的病理变化观察移植物排斥反应的程度，并逐渐演变成评估移植物排斥反应的金标准。此后，国际心肺移植协会于 2004 年对心脏移植术后排斥反应进行了分级，包括无排斥（0 级）、轻度排斥（1 级）、中度排斥（2 级）和重度排斥（3 级）。随着医疗技术的不断推进，排斥反应的检测手段也在不断发展，观察的病理变化也逐渐细致。针对移植物循环抗体引起的排斥反应所导致的内皮损伤、巨噬细胞浸润、补体和免疫球蛋白沉积，以及心肌微血管血栓形成等病理变化，其病理诊断和分级主要包括光镜检查和补体裂解产物的免疫染色。然而，心肌活检存在较大的局限性，主要包括检查的创伤性、费用以及观察者之间的差异。因此，伴随近几年基因诊断医学的飞速发展，商业化专利基因表达谱测试和检测受者血液中供者来源的无细胞 DNA 及 RNA 成为评估心脏移植排斥反应未来检测的新方向。这项技术已被证明在肾移植中有效，但在心脏移植领域的研究仍在进行。从上述排斥反应检测手段的发展，不难看出，移植物排斥反应的检测技术实际上就是整合医学发展的历史进程。从最初的活检、病理学筛查到后期基因诊断学、mRNA 比对检测的介入，充分证明心脏移植手术排斥反应的检测手段正囊括多种学科领域。在未来，利用跨学科交叉的优势进行疾病检测是促进新型诊断方法的必要利器。

2. 心脏移植排斥反应治疗药物的整合发展策略

由于早期心脏移植的成功率低，医务工作者对移植手术的兴趣迅速减弱，直到环孢素的发现，心脏移植才重出江湖。作为一种降低免疫排斥反应的特效药。环孢菌素的研究历程充分体现了整合医学思想的重要性。自从 20 世纪青霉素问世以后，人类有了对抗细菌的有力武器，从此也进一步加大了对于微生物领域的研究。1970 年左右，学界从一份来自挪威哈当厄高原的土壤和一份来自美国威斯康星州的土壤中都分离得到了一种丝状真菌，随后分离得到一种全新的代谢产物。虽然这些分离得到的代谢产物没有抗细菌活性，但显示出一定的抗真菌活性，具有进一步研究的价值。随后这种丝状真菌扩大培养，以确定能否被开发为抗真菌药物。也就是那时，两种代谢产物被分离出来并命名，即环孢素。然而，进一步的研究结果却很遗憾，这些代谢产物难以被开发为抗真菌药物。此时，如果只是停留在单一学科的探究，恐怕如今也会失去如此重要的特效药。在当时，学界并没有拘泥于一种领域的探究，而是开展了跨学科交流，通过与药理、化学等学科的交叉整合，进行类似于今天的高通量筛查实验，并最终确定环孢素具有免疫抑制效果。

如今抑制免疫排斥反应的药物层出不穷，已经眼花缭乱，从钙调神经磷酸酶抑制剂到抗代谢药物硫唑嘌呤，从霉酚酸酯/霉酚酸到糖皮质激素药物，这些药物的研发来源于不同领域，有些作用初期并不是为了治疗心脏移植后的排斥反应，有的发挥抑制 T 细胞作用，有的抑制 DNA 合成，通过将这些药物进行组合能够达到预期降低排斥反应的效果，而这种组合也体现了整合医学的思想。除此以外，对于心脏移植术后患者的免疫抑制治疗方案还需要关注药物的毒性副作用，及时调整用药剂量与频次，做到个体化的整合治疗方案。目前，对于治疗排斥反应的新型药物也在研发过程中，近几年生物制剂药物被广泛研究与开发，包括利妥昔单抗、依库珠单抗等，其通过抗 CD20 抗原或抑制补体 C5 的成分发挥免疫抑制的效果。

免疫抑制药物的研发要充分发挥整合医学的思想，结合多领域专业，包括纳米药物、分子药物、传统中药医学等，多领域全方位寻找新型免疫抑制剂。在患者的用药策略上，要尽量减少药物的毒副作用，整合不同药物之间的药理作用，用其所长，避其所短。同时发挥人文关怀，考虑药物费用对于患者的整体家庭负担，在尽量减少花费的前提下达到有效的救治效果。

3. 异种移植及人工心脏的研究进展

尽管从目前来看，同种移植可以最大限度地降低免疫排斥反应，但由于供者极度短缺，异种移植也逐渐受到人们关注。异种移植最主要的问题在于移植细胞表面含有较多的"外来成分"，会使宿主产生较强的免疫反应。这些"外来成分"包括天然抗体、补体、NK 细胞和巨噬细胞，而同种移植可有效避免这些问题。因此，异种移植的免疫障碍远大于同种移植。另外，一些跨物种病毒的传播也成为异种移植的障碍之一。这些问题涉及多项学科和多个领域的交叉，解决这些障碍更要依靠整合医学的思想。

在心脏移植领域，由于同种异体器官的可获得性非常有限，而家猪因其解剖、生理和器官大小与人类相似，繁殖力强，维护成本低，被认为是理想的器官来源动物。令人遗憾的是，大多数涉及猪心移植的临床前试验都是以非维持生命的方式进行的，原位心脏移植则更少。有研究表明，将三种基因修饰的猪心（GTKO/hCD46/hTBM）异位移植到狒狒体内，采用适当的方案进行维护，可以使这种移植物在狒狒身上存活长达 945d。尽管这些研究为临床异种心脏移植铺平了道路，但从基础理论到临床应用的巨大鸿沟也为多学科整合研究提出了更高的要求。

最近，由我科及西京医院其他科室联合完成的猪 - 猴异种器官移植研究模型在国内外获得了剧烈的反响。将 9 种人源化基因转入猪（PERV-KO/3-KO/9-TG）作为供者，获取其心脏、肝脏和肾脏，并分别移植给 3 只恒河猴受者，心脏、肝脏和肾脏移植受者的术后存活时间分别为 7d、26d 和 1d。心脏移植术后受者 1d 内肌酸激酶、肌酸激酶同工酶及乳酸脱氢酶水平均升高，术后 6d 逐渐恢复至正常水平。组织病理学显示心脏和肾脏移植物组织结构接近正常，移植肝脏表现为片状坏死，肝组织结构出现紊乱，并伴有炎症损伤、间质出血和血栓性微血管病形成。因此，PERV-KO/3-KO/9-TG 猪在克服超急性排斥反应、缓解体液性排斥反应及凝血紊乱方面具有一定优势，但其能否作为临床异种器官移植潜在供者需要进一步评估。

从整合医学观念的角度出发，异种移植所涉及的学科不止心血管专业，还包括伦理学、基因遗传学、动物学等多个领域的协同合作，所涵盖的问题也更为复杂，因此更需要整合心脏移植术的理念去开展深入的研究。

医学的进展尤其是医疗设备的开发离不开生物医学工程的介入，而人工心脏就是在整合医学思想下指导研发的突破性模拟人类器官产物。心脏，作为人体的核心泵血器官，其精密程度、复杂程度都远高于其他脏器。自 1977 年美国外科医生贾维克首次发明机械心脏以来，人类对心脏移植替代品的探索从未停止。1982年，美国犹他大学医学中心进行了人类历史上第一次人造心脏的植入，开创了人造心脏移植的先河，该患者术后存活了 112d。1995 年，美国热动力心脏系统公司又研发出永久性人造心脏并在英国牛津拉德克里夫医院进行了移植。到 21 世纪，随着人工智能、3D 打印技术的横空出世，再加上生物医学工程的飞速发展，人类已经能够生产更加微小、更加精密的人造机械心脏。2017 年，瑞士苏黎世大学的研发人员已经可以应用 3D 打印技术制造出仅重 390g 具有泵血供能的柔性材质心脏；2019 年，以色列学者更是利用人体生物组织 3D 打印出拥有完整细胞结构的仿生心脏。2021 年 10 月，全球首例、具有中国自主知识产权的"超小型磁悬浮离心式人工心脏植入术"在阜外心血管病医院成功实施。由此可见，人工心脏的研发必然与现代学科的发展密不可分，与多学科之间的相互整合是推动人工心脏技术迅速发展的必然道路。

六、整合心脏移植术理念的远期展望

自 20 世纪 70 年代后，多学科领域的飞速发展、创新型技术以及人工智能的不断进步，推动着医学领域不断前进，其中心脏移植术也在一次次医学发展中不断优化，逐渐形成了独特的手术体系。心脏移植是心脏外科最复杂的手术，它所涉及的知识范围较广，手术难度较大，需要整个医疗团队通力协作并联合其他医疗科室对患者的术前评估、手术操作、术后随访等阶段进行一系列的缜密设计，为患者提供个体化、全面化、人性化的医疗服务。因此，所有医务工作者需要站在比以往更高的高度，以整合医学的理念去看待问题。

纵观 50 多年心脏移植手术的发展，即便术后患者的生存率不断上升，生存时间不断延长，术后并发症不断减少，但目前仍然面临移植物排斥反应、供者心源较少、人工心脏移植物开发难度大、成本高等挑战。值得关注的是，医学的发展并不孤单，目前 3D 打印技术、基因敲除技术、分子医学药物等基础医学、生物医学工程领域的重大突破，为整合心脏移植术提供了更加广阔的视野和扎实的技术支撑。整合医学理念提倡跨学科、全方位研究，将多种信息技术、知识整合成一个新医学知识体系去分析问题。心脏移植术需要以整合医学理念为中心思想，贯彻多学科相互交叉融合，汲百家之精华，用于手术技术的优化及医疗设备的研发，同时开展多中心领域的整合，合理分配供者心脏，分享手术数据，为进一步分析

心脏移植术后患者的临床研究进行铺垫。我们相信整合心脏移植术将是指导未来几十年心脏移植手术的核心观念，通过不断吸收最新的医学技术，贯彻跨学科整合研究，将进一步推动医疗手术技术的革新及相关科研的发展。

参考文献

［1］Stehlik J，Kobashigawa J，Hunt SA，et al. Circulation Honoring 50 Years of Clinical Heart Transplantation in：In-Depth State-of-the-Art Review［J］. Circulation，2018，137(1)：71 − 87.

［2］徐林. 心脏移植的现状与进展［J］. 沈阳医学院学报，2015，17(3)：129 − 130.

［3］易定华. 心脏移植和心肺移植现状与相关问题的探讨. 第四军医大学学报［J］. 2005，26 (23)：2113 − 2115.

［4］樊代明. 整合医学纵论［J］. 医学争鸣，2014，5(5)：1 − 13.

［5］李勇，修燕，梁敏，等. 整合医学研究进展与趋势分析［J］. 医学与哲学，2016，37(23)：16 − 18，72.

［6］Yongnan Li，Shasha Guo，Gang Liu，et al. Three PreservationSolutions for Cold Storage of Heart Allografts：A Systematic Review and Meta-Analysis［J］. Artif Organs，2016，40：489 − 496.

［7］胡盛寿. 中国心脏移植现状［J］. 中华器官移植杂志，2017，38(8)：449 − 454.

［8］MayaGuglin，Mark J Zucker，Barry A Borlaug，et al. Evaluation for Heart Transplantation and LVAD Implantation：JACC Council Perspectives［J］. J Am Coll Cardiol，2020，75(12)：1471 − 1487.

［9］Mandeep R Mehra，Charles E Canter，Margaret M Hannan，et al. The 2016 International Society for Heart Lung Transplantation listing criteria for heart transplantation：A 10-year update［J］. J Heart Lung Transplant，2016，35(1)：1 − 23.

［10］中华医学会器官移植学分会. 中国心脏移植术操作规范(2019 版)［J］. 中华移植杂志，2019，13(1)：11 − 14.

［11］李雨琪，张海波，孟旭. 心脏移植术后并发症及研究现状［J］. 实用器官移植电子杂志，2017，5(5)：389 − 397.

［12］Evan PKransdorf，Jon A Kobashigawa. Novel molecular approaches to the detection of heart transplant rejection［J］. Per Med，2017，14(4)：293 − 297.

［13］Kiran K Khush. Clinical utility of donor-derived cell-free DNA testing in cardiac transplantation［J］. J Heart Lung Transplant，2021，40(6)：397 − 404.

［14］P FHalloran，J Lien，M Aprile，et al. Preliminary results of a randomized comparison of cyclosporine and Minnesota Antilymphoblast Globulin［J］. TransplantProc，1982，14(4)：627 − 630.

［15］Marlena V Habal. Current Desensitization Strategies in Heart Transplantation［J］. Front Immunol，2021，12：702186.

［16］David ABaran. New directions in immunosuppression after heart transplantation［J］. Nat Rev Cardiol，2013，10(7)：422 − 427.

［17］Dong Niu，Xiang Ma，Taoyan Yuan，et al. Porcine genome engineering for xenotransplantation［J］. Adv Drug Deliv Rev，202，168：229 − 245.

［18］张玄，王琳，张洪涛，等. 多基因编辑猪 − 猴心脏、肝脏、肾脏移植临床前研究初步报道［J］. 器官移植，2021，12(1)：51 − 56.

［19］Brittany N Weber，Jon AKobashigawa，Michael M Givertz. Evolving Areas in Heart Transplantation［J］. JACC Heart Fail，2017，5(12)：869 − 878.

第六章　肝移植

第一节　肝移植的热点问题

◎饶建华　王学浩

自 1963 年 Starzl 首次将肝移植技术应用于临床以来，历经半个多世纪的发展，目前肝移植已成为各种终末期肝病的唯一有效治疗手段，全球已有 20 余万终末期肝病患者因接受肝移植生命得以延续。随着外科理念和技术的发展以及临床经验的积累，肝移植的预后得到明显改善。目前，肝移植围手术期死亡率已降至 5% 以下，受者术后 1、5、10 年存活率已分别达到 90%、80% 和 70%。近 20 年来，我国肝移植事业得到迅速发展，迄今已完成 4 万余例肝移植，成绩显著。然而，供肝严重短缺、供肝缺血再灌注损伤、肝癌肝移植术后复发等问题依然制约着肝移植的深入开展，严重影响近期和远期疗效。以下对这些当下的热点问题进行了梳理。

一、供肝严重短缺

随着肝移植技术快速稳定发展，外科手术技术不再是影响肝移植疗效的主要因素，器官短缺现状以及合理分配资源的需求也亟待解决。中国心脏死亡器官捐献（DCD）分配系统建设始于 2010 年，2011 年正式启动 DCD 移植试点工作，2012 年开始向全国范围内推广，至 2015 年 DCD 供者成为移植器官的主要来源。随着我国公民逝世后器官捐献工作的蓬勃开展，如何拓展供肝来源，高效利用边缘供者，提升肝移植手术受益面，已成为肝移植学界极为关注且急需解决的现实问题，全球肝移植专家在拓展供肝应用领域均做出了不懈的努力。

1. 活体肝移植

尸体肝脏资源的严重短缺迫使人们将目光投向活体肝移植，1989 年 Strong 教授成功完成首例小儿活体肝移植，1994 年 Yamaoka 完成首例成人右半肝肝移植，为众多的终末期肝病患者点燃了希望的明灯，迄今为止全球已完成 2 万余例活体肝移植。在我国，1995 年王学浩院士完成了中国大陆首例活体肝移植并成立了国内首个国家卫健委活体肝移植重点实验室，尤其在香港和台湾地区，活体肝移植数量已经远远超过尸体肝移植。活体肝移植不仅缓解了供肝紧缺的问题，同时也扩大了肝移植捐献群体。美国和欧洲通过网络系统对器官移植受者进行监测随访，并建立大型数据库，通过分析显示活体肝移植受者术后 1、5、10 年存活率可分别高达 89.9%、77.3%、70.8%。

活体肝移植的首要问题是捐献者面临的风险和受者术后获益程度之间的权衡，据报道全球已有 20 余例供者已为捐献肝脏手术而死亡，每一例供者的死亡都会引起很大的社会舆论和反响，从而多次使全社会对活体肝移植的伦理问题进行重新审视。因此，必须充分考虑供者的安全，尽可能地减少供者并发症，术前做好充分的供者筛选和评估。尽管目前临床上对理想的活体肝移植供者没有明确定义，但通常首选的供者为年龄 20~50 岁、体重指数 $<30kg/m^2$、与受者血型相同、没有肝脏脂肪变性和伴随的健康问题，并且计算出的有效肝体积 $\geqslant 35\%$。考虑到供者安全优先性，肝脏捐献之前必须进行的常规检查项目包括肝功能、血常规、凝血功能、ABO 血型、病毒学检查、超声、心电图等。超声能较好地评估主要肝脏病变和肝脏脂肪变性，CT 或 MRI 能评估肝脏的血管解剖结构和体积，磁共振胰胆管造影（MRCP）能有效地评估胆管的解剖结构。术前计算供肝体积在活体肝移植中具有重要意义，一方面可避免由于受者移植肝体积不足而造成的负面情况（比如小肝综合征），另一方面在供者中可留下充足的肝体积。

随着活体肝移植的深入开展，活体肝移植的手术方式和手术技巧也在不断创新发展。目前活体肝移植的手术方式主要包括左肝肝移植、右肝肝移植、双肝叶肝移植。虽然活体肝移植已经成为常规手术之一，但术后相关并发症仍然值得重视，包括肝动脉血栓形成、假性动脉瘤、门静脉狭窄及血栓形成、肝静脉血栓形成及狭窄、胆漏、胆汁瘤及胆道狭窄等。相信在先进的外科技术、严密的围手术期管理和术后免疫抑制的治疗下有助于最大限度地降低供者和受者的术后病死率和并发症发生率，我们也相信随着大量活体肝移植供者和受者的长期存活，活体肝移植将会得到迅速发展。

2. 边缘供者肝移植

边缘供者（Marginal donor）没有严格的概念，从广义上讲，任何在肝移植术后有可能发生原发性移植物无功能（PNF）、早期功能不良（INF）和迟发性移植物失功能的供者都可被称为边缘供者。边缘供肝大致可分为两种类型，一类是技术性并发症和功能障碍发生率较高的供肝，如脂肪肝供肝、无心跳供肝、老年供肝、肝功能损害较重的供肝以及缺血时间较长的供肝等；二类是可能将供者的疾病传播给受者的供肝，如血清学病毒标志物阳性的供肝、伴有恶性肿瘤或严重感染的供肝等。

近年来，我国的公民 DCD 工作也取得了重大的进展，开启了我国器官移植新时代。作为增加移植器官来源的一个重要途径，无心跳供者（NHBD）亦称为 DCD

供者逐渐被各大移植中心接受。根据 Maastricht 标准，DCD 分为可控性和不可控性两类。DCD 供者实际上也属于边缘供者的一种类型，在器官获取前可能有长时间 ICU 住院治疗、使用大剂量血管活性药物维持血压等多个危险因素的存在。无论是可控性或不可控性 DCD，在器官获取前都会经历一段热缺血时间，移植物更易发生 PNF、INF 及缺血性损伤。因此，使用 DCD 供者必须遵循更严格的标准。

边缘供肝的评估则显得尤为重要，在某些特殊情况下肝活组织检查（活检）是确定使用或放弃供肝的主要方法，本中心也常规使用该方法作为重要的评估手段。快速冰冻切片病理检查可以迅速了解供肝脂肪变性、感染及肝细胞坏死程度等。对于高龄、血流动力学不稳定及 DCD 供者，使用针对肝纤维化和脂肪变性的病理检查可以更好地评估移植物的状态。对于有慢性肝病病史、酗酒史、血清病毒标志物阳性，或供肝切取时出现异常表现的供者，亦可行快速的病理检查。虽然移植前供肝病理活检对评估移植风险评估有重要作用，但目前尚无足够的研究数据支持，病理活检目前逐渐被大多数移植中心纳入边缘供肝的评估系统中。边缘供肝与受者选择，我们知道接受边缘供肝移植的受者并不是随机选择的，分配政策应基于实用、公平、减少移植等待患者的死亡率及患者是否从移植中获益的原则。既往多数移植中心倾向于把低风险供肝分配给术前评估风险较高的患者，但这一分配原则已经发生改变，认为亟待移植的重病患者可以从任何类型的供肝中获益，供者风险的高低与受者终末期肝病模型（MELD）评分的高低没有明显的相互关系。也就是说供者风险的高低是影响移植物功能最主要的因素。近年来美国的一项大样本研究证实，MELD 评分 >20 分的患者可以从边缘供肝移植中获益。因此，边缘供肝可以应用于那些死亡风险较高的患者，以此提高这些患者的长期存活率。目前，边缘供肝分配给低风险或高风险患者尚无特定原则。

合理的边缘供肝移植，可以达到比较理想的效果，但如何选择合适的受者接受边缘供肝移植仍值得我们更深入地研究。对边缘供者选择建立统一的标准，清楚了解边缘供肝的危险因素，建立合理有效的评估方法，选择合适的受者，提高供肝保存的技术，才能更加有效、合理、安全地运用这一宝贵资源，扩大供肝来源。

3. 拓展移植物新思路与探索

经过半个世纪的发展，全球肝脏移植技术得到了一定程度的推广，但是目前主要的问题仍然是供者来源匮乏，制约了肝移植技术的推广与发展。由于活体肝移植技术本身具有一定的优势和特点，在有条件的医院和肝外科技术成熟的中心，活体肝移植技术仍是扩大供肝来源的有效措施。近年来，本中心为拓展供肝来源进行了新的探索和尝试，2012 年 11 月 21 日成功实施了世界首例带血管瘤的肝切除标本为供肝的成人间活体肝移植，效果显著。目前采用原本拟摒弃的良性肝脏肿瘤（血管瘤、局灶性结节增生等）患者的切除标本作为移植物（turning waste into treasure）成功地实施了 17 例该类供者肝移植手术，并多次在国内外报道。

开展异种器官移植研究是世界公认的解决器官短缺的重要途径之一。由于猪器官大小及功能与人体器官比较一致且容易繁殖等因素，国际上把猪作为人体异种器官移植来源的首选动物。目前，浙江大学、云南农业大学、第三军医大学、哈佛大学以及其他科研机构与公司等团队使用 CRISPR/Cas9 基因编辑技术，有望一举解决将猪器官移植到人体内的关键难题。利用 CRISPR/Cas9 基因编辑技术，一方面，它能精准地去除猪基因组里的 PERV 序列，降低人体感染疾病的风险；另一方面，它甚至能减少人体对猪器官产生的强烈免疫反应。目前杨璐菡博士团队已经解决了 PERV 带来的安全隐患后，研究人员们计划挑战下一个难题。按计划，他们将敲除猪器官内会引起人类强烈免疫反应的基因，并插入一些能预防潜在毒性的基因。哈佛大学知名遗传学家 George Church 教授也参与了该研究，他乐观地估计，这项突破有望在两年内实现猪器官到人体的移植。将来，我们有望为大量患者提供肝脏、肾脏、肺、心脏等器官，从而有效解决器官短缺的问题。2021 年 10 月 19 日美国纽约大学朗格尼健康中心实施了一台特殊的肾移植手术。接受移植者是一名脑死亡患者；移植的肾脏，来自一只经过基因改造的猪，肾脏在体外"成活"3d。这是异种移植"万里长征走出的一小步"，但我们相信只要不断努力，人类最终将解决这个世界性难题。

二、供肝缺血再灌注损伤

供肝匮乏是制约肝移植深入发展的瓶颈，将供肝资源高效利用也是提高肝移植疗效的关键。肝脏作为一个门静脉和动脉双供血器官，是最常发生缺血再灌注损伤的器官之一。肝移植围手术期的损伤控制对提高移植预后显得尤为重要。虽然目前肝脏移植外科技术及手术设备日益提高，肝脏移植手术安全性得到一定的提升，但肝脏缺血再灌注损伤（IRI）依然是一个影响肝移植围手术期并发症发病率和死亡率的主要因素。以下根据肝移植缺血再灌注损伤近年来的热点问题并结合本单位的研究成果进行探讨。

肝脏 IRI 是一个综合复杂的病理过程，发生机制包括无氧代谢、钙离子超载、氧化应激、内质网应激、固有免疫炎症反应、继发免疫炎症反应、细胞凋亡与细胞自噬等，但其确切全面的机制仍不清楚，尤其是固有免疫和继发免疫系统如何激活并参与 IRI 发生有待进一步探究。

1. 氧化应激

再灌注过程中产生大量活性氧（ROS），在错误的时间出现在错误的位置产生过多的 ROS，都会导致氧化应激，从而导致细胞功能紊乱和细胞凋亡。抗氧化药物干预是临床治疗肝脏 IRI 的一大热点。NRF2 在调控机体抗氧化反应中发挥重要作用，我们团队近期发表于 *Hepatology* 杂志上的文章揭示了一条全新的 NRF2/TIMP3/Rock1 信号轴，调控巨噬细胞氧化应激及肝脏炎症反应，该成果对肝脏 IRI 的抗氧化固有免疫调控具有重要的临床指导意义。

2. 内质网应激

缺血、缺氧、氧化应激、代谢紊乱、IRI 等情况均会引起内质网应激（ERS）。适当的内质网应激是组织细胞的自我保护防御机制，过度的内质网应激则会引起组织细胞凋亡坏死。如何在二者之间寻找合适的临床干预点是我们需要思考的一个问题。我们团队在国际上率先从 "ER-stress" 方面研究肝脏 IRI，系统地分析了肝脏 IRI 肝组织 ER-stress 不同信号通路 ATF4、ATF6 和 XBP1 的变化规律。首次报道缺血能直接激活 ER-stress 下游 ATF6 信号通路，进一步研究证实缺血通过激活 ATF6 可直接活化库普弗细胞，主要通过抑制 AKT 活化、促进 TLR4-NF-κB 炎症反应加重肝脏 IRI；并首次提出缺血可通过 ER-stress 途径直接激活免疫系统，该成果对于缺血性疾病或无菌性炎症反应的防治具有重要意义。紧接着，我们从 ER-stress 角度提出了脂多糖（LPS）预处理保护肝脏 IRI 的新机制，即 LPS 预处理通过抑制 ATF4-CHOP 信号通路能直接抑制肝细胞的凋亡及坏死过程，改善肝脏 IRI。

3. 固有免疫炎症反应

库普弗细胞、中性粒细胞、NK 细胞等固有免疫细胞介导的固有免疫反应在肝移植 IRI 炎症反应中发挥关键性作用，尤其是 TLR4 相关固有免疫反应。深度探究肝脏 IRI 固有免疫调控网络及机制，对开发细胞治疗有重要指导意义。我们团队在肝脏 IRI 固有免疫调控机制方面，做了大量前沿性的探索。项目组首次报道了库普弗细胞内 ATF3、PTEN、ATF6、GSK3b、NOGO-b、TIM-4 等分子在肝脏 IRI 固有免疫中的作用。首先，ATF3 作为应激反应激活转录因子，在肝移植后被激活，首次报道了 ATF3 能通过 NRF2/HO-1 活化抑制 TLR4 相关固有免疫炎症反应，减轻冷、热缺血肝脏 IRI，并提出在不同环境下 ATF3 对 NRF2 活性具不同的调节作用。PTEN 作为肿瘤基因在肿瘤研究领域被广泛研究，项目组首次报道髓系 PTEN 缺陷有利于巨噬细胞向调节性巨噬细胞 M2 转化，促进 IL-10 分泌，抑制炎症反应，减轻肝脏 IRI 炎症损伤。ATF6 作为 ER-stress 下游分子首次被报道能辅助 TLR4 活化，促进炎症反应，增加 TNF-α、IL-6 和 IP-10 水平，促进肝脏 IRI。GSK3b 是调控肝糖代谢的关键酶，我们发现巨噬细胞特异性敲除 GSK3b，通过激活 AMPK/SHP 通路减轻巨噬细胞炎症，缓解肝脏 IRI。该成果对靶向代谢与炎症调控肝脏 IRI 提供了新思路。TIM-4 通常被认为是磷脂酰丝氨酸的受体，识别凋亡细胞膜外翻的磷脂酰丝氨酸，介导巨噬细胞对凋亡细胞的吞噬作用。我们的研究发现 TIM-4 通过调控库普弗细胞吞噬功能维持库普弗细胞稳态，参与肝脏 IRI 的损伤及修复。该成果首次从巨噬细胞免疫角度定义了肝脏 IRI 的炎症修复进程，并发现了其中的关键分子 TIM-4，为 IRI 损伤后组织修复机制提供了新的理论基础。NOGO-b、HO-1 和 AIF1 等被证实可通过不同信号通路或机制调控巨噬细胞 TLR4 相关炎症反应，减轻肝脏 IRI 炎症反应，实现缓解肝移植围手术期炎症损伤，相关成果发表于 *Redox Bio*、*Am J Transplant* 等杂志。NK 细胞作为固有免疫细胞，本中心首次报道 NK 细胞可通过分泌 IL-17 增加肝脏 IRI 炎症反应，促进肝脏 IRI。期待将来的某一天，靶点干预下的固有免疫细胞治疗成为治疗肝移植 IRI 的新手段。

4. 继发免疫炎症反应

免疫耐受是器官移植开展的基础，T 细胞主要参与调控免疫排斥反应和免疫耐受。本中心发现肝移植自发耐受体内调节性 T 细胞（Treg）增加，且高表达 Foxp3，证实 Treg 参与了肝移植免疫耐受。在 Treg 减轻 IRI 机制研究中，本中心证实雷公藤多甙、西罗莫司或回输 Treg 能减轻 IL-17 导致的炎症损伤。率先提出继发免疫中 Treg/Th17 失衡是围手术期肝脏 IRI 的关键因素，治疗措施可以通过调控 Treg/Th17 平衡减轻围手术期炎症损伤。

5. 药物进展

随着对肝脏 IRI 发病机制的不断了解，临床上陆续涌现出药物治疗及细胞治疗两大类型的治疗手段。药物治疗包括抗细胞凋亡药物及抗氧化剂的实验室研发及临床应用。细胞治疗包括间充质干细胞及 Treg 细胞回输治疗的实验室及临床探索。以下我们做一总结。

（1）抗细胞凋亡治疗

随着研究的深入，已有多种凋亡抑制剂被研发，凋亡抑制剂的使用可发挥保护肝脏功能的作用，但对它们的研究仍处于实验室阶段。其中主要包括蛋白水解酶抑制剂和针对 *BCL-2* 基因的特异性治疗。坏死性凋亡主要通过 RIPK1、RIPK3、MLKL 等几个关键基因在肝脏中缺血再灌注损伤中发挥作用，对应的抗坏死性凋亡的治疗方法有 RIPK1 抑制剂 Nec-1，RIPK3 抑制剂 GSK840、GSK843、GSK872，以及 MLKL 抑制剂 GW806742X。

（2）抗氧化剂的应用

N–乙酰半胱氨酸（NAC）、巯基还原剂、氧化苦参碱、超氧化物歧化酶、DMPO 和 TEMPO 等可减轻缺血再灌注时由 ROS 大量产生引起细胞凋亡，从而减轻组织损伤。

（3）间充质干细胞（MSC）治疗

MSC 是一类具有多向分化和高度自我更新潜能的成体干细胞，可通过旁分泌或趋化富集于 IRI 受损器官，介导免疫调节、抗凋亡、抗纤维化、修复受损组织，发挥治疗效应。MSC 对损伤肝脏的免疫调节及保护作用与 IRI 多环节交错，结合其易获取、低免疫源性的优点，笔者认为在 IRI 治疗中，MSC 极具潜在应用价值。在大鼠肝移植模型中，我们的研究证实了 MSC 介导的抗急性期排斥作用及肝脏保护作用。

6. 调节性 T 细胞（Treg）回输治疗

本中心率先尝试回输 Treg，发现 Treg 能明显减轻固有和继发免疫相关炎症反应导致的器官损伤，实现缓解肝脏 IRI，相关研究结果发表在 *Proc Natl Acad Sci*

USA、*J Mol Cell Biol* 等杂志。Treg 在肝移植围手术期的抗炎作用可减轻肝损伤，并且在远期诱导免疫耐受，给临床减少肝移植围手术期并发症、减少抗排斥药物使用，提高患者远期生存等，提供了全新的细胞治疗思路，值得期待。但依旧存在一些问题有待解决：①如何高效构建个体化 Treg 纯化、诱导及扩增方案，降低医疗成本？②Treg 回输后，如何进行体内追踪，如何靶向针对特定器官，长期安全性如何？③Treg 体内抗炎诱导免疫耐受的具体机制仍不确切。目前缺血再灌注损伤的大部分药物研发还停留在实验室水平上，离临床还有一定距离。但随着研究的不断深入，各种类型的靶点抑制剂、干细胞及免疫治疗很有可能会呈现多样化的发展，并普及运用到肝脏保护中，减少肝脏 IRI，提高肝移植成功率，改善移植患者的生存预后。

7. 器官保存

近年来，如何保存及提高供肝的质量成为研究的热点，各种维护和改善供肝功能的器官保存液及机械灌注技术逐渐发展并应用于临床。尤其是机械灌注技术，它将对肝移植事业产生重大而深远的影响。为移植工作从"被动"转为"主动"提供了技术支持，且目前已小规模应用于临床。

（1）单纯低温器官保存技术

目前，单纯低温器官保存技术仍是临床器官移植保存的首选方法。传统的器官保存液有 UW 液、HTK 液、Celsior 液；新型器官保存液有 ET-kyoto 液、Polysol 液、上海多器官保存液。

（2）机械灌注

近年来，新一代器官保存运输技术——机械灌注——逐渐得到发展，该技术在扩大边缘供肝标准、体外干预治疗等方面展现出巨大的优势。包括低温机械灌注（HMP）、亚低温机械灌注（SNMP）、常温机械灌注（NMP）。NMP 维持供肝的生理环境已经给移植界带来了崭新的希望，但其所带来的肝移植模式的变革是否仅限于此？NMP 技术的到来是否可以创造出新的器官移植模式，即结合人工肝系统和其他治疗方式等，使得受者器官体外修复并使自体移植成为可能？

项目组根据 DCD 供者肝移植肝脏 IRI 的特点及项目组的理论创新自主设计并研发了体外肝脏循环支持系统，该系统能最大限度地保存供肝功能，高效利用匮乏的供者资源，本技术填补国内空白，已获国家发明专利（ZL 201410016261.2）。

三、肝癌肝移植

肝细胞性肝癌（以下简称肝癌），是全球发病率排名第六，死亡率排名第三的消化道恶性肿瘤，我国每年新发病例数占全球的半数以上。手术切除仍是目前肝癌首选的根治性治疗手段。但肝癌起病隐匿、恶性程度高、进展快，大部分肝癌患者确诊时已经失去了手术切除的机会。肝移植是治疗终末期肝病最有效的方法。对于肿瘤局限于肝内的肝癌患者，肝移植不仅可以清除肝内原发肿瘤病灶，还可以清除未被发现的肝内微小转移灶，同时可以治愈可能诱发肝癌的基础性肝脏疾病，使患者获得长期的生存受益。

在我国，肝癌肝移植患者的比例逐年增加，中国肝移植注册中心（CLTR）的数据显示，近 5 年我国肝癌肝移植的患者比例为 37.1%。但肝移植术后 5 年复发率高达 30%，严重影响了肝癌肝移植的远期疗效。如何预防移植术后肿瘤复发是提高肝癌肝移植患者远期生存的关键，随着新型分子靶向药物和免疫检查点抑制剂在晚期肝癌疗效上的突破，将分子靶向药物和免疫检查点抑制剂应用于肝癌肝移植的治疗，有望为提高肝癌肝移植患者的远期生存提供新思路。

1. 肝癌肝移植术前降期和桥接治疗

我国肝癌肝移植的 5 年存活率低于欧美等发达国家，其原因在于有相当多的中、晚期肝癌患者接受了肝移植治疗。那是否这些中、晚期肝癌患者就不适合肝移植呢？通过综合治疗使超米兰标准的肝癌转化为符合标准的肝癌，被称为降期治疗。为避免因肿瘤进展失去肝移植手术机会，对等待肝移植的肝癌患者进行综合治疗以控制肝癌进展，被称为桥接治疗。常见的降期治疗和桥接治疗方法主要有经导管动脉化疗栓塞（TACE）、钇 – 90（90Y）微球肝动脉放射栓塞（TARE）、局部消融治疗（RFA）以及立体定向放射治疗（SBRT）等。有文献报道超标准肝癌降期治疗成功率为 20% ~ 73%，降期治疗成功后行肝移植，术后 1 年存活率可达 87% ~ 100%，术后 5 年存活率可达 70% ~ 90%，与符合米兰标准的肝癌肝移植疗效相近，其相对满意的预后和对受者范围的扩大也使更多患者受益。

目前，关于肝癌肝移植的适应证标准，不同中心尚未达成共识，同样肝癌降期治疗的适应证也存在争议。加州大学旧金山分校（UCSF）超标准肝癌降期治疗的适应证为：单个肿瘤直径 >5cm 且 ≤8cm；2 ~ 3 个肿瘤，最少 1 个肿瘤直径 >3cm 且 ≤5cm，总直径 ≤8cm；4 ~ 5 个肿瘤，单个肿瘤直径 ≤3cm，总直径 ≤8cm。意大利博洛尼亚大学超标准肝癌降期治疗的适应证为：单个肿瘤直径 5 ~ 6cm；2 个肿瘤，直径 ≤5cm；少于 6 个肿瘤，直径 ≤4cm，总直径 ≤12cm。《中国肝癌肝移植临床实践指南（2018 版）》提出的肝癌降期治疗适应证为：不符合现有肝癌肝移植标准，且无门静脉主干或下腔静脉等大血管受累、无远处转移。事实上，无论肝癌肝移植的入选标准如何，对于肿瘤负荷大甚至伴有血管受累者，肝移植前给予有效的降期或桥接治疗都是合理可行的，对降期治疗的有效程度也可间接判断肿瘤生物学行为特征和肝移植后肿瘤复发的风险，是筛选肝癌肝移植受者的有效手段。

超标准肝癌降期治疗成功后的肝移植时机如何把握？2002 年起，UCSF 的超标准肝癌患者降期治疗后需观察至少 3 个月再评估可否行肝移植，以更好地筛选患者。2012 年欧洲肝病学会的肝癌治疗指南建议降期治疗成功后观察 3 个月以上再行肝移植手术。2019 年国际肝移植协会也明确建议至少 3 个月的无治疗观察。大多数中心的临床实践表明 3 ~ 6 个月的观察是必需的，通过"观察期"评估肿瘤的生物学性质不仅适用于超标准肝癌的降期治疗，也适用于符合标准肝癌的桥接治疗。"观察期"这一理念有助于选择肿瘤生物学特性良好的患者，减少术后复发，提高患者存活率。

对于超适应证标准的肝癌而言，目前暂无指南明确推荐哪些治疗手段更能够有效降低肿瘤分期。多数情况下，肝切除不应该被作为有效的降期治疗手段，但肝切除术可以是补救性肝移植前肝癌的有效治疗方法。一般而言，经肝动脉栓塞化疗（TACE）是最为常用的治疗方法，TACE 联合射频消融术（RFA）作为肝移植术前降期和桥接治疗的首选方法，能够有效杀灭、控制肿瘤进展。近年来新的系统治疗药物及其联合 TACE 或 RFA 在晚期肝癌降期治疗中取得了令人瞩目的成就。如酪氨酸激酶抑制剂（TKI）联合程序性细胞死亡蛋白 1（PD-1）抗体治疗使18% 初始不可切除的肝癌转化为可根治性切除肝癌。目前各种联合方案治疗肝癌的临床试验正在如火如荼地进行，可以预见新的系统治疗药物联合治疗方案将进一步提高降期治疗的效果。

免疫检查点抑制剂除了可以通过介导肿瘤特异性 T 细胞对原发肿瘤进行有效杀伤外，还可以增强系统性的抗肿瘤免疫，可以对扩散到肿瘤之外的微转移瘤进行有效的清除，但免疫检查点阻断剂可能诱发移植后致死性的排斥反应。免疫检查点抑制剂及其联合疗法在晚期肝癌患者中展现出来良好的前景，也促进了对免疫检查点抑制剂在肝癌肝移植患者治疗过程中应用的探索。已有超标准肝癌患者经 PD-1 抗体治疗降期成功后接受肝移植获得了完全缓解的报道，但也有患者出现肝功能恶化并最终导致死亡。因此，免疫检查点抑制剂及其联合治疗在超标准肝癌降期及桥接治疗中的应用需十分谨慎，审慎选择。对于已经接受了免疫检查点阻断剂治疗的患者，针对药物的半衰期以及作用机制，建议需停药 3 个月以上接受肝移植治疗相对安全。

逐渐增多的降期治疗手段，使降期治疗取得了满意的疗效。如果降期治疗成功，是否继续实施肝移植治疗？一项 74 例超米兰标准肝癌降期治疗后肝移植的随机对照研究结果显示，超米兰标准但无大血管侵犯的肝癌患者接受降期治疗后肝移植组的预后明显优于非移植组（5 年 OS 分别为 77.5% 和 31.2%），没有接受肝移植治疗者的主要死因则是肿瘤进展。该研究很好地回答了超米兰标准但没有血管侵犯者降期治疗成功后，也能从肝移植治疗中获益。

当前关于肝癌桥接治疗的适应证尚未形成共识。UCSF 桥接治疗的适应证为：UNOS T2 期肝癌（单个肿瘤直径 2~5cm，2~3 个肿瘤每个直径 <3cm）患者预计等待时间 >6 个月。目前尚无证据表明桥接治疗有益于 UNOS T1 期肝癌（单个肿瘤直径 <2cm）和等待时间短（<6 个月）的肝癌患者。甚至有报道指出低复发风险的肝癌患者在肝移植前接受的桥接治疗可能增加术后肿瘤复发的风险。具体到每一名纳入肝移植等待名单的肝癌患者，需要结合肿瘤情况、肝功能、供肝短缺情况等综合判断是否需要进行控制肿瘤的治疗。一般建议预计等待时间超过 3~6

个月的肝癌患者接受桥接治疗,以控制肿瘤进展防止脱失。系统治疗药物如仑法替尼、索拉非尼等均有严重的不良反应,是否适用于肝癌肝移植的桥接治疗还需要深入研究。

2. 肝癌肝移植术后肝癌复发的防治

肝移植术后如何降低肿瘤复发风险仍缺少高级别证据,靶向药物索拉非尼在肝移植术后预防肿瘤复发方面的作用有限。上海中山医院的研究结果发现,超米兰标准的肝移植术后行预防性仑法替尼治疗可明显降低移植后肿瘤复发,仑法替尼是移植术后早期复发的独立保护因素。当然,应用仑法替尼对高复发风险的肝癌患者预防性治疗,仍需要多中心的研究结果支持。

肝癌肝移植术后复发的治疗主要包括免疫抑制方案的调整和针对肿瘤的治疗。钙调磷酸酶抑制剂(CNI),主要是环孢素和他克莫司,是肝癌肝移植后肿瘤复发的独立危险因素,使用剂量愈高,应用时间愈长,肿瘤复发的风险越高。近年来,哺乳动物雷帕霉素靶蛋白(mTOR)抑制剂(主要是西罗莫司、雷帕鸣和依维莫司),因具有抗排斥和抗肿瘤的双重作用,其在肝癌肝移植临床应用上的价值越来越得到肯定。肝癌肝移植患者,采用无激素或激素快速撤退、包含 mTOR 抑制剂的免疫抑制方案已达成共识。目前,多数移植中心采用在移植术后 4~6 周转换为西罗莫司联合低剂量 CNI 免疫抑制方案,该方案较早期转换更为稳定,不良反应更少,且排斥率更低。也有专家建议,在肝功能稳定情况下,免疫抑制方案建议完全转换为西罗莫司单药维持,西罗莫司单药维持方案急性排斥反应发生率明显增加。因此,肝癌肝移植术后西罗莫司的应用仍有赖于大样本、多中心随机对照研究等高级别循证医学证据支持。

对肿瘤的治疗,首先进行全面的评估,对于肝内外单发性肿瘤,根据具体情况选择切除、RFA 等局部治疗。对于多发性肿瘤,主要给予系统治疗,包括化疗或靶向治疗等。一项纳入了 56 例肝移植后复发患者的回顾性病例对照研究发现,仑法替尼对肝移植复发的肝癌患者疗效依然优异,且可作为索拉非尼耐药后患者的治疗选择,在数据上也优于二线标准治疗药物瑞戈非尼,但还需要进一步的前瞻性试验来证实。目前,肝移植术后应用免疫检查点抑制剂治疗仅有少量案例报道,且均是作为其他治疗无效的情况下,经与患者充分沟通后进行的谨慎尝试。免疫检查点抑制剂在部分患者中具有良好的效应,但也可能造成致死性的排斥反应,这使肝移植术后免疫检查点抑制剂的使用存在广泛争议。目前尚没有有效预测免疫检查点抑制剂治疗预后的有效指标,难以有效筛选能从免疫检查点抑制剂治疗中潜在获益的患者。由于目前临床应用病例数少,免疫检查点抑制剂应用于肝癌肝移植术后复发的风险和获益尚需进一步验证。

参考文献

[1] 王学浩,杜竟辉,张峰,等. 首例活体供肝原位部分肝移植报告[J]. 中国实用外科杂志,1995,

5:273 - 275.

[2] Fisher RA. Living donor liver transplantation: eliminating the wait for death in end-stage liverdisease [J]. Nat Rev Gastroenterol Hepatol, 2017, 14(6):373 - 382.

[3] 王学浩,张峰,李相成,等. 活体肝移植的评估和随访[J]. 外科理论与实践, 2003, 9:279 - 281.

[4] 孙倍成,钱晓峰,夏永祥,等. 采用带血管瘤的肝切除标本为供肝肝移植术后近期随访报告 [J]. 中华外科杂志, 2014, 52(2):81 - 84

[5] Li G, Mu X, Huang X, et al. Liver transplantation using the otherwise-discarded partial liver resection graft with hepatic benign tumor: Analysis of a preliminary experience on 15 consecutive cases[J]. Medicine(Baltimore), 2017, 96(29): e7295.

[6] Mu X, Wu C, Li G, et al. Liver Transplantation Using Right Lobe Graft With Focal Nodular Hyperplasia: Report of 2 Cases[J]. Transplant Proc, 2019, 51(10):3347 - 3350.

[7] Niu D, Wei HJ, Lin L, et al. Inactivation of porcine endogenous retrovirus in pigs using CRISPR-Cas9[J]. Science, 2017, 357(6357):1303 - 1307.

[8] Yue S, Zhu J, Zhang M, et al. The myeloid heat shock transcription factor 1/beta-catenin axis regulates NLR family, pyrin domain-containing 3 inflammasome activation in mouse liver ischemia/reperfusion injury[J]. Hepatology, 2016, 64:1683 - 1698.

[9] Zhou H, Wang H, Ni M, et al. Glycogen synthase kinase 3beta promotes liver innate immune activation by restraining AMP-activated protein kinase activation[J]. J Hepatol, 2018, 69: 99 - 109.

[10] Rao J, Cheng F, Zhou H, et al. Nogo-B is a key mediator of hepatic ischemia and reperfusion injury[J]. Redox Biol, 2020,37:101745.

[11] Ni M, Zhang J, Sosa R, et al. T-Cell Immunoglobulin and Mucin Domain-Containing Protein-4 Is Critical for Kupffer Cell Homeostatic Function in the Activation and Resolution of Liver Ischemia Reperfusion Injury[J]. Hepatology, 2021, 74: 2118 - 2132.

[12] Lu H, Dai X, Li X, et al. Gal-1 regulates dendritic cells-induced Treg/Th17 balance though NF-kappaB/RelB-IL-27pathway[J]. Ann Transl Med, 2019, 7(22):628.

[13] Ma KC, Schenck EJ, Siempos II, et al. Circulating RIPK3 levels are associated with mortality and organ failure during critical illness[J]. JCI Insight, 2018, 3(13):e99692.

[14] Petrie EJ, Sandow JJ, Jacobsen AV, et al. Conformational switching of the pseudokinase domain promotes human MLKL tetramerization and cell death by necroptosis[J]. Nat Commun, 2018, 9 (1):2422.

[15] Tang J, Yang R, Lv L, et al. Transforming growth factor-beta-Expressing Mesenchymal Stem Cells Induce Local Tolerance in a Rat Liver Transplantation Model of Acute Rejection[J]. Stem Cells, 2016, 34: 2681 - 2692.

[16] Siegel RL, Miller KD,Jemal A. Cancer statistics, 2020[J]. CA Cancer J Clin, 2020, 70(1):7 - 30.

[17] Forner A, Reig M, Bruix J. Hepatocellular carcinoma[J]. Lancet, 2018, 391(10127):1301 - 1314.

[18] 危荣沥,徐骁. 肝细胞癌肝移植分子分型与精准治疗[J]. 实用器官移植电子杂志, 2019, 7 (1):62.

［19］郎韧,吕少诚. 原发性肝癌肝脏移植术适应标准的发展现状与展望［J］. 肝癌电子杂志, 2018, 5(4)8 – 12.

［20］Xu X, Lu D, Ling Q, et al. Liver transplantation for hepatocellular carcinoma beyond the Milancriteria［J］. Gut, 2016, 65(6):1035.

［21］Affonso BB, Galastri FL, da Motta Leal Filho JM, et al. Long-term outcomes of hepatocellular carcinoma that underwent chemoembolization for bridging or downstaging［J］. World J Gastroenterol, 2019, 25(37):5687 – 5701.

［22］中国医师协会器官移植医师分会, 中华医学会器官移植学分会. 中国肝癌肝移植临床实践指南(2018 版)［J］. 临床肝胆病杂志, 2019, 35(2):275 – 280.

［23］Mehta N, Bhangui P, Yao FY, et al. Liver transplantation for hepatocellular carcinoma. working group report from the ILTS transplant oncology consensus conference［J］. Transplantation, 2020, 104(6):1136 – 1142.

［24］Kocabayoglu P, Piras-Straub K, Gerken G, et al. Expression of Fibrogenic Markers in Tumor and Tumor-Surrounding Tissue at Time of Transplantation Correlates with Recurrence of Hepatocellular Carcinoma in Patients Undergoing Liver Transplantation［J］. Ann Transplant, 2017, 22:446 – 454.

［25］Fernandez-Sevilla E, Allard MA, Selten J, et al. Recurrence of hepatocellular carcinoma after liver transplantation: Is there a place for resection?［J］. Liver Transpl, 2017, 23(4):440 – 447.

［26］Zhu XD, Tang ZY, Sun HC. Targeting angiogenesis for liver cancer: past, present, andfuture［J］. Genes Dis, 2020, 7(3):328 – 335.

［27］Topalian SL, Taube JM, Pardoll DM. Neoadjuvant checkpoint blockade for cancer immunotherapy ［J］. Science, 2020, 367(6477): eaax0182.

［28］O'Donnell JS, Hoefsmit EP, Smyth MJ, et al. The Promise of Neoadjuvant Immunotherapy and Surgery for Cancer Treatment［J］. Clin Cancer Res, 2019, 25(19):5743 – 5751.

［29］Rammohan A, Reedy MS, Farouk M, et al. Pembrolizumab for metastatic hepatocellular carcinoma following live donor liver transplantation:The silver bullet［J］. Hepatology, 2018, 67(3):1166 – 1168.

［30］Amjad W, Kotiah S, Gupta A, et al. Successful treatment of disseminated hepatocellular carcinoma after liver transplantation with nivolumab［J］. J Clin Exp Hepatol, 2020, 10(2):185 – 187.

［31］Abdel-Wahab N, Safa H, Abudayyeh A, et al. Checkpoint inhibitor therapy for cancer in solid organ transplantation recipients:an institutional experience and a systematic review of the literature ［J］. J Immunother Cancer, 2019, 7(1):106.

［32］DeBruyn P, Van Gestel D, Ost P, et al. Immune checkpoint blockade for organ transplant patients with advanced cancer:how far can we go［J］. CurrOpin Oncol, 2019, 31(2):54 – 64.

［33］Mazzaferro V, Citterio D, Bhoori S, et al. Liver transplantation in hepatocellular carcinoma after tumour downstaging (XXL): a randomised, controlled,phase 2b/3 trial［J］. Lancet Oncol, 2020, 21(7):947 – 956.

［34］Heimbach JK, Kulik LM, Finn RS, et al. AASLD guidelines for the treatment of hepatocellular carcinoma［J］. Hepatology, 2018, 67(1):358 – 380.

［35］European Association for the Study of the Liver. EASLclinical practice guidelines: liver transplantation ［J］. J Hepatol, 2016, 64(2):433 – 485.

[36] Lerut J, Iesari S, Foguenne M, et al. Hepatocellular cancer and recurrence after liver transplantation: what about the impact of immunosuppression[J]. Transl Gastroenterol Hepatol, 2017, 2(10):80.

[37] 中华医学会器官移植学分会. 中国肝移植免疫抑制治疗与排斥反应诊疗规范(2019版)[J]. 器官移植, 2021, 12(1):8-14,28.

[38] Sarici B, Isik B, Yilmaz S. Management of recurrent HCC after liver transplantation[J]. J Gastrointest Cancer, 2020, 51(4):1197-1199.

[39] 李海波, 汪国营, 蔡建业, 等. 2020年ATC肝移植研究前沿盘点[J]. 器官移植, 2021, 12(1):29-36.

[40] Chen YY, Chen CL, Lin CC, et al. Efficacy and Safety of Lenvatinib in Hepatocellular Carcinoma Patients with Liver Transplantation: A Case-Control Study[J]. Cancers(Basel), 2021, 13(18):4584.

[41] DeLeon TT, Salomao MA, Aqel BA, et al. Pilot evaluation of PD-1 inhibition in metastatic cancer patients with a history of liver transplantation: the Mayo Clinic experience[J]. J Gastrointest Oncol, 2018, 9(6):1054-1062.

第二节　辅助性肝移植

◎张　玄　周景师　窦科峰

肝移植是治疗终末期肝病的有效手段。由于肝脏是单一而非成对脏器，常规肝移植要切除患者全部失去功能的病肝，代之以功能完善的供者全部或部分肝脏，半个多世纪的实践证明了这种方法的有效性。但是，对那些一定条件下可恢复的肝衰竭或肝脏某些特定功能障碍的患者而言，其自身肝脏有恢复功能的机会或尚存大部分功能，切除全部肝脏并不是最好的治疗方法，施以保留全部或大部分受者肝的辅助性肝移植（ALT）是更理想的治疗方式。辅助性肝移植以异位或原位的方式移植供者全部或者部分肝脏，在一定时期内代替衰竭的受者肝执行肝脏功能或作为受者自身肝脏所缺乏的特定功能的补充，植入的肝脏可在受者肝功能恢复后去除，也可以永久保留在受者体内执行其生理功能。

一、辅助性肝移植的概念

辅助性肝移植（ALT）是指在保留患者全部肝脏或部分肝脏情况下，将供者肝异位或原位植入受者内，以使肝功能衰竭患者得到临时支持，或使原肝缺失的代谢、解毒功能得到代偿。

二、辅助性肝移植的分类

最具辅助性肝移植特征性的分类方式是按照供肝植入部位分为原位辅助性肝移植和异位辅助性肝移植。原位辅助性肝移植是切除部分受者肝，腾出空间和出入肝脏的血管和胆管，将供肝按照生理状态重新植入该部位。异位辅助性肝移植则不切除受者的肝脏，而是将供肝植入受者肝下方、髂窝或脾窝等部位，出入肝脏的胆管和血管需要以非正常生理状态重建。此外，辅助性肝移植也可按照与原位肝移植相同的分类标准分类，按照供者来源可分为尸体供者和活体供者辅助性肝移植；按照供肝完整性可分为全肝移植和部分肝移植。目前临床开展过的辅助性肝移植可根据供肝植入部位、供者来源和供肝完整性分为多种类型（表6.2.1）。

表 6.2.1　辅助性肝移植的多种分类方法及临床应用情况

植入部位	尸体供者		活体供者	
	部分	全肝	部分	全肝
原位	+	−	+	−
异位	+	+	+	−

注：+为临床上开展过的辅助性肝移植术式；−为临床上尚未开展的辅助性肝移植术式

三、辅助性肝移植的早期发展

Welch 等于 1955 年最早在实验动物模型中开展了辅助性肝移植探索。他们将新肝植入急性肝衰竭模型狗的下腹部，希望以供肝支持受者的肝脏生理功能，直到病肝恢复正常。以此为标志，世界范围内开始了辅助性肝移植的临床前期研究。在此基础上，Absolon 等在 1964 年开展了世界第一例临床人异位辅助性肝移植。

异位辅助性肝移植最初的术式采用异位辅助性全肝移植，也就是在保留受者肝的基础上，将供者全部肝脏移植入受者腹腔的其他部位（肝下、盆腔、脊柱旁等）。临床实践总结出的一般原则是保证移植肝能获得动脉和门静脉双重供血，尤其是保证有足够的门静脉灌注压，同时使肝静脉回流距右心房越近越好。初期将供肝门静脉与受者髂血管作端－侧吻合，之后多将供肝门静脉与受者肠系膜上静脉作端－侧吻合，供肝肝动脉与受者腹主动脉行端－侧吻合，供肝肝上下腔静脉与受者肝下下腔静脉作端－侧吻合，胆道重建则行胆管－空肠（Roux-en-Y）吻合。这种异位辅助性全肝移植，由于移植肝体积大，腹腔内空间有限，植入新肝后腹壁切口的张力甚大，难以关腹，即使勉强缝合，亦常迫使膈肌上升，极易引起肺部并发症。如果新植入的肝脏门静脉吻合于髂血管系统，缺乏富有营养物质的原门静脉入肝血液，不利于新肝的成活和功能恢复，临床上施行效果不佳。实践中发现，供肝管道重建方式也是手术成功的关键。

随着肝脏外科理论和技术的发展，在异位辅助性全肝移植的基础上，移植科医生开始实施异位辅助性部分肝移植。相对于异位辅助性全肝移植，其改进要点主要包括：仅行部分肝叶或肝段（多为肝左外叶，即Ⅱ、Ⅲ段）的移植以解决空间不足的问题；将供肝置于受者腹腔内的肝下间隙，行供肝门静脉与受者门静脉端 – 侧吻合；用带腹主动脉袖片的供肝肝动脉与受者肾动脉平面以下的腹主动脉行端 – 侧吻合；用供肝肝上下腔静脉与受者肾静脉平面以上的肝下下腔静脉行端 – 侧吻合。虽然异位辅助性部分肝移植在一定程度上解决了异位辅助性全肝移植遇到的腹腔空间狭窄的问题，而且供肝管道的重建方式也有了改进，但由于手术技术趋于复杂，而且未能很好地解决血流动力学问题，所以临床效果仍不理想。

据统计，最初 20 年实施的 50 例异位辅助性肝移植患者中，存活期超过 1 年的存活者只有 2 例。这些辅助性肝移植的早期研究结果均不理想，既有与常规肝移植遇到的免疫抑制剂疗法和离体器官保存等方面的原因，更有技术不成熟和血流动力学等多方面的理论和技术认识不足的问题。随着原位肝移植技术的成熟和疗效的提高，并逐渐成为标准的临床术式，异位辅助性肝移植在所有临床肝移植中所占的比重逐渐减少，其临床发展非常缓慢。

四、辅助性肝移植的发展现状

20 世纪 80 ~ 90 年代，由于高效免疫抑制剂的出现、临床肝脏外科的发展、器官移植理论和技术的进步，辅助性肝移植再次引起临床关注。1985 年，Bismuth 等开创性实施了世界首例临床原位辅助性部分肝移植（APOLT）。2000 年，我国首例临床原位辅助性部分肝移植由第四军医大学西京医院窦科峰团队完成。原位辅助性部分肝移植的技术要点是保留受者的部分肝脏而不是全部肝脏，将减体积后的供肝植入受者被切除的那部分肝脏的位置。由于原位辅助性部分肝移植兼有原位肝移植和异位辅助性肝移植的优点，较好地解决了异位辅助性肝移植遇到的腹腔空间和血流动力学问题，符合正常的生理解剖要求，使患者有较高的长期存活率和生活质量。从 1989 年原位辅助性部分肝移植首次成功用于治疗急性肝衰竭以来，急性肝衰竭已成为原位辅助性部分肝移植的主要适应证。急性肝衰竭是一类由各种病因引起的急性肝病所致的致命性综合征，病死率超过 80%。原位辅助性部分肝移植治疗急性肝衰竭的长期存活率达 50% ~ 60%，可与全肝移植的疗效相媲美，更理想的是，在原位辅助性部分肝移植存活患者，特别是年轻患者中有超过半数在受者肝功能恢复正常后，可以通过切除移植肝，或者逐渐有计划性减少免疫抑制剂用量使移植肝因排斥而萎缩，最终完全摆脱免疫抑制剂，获得真正意义上的治愈。原位辅助性部分肝移植因而成为辅助性肝移植的主流技术，并推动了辅助性肝移植临床研究的再次发展。

原位辅助性部分肝移植手术的供肝可来自活体供者或脑死亡供者，也可来自体外劈裂式的供肝，供肝可为左外叶（Ⅱ段、Ⅲ段）、左半肝（Ⅱ ~ Ⅳ段）或右半肝（Ⅴ ~ Ⅷ段）。为方便吻合，供肝动脉可带有腹主动脉的袖片。先切除受者的部分肝脏（左外叶、左半肝或右半肝），随后将相应供肝原位植入受者体内。供肝肝静脉同受者相应的肝静脉端 – 端吻合或供肝肝静脉与受者肝上下腔静脉端 – 侧吻合；供肝门静脉同受者相应的门静脉分支端 – 端吻合或供肝门静脉同受者门静脉主干端 – 侧吻合；带有袖片的供肝动脉同受者肾动脉下方之腹主动脉端 – 侧吻合，如供肝动脉不带袖片，则同受者相应肝动脉分支端 – 端吻合，胆道重建采用胆管 – 空肠（Roux-en-Y）吻合。由于观察到移植后受者肝与移植肝的竞争作用，门静脉的处理是一项棘手的问题。在急性肝衰竭患者中，受者肝门静脉是不能阻断的，否则术后受者肝将不可能再生，而在慢性肝病、小体积供肝或遗传代谢性疾病患者中，则可缩窄受者肝门静脉口径，甚至结扎滋养原受者肝的门静脉分支，使移植肝获得充足的营养供应，有利于其增生扩大。

原位辅助性部分肝移植的临床实践证实了辅助性肝移植在理论上的某些优点。例如，对于急性肝衰竭患者，原位辅助性部分肝移植可帮助其度过危险期，其受者肝再生后还可切除移植肝，或有计划逐渐停用免疫抑制剂，使移植肝被逐渐排斥而萎缩，避免了终身应用免疫抑制剂，使患者获得完全康复；术后出现血管并发症或严重排斥反应者，保留的部分肝脏可以继续发挥功能，不会立即威胁生命。此外，原位辅助性部分肝移植还比较完美地解决了异位辅助性肝移植失败的主要技术问题——腹腔空间不足和静脉回流动力不足的问题。原位辅助性部分肝移植的缺陷是手术技术复杂、并发症发生率较高、门静脉血供的分配处理很难掌握，受者肝和供肝之间的功能竞争可导致供肝萎缩，且受者肝部分切除在一定程度上限制了其功能的恢复。

与此同时，异位辅助性肝移植的临床研究也未完全停滞。尤其在原位辅助性部分肝移植技术获得成功的启发下，针对异位辅助性肝移植存在的问题，尤其是腹腔空间和血流动力学问题，各国学者继续在探索解决问题的方法。2007 年，临床脾窝异位辅助性部分肝移植术由第四军医大学西京医院器官移植中心窦科峰团队成功实施，这个创新术式较好地解决了腹腔空间和血流动力学问题，其在特定情况下的应用具有独特的优势，成为异位辅助性肝移植的一项技术突破，代表着异位辅助性肝移植临床研究的再次复兴。

脾窝异位辅助性部分肝移植术目前主要应用于先天代谢性肝病患者，这些患者仅需要 10% ~20% 的正常肝脏即可满足生理代谢需要，一般取供者左外叶作为供肝。供肝的取得可以来自活体供者，也可来自离体尸体供肝体外劈裂。受者手术首先切除脾脏，保留脾动脉（SA）和脾静脉（SV），将供肝上下翻转 180°植入受者脾窝。供肝左肝静脉（LHV）与受者左肾静脉（LRV）近心端在下腔静脉（IVA）的开口处行端 – 端吻合，肾静脉远心端缝合关闭，左肾静脉回流主要依靠左肾上腺静脉和生殖腺静脉。供肝门静脉与受者脾静脉，供肝肝动脉和受者脾动脉分别行端 – 端吻合（图 6.2.1）。胆道重建仍然采用供者胆管与受者空肠行 Roux-en-Y 吻合。

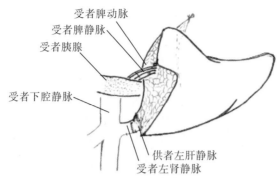

受者脾动脉
受者脾静脉
受者胰腺
受者下腔静脉
供者左肝静脉
受者左肾静脉

图 6.2.1　脾窝异位辅助性部分肝移植示意图

窦科峰团队在伴有肝硬化和神经系统病变的肝豆状核变性患者中应用脾窝异位辅助性部分肝移植术，首例已经健康存活率 14 年。该手术具有以下优点：保留受者原有肝脏，未作切除和游离，简化了手术操作，减少了术中出血，降低了术后并发症发生率，缩短了手术时间，保证了受者安全；切除脾脏，尤其是门静脉高压症导致的病理性巨脾，为移植肝提供了足够的腹腔空间；受者所需的供肝重量明显低于全肝移植所需的供肝重量，从而减少了对供者的损害，保证活体供者的安全或劈裂式肝移植另一受者也可获得足够的供肝体积；由于此类患者均存在较严重的门静脉高压，所以术后供肝的门静脉压力高，保证了供肝的血流灌注，并且相当于行脾静脉–肾静脉分流手术，有降低门静脉压力的作用。但是，脾窝异位辅助性部分肝移植术也存在一些缺陷。由于对左肾静脉进行了缝合关闭，左侧肾脏静脉回流需要通过肾上腺静脉和生殖静脉，在手术后早期会出现左侧肾脏一过性损害，但随着静脉回流的代偿，左肾功能短期即可恢复；肝豆状核变性患者的病肝仍留在体内，虽然理论上消除有毒代谢产物后肝脏损害因素也随之消除，对受者肝细胞的破坏也停止了，但实践上仍然无法确定发生原肝原发肿瘤的风险是否消除；如果患者术前没有门静脉高压症，则供肝门静脉压力无法保证，需要寻求动脉化或其他方式解决。这些问题均需要行进一步临床研究来明确答案并确定解决方案。

五、辅助性肝移植的适应证

可逆性急性肝衰竭和遗传代谢性肝病是辅助性肝移植的主要适应证。2016 年欧洲肝病学会（EASL）发布的肝移植临床实践指南的推荐意见为：辅助性肝移植适用于急性肝功能衰竭以及功能性、先天性或代谢性疾病累及肝脏的病例。其优势为：一旦自身肝脏恢复功能，便可去除移植物并停用免疫抑制药物。在可获得的供肝重量小于所需安全移植肝重量时辅助性肝移植也是一种选择。辅助性肝移植也曾作为一种过渡治疗措施用于终末期肝病患者接受全肝移植前的肝功能支持措施。

1. 可逆性急性肝衰竭

各种病因所致的急性肝衰竭，由于没有完全有效的肝功能替代治疗措施，病情严重的患者会死亡，但是如果患者能继续存活率，则一定时间后肝脏内各种细胞可以通过再生和修复机制恢复肝脏的结构和功能。原位全肝移植后，受者原肝被全部切除，使肝细胞完全失去了再生和修复的机会，受者必须完全依靠供肝存活，而且需终身接受免疫抑制治疗。辅助性肝移植作为一种短期内支持的治疗方法，能使患者平稳度过肝衰竭期，让受者原肝的肝细胞再生，肝脏结构和生理功能恢复正常之后可以去除移植肝，不需要长期服用免疫抑制剂，患者可获得真正意义上的完全康复，在理论上具有显著优势。判断肝功能在辅助性肝移植后是否可以恢复是急性肝衰竭患者肝移植术式选择的关键点。符合下列条件的患者其肝脏的再生率较高：年龄 < 40 岁；因病毒性肝炎或对乙酰氨基酚服用过量导致的肝衰竭；从出现黄疸到发生肝性脑病的间隔 < 7d 者。通过经皮肝穿刺病理活组织检查（活检）获得受者肝坏死肝细胞所占百分比及肝细胞坏死分布形式来判断预后则尚未取得确定性的结论。

辅助性肝移植治疗急性肝衰竭的理论基础包括：①肝脏再生能力很强，而急性肝衰竭是一种有潜在可逆性的疾病，健存的部分肝细胞能有效增生，恢复正常结构，满足基本生理需要；②辅助性肝移植和全肝移植远期存活效果相当，并且总体优于内科保守治疗（人工肝以及肝细胞移植）；③辅助性肝移植具有独特优势，待自体肝脏增生能满足生理需要后可以停用免疫抑制剂，让移植物逐渐萎缩，不需要终身服用免疫抑制剂；④仅仅需要部分移植物，可以采用活体供肝以及劈离式肝移植完成，其得到手术救治的概率更大。

2. 代谢性肝脏疾病

该类疾病的患者通常只是肝脏生理功能的某一个方面存在障碍，而其他生理功能正常，如胆红素结合、尿素生成或物质代谢等的某个酶缺失，导致相应的病理生理过程，切除整个肝脏是一种极大的浪费。研究表明，这种遗传代谢功能的障碍通常仅需少部分正常肝组织即可纠正，因此，理论上肝脏遗传代谢性疾病患者没必要进行全肝移植，适合行部分辅助性肝移植。适于行辅助性肝移植的遗传代谢性肝病包括以下疾病：苯丙酮尿症、先天性葡萄糖醛酸转移酶缺乏症（Crigler-Najjar 综合征）、肝豆状核变性（Wilson 病）、鸟氨酸氨甲酰转移酶缺乏症和遗传性高血氨血症等。

代谢性肝病是辅助性肝移植的主要适应证，但肝脏移植治疗代谢性疾病的具体时机较难把握。首先，一些代谢性肝病同时累及肝外器官。例如：家族性淀粉样变多发性神经病，该病的病因为甲状腺素转运蛋白（TTR）基因突变，TTR V30M 为最常见的突变位点，临床上表现为周围神经和内脏器官的淀粉样蛋白质沉积。高草酸尿症是由于肝脏过氧化丙氨酸 – 乙醛酸盐氨基转移酶缺乏，导致草酸产生过多，该病最终导致尿路结石和肾功能衰竭。糖原贮积病是一类糖原代谢疾病，糖原合成或分解发生障碍，糖原大量沉积于组织中而致病。Ⅰ、Ⅲ、Ⅵ及Ⅸ型糖原贮积病以肝脏病变为主，Ⅱ、Ⅴ及Ⅶ型糖原贮积病以肌肉组织受损为主。

判定这些疾病的肝移植指征时，首先要考虑肝脏移植是否可以改变疾病进程。此时对诊断的准确度要求非常高，需要明确疾病具体亚型，有时需要基因变异位点的分析，同时还需要鉴别与这些疾病症状类似的受累脏器的原发疾病，例如肝病导致肾功能衰竭还是肝病合并肾脏原发疾病。在进行肝移植治疗的同时，其他受累器官病变的可逆性和治疗措施也应明确，因此需要多学科合作，需要整合医学指导。

3. 小体积供肝

由于供肝短缺，部分移植物的应用越来越广泛，特别是活体技术的逐渐成熟，活体肝移植供肝切取，有时仅获得重量小于受者体重 0.7% 的供肝或可仅获得存在一定程度脂肪变性供肝，如果行常规活体部分肝移植容易发生小肝综合征，导致治疗失败的概率较高，此时可考虑行辅助性肝移植，借助于受者肝残余的功能共同完成肝脏的生理功能，提供足够多的时间支持移植肝的再生，减少和避免其术后早期出现小肝综合征。在早期行活体肝移植时，成人间活体肝移植主要采用左半肝移植。为了避免小肝综合征，1996 年开始京都大学 Tanaka 教授团队就尝试保留部分自体肝脏来避免移植物过小，二期再采用自体肝门静脉栓塞或肝切除。在开展成人右半肝供肝后，由于小肝综合征风险减小，开展逐渐减少。需要注意的是，硬变的肝脏无法代偿增生，利用其残存的功能，只能在较小范围内减少供者肝脏体积的需求。因此对于肝硬化患者，通过辅助性肝移植预防小肝综合征时，仍需植入相对较大的移植肝。此时辅助性肝移植不能发挥充分利用小体积供肝的优势，对缓解供者资源紧张和降低捐献者风险的帮助不大。

4. 高致敏肾移植

对于群体反应性抗体（PRA）很高的需要接受肾移植的尿毒症患者，肾移植后发生超急性排斥反应的风险很大。因此，有学者尝试对于高致敏肾移植患者，同期行辅助性肝移植，可以降低体内预存抗体滴度，降低开放后出现超排斥反应的机会，主要机制有肝脏的免疫吸附理论、移植肝诱导外周耐受以及微嵌合理论。供肝内大量的库普弗细胞对反应性抗体的吞噬作用应该也利于降低预存抗体。2014年，国内第四军医大学第一附属医院的窦科峰、袁建林团队联合开展了脾窝辅助性肝移植联合高致敏肾移植，患者术后恢复良好，至今存活。

5. 慢性肝衰竭

辅助性肝移植可以作为肝硬化或其他良性慢性终末期肝病的过渡治疗措施，在病情紧迫但短期内无法等到用于全肝移植的肝脏或者病情特殊不适合行全肝移植时，可以通过辅助性肝移植作为一个桥梁，暂时提供肝功能支持，帮助患者最终过渡到完成全肝移植；或者辅助性的那部分移植肝增生，体积增大，最终在一定时间后代替受者肝提供完全的肝功能代偿。有些找不到活体供者的慢性肝衰竭患者，甚至可以从已经恢复受者肝功能的其他辅助肝移植患者处获得可再次使用的辅助性移植物，从而增加供肝利用率。

六、辅助性肝移植的禁忌证

1. 肝脏恶性肿瘤

辅助性肝移植需保留受者肝，若原肝为恶性肿瘤，其根治性治疗效果不佳，移植术后的免疫抑制治疗更可加快肿瘤复发和转移，患者一般预后不良，所以是辅助性肝移植的禁忌证。如肿瘤侵犯肝以外器官、伴有淋巴结转移或远处转移则更是所有肝移植的禁忌证。

但挪威奥斯陆大学医学院在结肠癌肝转移的患者中采用了辅助性肝移植。由于肿瘤分布比较广泛，左右半肝均有肿瘤，一期无法根治，手术分两期，第一期先行左外叶切除，移植物为左外叶 S2 段和 S3 段，约 2 周后移植物增生，如果移植物与受者体重比（GRWR）>0.8%，第二期手术切除剩余的自体右半肝，手术取得成功。法国克利希大学在原发性肝癌的患者中尝试行辅助性肝移植，患者是一例酒精性肝硬化合并原发性肝癌患者，单纯移植物 GRWR 为 0.77%。为了避免小肝综合征，行右三叶切除后，将移植物移植于患者右上腹，保留了患者左外叶，2周后将左侧门静脉行栓塞，促进移植物增生，术后 1 个月行左外叶自体肝切除，术后患者恢复顺利，扩大了辅助性肝移植的手术适应证。

2. 某些遗传代谢性肝病

有一类遗传代谢性肝病是由于肝脏合成病理性蛋白导致肝内外器官损害，辅助性肝移植患者的受者肝会持续释放病理性代谢产物，原发病因持续存在，除了紧急情况下为挽救生命外，一般不适合行辅助性肝移植，例如家族性淀粉样多发性神经病变和原发性高草酸盐尿症等。

3. 有明显肝纤维化或肝硬化的急性肝衰竭

经皮肝穿刺活检发现明显肝纤维化甚至硬化的急性肝衰竭患者，通常移植后受者肝不能完全再生修复，一般需行原位肝移植，故列为辅助性肝移植的禁忌证。

但有学者提出：对于合并肝硬化，Child-Pugh A、B 级，以及消化道反复出血，内科保守治疗效果不佳的患者可行辅助性肝移植，将其称为"功能性分流"术，供肝采用左外叶或左半肝，保留自身右半肝，术后自体肝出现慢慢萎缩，而移植物快速增生。达到利用小体积移植物根治肝硬化、门静脉高压，彻底治愈消化道出血的作用。总之，随着外科技术不断进步，免疫抑制药物的研究进展，学界对小肝、肝再生及血流调整的不断精细化，辅助性肝移植技术将更加成熟，在特殊情况下的优势将更加凸显。

4. 其他禁忌证

全身状况以及心、肺等肝外重要器官功能障碍或者衰竭，经评估无法耐受手术者；存在尚未得到控制的细菌、真菌及其他病原微生物感染等情况。

七、辅助性肝移植需要解决的问题

1. 保证供肝肝血窦正常灌注压

这是维持肝脏结构和功能的重要保证。一端是肝静脉回流端，除原位辅助性部分肝移植外，通常供肝肝上下腔静脉或者肝静脉吻合于受者肝下下腔静脉，吻合口距离右心房较远，供肝静脉流出压力增高，静脉回流阻力增大，肝血窦压力增大，所以供肝的静脉回流吻合口应在保证通畅的前提下尽量靠近右心房。另一端是门静脉灌注端，从辅助性肝移植的发展史看，供肝门静脉与受者髂静脉、肠系膜上静脉直至发展到与门静脉端 - 侧吻合，所提供的门静脉灌注压越来越接近生理状态，但是，由于供肝的缺血 - 灌注损伤和肝静脉回流压力增高，可能需要更高的门静脉灌注压以保证肝血窦的灌注压，这在门静脉高压症受者可能仅仅通过供肝门静脉与受者门静脉静脉端 - 侧吻合即可获得。但是，在无病理性门静脉高压症的受者，单纯依靠供肝门静脉与受者门静脉的静脉端 - 侧吻合获得较高的门静脉灌注压就存在困难。门静脉动脉化是一个解决方法，但在提高灌注压的同时，也存在动脉化技术手术难度增加，动脉化口径难以确定以及可能诱发门静脉高压并发症的弊病。有研究者尝试通过肾静脉与供肝门静脉端 - 端吻合保证门静脉灌流量和灌流压取得了较好的效果，但肾静脉与门静脉血液成分存在较大差异，对于肝脏全面的影响尚无法估计，而且肾脏本身回流压力增加对肾脏的影响也有待研究；据报道，保留的受者肝静脉阻断，也可通过间接途径提高移植肝门静脉压力和流量，但同样存在人为制造巴德 - 吉亚利综合征［又名布 - 加综合征（BCS）］和影响受者肝恢复等问题。总之，为保证肝血窦正常灌流，选择合理的技术吻合肝静脉和门静脉，使供肝获得足够的门静脉灌注压和其与肝静脉流出道压力之差，对于辅助性肝移植成功至关重要。

2. 受者肝与移植肝竞争

由于来自胃肠道富含营养物质的门静脉血是肝脏存活的物质基础，而门静脉的血流量和营养物质又是有限的资源，所以主要是门静脉血液分配和功能竞争交织在一起。前文提到过的原位辅助性部分肝移植术式，门静脉血流分配就是一个典型的血流分配影响到功能竞争的问题。对于保留全部受者肝的异位辅助性肝移植来说，移植后受者总肝脏量明显超过生理需要量，一部分肝脏将成为过剩器官而被淘汰掉，以维持机体的平衡，这更使门静脉血供变成相对稀缺的资源，资源分配的倾斜也必然影响到两个肝脏的存活和功能。因此，在临床实践中，应根据病例的具体特点、辅助性肝移植的适应证和治疗目的灵活选择不同的手术方式。

3. 术后移植肝的监测

常规的检查均有局限性。肝功能检查只能代表两个肝脏的整体功能，无法区分肝功能好转是由于受者肝的恢复还是移植肝的功能代偿所致。可能因存在受者肝血清转氨酶下降不明显，易误诊为排斥反应。此时，CT、MRI是评估肝脏体积变化的常用方法。移植肝体积的增大通常标志着移植物的成活和增生；受者肝体积增大伴移植肝体积的减少标志着受者肝的再生。但单纯体积的变化并不能确定移植物的功能状况，经皮肝穿刺活检具有一定意义，例如肝细胞再生时可以发现肝细胞坏死区消失，代之以正常的肝细胞，并可见纤维组织形成，但单一的肝活检并不能代表整个肝实质的情况，连续的肝活检也许更有意义。评价两个肝脏各自功能最具可操作性的方法应属放射性核素肝胆道动态扫描。随着肝细胞的再生，肝脏对核素的摄取量和经胆汁的分泌量逐渐增加，这是一个较敏感的指标并可对两肝提供各自独立的信息，有利于区分和准确判断两肝功能。需要注意的是，在出现肝血管栓塞及急性排斥反应时放射性核素检查的实施和准确性均会受到限制。

4. 移植后两个肝脏的处理

主要根据受者的原发疾病结合移植后肝体积和功能监测来决定。急性肝衰竭时，供肝的暂时代谢支持可为受者肝的再生赢得时间，一旦受者肝功能恢复可满足生理需要则可切除供肝，也可逐步撤除免疫抑制剂使供肝排斥萎缩，使患者免于终生免疫抑制治疗。不伴有肝硬化的代谢性肝病，受者肝不产生毒性代谢产物损害且两肝功能状况均良好时，两者可长期共存。伴有肝硬化的慢性肝病行辅助性肝移植后，小体积供肝增生并且功能已可完全代偿生理需要时，可以二次手术切除受者肝；但鉴于二次手术的难度，亦可对受者进行有关肿瘤的密切随访。以上只是两肝处理的一般性原则，实际临床情况并不与此完全一致，还需参考临床情况来确定，如急性肝衰竭时，若受者肝未能再生而供肝功能良好，能代偿全部肝脏功能时可切除受者肝或通过栓塞使其原位萎缩。

八、展　望

近年来，随着肝脏移植技术逐渐成熟，以及供肝短缺的矛盾日益突出，对急性肝衰竭、肝脏代谢性疾病认识的加深，活体肝移植的开展以及小体积移植物的使用，辅助性肝移植的适应证逐渐扩大，走上了快速发展的轨道，已发展为肝移植的一个重要分支。辅助性肝移植技术的推广可能在一定程度上缓解供者缺乏的局面，增加代谢性肝病和MELD评分较低的肝硬化患者接受肝移植治疗的机会。同时，辅助性肝移植由于对移植物体积要求减小，减少了活体捐献风险和限制条件，从而推动了活体肝移植的开展。

参考文献

[1] 周景师，窦科峰. 辅助性肝移植的理论与实践[J]. 中华肝脏外科手术学电子杂志，2012，1(1):8-13.

[2] 尤楠，刘卫辉，季茹，等. 脾窝异位辅助性部分肝移植治疗遗传代谢性肝病的临床研究进展[J]. 中华器官移植杂志，2012，33(8):506-508.

［3］季茹,陶开山,遆振宇,窦科峰.脾窝异位辅助性活体肝移植治疗 Wilson's 病的多方位思考［J］.
医学与哲学(临床决策论坛版),2009,30(5):31-33+50.

［4］Olausson M,Mjörnstedt L,Nordén G,et al. Successful combined partial auxiliary liver and kidney
transplantation in highly sensitized cross-match positive recipients［J］. Am J Transplant,2007,7
(1):130-6.

［5］杨诏旭,窦科峰.辅助性肝移植的选择与实施［J］.肝胆外科杂志,2013,21(4):247-250.

［6］袁建林,张更,窦科峰,等.肾移植联合脾窝异位辅助性肝移植治疗高致敏尿毒症受者的初
步体会［J］.中华泌尿外科杂志,2015,36(4):261-264.

［7］Li J,Tian DZ,Jiang WT,Shen ZY. Clinical progress of auxiliary liver transplantation［J］. Eur J
Gastroenterol Hepatol,2021,33(1):4-8.

［8］Rela M,Kaliamoorthy I,Reddy MS. Current status of auxiliary partial orthotopic liver
transplantation for acute liver failure［J］. Liver Transpl,2016,22(9):1265-74.

［9］Ciria R,Davila D,Heaton N. Auxiliary liver transplantation in children［J］. CurrOpin Organ
Transplant,2011,16(5):489-93.

［10］Heaton N. Small-for-size liver syndrome after auxiliary and split liver transplantation:donor
selection［J］. Liver Transpl,2003,9(9):S26-8.

［11］朱志军,曾志贵.辅助性肝移植的研究进展［J］.临床肝胆病杂志,2015,31(12):
2020-2022.

［12］Germani G,Theocharidou E,Adam R,et al. Liver transplantation for acute liver failure in Europe:
outcomes over 20 years from the ELTR database［J］. J Hepatol,2012,57(2):288-296.

第三节　腹部多器官联合移植

◎张　玄　杨佩军　窦科峰

腹部多器官联合移植指腹腔内 3 个或 3 个以上在解剖和功能上相互关联的脏器
群移植。特点是将腹腔内多个脏器作为一个移植整体,拥有共同的动脉供血通道
和静脉流出通道,因此移植物能够全面替代原器官的功能,同时保持移植器官间
正常解剖生理结构。目前临床上开展的腹部多器官联合移植大多以小肠移植为基础,
主要包括肝脏、小肠。经典术式有肝、肠联合移植和肝、胰、胃、肠联合移植等。

一、腹部多器官联合移植的国内外发展历史

(一)国外发展历史与现状

腹部多器官联合移植的发展经历了较长过程。1960 年 Starzl 和 Kraupp 等首次
尝试进行腹部多器官联合移植的大动物实验,在进行 19 例包括胃、脾、小肠、结

肠、胰腺和网膜在内的多器官移植后，实验犬最长存活期超过 9d，证实多器官联合移植的技术可行性。直到 1983 年，这项技术才被 Starzl 等在临床上初次应用，但患者术后 4h 出现大量出血，结果以失败告终。1990 年，多器官联合移植在临床上取得了首次成功，手术对象是一例 3.5 岁的围生期肠扭转和坏疽患儿，在接受了胃、小肠、结肠、胰腺和肝脏联合移植后，存活了 192d，最终因为 EB 病毒相关淋巴组织增生性疾病死亡，死亡前没有出现移植物排斥和移植物抗宿主病。自此，多器官联合移植在多个临床中心开展，根据美国器官资源共享网络的数据，2000—2012 年仅美国就完成了 455 例肝肠联合移植。小肠移植的成功促进了腹部多器官联合移植的发展，至 2012 年 5 月，美国已完成肝、胰、肠联合移植 751 例。

（二）国内发展历史与现状

我国的多器官联合移植始于 20 世纪 90 年代初，武汉同济医科大学器官移植研究所最先报道了腹部多器官整块原位移植的动物实验，并于 1995 年完成了亚洲首例腹部原位肝、胰、十二指肠多器官联合移植，限于当时的移植手术技术、免疫抑制剂及围手术期经验的欠缺，患者最终死于术后感染。进入 21 世纪，随着肝移植及小肠移植技术的成熟，腹部多器官联合移植再次进入临床实践，武汉同济医院 2004—2006 年共完成 7 例肝、胰、肠多器官联合移植，其中 3 例获得长期存活，2 例存活超过 2 年。2006 年，上海瑞金医院为一例胃肠道腺瘤性息肉综合征患者实施了包括肝、胰、脾、胃、十二指肠、全小肠及结肠腹部多器官联合移植，但未获得长期存活。2010 年湘雅第二医院器官移植中心为一例原发性抗磷脂综合征：门静脉血栓广泛形成患者成功实施了包括肝、胰、脾、胃、十二指肠、全小肠、阑尾及结肠的腹部多器官联合移植，患者术后恢复正常饮食，最后因"脑血管意外"仅存活了 93d。2005 年第四军医大学西京医院器官移植中心窦科峰教授领衔的团队为一例多脏器功能衰竭的患者实施了亚洲首例肝、胰、肾三脏器联合移植。据报道，该患者至今已健康存活 16 年，为目前国际上存活时间最长的病例。随后，2008 年窦教授团队又实施了亚洲首例心、肝、肾多器官联合移植，患者术后存活 2 周，后因真菌感染死亡。

二、腹部多器官联合移植的适应证与禁忌证

（一）适应证

按照受者所患疾病分为良、恶性两大类。

良性疾病包括：①各种小肠疾病导致的多个器官功能衰竭，如神经节细胞缺失症、假性梗阻、肠扭转、吸收不良、短肠综合征、坏死性小肠结肠炎、局部缺血、加德纳病、硬纤维瘤、克罗恩病；②不明原因的肠系膜动脉和静脉栓塞、血栓形成；③广泛的胃肠道息肉病或腹腔全部空腔脏器疾病或神经系统调节障碍；④各种严重腹部外伤以及腹部发育畸形引起的多器官功能损伤；⑤终末期肝病合并胰岛素依赖的 1 型或 2 型糖尿病。

恶性疾病包括：①胰腺和十二指肠肉瘤、类癌、胰腺神经内分泌肿瘤伴肝转移；②胆管癌或胃癌已出现肝转移；③肝细胞癌（肝癌）侵及十二指肠和结肠；④结肠癌广泛转移。

（二）禁忌证

相对禁忌证：①年龄 >60 岁；②有症状的脑血管或外周血管病变；③过度肥胖或体重为标准体重的 150%；④乙型肝炎表面抗原阳性或丙型肝炎抗体阳性而肝功能正常者；⑤严重血管病变；⑥癌前病变。

绝对禁忌证：①全身活动性感染，包括未控制的脓毒血症、结核病等；②溃疡病未治愈；③恶性肿瘤未治疗，存在腹腔外肿瘤转移；④腹腔内广泛粘连以致无法手术切除原器官；⑤人免疫缺陷病毒（HIV）阳性者；⑥近期心肌梗死，难治性心力衰竭或左心室射血分数 <40%；⑦呼吸系统功能不全；⑧进行性周围肢端坏死、卧床不起；⑨严重胃肠免疫病、不能服用免疫抑制剂；⑩伴有精神病或心理异常、依从性差；⑪嗜烟、酗酒或吸毒。

三、腹部多器官联合移植面临的难题

（一）移植排斥反应

腹部多器官联合移植的主要难题是如何预防和治疗小肠的排斥反应。小肠及其系膜淋巴结中含大量淋巴细胞，因此移植术后排斥反应发生率极高。有研究表明其急性排斥反应的发生率可高达 87.8%，移植术后 9 个月仍有 1/3 患者发生排斥反应，慢性排斥反应的发生率也有 30% ~ 50%。小肠移植抗排斥治疗方案的发展经历了 20 世纪 80 年代末临床小肠移植起步阶段的环孢素 A 时代，20 世纪 90 年代中期开辟小肠移植新纪元的他克莫司（FK506）时代和 20 世纪 90 年代后期 IL-2 受体抗体诱导时代。

上腹部多器官联合移植涉及器官数多，由于供者消化道存在大量系膜淋巴结，理论上容易发生免疫排斥。排斥后的免疫抑制治疗又有加重感染的可能，这使上腹部多器官联合移植的风险大大增加。不过同时移植的肝脏对其他器官又存在免疫保护作用，临床上多器官移植术后的免疫排斥反应与单纯肝移植相比并无明显增加，因此，推荐采用"低强度"免疫抑制方案，将国外采用四种免疫抑制剂联用、维持 FK506 目标血药浓度 15 ~ 20ng/mL 的"高强度"免疫抑制方案，更新为两种免疫抑制剂联用、维持 FK506 目标血药浓度 8 ~ 12ng/mL 的"低强度"免疫抑制方案，在不增加排斥反应发生率的同时，可显著减少严重感染的发生率。

随着对器官移植免疫耐受现象认识的加深，目前普遍认为最佳的免疫抑制方案并不是通过强大的免疫抑制剂过度抑制受者的免疫功能，而是提高移植物被受者接受的可能，诱导免疫耐受或部分免疫耐受。21 世纪初抗胸腺球蛋白和 CD52 单克隆抗体的应用标志着小肠移植抗排斥治疗进入一个新阶段。近年来人源化 CD52 单克隆抗体（Campath 1H）诱导、单用低剂量 FK506、无糖皮质激素维持的免疫抑制方案已被全球最主要的移植中心采用，获得了良好疗效，不仅未增加感染的发生率，且未发生移植物抗宿主病。

（二）外科并发症

术后并发症因移植器官而异，但往往发生在移植后的早期，包括吻合口漏、动脉和静脉移植物血栓形成和出血。在 500 例移植的单一机构中，动脉血栓形成的发生率为 3.8%。上腹部多器官联合移植患者往往合并有终末期肝病，凝血功能差，加上部分患者具有多次腹部手术史，腹部粘连进一步加大了手术难度。常见的手术并发症往往发生在术后早期，包括术后大出血、胆管漏和血管漏或狭窄、血栓形成、肠穿孔、伤口裂开、腹腔脓肿以及乳糜性腹腔积液等。术后出血多因血管吻合口漏、原先存在肝功能不良所致的凝血功能障碍以及以往手术所致的血管化粘连。胆管并发症（胆漏和胆管狭窄）通常发生在肝、小肠联合移植的胆总管空肠 Roux-en-Y 吻合术。新近对保留十二指肠的肝小肠联合移植的技术进行改进，由于保留了肝门，因而无须胆总管空肠吻合而避免了胆管并发症。血管并发症发生较少但后果严重，通常是血栓形成。动脉血栓是术后最严重的并发症，患者表现类似于急性肠系膜缺血，可导致急诊再手术，发生动脉血栓时移植物通常无法挽救，可能需要再次移植。胃肠道并发症主要是胃肠道出血和吻合口瘘的发生。为减少吻合口瘘的发生，在移植术后早期应通过移植肠造口进行有效减压。预防术后腹腔出血应注意：①精湛的手术技巧及精细的操作，彻底止血；②术后监测凝血功能，适当的抗凝并根据凝血功能情况及腹腔引流液性状及量调整方案；③加强抗感染治疗。出现腹腔出血时应立即调整或停用抗凝药物，积极补充血容量及凝血物质，经积极对症治疗，情况无好转者，应尽早决定行再次手术止血。

（三）内环境紊乱

多器官联合移植是腹部最大最复杂的手术，持续时间长，创伤大，出血及输血多，对下腔静脉、门静脉和主动脉等大血管干扰大，术中血流动力学变化及对机体代谢和内环境的影响也大。在移植术中要系统地监测血流动力学及水电解质变化，可采用动脉导管和肺动脉漂浮导管，以多功能监测仪观察，记录术中各阶段的心率、收缩压、平均动脉压、中心静脉压、肺动脉压、每分钟心输出量（CO）、每搏输出量（SV）、肺血管阻力、外周血管阻力等参数；术中分不同时段抽取外周静脉血和动脉血进行血液电解质、生化检测和血气分析，针对移植不同阶段的内环境改变采取相应的综合性措施。迅速纠正酸中毒，防治高血钾、高血糖、低血钙、高血磷，给予心血管活性药物调节心率和血管阻力，补足血容量。

（四）胰腺功能紊乱

多器官联合移植后移植胰腺的功能对机体的代谢状态影响很大，关系到手术成败，移植后移植的胰腺并发症发生率高，是重要的术后早期致死原因。实验研究表明，多器官切取是保留早期胰腺内外分泌功能一种适当的技术，原位胰腺十二指肠移植可保留胰岛素正常肠胰轴。供者器官的切取、灌注和移植过程中要避免捏挤胰腺，要保护胰腺及其血供，联合使用生长抑素、胰蛋白酶抑制剂等药物可有效防治术后移植胰腺炎。术中切除受者胰腺后根据血糖浓度补充外源胰岛素，以防治高血糖；移植胰腺功能良好时，要尽快停用胰岛素，以免发生严重的低血糖。并根据情况，检测 C 肽、血糖、血胰岛素、血淀粉酶和脂肪酶来监测胰腺功能并据此给予患者胃肠外营养。只有对肝脏发生了不可逆损伤的患者才施行肝肠联合移植。

（五）移植物抗宿主病

当供者细胞将宿主细胞识别为外来抗原并开始针对受者组织发起供者介导的免疫反应时，就会发生移植物抗宿主病（GVHD）。GVHD 的危险因素包括年龄较小和移植中包含脾脏等。GVHD 发生后死亡率高达 70%。由于肠道淋巴组织丰富，理论上发生 GVHD 的概率要比单器官移植高，但在临床实践中，GVHD 在多器官联合移植中发病率相对较低（约 6%）。GVHD 的诊断主要通过聚合酶链反应（PCR）和免疫组织化学染色。GVHD 的治疗包括增加免疫调节药物剂量，对于满足干细胞治疗条件者也可进行尝试。

四、展　望

腹部多器官联合移植的临床实践为研究免疫耐受等移植免疫重大问题提供了新契机。从 20 世纪 60 年代的首次尝试，到目前在临床中较为成熟的应用，腹部多器官联合移植由于其适应证和在预后方面特殊的优势，很可能在未来实践中进一步成熟，被更多的临床移植医学中心应用。随着经济水平的发展以及病例和经验的积累，我国腹部多器官联合移植将在今后几年内进入一个新阶段。

参考文献

［1］Mangus RS. Liver-Intestine/Multivisceral Perspective：Indications，Patient Selection，and Allocation Policy［J］. Clin Liver Dis（Hoboken），2019，14（4）:142 – 145.

［2］Starzl T. Multiple transplantation of abdominal organs［J］. Bull Acad Natl Med，1991，175（6）:835 – 847，847 – 848.

［3］Tzakis AG，Kato T，Levi DM，et al. 100 Multivisceral Transplants at a Single Center［J］. Annals of Surgery，2005，242（4）:480 – 493.

［4］Abu-Elmagd KM，Kosmach-Park B，Costa G，et al. Long-Term Survival，Nutritional Autonomy，and Quality of Life After Intestinal and Multivisceral Transplantation［J］. Annals of Surgery，2012，256（3）:494 – 508.

［5］鞠卫强,林建伟,王东平,等. 简化式腹部多器官移植手术技术探讨22例［J］. 中华器官移植杂志，2015，36（7）:385 – 388.

［6］何晓顺,鞠卫强,林建伟. 腹部多器官移植在我国的临床应用. 中华移植杂志（电子版），2015,9（2）:50 – 53.

[7] Ruiz P. Updates on acute and chronic rejection in small bowel and multivisceral allografts[J]. Current Opinion in Organ Transplantation, 2014, 19(3):293-302.

[8] Guaraldi G, Cocchi S, De Ruvo N, et al. Outcome, incidence, and timing of infections in small bowel/multivisceral transplantation[J]. Transplantation Proceedings, 2004, 36(2):383-385.

[9] 李亭, 贺志军. 腹部多器官联合移植[J]. 中华临床医师杂志(电子版), 2013, 7(1):27-29.

[10] Mangus RS, Tector AJ, Kubal CA, et al. Multivisceral Transplantation: Expanding Indications and Improving Outcomes[J]. Journal of Gastrointestinal Surgery, 2013, 17(1):179-187.

第四节　异种肝移植

◎张　玄　杨佩军　窦科峰

异种移植（xenotransplantation）是指将动物源性的活细胞、组织、器官，以及经体外异种材料培养的人源性细胞、组织、器官，以移植、接种或注射的方式植入人体内的过程。人类期望用飞禽走兽的身体部分装备自身以获得特异功能，这一意图由来已久，其中古埃及的狮身人首神像就是一个典型。此外，用动物的肢体、器官来治疗疾病的愿望，在人类对解剖和病理知识有所了解之前就已相当强烈。在器官严重短缺情况下，异种移植曾被称为"逃避性追求"。

一、异种移植"尝试—放弃—复兴—回归理性"的发展史

1905年Princeteau将兔肾切片移植至患者肾包膜下治疗尿毒症，结果并无功效。同年他又将兔肾移植给儿童，术后获得很好的肾功能，但患儿16d后死于肺部感染。1964年Reemtsma实施了几例黑猩猩肾脏移植到人的手术，其中有几例存活了数月。同年Hardy施行第一例猩猩到人的异种心脏移植，但由于心排血量不足而失败。此后，Thomas Starzl进行了一系列狒狒到人的肾脏和肝脏移植。虽然有大约50例肝功能衰竭患者依靠体外动物肝脏的灌注度过了肝功能衰竭期，并在自身的肝功能改善后得以存活，但这些努力并没有使患者或移植肝存活达到1年。

20世纪60年代后期，脑死亡概念的建立使供者来源有了渠道，对异种移植的需求和兴趣在随后的15年进入低谷。在停顿多年之后，于20世纪90年代重新开始。其主要动力为：①同种器官明显短缺；②异种移植排斥反应及其防治研究有了新思路。1984年10月26日，Loma Linda大学Bailey医生领导的小组为一例患有左心发育不全综合征的女婴实施了首例狒狒到人的异种心脏移植，20d后婴儿死亡。此后，匹兹堡医生尝试了2例狒狒到人的肝脏移植。1997年Deacon等报道了将胎猪的神经细胞移植给数十例患有帕金森病或亨廷顿病的患者。其中一例患者在术后8个月死于其他并发症，但其体内的猪神经组织仍然存活良好。

20 世纪 90 年代以来，学界对异种移植排斥反应的发生机制有了更深研究，并能通过基因工程手段对动物的某些基因进行修饰。1995 年 McCurry 根据人补体调节蛋白（CRP）在猪体内的表达有可能使猪器官免遭人体补体系统攻击的设想，开始研究将 CRP 基因导入动物胚胎，希望通过遗传工程途径使这种转基因动物的器官获得抵御人体补体破坏的能力。McCurry 于 1995 年构建属于 CRP 的衰变加速因子（DAF）转基因猪，将该猪的心脏移植给狒狒，术后不用免疫抑制剂，3 例接受猪心的 2 例狒狒移植心存活长达数小时至十几小时，而未发生超急性排斥反应（HAR）。

英国剑桥大学的 D White 小组 1996 年进行了转基因猪的探索。他们将人 DAF 基因导入猪体内并得到表达，用这种猪的心脏和肺做人血浆活体灌注实验，结果表明，器官获得了抵御人补体系统对其血管内皮细胞损伤的能力。2000 年，西班牙的 Ramirez 和英国剑桥大学的 White 合作，实施了转 DAF 基因猪到狒狒的异种肝移植，存活 4 ~ 8d，可以维持正常的蛋白和凝血水平，均未发生 HAR。加拿大 Western Ontario 大学在 1999—2002 年共实施 24 例转 DAF 基因猪到狒狒的肾移植实验，均未发生异种 HAR，最长存活达 75d。Roslin 等首次报道用全身淋巴组织 X 线照射，加环孢素 A（CsA）和甲泼尼龙可以诱导猴心对狒狒的异种移植物长期存活达 255d。美国麻省总医院实施 10 例转 DAF 基因猪给狒狒的心脏移植，采用去除抗 αGal 抗体、胸腺照射和眼镜蛇毒因子（CVF）诱导治疗；MMF、抗 CD154 单抗、甲泼尼龙和肝素维持治疗，移植心存活 139d。美国梅奥诊所报道 10 例转入 CD46 基因的猪到狒狒的心脏移植，采用抗胸腺细胞球蛋白（ATG）、抗 CD20 单抗、Tac、SIR 和一种中和抗 αGal 抗体的静脉用药 TPC，移植心平均存活了 76d，最长存活达 113d，仅 3 例死于排斥反应。

2002 年 Science 报道 Lai 等应用核转移技术成功地获得了敲除 α-1,3 半乳糖转移酶（αGT）基因的猪，虽然只敲除了等位基因上的一个 αGT 基因位点，但可以清除异种天然抗原的表达。2003 年 Science 报道美国 PPL Therapeutics Inc 构建了异种天然抗原基因 αGT 基因完全敲除的猪，随后美国麻省总医院进行了 αGT 基因敲除猪的肾脏或心脏移植到狒狒的临床前实验，采用一种以抗 CD154 单抗为基础的免疫抑制方案，移植心存活时间显著延长（2 ~ 6 个月，平均 78d）。但加拿大 Western Ontario 大学对 αGal 基因敲除猪到狒狒的肾移植实验得到了不同的结果，他们采用两种临床可能接受的免疫抑制方案，大部分移植肾在 16d 内发生较严重的急性血管性排斥反应。免疫学研究证明，诱导产生的抗非 αGal 抗原的抗体也能介导严重的急性血管性排斥反应。

近年研究结果表明，动物所携带的微生物可以感染人类细胞。某些病毒甚至可以感染神经细胞。异种移植面临的主要问题是：①动物病毒是否能经移植物传给患者；②移植患者是否会再将这些病毒在人群中传播。于是，一个新的名词"xenosis"应运而生，专指异种移植使疾病得以在人类中产生或传播，即"异种移植感染"或"人畜共患病"。

二、异种移植的分类

1970 年 Roy Calne 首次将异种移植分为"协调性"和"非协调性"异种移植两大类。进化关系较近，存活时间以天计算的，类似于第一次同种移植排斥反应的异种移植，称为协调性异种移植，如猩猩与人、狗与狼、大鼠与小鼠之间的移植均属此类；而进化关系较远，排斥时间以分钟或小时计算的，类似于第二次接触抗原的同种移植反应的异种移植，称为非协调性异种移植，如猪到人或猪与猴之间的移植属于此类。

三、影响异种移植走进临床的四大障碍

（一）伦理学障碍

1984 年 Loma Linda 大学 Bailey 实施首例狒狒到人的异种心脏移植后，各国新闻媒体进行了广泛报道（即著名的"Baby Fae"事件）。20d 以后，这个闻名世界的婴儿死亡。医学界、哲学界、宗教界、新闻界和公众都对这个医学事件产生的伦理学和社会问题进行了热烈讨论。异种移植一方面能为得不到同种供者器官的患者带来生的希望，另一方面又存在给整个人类带来潜在流行病的风险（跨物种感染）。同时，在利用动物作为人类器官和组织供源的问题上，由于各国的文化传统、宗教信仰、价值观念不尽相同，一直存在许多争论。异种移植后患者是否会遭到社会某些方面的歧视尚难估计。

（二）解剖学障碍

人们普遍认为异种移植的供者必须与受者具有相似的生理和形态学特征。显然，供者动物应从非人灵长类动物中选取，因其与人类具有最为密切的生理学相似性，且具有相近的系统发生。但选用非人灵长类动物进行临床异种移植也存在一些严重问题：由于非人灵长类动物的智商很高，许多人不愿意将它们作为器官供者使用；许多非人灵长类动物濒临灭绝，且繁殖慢，与家畜相比，繁育费用相对昂贵；与人类具有相似的系统发生，有可能带有许多人畜共患的危险病原。因此，在选择供者动物时，通常选择遗传学关系与人不太密切的猪。首先，猪的器官其生理学和解剖学与人的很相似；其次，猪在无菌环境中能大量经济地饲养，并且不涉及伦理学问题。

（三）生理学障碍

由于种属间的差异性，猪的补体系统和凝血－抗凝系统中的部分组分不能在非人灵长类动物体内发挥作用，形成生理屏障。如猪 von Willebrand 因子与人血小板受体有较高的亲和力，可提高促凝物质的活性；但猪组织因子途径抑制物（TFPI）不能中和人凝血因子 Xa，因而不能抑制人凝血酶原向凝血酶的转化激活过程。此外，猪血栓调节蛋白能结合人凝血酶和蛋白 C，但该复合物不能发挥蛋白 C

的有效抑制活性，致使凝血系统失去正常的负性调控。Shimizu 等将 GTKO 猪心脏异位植入 8 例狒狒体内，移植心脏的中位存活率时间为 78d，最长存活 179d。病理检查显示移植物内均未发现 HAR，主要的病理改变是广泛的微血管血栓和心肌缺血性坏死。Ekser 等研究显示，将转 CD46 基因的 GTKO 猪肝脏移植入狒狒体内后，受者包括凝血在内的各项肝功指标均接近正常范围，且移植肝脏也产生了猪源蛋白和多种猪凝血因子，提示植入的猪肝脏可发挥充分的生理功能。但遗憾的是，所有狒狒均于术后 4~7d 死于因血小板减少引发的内脏出血。有学者总结相关研究认为，异种移植后的凝血功能紊乱是一个多因素病理过程，除生理屏障外，还与供者猪品系、移植器官种类以及免疫抑制治疗等因素有关。这些证据说明，在抑制急性和超急性异种移植排斥反应之后，供–受者间的凝血–抗凝系统生理屏障是亟待解决的下一个问题。

补体系统在体液介导的异种排斥反应中发挥重要的免疫损伤效应，其原因除异种抗原与天然抗体结合激活受者补体系统外，猪补体调节蛋白不能灭活灵长类动物补体成分也是关键因素之一。目前较为明确的是，猪的 DAF（CD55）、膜调节蛋白（MCP）CD46 和同源抑制因子（HRF）CD59 与人的补体系统互不相容；一旦受者补体系统激活，猪肝脏所产生的上述补体调节因子不能灭活补体蛋白，造成移植物免疫损伤。

猪–非人灵长类动物异种肝脏移植模型中，受者尸检时常发现有胆汁淤积现象。目前已基本排除免疫抑制剂和免疫排斥等因素所造成的胆道损伤，可能原因是种间不相容造成胆汁黏度升高，引起胆汁淤积。另外，有研究表明猪促红细胞生成素不能促进灵长类动物的造血祖细胞向红细胞系的分化，因而推测猪–灵长类动物肾脏移植后受者可能会出现贫血。

（四）免疫学障碍

异种移植研究发展的主要障碍仍是免疫学屏障，即移植免疫排斥反应（图 6.4.1）。

1. 超急性排斥反应

灵长类动物体内预存的抗 α-1,3-Gal 的异种 XNA，是引起 HAR 的主要原因。XNA（IgM 和 IgG）可直接识别广泛表达于猪血管内皮细胞上的 α-1,3-Gal 抗原，激活补体和内皮细胞，导致凝血级联反应，在数分钟到数小时内出现以间质出血、水肿和小血管内血栓形成为主要表现的严重排斥反应。随着 2002 年 GalT-KO 猪的问世，超急性排斥已经在很大程度上得到解决。

2. 急性体液性排斥反应（AHXR）

急性体液性排斥反应又称为延缓性异种移植物排斥反应（DXR）或急性血管性排斥反应（AVR），是目前影响异种移植走向临床的主要免疫学障碍。HAR 被抑制后的数天到数周内，残留低浓度的 XNA 可继续引发 AHXR、血栓性微血管病和

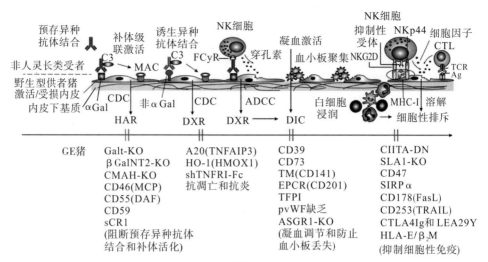

图 6.4.1　异种器官移植排斥反应

MAC＝膜攻击复合物；CDC＝补体依赖的细胞毒作用；HAR＝超急性排斥反应；DXR＝延迟性异种移植排斥反应；ADCC＝抗体依赖性细胞介导的细胞毒作用；DIC＝弥漫性血管内凝血。引自 Xuan Zhang, Xiao Li, Zhaoxu Yang, et al. A review of pig liver xenotransplantation: current problems and recent progress. Xenotransplantation, 2019, 26 (3): e12497

弥散性血管内凝血（DIC），这是 AHXR 的主要病理特征之一。此外，非 α-1,3-Gal 抗体和（或）低浓度 α-1,3-Gal 抗体存在的情况下，受者补体激活的负性调节功能不全，也会引起 AHXR。有学者将转 DAF 的猪肾移植入狒狒体内后，以可溶性的 Gal 分子聚合物持续清除受者体内的天然抗体，但最终非 α-1,3-Gal 抗体还是引发了 AHXR。也有研究表明，清除补体并不能完全阻断 AHXR，这说明可能有非补体依赖机制的参与。另外，异种移植术后受者体内凝血途径的激活与 AHXR 有密切联系，其主要病理机制是内皮细胞的激活和损伤导致抗凝功能失调；其次，异种移植物内皮细胞表面的凝血途径调节因子与受者循环血液内的可溶性靶分子之间不相容，例如：猪的 TFPI 不能中和人凝血因子 Xa，从而放大凝血途径的激活程度及血管内血栓形成范围。这种早期由体液免疫介导的排斥反应被称为血液介导的快速炎症反应（IBMIR），其中包括有凝血激活、补体活化及血栓形成等过程。

3. 急性及慢性异种排斥反应

在克服 HAR 和 AHXR 方面的进展使得理解异种移植中细胞介导的排斥反应的机制变得尤其重要。目前，细胞免疫介导的异种移植排斥尚未得到深入解析，但有研究表明其主要由 T 细胞介导。Davila 等首先以 α-1,3-Gal 抗原多聚体吸收清除狒狒体内的天然抗体，再以单克隆抗体删除外周 B 细胞，然后植入转染人补体调节蛋白（CD46）猪的心脏，发现术后仍出现排斥反应。这表明 T 细胞可能在其中发挥重要作用。有证据表明，阻断 XNA 介导的体液排斥后，如果继续抑制 T 细胞活性则能显著延长植入非人灵长类动物体内异种器官的存活时间。除了细胞毒性 T 细胞发挥直接杀伤效应外,T 细胞还能通过产生细胞因子,募集和活化其他细胞毒性细胞(如巨噬细胞、中性粒细胞等)等间接途径,发挥细胞杀伤效应。此外,细胞免疫还能辅助 B 细胞产生异种抗体,发挥免疫排斥效应。

四、跨物种感染问题

目前,已知有 500 多种感染微生物可以从动物传染给人,病毒感染是器官移植术后主要的并发症,而供者器官无疑是感染源之一。猴病毒 8 型(SA8)、巨细胞病毒(CMV)、EB 病毒在狒狒中很常见。几乎所有灵长类动物都带有这 3 种病毒。与人类的 HIV 相对应的 SIV 可以在某些猴体中发现,但在狒狒中并不常见。SIV 是否会引起人类疾病尚不明了。匹兹堡移植中心在 1992 年施行的一例临床肝移植所用狒狒来自 San Antonio。预选阶段,首先排除 SIV 或 HIV 阳性者。匹兹堡移植中心与 San Antonio 西南生物医学研究所的病毒专家、动物学家合作,尽量筛选出无害的或危险性小的动物作供者。当血型和个体选择合适后即行隔离。由两位实验员分别独立进行逆转录病毒、疱疹病毒、肝炎病毒以及弓形虫等 20 多种检疫工作。有弓形虫病症状或逆转录病毒阳性者均不在考虑之列。Foamy 病毒除外,因为此种逆转录病毒没有发现与疾病有关。严格检疫之后才进行供受者组织配型检测、肝功能测定、凝血因子测定。最后仅将最佳匹配的动物运到匹兹堡移植中心。在此还要做出最后的选择,检查项目几乎重复预选程序。

最近临床前肾、胰岛和心脏异种移植的疗效和存活率率的改善重新激发了学界对临床异种移植的兴趣。对猪内源性逆转录病毒(PERV)的重新关注使临床医生、监管者、公众和潜在患者有必要清楚地了解 PERV 所代表的风险。PERV 是异种移植中一种独特的感染风险,因为它是作为猪基因组的一部分携带的。与外源性病毒、微生物和寄生虫不同,PERV 不能通过剖宫产或高度健康、集约化的饲养方法来排除,尽管无指定病原体(DPF)培育饲养环境可以隔绝其他病原体。

PERV 感染人类的潜在风险首次被确定是在 1997 年,当时猪的 PK15 细胞和后来的 NIH 小型猪细胞在培养中感染人类 HEK293 细胞。在这一发现之后不久,一些人呼吁暂停正在进行的异种移植临床试验。由此导致美国 FDA 对异种移植指南进行了修订,有效地禁止使用非人灵长类动物组织,反映出对非人灵长类动物材料带来的更严重感染的担忧。更新的指南还要求建立程序和检测方法,以监测移植入猪组织时 PERV 感染的可能性。从那时起,学界对 PERV 的基本病毒学进行了广泛研究,并开展了许多分析,其中许多在异种移植问题中进行了讨论。关于 PERV,有一点很清楚,就是并非所有的猪都是生来一样的,在任何讨论中都必须考虑假定的 PERV 传染性的情况。临床异种移植的关键问题是供者器官是否会传染给受者人类患者、他们的家人或照顾者,或一般人群。如果移植的细胞组织或器官含有具有 PK15 逆转录病毒特性的细胞,或来源于大多数(但并非全部)迷你猪,则可以证明体外原代人细胞中 PERV 感染的频率,这至少提示临床感染的可能性。然而,即使有这些组织来源,术后感染也可能不会发生,因为体外试验排除了先天免疫和适应性免疫的重大影响,如一些免疫抑制患者体内也会有预存的抗体和补体。然而,如果供者组织来自已知的分析农业猪品系,如大白猪、长白猪或杜洛克猪,那么人类细胞的PERV感染,即使在最宽松的体外条件下,也不会导致生产性感染。PERV原病毒位点的高度遗传缺陷估计在 10~100 个拷贝,存在于猪个体和猪品系之间。事实上,猪参考基因组从一只杜洛克猪中提取,编码了 20 个 PERV 位点,没有大量的缺失,但所有这些位点都有缺陷,不能产生功能性病毒。临床异种移植研究的数量必然是有限的,但对暴露于猪组织的患者的回顾性和前瞻性研究都未能找到 PERV 感染的证据。重要的是要认识到,有些描述猪对人和人对人 PERV 感染的文献只是参考体外研究,使用已知的感染细胞系,并不代表患者的临床感染。因此,从临床角度来看,从未有过猪—人或人—人 PERV 感染的记录病例。

在体外不能感染 HEK293 细胞或原代人细胞的猪似乎具有某些共同特征,即嗜人 PERV-A 和 PERV-B 位点频率降低,PERV 位点 RNA 合成水平较低,序列退化频率较高。缺乏嗜猪性 PERV-C 病毒的猪也是有利的,因为它们不能产生具有较高的嗜人性和在人细胞中复制率的 PERV-A/C 重组体。具有这些特征的动物可以很容易地在农业菌株背景中识别出来,并使用目前的 PCR 筛查和下一代测序方法彻底地对其进行特征和监测。近年来,CRISPR/Cas9 基因靶向技术已被应用于 PERV 病毒中,用于工程病毒聚合酶基因的缺失/插入突变。2017 年 8 月 10 日,eGenesis 公司宣布该公司的学者及其合作者在一项新的研究中证实利用 CRISPR/Cas9 让 PERV 失活可阻止跨物种病毒传播,从而使他们在成功培育首批不含 PERV 的猪方面取得突破。在这项新的研究中,还观察了 PERV 传染风险,并且在体外证实 PERV 感染人细胞,而且可传播到之前从未与猪细胞相接触的人细胞中。这些研究人员利用 CRISPR/Cas9 技术能够高效且精准地在原代成纤维细胞中进行基因组编辑。在与一种在多重基因组编辑期间抑制原代细胞死亡的方法相结合的情形下,他们利用经过基因改造的原代细胞和体细胞核转移技术,成功地培育出有活力的不含 PERV 的猪胚胎。他们随后将这些不含 PERV 的猪胚胎移植到代孕母猪中,结果证实起初在猪胎及最终在近期出生的小猪中,未发生 PERV 再次感染。这些小猪是首批出生时不含有 PERV 的动物。2019 年 12 月 19 日,杨璐菡团队使用 CRISPR/Cas9 和转座子在 42 个等位基因上对猪基因组进行了工程改造,并生产了带有 PERV 灭活、异种抗原敲除和 9 种有效人类转基因的 PERV-KO.3-KO.9-TG 猪。体外实验表明,这些猪对人的体液和细胞介导的损伤以及凝血功能异常具有明显的抵抗力,与同种异体移植相似。PERV-KO.3-KO.9-TG 多基因编辑猪的成功创建,表明向安全有效的猪异种移植迈出了重要一步,也代表在生物体内工程新功能的合成生物学成就。值得注意的是,这项新技术进一步降低了 PERV 感染和重组的可能性,但核型异常的频率引发了不可预见的基因组变化的新担忧。

自然发生或工程设计的 PERV 位点的退化群并不意味着从这些组织感染的机会

为零,因为不同 PERV 位点之间、PERV 与其他猪内源性逆转录病毒之间或 PERV 与人类逆转录病毒之间的重组理论上可以产生一种功能性病毒,但在临床异种移植中,这种情况发生的频率很低,风险很小。然而,选择具有完全退化的 PERV 序列的猪供者组织确实降低了这些组织在体外感染的频率,因此预计将按比例降低体内感染的可能性。如果发生这种情况,体外研究表明,亲人类 PERV 易受抗病毒治疗的影响,这为上述对供者的预防考虑增加了一层治疗控制的预防层。

器官共享网络估计,在等待移植的名单上,每天约有 20 人死亡。然而,这种人的死亡低估了对移植器官的需求,因为捐赠器官的长期短缺意味着许多可以从移植中获益的患者从未被列入等待名单。在过去的 20 年里,已经产生了关于 PERV 和其他猪人畜共患病病原体的大量信息,导致了 DPF 屏障设施的发展,监测传染性人畜共患病病原体(包括 PERV)的分析,严重限制了 PERV 感染可能性的预防策略,以及确定治疗潜在感染的方法。虽然没有一种单一的方法可以完全消除 PERV 带来的理论风险,但这种预防、监测和治疗措施其本身是目前支持实体器官异种移植临床应用强有力的基础。

五、现代临床试验个案

1. 狒狒 - 人异种心脏移植

1984 年 10 月,美国 Loma Linda 大学医学中心的 Barley 医生完成的一例临床异种心脏移植。Barley 为一例左心室发育不全综合征的女婴进行了狒狒心脏移植手术。术后患儿接受环孢素 A、糖皮质激素等免疫抑制治疗。狒狒的心脏移植物在术后 14d 内工作正常,但术后第 15 天,移植心脏出现功能衰竭及心电图减弱表现,预示心脏发生排斥。随后给予注射抗胸腺细胞球蛋白(ATG)以提高免疫抑制效果。最终,患儿存活 20d,死亡原因为进行性体液免疫排斥反应导致心脏坏死。该女婴存活时间迄今仍是异种心脏移植中的最长纪录。

2. 狒狒 - 人异种肝移植

1992 年 6 月 28 日 Thomas Starzl 首次进行了狒狒到人的肝异种移植,以治疗乙型肝炎肝功能衰竭。术后短期患者恢复顺利,黄疸消退,移植肝体积增加,没有出现排斥反应迹象,但患者最终于术后 70d 死于严重的真菌感染和脓毒血症。尸检证明真菌感染侵入脑内引起蛛网膜下腔出血是死亡的主要原因。经过分析认为,为防止HAR,手术前后过量使用了多种免疫抑制剂,大大地削弱了患者的抵抗力,以致无法抵挡真菌感染。此外,胆道泥样物阻塞也可能是死因之一。另一例狒狒到人肝移植术的受者为一肝昏迷期的患者。根据第一例肝移植经验,减少环磷酰胺的剂量,以减少感染的风险,并将狒狒骨髓白细胞经静脉注入受者体内,以诱导免疫耐受。遗憾的是,该病例并没有足够的时间观察骨髓输注对延长存活的作用,患者于 26d 后因胆道肠道吻合口瘘死于腹膜炎和脓毒症。

3. 猪-人异种肝移植

1992年10月11日,美国Cedars-Sinai医疗中心收治了一名自身免疫性肝炎引起的暴发性肝昏迷患者,生命垂危,但当时没有合适的供肝来源,便决定移植一个猪肝到腹腔内,作为暂时性过渡,以期自身残余肝再生后恢复功能,然后再做人尸体肝移植。手术获得成功,观察6个多小时,未见HAR发生,并有胆汁不断流出,凝血功能转为正常,颅内压下降。但在人尸肝到来2h前,患者颅内压突然回升不幸死去,总共存活24h左右。该病例明确告诉我们,猪肝脏能在人体内存活,并可行使功能并分泌胆汁。

4. 猪-人异种胰岛细胞移植

瑞典斯德哥尔摩Karolinska临床移植中心Groth研究小组进行了世界第一例猪到人的异种胰岛临床移植试验。1990—1993年,该小组选择了10例患胰岛素依赖性糖尿病并且已经接受肾移植的患者,将猪胰岛细胞簇灌注到门静脉或移植到肾包膜下。虽然胰岛移植并未减少这些患者对胰岛素的需要量,但有4例患者在移植后400d自尿中检测到少量猪的C肽,这表明仍有一些胰岛细胞发挥了功能。研究结束后的6~8年内,Groth医师对所有患者进行了随访,结果未发现有PERV感染的迹象。2002年,新西兰Diatranz公司、墨西哥儿童医院和Western Ontario大学共同报道了一例接受新生猪胰岛细胞和睾丸Sertoli细胞混合细胞移植的儿童病例。术后1年,该儿童在不应用任何免疫抑制剂的情况下完全脱离胰岛素治疗。目前,Ⅱ期临床试验正在进行,疗效尚待进一步报道。2007年,Elliott研究团队报道了一例接受猪胰岛细胞移植的患者,接受治疗十年后体内仍能检测到有功能的猪胰岛细胞存活。该患者41岁,罹患糖尿病,1996年,为了帮助调节血糖并控制糖尿病进一步发展,患者接受猪胰岛细胞注射治疗。术后1年,患者对胰岛素的依赖程度下降了34%;10年后,通过腹腔镜检查发现其腹部仍有猪胰岛细胞存活,且还分泌着胰岛素。这个结果表明,即便不使用免疫抑制剂,猪胰岛细胞也有可能在人体内长期存活并发挥分泌功能。

六、临床前研究前沿

近年来,由于CRISPR/Cas9基因编辑技术的广泛应用,供者猪的基因编辑过程实现了快速化和高效化,人源化程度也不断提高。同时,各种新型免疫抑制剂的应用,如已被美国FDA批准临床应用的CTLA4-Ig(阿巴西普或贝拉西普)以及处于研究阶段的T细胞活化共刺激信号阻断剂(如抗CD40单克隆抗体、抗CD154单克隆抗体)等,在抑制异种器官移植免疫排斥反应方面均取得了显著效果。随着猪器官在非人灵长类动物体内的存活时间不断延长,临床异种器官移植已离我们越来越近。有学者在 *Lancet* 撰文,异种移植将引领下一次的医学革命。2020年,美国FDA已批准转基因猪可用于制作食品和医疗产品。2021年 *Science* 发布全球最前沿的11个医学问题,异种移植作为热点问题位列其中;同年,世界首家猪器官人体移植公司(公司名:Miromatrix Medical)在纳斯达克上市。2020年有学者预测,以基因编辑猪为供者的异种肾脏移植、心脏移植的临床试验分别会在未来 2 年和 5 年内陆续开展。

（一）供者猪的基因编辑

非人灵长类动物（NHP）表现出与人类相似的解剖和生理特征,此前有限的临床试验也显示了使用 NHP 作为供者的良好疗效。然而,随着基因工程和克隆技术的出现,猪作为人类捐献器官或细胞的潜在来源比 NHP 更具优势。通过基因编辑技术将猪与灵长类动物的种间不兼容性降至最低,这是近年来猪器官异种移植研究进展的重要因素。简单地说,基因组编辑猪是通过删除猪基因并插入人类转基因产生的。其中,有 3 个代表性的猪基因（α-1,3 - 半乳糖转移酶, GT；β-1, 4-N - 乙酰半乳糖氨基转移酶 2, *β4GalNT2*；胞苷单磷酸 - N - 乙酰神经氨酸羟化酶, *CMAH*）需要删除,目的是减少人预形成抗体介导的严重体液性排斥反应。同时,插入人类转基因的目的是提供对人类补体激活、凝血失调和（或）炎症、凋亡、细胞免疫的保护。此外,基因组编辑还可能解决生理不相容和潜在的人畜共患传染病跨物种传播的问题（表 6.4.1）。

表 6.4.1　异种移植障碍和对应的针对供者猪的基因修饰

问题	基因编辑	中文全称	目的
超急性排斥	GalT-KO	α-1, 3 - 半乳糖基转移酶敲除	清除 α-1, 3 - 半乳糖
非 Gal 抗体介导的移植物损伤	β4GalNT2-KO	β-1, 4-N-乙酰半乳糖胺转移酶 2 敲除	清除双花扁豆凝集素反应性聚糖（又名 Sda）
	CMAH-KO	单磷酸胞嘧啶 - N - 乙酰神经氨酸羟化酶敲除	清除 N - 羟乙酰基神经氨酸
补体介导的异种移植物损伤	hCD46	转入人膜辅因子	灭活 C3b 和 C4b, 阻断膜攻击复合物的形成
	hCD55	转入人衰变加速因子	
	hCD59	转入人膜攻击复合物抑制因子	
炎性损伤	hHO-1	转入人血红素氧合酶 - 1	抑制炎症和凋亡
	hA20	转入人肿瘤坏死因子 α 诱导蛋白 3	
	shTNFRI-Fc	转入可溶性人肿瘤坏死因子 - α 受体抑制剂 Fc	
凝血障碍	hTFPI	转入人组织因子途径移植物	纠正促凝剂和抗凝剂活性之间的不平衡, 减少暴露于异种移植的灵长类血小板黏附、聚集和吞噬作用
	hTM	转入人血栓调节蛋白	
	hCD39	转入人三磷酸核苷二磷酸水解酶	
	hCD73	转入人胞外 - 5′ - 核苷酸酶	
	hEPCR	转入人内皮细胞蛋白 C 受体	
	vWF-KO	vonWillebrand 因子基因敲除	
	ASGR1-KO	脱唾液酸糖蛋白受体 1 敲除	

续表

问题	基因编辑	中文全称	目的
细胞性排斥	hCD47	转入人整合素相关蛋白	调节巨噬细胞活化和吞噬作用
	hCTLA4-Ig	转入人细胞毒性 T 淋巴细胞相关蛋白 4-Ig	阻断 T 细胞活化
	hLEA29Y	转入变异型 CTLA4-Ig	
	hTRAIL	转入人肿瘤坏死因子相关凋亡诱导配体	诱导 T 细胞凋亡
	hPD-L1	转入人程序性细胞死亡受体 1	
	hCIITA-DN	转入 II 类反式激活因子显性负向基因	减少异种抗原的表达，从而减少受体的免疫反应
	SLA1-KO	猪白细胞抗原 I 类敲除	
	HLA-E	转入人白细胞抗原 – E	抑制 NK 细胞毒性
	β_2M-KO	β_2 微球蛋白基因敲除	
	hFasL	转入人 Fas 配体	
生理学不相容	GHR-KO	生长激素受体敲除	防止异种移植物过度生长
跨物种感染	PERV-KO	猪内源性逆转录病毒敲除	消除 PERV 的跨物种传播风险

引自 Xuan Zhang, Quancheng Wang, Jingjun Zhao, et al. The resurgent landscape of xenotransplantation of pig organs in nonhuman primates. Sci China Life Sci, 2021, 64 (5): 697 – 708

（二）临床前研究中应用的免疫抑制药物

与供者猪的基因编辑不同，受者的调控只能通过药物干预实现，包括免疫抑制和（或）辅助治疗，目的是减少异种排斥和（或）最大限度地减少免疫独立的异种移植物损伤。异种移植免疫抑制经验主要来源于临床同种移植，如他克莫司、环孢素 A、霉酚酸酯、抗胸腺细胞球蛋白和糖皮质激素的使用，然而，结果并不令人满意。因此，临床前研究会增加临床中使用较少或仍处于试验阶段的免疫抑制药物，如 CTLA4-Ig 和抗 CD20、抗 CD154、抗 CD40、抗 CD4、抗 CD8 单克隆抗体等。几组研究报告称，在阻断 CD40-CD154 共刺激信号途径后，异种移植物的排斥反应程度明显降低，而受者的存活率时间也显著增加。如：新型抗 CD154 结构域抗体（BMS-986004）没有血小板激活和血栓栓塞的风险，可有效阻断 CD40-CD154 相互作用，并可能与传统的免疫抑制治疗协同。抗 CD40 单抗在猪心脏、肾脏和肝脏异种移植中显示了突破性的疗效（表 6.4.2）。

表 6.4.2 异种移植临床前研究中应用的免疫抑制药物

药物	作用机制	异种移植	相关文献
他克莫司	抑制钙调磷酸酶，灭活 NFAT 转录因子，抑制 T 细胞细胞因子产生	肝脏	Shah et al, 2017
抗淋巴细胞球蛋白/抗胸腺细胞球蛋白	循环 T 细胞清除，调节 T 细胞活化、归巢和细胞毒性	心脏，肝脏	Langin et al, 2018；Mohiuddin et al, 2016；Shah et al, 2017
阿巴西普/贝拉西普	阻断 CD28 与 B7 结合，抑制 T 细胞活化（临床试验阶段）	肝脏	Shah et al., 2017
利妥昔单抗	与灵长类动物 CD20 细胞外大环中的一个表位结合，清除 B 细胞	心脏	Langin et al, 2018；Mohiuddin et al, 2016
吗替麦考酚酯	抑制淋巴细胞中鸟嘌呤核苷酸的合成，阻断淋巴细胞增殖	心脏，肝脏	Langin et al, 2018；Mohiuddin et al, 2016；Zhang et al, 2017
眼镜蛇毒因子	清除补体（将 C3 转化为 C3 片段，C5 转化为 C5a，SC5b-9）	肝脏	（Shah et al, 2017；Zhang et al, 2017
抗 CD40 单抗	阻断共刺激因子 CD40 与 T 细胞 CD40L 的结合，抑制抗原提呈细胞活化	心脏，肝脏，肾脏	Kim et al, 2019；Langin et al, 2018；Mohiuddin et al, 2016；Shah et al, 2017
抗 CD154 单抗	阻断共刺激因子 CD40L 结合抗原提呈细胞 CD40，抑制 T 细胞活化	肾脏，心脏	Kim et al, 2019；Langin et al, 2018
抗 CD4 单抗	与灵长类动物 CD4 结合清除 $CD4^+$ T 细胞	肾脏	Kim et al, 2019
抗 CD8 单抗	与灵长类动物 CD8 结合清除 $CD8^+$ T 细胞	肾脏	Kim et al, 2019
皮质类固醇	抑制巨噬细胞细胞因子分泌，减轻炎症反应	各类型异种移植均使用	

引自 Xuan Zhang, Quancheng Wang, Jingjun Zhao, et al. The resurgent landscape of xenotransplantation of pig organs in nonhuman primates. Sci China Life Sci, 2021, 64（5）：697-708

（三）猪-非人灵长类异种器官移植

旧大陆的 NHP（如狒狒、恒河猴）已被证明在免疫系统方面与人类相似，并可在临床前异种移植试验中作为合适的受者。近年来，猪-非人灵长类异种器官移植取得了许多重要进展（图 6.4.2）。

基因编辑猪
(器官供者)

心脏
D: GalT-KO/hCD46/hTM
R: 狒狒
Hetero. 945d
Ortho. 195d

皮肤
D: GalT-KO
R: 人类
Ⅰ期临床试验

肾脏
D: GalT-KO/hCD55
R: 恒河猴
Ortho. 499d

胰岛
D: 野生型
R: 恒河猴
Hetero. 965d

肝脏
D: GalT-KO/hCD55 D: Perv-KO.3-KO.9-TG
R: 狒狒 R: 恒河猴
Ortho. 499d
Ortho. 195d   Hetero. 26d

角膜
D: 野生型
R: 恒河猴
Ortho. 933d

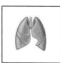
肺脏
D: GalT-KO/β 4GINT2-KO/CD46
/hCD47/hEPCR/hTM/hHO-1
R: 狒狒
Ortho. 31d

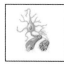
神经元
D: CTLA4-Ig
R: 食蟹猴
Ortho. 957d

图 6.4.2　猪－猴异种移植物最长存活时间

D = 供体；R = 受者；Hetero = 异位移植；Ortho = 原位移植。引自 Xuan Zhang, Quancheng Wang, Jingjun Zhao, et al. The resurgent landscape of xenotransplantation of pig organs in nonhuman primates. Sci China Life Sci, 2021, 64（5）：697 – 708.）

1. 肾移植

在异种器官移植中，由于手术操作简单、生理功能较好，肾移植较其他实体器官早。在人类和 NHP 的经验表明，异种肾移植有相对满意的结果。2015 年，Higginbotham 等将 GalT-KO/hCD55 背景的猪肾移植到 T 细胞耗竭的恒河猴体内，给予抗 CD154 单克隆抗体，移植肾最长存活时间超过 125d。值得注意的是，在这个成功的病例中，消耗性凝血病和蛋白尿均被延迟。随后，Iwase 等将 GalT-KO/hCD46/hCD55/hTM/hEPCR/hCD39 猪肾移植到狒狒体内存活了 136d。该研究中，抗 CD145 单克隆抗体被替换为抗 CD40 单克隆抗体，结果表明这两种免疫抑制剂在异种肾移植中具有相同的益处。2017 年，Iwase 等又将 GalT-KO/hCD46/hCD55/hEPCR/hTFPI/hCD47 猪肾移植到狒狒体内，将异种移植存活时间延长至 260d。

2018 年猪肾异种移植研究取得重大进展。本次以移植前 T 细胞耗尽的恒河猴为受者，同时给予抗 CD154 单克隆抗体和 MMF。最终，GalT-KO/β4GalNT2-KO 异种肾移植受者的最长存活期为 435d。病理结果显示移植物最终因抗体介导的排斥反应和凝血功能失调而死亡，说明需要进一步删除异种抗原并插入人抗凝基因。最近，异种肾移植受者在无低白蛋白血症和消耗性凝血病的情况下，最长存活期延长至 499d，移植肾在少量蛋白尿的情况下维持正常功能。考虑到猪供者具有 GalT-KO/hCD55 背景，尚不清楚是否还需要进一步修饰。然而，这些结果表明，移植前受者 CD4$^+$T 细胞的消耗对长期结果至关重要。尽管如此，学界仍对转基因猪肾异种移植持乐观态度，并预测它将是首个应用于临床试验的移植。

2. 心脏移植

临床前异种心脏移植方式通常分为两种：原位移植（生命支持）和异位移植（非生命支持）。大多数进行的实验是异位移植，将猪的心脏植入腹部，心脏只是作为血液管道（保持跳动），易于监测或活检。2012 年，在接受基于抗 CD154 单抗免疫抑制的狒狒体内，GalT-KO/hCD46 猪心脏存活了 236d，最终死于血栓性微血管疾病。2016 年，同组人员使用 GalT-KO/hCD46/hTM 背景的猪心脏和抗 CD40 单抗而不是抗 CD154 单抗来避免异种心脏移植引起的凝血失调。在该模型中，异种移植受者存活时间可延长数年，最高可达 945d，且没有受者出现消耗性凝血病或血小板减少症状。

尽管如此，维持生命的心脏原位移植比异位移植有更多的应用。由于相关的外科技术问题和猪心脏的特性。2011 年，Byrne 等完成的异种心脏原位移植受者的存活率期仅为 57d。直至 2018 年，Langin 等基于前期经验对异种心脏进行了连续灌注的非缺血保存和移植后生长控制等多方面处理，成功地将受者的最长存活纪录延长至 195d。在他们的实验中，没有观察到免疫抑制相关感染，这表明受者对免疫抑制方案有潜在的耐受效应。这一案例的成功代表了心脏异种移植领域令人振奋的进展，预示着未来的临床试验距离成功更近一步。

3. 肝移植

异种肝移植似乎比肾移植或心脏移植更为困难，因为猪肝需要提供更多的生理功能，包括合成、代谢和解毒等。此外，异种肝移植会表现出更严重的凝血功能异常，特别是血小板减少的问题，往往会导致受者自发性出血致死。相关的分子机制包括：①组织因子的释放过度激活凝血级联反应；②内皮抗凝剂和抗血小板能力的消耗会增强活化；③凝集调节蛋白的种间不亲和性加剧了失调；④肝窦内皮细胞和巨噬细胞介导白细胞、红细胞和血小板的隔离和吞噬。

2000 年，Ramirez 等在世界上首次采用 hCD55 猪作为供者，肝移植后的狒狒最长存活时间为 8d。2010 年，Ekser 等使用了 GalT-KO 猪作为供者，但受者的存活时间仍未见明显突破。直至 2013 年，中国的窦科峰团队在该领域首次实现突破，他们在 GalT-KO 猪作为供者的基础上，采用脾窝辅助性肝移植的方式，进一步修订了免疫抑制方案，成功将异种肝移植受者的最长存活时间延长至 14d。2017 年，美国麻省总院的 Shah 等，利用外源性人凝血酶原复合物进一步改善了肝移植后受者狒狒的凝血功能障碍问题，受者的存活时间又获得了大幅延长，且肝移植物中未见明显的 T 细胞或 B 细胞浸润。2020 年，窦科峰领衔的移植团队，在世界上首次以 PERV-KO. 3-KO. 9-TG 多基因编辑猪为供者，并以恒河猴作为移植受者，完成了辅助性肝移植的临床前试验（同期还有心脏和肾脏移植，属于一个供者猪给 3 只受者猴提供器官，在世界范围内尚属首次），最终受者猴的存活时间为 26d，实现了新的突破。

4. 肺移植

肺具有特殊的脆弱结构，在猪－NHP异种肺移植中存在许多问题。与异种猪肝移植相似，凝血异常也是肺移植实验中的主要问题。在猪肺移植的长期发展过程中，受者存活率只能以天为单位衡量。因此，大多数临床前实验选择用人血进行离体猪肺灌注，而不是在NHP中进行体内异种移植。研究发现，异种肺移植失败的主要机制是炎症过程，可导致血管屏障功能损伤，并伴有间质和气管水肿。

2018年，Watanabe团队在猪肺异种活体移植方面取得了第一个进展。他们将hCD47猪肺移植给狒狒后，受者狒狒的中位存活率期从3.5d延长至8.7d，表明hCD47可以在一定程度上减轻异种炎症反应和凝血功能失调。在这篇报道发表后不久，GalT-KO/hCD47/hCD55转基因猪肺被用作供者，NHP受者的存活时间又延长至14d。即便如此，存活期有限表明还需要更多的策略，具体来说需要对供者猪进行更多的基因改造。最近，GalT-KO/β4GalNT2-KO/hCD46/hCD47/hEPCR/hTM/hHO-1猪被作为供者，一只接受异种肺移植的狒狒存活了31d，这代表了异种肺移植临床前研究领域的重大进展。

七、展　望

在过去的十年间，异种器官移植领域已取得了连续进展，包括越来越复杂的基因工程猪供者和新的免疫抑制方案，显著提高了非人灵长类受者猪器官的存活率，可以更可靠地评估猪器官的功能。可以预见，临床应用已经越来越近。随着异种器官移植临床前经验的不断积累，以及行业指南的不断完善，可以相信，异种器官移植将为数百万患有危及生命疾病或严重影响生活质量疾病的患者带来新的治疗希望。

参考文献

［1］Denner J. Paving the Path toward Porcine Organs for Transplantation［J］. The New England Journal of Medicine, 2017, 377(19): 1891 – 1893.

［2］Cowan PJ, Tector AJ. The Resurgence of Xenotransplantation. American Journal of Transplantation, 2017. 17(10): p. 2531 – 2536.

［3］Fishman JA, Patience C. Xenotransplantation: Infectious Risk Revisited［J］. American Journal of Transplantation, 2004, 4:1383 – 1390.

［4］Sykes M, Apice A, et al. Position Paper of the Ethics Committee of the International Xenotransplantation Association［J］. Transplantation, 2004, 78(8):1101 – 1107.

［5］Patel MS, Louras N, Vagefi PA. Liver xenotransplantation［J］. Current opinion in organ transplantation, 2017, 22(6):535 – 40.

［6］Waltz E. When pig organs will fly［J］. Nature biotechnology, 2017, 35(12):1133 – 8.

［7］Ekser B, Ezzelarab M, Hara H, et al. Clinical xenotransplantation: the next medical revolution? ［J］. Lancet, 2012, 379(9816):672 – 83.

［8］Perkel JM. Xenotransplantation makes a comeback［J］. Nature biotechnology, 2016, 34(1):3 – 4.

［9］Cooper DKC, Hara H, Iwase H, et al. Clinical Pig Kidney Xenotransplantation: How Close Are We?

［J］. Journal of the American Society of Nephrology：JASN，2020，31（1）:12 - 21.

［10］ Pierson RN 3rd, Burdorf L, Madsen JC, et al. Pig-to-human heart transplantation：Who goes first?
［J］. American journal of transplantation，2020，20（10）:2669 - 74.

［11］ Shah JA, Patel MS, Elias N, et al. Prolonged Survival Following Pig-to-Primate Liver
Xenotransplantation Utilizing Exogenous Coagulation Factors andCostimulation Blockade［J］.
American journal of transplantation，2017，17（8）:2178 - 85.

［12］ McGregor CGA, Takeuchi Y, Scobie L, et al. PERVading strategies and infectious risk for clinical
xenotransplantation［J］. Xenotransplantation，2018，25（4）:e12402.

［13］ Mohiuddin MM, Singh AK, Corcoran PC, et al. Chimeric 2C10R4 anti-CD40 antibody therapy is
critical for long-term survival of GTKO. hCD46. hTBM pig-to-primate cardiac xenograft［J］. Nature
communications，2016，7:11138.

［14］ Langin M, Mayr T, Reichart B, et al. Consistent success in life-supporting porcine cardiac
xenotransplantation［J］. Nature，2018，564（7736）:430 - 3.

［15］ Kim SC, Mathews DV, Breeden CP, et al. Long-term survival of pig-to-rhesus macaque renal xenografts
is dependent on CD4 T cell depletion［J］. American journal of transplantation，2019，19（8）:2174 - 85.

［16］ Watanabe H, Ariyoshi Y, Pomposelli T, et al. Intra-bone bone marrow transplantation from hCD47
transgenic pigs to baboons prolongs chimerism to > 60 days and promotes increased porcine lung
transplant survival［J］. Xenotransplantation，2019:e12552.

［17］ Niu D, Wei HJ, Lin L, et al. Inactivation of porcine endogenous retrovirus in pigs using CRISPR-
Cas9［J］. Science，2017，357（6357）:1303 - 7.

［18］ Yue Y, Xu W, Kan Y, et al. Extensive germline genome engineering in pigs［J］. Nature
biomedical engineering，2021，5（2）:134 - 43.

［19］ Jorqui-Azofra M. Regulation of Clinical Xenotransplantation：A Reappraisal of the Legal, Ethical,
and Social Aspects Involved［J］. Methods in molecular biology，2020，2110:315 - 58.

［20］ Zhang X, Wang Q, Zhao J, et al. The resurgent landscape of xenotransplantation of pig organs in
nonhumanprimates［J］. Science China Life sciences，2021，64（5）:697 - 708.

［21］ Zhang X, Li X, Yang Z, et al. A review of pig liver xenotransplantation：Current problems and
recent progress［J］. Xenotransplantation，2019，26（3）:e12497.

［22］ 张玄，王琳，张洪涛，等. 多基因编辑猪 - 猴心脏、肝脏、肾脏移植临床前研究初步报道［J］.
器官移植，2021，12（1）:51 - 6.

第五节　儿童肝移植

◎ 刘　源　夏　强

与常规外科医生主要专注于一个脏器或系统的病变不同，移植外科医生不仅
需要掌握精准娴熟的外科技巧，同样需要在重症医学、内科学、药学、感染病学
等多个学科有极深的造诣，才能全面准确地管理好移植患者。因此移植科学被称

为临床医学的皇冠，而儿童肝移植又因其繁杂性被称为皇冠上的明珠。与整合医学的核心内涵相同，儿童肝移植的患者管理从来都不是单一学科的单向管理，而是包括社会经济学、临床医学、心理学等多学科在内的全生命周期管理。本节从整合医学的视角对儿童肝移植的发展历史、技术变革、管理方式、未来发展等几个方面进行阐述，以期勾勒出儿童肝移植的全景蓝图。

一、儿童肝移植的发展历史

器官移植的概念由来已久，通过移植异体组织或器官修复受者生理功能的实践在 2000 多年前已经有所记载。《列子·汤问》中记载了扁鹊为兄弟两人换心的故事，而《圣经》也记载了耶稣为受伤的战士重建耳朵、手臂等故事。20 世纪以来，从皮肤移植到大脏器移植，无数医学先驱进行了艰苦的探索。1954 年，美国波士顿 Peter Bent Brigham 医院的 Joeseph E. Murray 通过一对双胞胎完成了世界上第一例长期存活的肾移植术，受者术后存活了 8 年，他也因此获得了 1990 年诺贝尔生理学或医学奖。1963 年 3 月 1 日，有着"现代移植科学之父"之称的 Thomas E. Starzl 在美国科罗拉多大学为一名 3 岁胆管闭锁患儿进行了人类历史上第一台肝移植手术，但患儿因术中失血过多死亡。1967 年 7 月 23 日，Starzl 完成了第一例长期存活的儿童肝移植手术。受者是一名 19 个月的肝母细胞瘤患儿，术后共存活率了 13 个月，因肿瘤复发去世。此后，虽然肝移植在美国及欧洲多个国家陆续开展，但受者的总体存活率普遍较低，这其中，移植术后排斥反应是影响患者存活率最主要的因素。

在肝移植早期，医生主要通过大剂量糖皮质激素和硫唑嘌呤联合脾脏切除、胸腺切除等方法实现免疫抑制，这些方法不仅效果欠佳，也容易引起感染等并发症。1980 年，环孢素的应用极大延长了肝移植患者的术后存活时间，患者术后一年存活率从 30% 提高到 70%，开启了器官移植的新时代。此后很长一段时间，环孢素＋硫唑嘌呤＋糖皮质激素三联疗法成为肝移植患儿术后的常规免疫抑制方案。

我国儿童肝移植事业总体起步较晚。1977 年，上海瑞金医院林言箴及武汉同济医院裘法祖、夏穗生开展了我国最早的肝移植手术。1978 年 3 月和 1979 年 10 月，哈尔滨医科大学第二附属医院和山东省人民医院分别完成了我国第一例儿童辅助肝移植和儿童原位肝移植手术，但患儿均在术后早期死亡。1995 年和 1997 年江苏省人民医院和西京医院分别完成了我国首例成人和儿童活体肝移植，但直到 2000 年我国大陆每年开展的儿童肝移植数量不超过 5 例，总体技术水平和患儿存活率较国际先进水平有较大差距。进入 21 世纪后，我国肝移植外科医生通过积极的交流和踏实的探索精神，逐步形成了具有我国特色的儿童肝移植事业，并建立了以上海、天津和北京为基础的儿童肝移植中心。2017 年我国儿童肝移植年手术量达到 722 台，超过美国排名世界第一，2018 年后年手术量均超过 1000 台，术后 5 年总体存活率从 59% 提升到 79%。这其中，上海仁济医院完成了超过 2700 例儿童肝移植手术，术后1年和5年存活率分别达到93%和91%，成为全球最大的儿童肝移植中心之一。同时，我国儿童肝移植医生根据自身特色，在手术技术和术后管理方面不断创新，包括台湾长庚医院的动脉吻合技术创新、围手术期的介入治疗和综合管理，上海仁济医院的自体门静脉补片技术、免疫抑制剂个体化用药、代谢性疾病和肝衰竭患儿的治疗经验，北京友谊医院的多米诺辅助性肝移植技术创新，天津一中心儿童劈离式供肝的临床应用等。我国儿童肝移植逐步从学习者成长为引领者，极大地提高了我国肝病患儿的总体救治水平和长期存活率。

二、儿童肝移植的适应证

儿童肝移植的原发疾病谱广泛，根据临床表现主要分为胆汁淤积性肝病、代谢性疾病、肝炎性疾病、肝脏肿瘤性疾病、急性肝衰竭和其他种类肝病。其中，胆道闭锁是最常见的疾病，约占所有原发病的50%。与欧美国家相比（1/15000～19000），东亚新生儿胆道闭锁的发病率明显偏高（1/5000～10000）。由于肝内或肝外胆管发育异常，胆道闭锁患儿肝内胆汁无法正常排泄出肝脏引起肝内胆汁淤积，进而导致肝硬化及肝脏功能异常。根据胆管异常的位置，胆道闭锁分为三种类型，Ⅰ型和Ⅱ型主要是胆总管和肝总管的发育异常，这类患儿在出生后早期接受葛西手术，即肝门空肠吻合术可在一定程度上恢复肝内胆汁的排泄，延缓胆汁淤积及肝功能损伤的发生。而胆道闭锁Ⅲ型因肝内胆管广泛发育异常，葛西手术无法实现肝内引流，患儿最终因肝硬化伴肝功能衰竭或反复逆行性胆管炎需接受肝移植手术治疗。随着儿童肝移植技术及管理水平的提高，胆道闭锁患儿肝移植术后5年的存活率超过90%，10年和20年的存活率均达到85%，移植术后患儿的存活时间和生活质量都得到了明显提升。

代谢性疾病是儿童肝移植的第二大类原发病，这类疾病通常因单个基因突变导致全身代谢功能异常。根据肝脏累及程度，接受肝移植治疗的代谢性疾病主要分为两大类：第一类是肝脏实质损伤合并全身代谢异常的代谢性疾病，如Wilson病、酪氨酸血症、遗传性血色沉着病等，终末期肝病是这类患者死亡的主要原因，因此肝移植不仅能够治疗肝功能不全，也能纠正患儿全身代谢性缺陷；第二类是不伴有肝脏功能异常的代谢性疾病，如尿素循环障碍、高尿酸血症、Grigler-Najjar综合征、家族性淀粉样变等，这类患儿肝功能及肝脏结构基本正常，但全身代谢性症状，包括高氨血症、高胆固醇血症、高草酸血症等是患儿生命安全的主要威胁。肝脏作为最主要的代谢器官，肝移植可以明显纠正代谢缺陷，并缓解代谢缺陷对于神经系统功能、肾功能、心肺功能、生长发育等的影响，提高患儿的总体生活质量，延长生命。随着对发病原因及病理生理基础研究的深入，部分代谢性疾病有了有效的药物治疗方法，如尼替西农（Nitisinone，Orfadin）可以极大缓解酪氨酸血症患儿的临床症状和肝脏损伤，部分患儿无须接受肝移植治疗。而新生儿的早期筛查和患儿营养及临床综合管理水平的进步也极大提高了患儿肝移植术后的存活率。目前，代谢性疾病患儿肝移植术后 10 年和 20 年存活率分别超过90% 和 80%，原发病累及的脏器功能，包括神经系统功能、肾功能、生长发育、运动功能等均得到明显改善，极大地提高了患儿术后的总体生活质量。

除了肝实质性病变和代谢缺陷需接受肝移植治疗外，肝血管性病变导致肝及全身脏器功能异常而接受肝移植治疗的病例近年来逐渐增多，包括门静脉海绵样变、巴德 - 基亚里综合征、Abernethy 畸形（先天性肝外门体分流）等。其中，Abernethy 畸形因全身脏器累及广泛、临床表现多样给肝移植带来了更多的挑战。Abernethy 畸形又称先天性肝外门体分流，是一种非常罕见的门静脉发育异常的疾病，患儿脾静脉和肠系膜上静脉血流通过先天性分流直接流入体循环中。根据是否有分支血管进入肝脏内，Abernethy 畸形分为两种，Ⅰ 型脾静脉与肠系膜上静脉完全汇入下腔静脉而无门静脉血流，Ⅱ 型脾静脉与肠系膜上静脉血流部分汇入下腔静脉，部分通过门静脉进入肝脏。由于门静脉血流缺失或减少，患儿临床上表现为肝脏代谢功能缺陷，包括高氨血症、黄疸、凝血功能异常、肝癌等表现，同时合并肝性脑病、肝肺综合征、肺动脉高压、肝肾综合征、心脏疾病、发育滞后等全身多脏器疾病。对于 Ⅱ 型 Abernethy 患儿，分流血管封堵术可以恢复肝脏正常血流，并缓解包括肺动脉高压、肝性脑病等全身症状。对于 Ⅰ 型及门静脉发育较差的 Ⅱ 型 Abernethy 畸形患儿，肝移植是唯一有效的治疗手段。肝移植可以有效地治疗高氨血症、肝性脑病、肝功能异常等肝脏代谢问题，并有效缓解肺动脉高压和肝肺综合征，改善患儿氧合及生长发育情况。

三、移植新技术推动儿童肝移植的发展

在肝移植发展初期，全肝移植是唯一的手术方式。与成人不同，儿童肝移植患者受限于体型差异和供者的局限，肝移植的等待时间远高于成人。如何解决儿童肝移植供肝来源问题已成为制约儿童肝移植早期发展的重要因素之一。活体肝移植技术的发展成为解决儿童肝移植困境的契机。由于肝脏结构的特殊性及其再生能力，切取供者的部分肝脏并不会影响供者的正常生活和工作能力，同时也解决了儿童肝移植等待者的供肝来源问题以及移植物的匹配问题。

1988 年，德国医生 Pichlmayr 完成世界首例劈离式肝移植，为活体肝移植的发展奠定了技术基础。1988 年 12 月，巴西医生 Raia 完成了世界上首例儿童活体肝移植术，但患儿术后仅 6d 死亡。1989 年澳大利亚医生 Strong 完成了首例长期存活的儿童活体肝移植手术，受者是一名 17 个月大的胆道闭锁患儿，供肝来自患儿母亲的左外叶。自此，活体肝移植逐渐成为儿童肝移植的最主要手术方式。以活体肝移植技术为依托，日本、韩国和中国逐渐成为世界儿童肝移植技术发展和创新的主战场。肝移植医生开始根据患儿体型选取越来越多的供肝类型，包括扩大左外叶、左半肝、右半肝、右后叶、右三叶等多种供肝类型，而对于体型特别小的受者，肝段移植能够防止大肝综合征的发生。1993 年，日本幕内雅敏完成了第一例

成人间活体肝移植，1994 年，日本 Yamaoka 完成了第一例儿童右半肝活体肝移植，1996 年，香港大学卢宠茂完成了第一例扩大右半肝（带肝中静脉）的活体肝移植，2001 年韩国 Asan 医学中心完成第一例"双供一受"活体肝移植，1992 年东京大学首次介绍肝动脉显微吻合技术，而台湾长庚医院陈肇隆则在国际上首次系统性阐述了显微吻合技术在活体肝移植胆道重建中的作用，2018 年仁济医院夏强团队首次阐述了自体血管补片在儿童肝移植门静脉重建中的作用……这些技术的发展不仅极大突破了儿童肝移植的年龄和体型的限制，扩大了供肝来源，也显著降低了肝移植术后并发症的发生率，提高了患儿术后的总存活率。

活体肝移植的扩展应用之一是"多米诺肝移植"，即将肝移植受者的病肝移植到第二名肝移植患者体内，扩展了供肝来源。多米诺肝移植的中间受者通常是代谢性疾病的患者，因基因突变导致肝细胞特定的代谢功能受损，而肝功能损伤或肝硬化通常不明显。1995 年 10 月，葡萄牙医生 Perdigoto 完成了首例多米诺肝移植，一名家族性淀粉样变的患者接受了全肝移植后将自己的肝脏移植给了另一名肝癌患者。此后，多米诺肝移植逐渐应用于儿童代谢病受者，特别是在枫糖尿病、家族性淀粉样变、高草酸血症等患儿中都取得了良好的手术效果。同时，多米诺肝移植术也在不断创新，2013 年北京友谊医院朱志军团队在国际上首次开展了交叉多米诺肝移植术，即将来自两位不同病因代谢性疾病患儿的供肝共同移植入第三名患者体内，通过肝脏之间的互补维持正常代谢，患儿术后代谢水平恢复正常，长期存活率满意。当然，多米诺肝移植供肝之间的代谢互补能力要严格评估，术后需严密观察门静脉血流及供肝发育情况，对肝移植团队的综合能力有较高要求。

辅助性肝移植是在保留患者部分或全部原肝的情况下进行的肝移植术。这种技术最先由 Welch 在狗的肝移植模型中进行尝试，并由美国医生 Absolon 在 1964 年完成了第一例人体辅助肝移植术。最初的辅助肝移植是在保留完整原肝的情况下将移植肝脏放置在原肝的下方，但是供肝的血流情况通常不够满意，患者的总体存活率极低。20 世纪 80 年代后，切除部分原肝并将供肝放置在切除处的方法极大提高了辅助肝移植患者的总体存活率。在辅助肝移植的受者选择上，主要是无明显肝硬化的急性肝衰竭和部分代谢性疾病的患儿。对于无明显肝硬化的急性肝衰竭患儿，移植肝脏主要帮助患儿度过急性肝损伤期，在原肝开始恢复功能并再生后，通过停用免疫抑制剂逐渐弃用移植肝脏，患儿无须在未来持续服用免疫抑制剂。而在代谢病患儿中施行辅助肝移植则需长期服用免疫抑制剂，并定期观察移植肝脏的大小和功能。

四、儿童肝移植患者的围手术期管理

儿童肝移植围手术期的管理需要包括移植外科、儿科、重症医学科、麻醉科、营养科、感染科、影像与超声科、肝内科等多个学科医生的共同参与，包括术前评估与准备，术中脏器功能维护，术后感染、营养、并发症预防等的整合管理。

为了保证患儿肝移植术安全平稳地开展及术后顺利恢复，围手术期管理的理念和水平也在摸索中不断提高与改进。

儿童肝移植围手术期感染的管理始终要伴随移植医生。随着免疫抑制剂的发展、检测技术的进步和抗生素类药物的发展，对感染的预防和控制手段越来越多，但院内感染及多重耐药菌的持续出现却加重了感染控制的难度。肺炎克雷伯菌感染是儿童肝移植医生最不愿面对的情况之一，而耐碳青霉烯类肺炎克雷伯菌（CRKP）的比例从 2005 年的 2.9% 增长到近年的 28.6%，极大增加了肝移植患儿的死亡率。肝病患儿由于营养状况低下及反复胆管炎或腹腔感染的影响，持续性或隐匿性肺炎克雷伯菌感染病例远高于正常患儿，且感染部位包括肺部、腹腔、血行感染等多种部位，这些患者的肝移植围手术期管理需要非常谨慎。随着二代基因测序的应用和新型 β - 内酰胺酶抑制剂阿维巴坦的问世，围手术期供受者 CRKP 的筛查为移植医生早期预防性用药提供了更多依据，也有效提了肺炎克雷伯菌感染患儿肝移植术后的总体存活率。

儿童肝移植术后血管并发症是移植物功能异常甚至无功的最主要原因之一。其中，门静脉狭窄相关并发症的总体发生率为 1.2% ~ 16.5%，严重狭窄者容易导致移植物失功，是儿童肝移植围手术期要特别关注的方面。胆汁淤积性肝病，特别是胆道闭锁患儿，由于葛西手术、肝门部反复炎症、手术年龄偏小以及肝硬化的影响，容易导致门静脉发育畸形和血流欠佳，增加术后门静脉并发症的风险。对于高危患儿，术中需通过门静脉整形、结扎分支血管、门静脉支架植入等方式保证门静脉的正常管径，而术中维持患儿容量及血压稳定也是保证门静脉血流的重要因素。术后定期体外 B 超检查和乳酸检测对于早期发现门静脉血流异常有重要意义。术后早期门静脉流速过高（>100cm/s）或过低（<10cm/s），排除呼吸以及灌注异常的乳酸异常升高、肝功能异常等通常提示存在门静脉异常可能，需积极采取治疗。而在术后长期随访中，特别是左外叶活体肝移植的受者，患儿身体和肝脏发育引起的位置改变、肝门部瘢痕增生、移植后淋巴增殖性疾病（PTLD）等可能导致门静脉狭窄，需要球囊扩张甚至支架植入以改善门静脉血流。门静脉并发症的处理原则是早发现早治疗，及时恢复移植肝脏正常的门静脉血流对于术后早期肝功能恢复、预防移植肝脏纤维化和门脉高压相关症状、避免二次肝移植、提高患儿长期存活率率都有重要意义。

肝移植术后胆道并发症被称为肝移植的"阿喀琉斯之踵"，在儿童肝移植受者中发生率高达 10% ~ 45%，成为最常见的并发症。其中，胆道狭窄和胆漏是最常见的两种类型，而手术因素及动脉并发症是导致胆道并发症的最主要原因。胆 - 肠吻合和胆道端 - 端吻合是肝移植受者胆道重建最主要的两种方式。尽管端 - 端吻合能够保持胆管及十二指肠乳头处的生理结构，保留了术后进行介入治疗的机会。但目前认为，胆肠吻合能够显著降低儿童肝移植受者胆道并发症的发生率，特别是存在胆汁淤积表现的患儿。同时，规范的 Roux-en-Y 肠道重建可有效预防胆肠吻合中反流性胆管炎的发生。随着介入等技术的发展，胆管并发症的处理手段也越来越多样化。通过经皮肝穿胆管引流术（PTCD）治疗胆管狭窄成为越来越多肝移植中心的首选。通过 PTCD 进行胆管造影、胆管扩张、支架植入和引流，外科医生能够进一步明确胆管狭窄的位置与程度，评估引流及支架治疗效果，甚至为再次胆肠吻合手术提供准备，有效提高了胆管并发症的治疗效果。

急性排斥反应是器官移植患者始终需要面对的问题，随着免疫抑制剂的发展和随访管理水平的提高，急性排斥对患者的危害性逐渐降低，但仍会有超过 30% 的患儿在肝移植术后第一年出现不同程度的排斥反应。肝穿明确诊断的急性细胞性排斥通过激素冲击和增加免疫抑制剂用量可以得到良好的控制，而慢性排斥的治疗效果通常欠佳。由于伴有肝脏纤维化及肝内胆管的缺失，患儿经常有服药依从性低的表现，慢性排斥患儿通常需要接受二次肝移植挽救生命。

肝移植术后难治性腹水是导致术后恢复缓慢甚至死亡的原因之一。成人肝移植术后难治性腹水的定义通常是术后 14d 腹引流量超过 1000mL/d，发生率为 5%~8%，其中活体肝移植受者难治性腹水的发生率高于全肝移植受者。难治性腹水的原因很多，包括流出道梗阻、门静脉高压或过度灌注、感染、乳糜漏、低蛋白血症等。为了维持出入量平衡，难治性腹水患者每天需要接受大量补液，进而增加了感染、心功能不全、肾功能不全、ARDS 等的风险，严重威胁患者的术后恢复。儿童肝移植术后难治性腹水同样影响患儿术后的恢复，研究发现 2 岁以下患儿腹水量 >20mL/(kg·d) 和 2 岁以上患儿腹水量 >10mL/(kg·d) 与移植物功能延迟恢复密切相关。与成人肝移植患者相比，儿童肝移植患儿面临更多的危险因素，包括术前反复胆管炎导致的腹腔感染和淋巴回流障碍、术中门静脉与流出道的重建、术后高比例的乳糜漏以及长期随访中血管位置改变等，特别是术前存在乳糜腹合并乳糜胸的患儿，术后腹水的治疗效果直接决定了患儿的整体恢复速度。为尽量减少移植术后腹水量，有些围手术期的管理方法被认为是可行有效的，包括术前积极抗感染和营养支持治疗，术中选择合适的移植物类型并严格评估移植物质量，仔细操作减少乳糜漏、出血、胆漏的发生，严谨操作预防门静脉及肝静脉狭窄和扭转，门静脉测压与预防性结扎脾动脉，术后行胶体和营养管理，淋巴管造影及封堵，生长抑素等药物的运用等，都能有效预防难治性腹水的发生，促进患儿的术后恢复。

五、儿童肝移植术后的长期管理

肝移植外科技术和围手术期管理水平的提高并没有使儿童肝移植医生的工作变得轻松，相反，由于越来越多的患儿接受肝移植术并长期存活，患儿术前的经济评估、术后生长发育、生活质量、社会融入、心理建设等多个方面的问题都需要移植外科团队的参与，因此，儿童肝移植患者的长期管理是包括社会经济学、临床医学、心理学等多学科在内的全生命周期管理，因此，整合医学的理念和实践在其中具有重要作用。

　　神经系统发育异常在终末期肝病患儿中很常见，特别是在代谢性疾病患儿中，神经系统症状通常和肝功能异常、代谢异常一起作为疾病的首发症状，成为患儿接受肝移植治疗的指征之一。由于代谢产物的积累，终末期肝病患儿神经系统损伤的临床表现多样，如尼曼匹克病患儿的智力及运动功能发育异常，鸟氨酸转氨甲酰酶缺乏症（OTCD）患儿的癫痫与精神症状，Wilson 病患儿锥体外系症状等。早期接受肝移植可以有效清除体内代谢产物的累积，控制肝性脑病、癫痫等神经系统症状，阻断和延缓神经系统功能的恶化，但当智力与运动功能发育迟缓等神经系统发育障碍已经存在，肝移植通常无法逆转上述临床表现。患儿智力与运动功能的恢复还需要借助术后神经功能的康复训练。因此，对于合并神经系统功能损伤的终末期肝病患儿，肝移植的手术时机非常重要，需要谨慎平衡肝移植的手术风险与神经系统功能的损伤，而肝移植前后神经系统功能的评估与康复训练也有非常重要的意义。

　　营养状况的评估和管理是儿童肝移植术前评估中非常重要的一环。胆汁淤积性肝病患儿由于胆汁排泄障碍、胃肠道吸收功能障碍及疾病消耗等原因，导致蛋白合成、脂质代谢、胰岛素抵抗等一系列代谢障碍，造成术前全身营养状况普遍偏差，而代谢性疾病患儿通常需使用特殊饮食，营养状况也多较同龄儿童偏差，并伴有不同程度的生长发育滞后。因此，儿童肝移植围手术期营养管理成为非常重要的部分。对于胆汁淤积性肝病患儿，肠内营养，包括主动喂养和鼻饲空肠营养管喂养是首选的营养支持方法，肠外营养作为辅助手段。而对于急性发病期的代谢性疾病患儿，更推荐含有高糖的肠外营养。患儿接受肝移植术后通常饮食及营养状况会出现明显改善，大部分患儿无须特殊的营养支持治疗，只需在肝移植术后早期通过蛋白补充 [2g/(kg·d)] 及营养支持帮助患儿维持氮平衡。代谢性疾病患儿肝移植术后仍需定期检测代谢情况，以决定是否继续特殊饮食或转化为普通饮食。由于术后原发疾病的治愈和营养状况的改善，患儿肝移植术后生长发育速度明显提高，绝大部分患儿术后出现追长现象，术后 2 年基本达到同龄儿童正常发育水平，这也为患儿今后更好地融入社会建立了心理基础。

　　肝移植患儿术后的生活质量也是移植医生需要持续关注的方面。终末期肝病患儿由于原发病影响，通常存在饮食、睡眠、交流、运动功能等多方面困难，导致总体生活质量偏低。肝移植术后，患儿需继续服用免疫抑制剂，加之手术创伤、医疗随访压力及术后并发症等原因，患儿的总体生活质量尚不能完全达到普通儿童水平，但较术前已有明显提高。目前比较常用的肝移植患儿生活质量评估系统包括 PedsQL Generic Core Scale 4.0、General health perception on the Child Health Questionnaire、Pediatric Liver Transplant Quality of Life tool 和 Pediatric Quality of Life Inventory 3.0 Transplant Module。既往研究发现，肝移植患儿术后在睡眠质量和学校表现方面明显低于普通儿童，同时肝移植术后患儿焦虑和抑郁的比例也高达17.7%。特别是大龄患儿接受肝移植术后，由于对疾病及手术压力的感知更为强烈，其术后总体生活质量要低于低龄肝移植患儿。这都要求移植医生及其随访团队在患儿术后的长期随访和治疗中继续加强生活质量的管理，包括心理状态、情感状态、学习能力、社会交往能力、运动功能、家庭关系等多个方面，帮助患儿在未来更好地融入学校与社会中。

随着肝移植术后长期存活率的患儿越来越多，长期随访期间的肝功能异常及肝脏纤维化逐渐引起移植外科医生的注意，其中，对新发自身免疫性肝炎（AIH）的关注逐渐增多。和成人肝移植受者相比（0.4%~3.4%），儿童肝移植术后新发自身免疫性肝炎的发生率相对偏高（2.1%~10%），确诊时间一般在移植术后6~10年。患儿术前无自身免疫性肝病表现，术后出现肝功能异常和自身免疫性肝炎相关抗体升高。排除排斥反应、病毒性肝炎等其他问题，肝脏病理提示汇管区大量浆细胞浸润等表现。确诊患儿通过激素冲击和增加免疫抑制剂的治疗，大部分肝功能能够恢复正常，肝内炎症及纤维化表现可以逆转。但是，仍有少部分患儿控制效果不理想最终需进行二次肝移植治疗。既往研究认为，肝移植术后反复出现排斥反应及对激素依赖性较高的患儿容易出现新发 AIH，部分中心也认为移植术后快速撤除激素容易诱发新发自身免疫性肝炎的发生。与移植术前原发性自身免疫性肝炎相比，肝移植术后新发自身免疫性肝炎的肝穿病理中胆管损伤和静脉周围炎症的程度更高，提示新发自身免疫性肝炎可能是自身免疫与外源性免疫共同作用的结果。目前，越来越多的移植中心开始尝试在儿童肝移植受者中减少免疫抑制剂的用量以降低其对患儿长期生长发育及脏器功能的损伤，但需警惕长期的潜在风险，特别是反复排斥引起的慢性排斥、抗体介导排斥、新发自身免疫性肝炎等，都可能导致移植物失功而不得不进行二次肝移植。因此，肝移植患儿长期免疫抑制的策略需要更深入的探索。

六、儿童肝移植的展望

随着近十几年儿童肝移植的快速发展，儿童肝移植外科技术逐渐成熟，对于累及多个脏器的疾病，如高草酸尿症、家族性淀粉样变、合并肝硬化的肠衰竭、囊胞性纤维症、α胰蛋白酶缺乏症等，肝肾、心肝、肝肠、肝肺等多脏器联合移植能够取得更好的手术效果，但手术及术后管理难度明显提高。肝肾联合移植是目前开展最多、技术最为成熟的儿童多脏器联合移植手术，全球每年手术例数在10~30例，主要的原发病包括 I 型高草酸尿症、甲基丙二酸血症、多囊肾、溶血尿毒综合征等。肝肾联合移植患儿的术后长期存活率已经有了明显提高，术后5年存活率超过80%，10年存活率79%，与单纯肝移植或肾移植患儿术后总体存活率接近，同时代谢异常得以纠正，患儿生活质量明显提高。值得一提的是，肝脏作为免疫特惠器官，对受者免疫系统具有调节作用，部分肝肾联合移植患儿术后免疫抑制剂用量较单纯肾移植患儿偏低，一定程度上降低了长期服用免疫抑制剂的副作用。儿童肝肾联合移植可以同时进行，或者分步进行。研究显示，两组患儿术后长期存活率无明显差异。同时，儿童心肝、肝肠、肝肺联合移植的长期存活率也有了明显提高，患儿术后 5 年存活率分别达到了 76%、60% 和 75%，随着外科手术技术的进步和围手术期管理水平的提高，多脏器移植患儿的总体存活率和生活质量仍在不断提高。

肝移植患儿术后一般需要终生服用免疫抑制剂，其副作用包括骨髓抑制、肾功能损伤、生长发育滞后等，对患儿的长期影响不容忽略。肝脏作为一个"免疫特惠"器官，具有一定的免疫调节功能，也使得部分肝移植患者可以停用免疫抑制剂并维持肝功能长期稳定，即免疫耐受。既往的临床研究发现，儿童肝移植受者术后免疫耐受比例约 30%～60%，高于成人肝移植受者。根据美国匹兹堡大学及日本京都大学的研究，肝移植术后 4 年有超过 40% 的患儿可以实现操作性免疫耐受，而在达到免疫耐受的患儿中，其外周血 Treg、pDC、γδT 等免疫调节细胞的比例明显增高。移植术后肝脏标本的分析也发现，免疫耐受患儿肝内 miR-155-5p、miR-142-5p 和 miR-181 等具有调节淋巴细胞功能的 microRNA 表达量明显提高。免疫耐受肝移植患儿最主要的潜在风险是慢性排斥和肝纤维化，Takaaki 的单中心回顾性研究发现，免疫耐受的肝移植患儿纤维化及胆管病变比例明显升高，引发了学界对儿童肝移植受者操作性免疫耐受安全性的担忧。但是 Sandy Feng 通过单中心和多中心更大规模的前瞻性研究发现，经过严格筛选的操作性免疫耐受患儿长期的慢性排斥率和肝纤维化较正常服用免疫抑制剂患儿无变化，且体内供者特异性抗体的浓度也未见升高，证明了操作性免疫耐受的安全性。目前，如何有效筛选出可以达到免疫耐受的患儿仍缺乏明确标准。全球多个中心也在尝试主动诱导免疫耐受的方法，包括输注 Treg、pDC、供者 CD34⁺ 干细胞等，并开展 Ⅰ 期或 Ⅱ 期临床研究。在未来，如何有效地筛选和诱导免疫耐受，明确免疫耐受的机制，探究免疫耐受长期肝脏病理变化将成为该领域的研究重点。

代谢性疾病作为儿童肝移植的第二大病因，主要因单个基因突变导致患儿体内代谢酶功能的缺陷。虽然肝移植能够有效治疗代谢缺陷并极大提高患儿生活质量，但患儿依然需要面临移植手术和术后并发症的风险。通过提取患儿自身肝脏细胞，并在体外利用基因编辑技术改造缺陷基因，使得肝细胞能够产生正常代谢所需的蛋白酶，再在体外扩增后回输到患儿体内，取代原有缺陷肝细胞治疗代谢病的方法称为基因编辑治疗。基因编辑治疗的优点包括使用自体肝细胞，术后无须服用免疫抑制剂，减少了肝源等待时间，治疗操作简单，创伤小，是未来代谢性疾病治疗的发展方向。随着 CRISPR/Cas9 等基因编辑系统和腺病毒载体的成熟，基因治疗的研究成果逐渐丰富。在动物模型体内实验中，AAV-CRISPR 系统能够有效纠正苯丙酮尿症（Pahenu2/enu2）、OCTD、Ⅰ型酪氨酸血症（Fah −/−）、家族性高胆固醇血症（LdlrE208X）、α1 抗胰蛋白酶缺乏症中肝细胞内的突变基因，纠正代谢紊乱，并实现肝细胞的长期稳定存活。而在体外直接编辑人类原代肝细胞内缺陷的 *OTCD* 基因也实现了 72% 的成功率，纠正的原代肝细胞输注到小鼠模型体内不仅正常发挥尿素代谢的能力，并且实现了长期存活。当然，目前 AAV-CRISPR 的应用还有部分潜在挑战，包括对腺病毒相关病毒（AAV）和 Cas9 的适应性免疫，基因编辑的效率、准确性和稳定性等，需要继续研究。此外，以 mRNA 为基础的基因编辑方法在以肝脏为基础的代谢性疾病治疗中也有了长足发展。与腺病毒运输的 Cas9 系统不同，mRNA 治疗通过脂质微粒将患者缺陷基因的正常编码 mRNA 运输到患者体内，从而在转录水平纠正代谢缺陷蛋白，达到治疗目的。mRNA 治疗的免疫反应较腺病毒载体小，可以反复多次注射治疗，操作简单，临床风险低。目前，已经有针对 OTCD 和甲基丙二酸血症的 mRNA 治疗正在进行临床 Ⅰ 期和 Ⅱ 期研究，而在动物模型体内实验中，mRNA 治疗对于卟啉症、苯丙酮尿症、OTCD、甲基丙二酸血症等疾病的治疗效果让人满意，平均每次注射可以维持 2～3 周的代谢稳定，并且无明显副作用。当然，如何提高 mRNA 的稳定性及表达效率，延长 mRNA 在体内的作用时间、降低载体毒副作用等仍需在未来进行更深入的研究。

七、结　语

儿童肝移植经历了近 60 年的发展，从最初对移植技术的探索到现在发展为包括移植外科学、儿科学、内科学、重症医学、药学、社会学、心理学、教育学等多学科共同管理的综合学科，在提高患儿的总体存活率、生活质量和患者接受度的同时，逐渐与整合医学的内涵相契合。在未来，如何运用整合医学的思维应对儿童肝移植发展面临的挑战，包括多学科的融合与协助、围手术期的综合管理、患儿术后的长期随访与社会融入等，依然在持续考验着移植外科团队。

参考文献

［1］陈规划. 中国大陆肝移植:过去、现在和将来［J］. 器官移植，2010，1:5-6.

［2］陈小松，韩龙志，钱永兵，等. 供体来源碳青霉烯酶类耐药肺炎克雷伯杆菌感染——肝肾移植的差异［J］. 实用器官移植电子杂志，2018，6:45-48.

［3］钱永兵，张灏旻，秦娟秀，等. 早期气管镜检查在重型肝炎患者肝移植术后肺部感染中的价值［J］. 国际消化病杂志，2020，40:78-81.

［4］赵东，夏强. 小儿肝移植的现状与展望［J］. 肝胆外科杂志，2017，25:244-247.

［5］赵东，夏强. 肝移植相关领域的研究进展［J］. 国际消化病杂志，2020，40:71-74.

［6］Baiges A，et al. Congenital Extrahepatic Portosystemic Shunts（Abernethy Malformation）:An International Observational Study［J］. Hepatology，2020，71:658-669.

［7］Beal EW，et al. Combined heart-liver transplantation:Indications，outcomes and current experience［J］. Transplant Rev（Orlando），2016，30:261-268.

［8］Berraondo P，et al. Messenger RNA therapy for rare genetic metabolic diseases［J］. Gut，2019，68:1323-1330.

［9］Bhamidimarri KR，et al. Multivisceral transplantation:where do we stand?［J］. Clin Liver Dis，2014，18:661-674.

［10］Buscher R, et al. Combined liver and kidney transplantation and kidney after liver transplantation in children：Indication, postoperative outcome, and long-term results［J］. Pediatr Transplant, 2015, 19:858 – 865.

［11］Celik N, et al. Technique and outcome of domino liver transplantation from patients with maple syrup urine disease：Expanding the donor pool for live donor liver transplantation［J］. Clin Transplant, 2019, 33:e13721.

［12］Chen F, et al. High mortality associated with gram-negative bacterial bloodstream infection in liver transplant recipients undergoing immunosuppression reduction［J］. World J Gastroenterol, 2020, 26:7191 – 7203.

［13］Chopra A, et al. Simultaneous liver and kidney transplants：optimizing use of this double resource ［J］. Transplantation, 2011, 91:1305 – 1309.

［14］Choudhary NS, et al. De Novo Autoimmune Hepatitis After Living Donor Liver Transplantation：A Series of 4 Cases［J］. J Clin Exp Hepatol, 2018, 8:314 – 317.

［15］Ciria R, et al. Auxiliary liver transplantation in children［J］. Curr Opin Organ Transplant, 2011, 16:489 – 493.

［16］Emre S, et al. Resolution of hepatopulmonary syndrome after auxiliary partial orthotopic liver transplantation in Abernethy malformation：A case report［J］. Liver Transpl, 2007, 13:1662 – 1668.

［17］Faraj W, et al. Auxiliary liver transplantation for acute liver failure in children［J］. Ann Surg, 2010, 251:351 – 356.

［18］Feng M, et al. Improved portal vein venoplasty with an autogenous patch in pediatric living donor liver transplantation［J］. Liver Transpl, 2018, 24:1084 – 1090.

［19］Ferrari G, et al. Gene therapy using haematopoietic stem and progenitor cells［J］. Nat Rev Genet, 2021, 22:216 – 234.

［20］He K, et al. Health-related quality of life and sleep among Chinese children after living donor liver transplantation［J］. Pediatr Transplant, 2015, 19:547 – 554.

［21］Hibi T, et al. Evolution of living donor liver transplantation：a global perspective［J］. J Hepatobiliary Pancreat Sci, 2018, 25:388 – 389.

［22］Kerkar N, Chan A. Autoimmune Hepatitis, Sclerosing Cholangitis, and Autoimmune Sclerosing Cholangitis or Overlap Syndrome［J］. Clin Liver Dis, 2018, 22:689 – 702.

［23］Kerkar N, Vergani D. De novo autoimmune hepatitis is this different in adults compared to children? ［J］. J Autoimmun, 2018, 95:26 – 33.

［24］Kerkar N, Yanni G. 'De novo' and 'recurrent' autoimmune hepatitis after liver transplantation：A comprehensive review［J］. J Autoimmun, 2016, 66:17 – 24.

［25］Kohli R, et al. Liver transplantation in children：state of the art and future perspectives［J］. Arch Dis Child, 2018, 103:192 – 198.

［26］Liu Y, et al. Outcome of Liver Transplantation for Neonatal-onset Citrullinemia Type I［J］. Transplantation, 2021, 105:569 – 576.

［27］Liu Y, et al. The Effects of Liver Transplantation in Children With Niemann-Pick Disease Type B ［J］. Liver Transpl, 2019, 25:1233 – 1240.

［28］Matsudaira S, et al. Risk Factors for Intractable Ascites After Adult-to-Adult Living Donor Liver

Transplantation Using Left Lobe[J]. Transplant Direct, 2017, 3:e138.

[29] Mc Kiernan PJ. Recent advances in liver transplantation for metabolic disease[J]. J Inherit Metab Dis, 2017, 40:491 – 495.

[30] Mieli-Vergani G, et al. Diagnosis and Management of Pediatric Autoimmune Liver Disease: ESPGHAN Hepatology Committee Position Statement[J]. J Pediatr Gastroenterol Nutr, 2018, 66: 345 – 360.

[31] Miserachs M, et al. Diagnosis, Outcome, and Management of Chylous Ascites Following Pediatric Liver Transplantation[J]. Liver Transplantation, 2019, 25:1387 – 1396.

[32] Muiesan P, et al. Liver transplantation in children[J]. J Hepatol, 2007, 46:340 – 348.

[33] Oishi K, et al. Liver transplantation for pediatric inherited metabolic disorders: Considerations for indications, complications, and perioperative management[J]. Pediatr Transplant, 2016, 20:756 – 769.

[34] Parmar A, et al. Health-related quality of life after pediatric liver transplantation: A systematic review[J]. Liver Transpl, 2017, 23:361 – 374.

[35] Richter A, et al. Clinical relevance of autoantibodies after pediatric liver transplantation[J]. Clinical Transplantation, 2007, 21:427 – 432.

[36] Salcedo M, et al. Response to steroids in de novo autoimmune hepatitis after liver transplantation [J]. Hepatology, 2002, 35:349 – 356.

[37] Sandrasegaran K, et al. Intestinal and multivisceral transplantation[J]. Abdom Imaging, 2011, 36:382 – 389.

[38] Scheenstra R, et al. Graft fibrosis after pediatric liver transplantation: ten years of follow-up[J]. Hepatology, 2009, 49:880 – 886.

[39] Sharma S, et al. Abernethy malformation: Single-center experience from India with review of literature[J]. Indian J Gastroenterol, 2018, 37:359 – 364.

[40] Shirouzu Y, et al. Massive ascites after living donor liver transplantation with a right lobe graft larger than 0.8% of the recipient's body weight[J]. Clin Transplant, 2010, 24:520 – 527.

[41] Stirnimann G, et al. Recurrent and De Novo Autoimmune Hepatitis[J]. Liver Transpl, 2019, 25: 152 – 166.

[42] Venick RS, et al. Rejection and Steroid Dependence: Unique Risk Factors in the Development of Pediatric Posttransplant De Novo Autoimmune Hepatitis[J]. American Journal of Transplantation, 2007, 7:955 – 963.

[43] Xue F, et al. Immune cell function assays in the diagnosis of infection in pediatric liver transplantation: an open-labeled, two center prospective cohort study[J]. Transl Pediatr, 2021, 10:333 – 343.

[44] Xue F, et al. CYP3A5 genotypes affect tacrolimus pharmacokinetics and infectious complications in Chinese pediatric liver transplant patients[J]. Pediatr Transplant, 2014, 18:166 – 176.

[45] Zhou GP, et al. The concept of "domino" in liver and hepatocyte transplantation[J]. Therap Adv Gastroenterol, 2020, 13:1756284820968755.

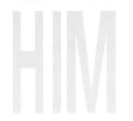

第七章　小肠移植

◎吴国生

　　小肠移植是指将异体全部或部分小肠通过血管吻合、肠道重建方式移植到另一个个体内，并使之迅速恢复功能，代替因各种原因切除或丧失功能的小肠。由于小肠是含有大量淋巴组织的高免疫反应性器官，肠腔内含有丰富的各种微生物，移植术后排斥反应和继发感染等严重并发症发生率高，因此，小肠移植被认为是目前临床上最具挑战性的外科技术之一。

　　小肠移植从动物实验、临床试验到现在具有临床价值的实用阶段经历了一个漫长而艰辛的历程。早在 1903 年，法国医生 Alexis Carrel 发明了血管的"三线缝合法"。运用该方法，将犬的肠系膜上动脉吻合在颈内动脉上获得成功，解决了小肠的血液供应问题。1959 年，美国明尼苏达大学 Lillehei 首次建立了犬小肠移植模型，为临床小肠移植的研究奠定了基础。1964 年，Deterling 在美国波士顿成功进行了世界首例异体之间的小肠移植，但术后不久因排斥反应而告败。在此后 60 年代的数年里，全世界共尝试小肠移植手术 8 例，最长存活仅 79d，均因排斥反应、继发感染或其他并发症而失败。20 世纪 70 年代，由于全胃肠外营养（TPN）开始用于临床，加之缺乏强有力的免疫抑制药物，临床小肠移植一度处于停滞状态。在 70 年代末期，环孢素 A 开始用于临床肾移植术后抗免疫排斥，取得了令人满意的效果，学界重新燃起了对小肠移植的兴趣。1988 年，在德国科隆施行的一例活体部分小肠移植采用环孢素 A 作为主要的抗免疫排斥药物，存活时间达 61 个月，被认为是临床小肠移植一个新的里程碑。然而，在环孢素 A 时代，世界上共施行小肠移植 15 例，移植物存活率和患者生存率并不理想。直到 20 世纪 90 年代初期，随着高效免疫抑制剂他克莫司的问世，临床小肠移植才开始有了根本性突破。在我国，南京黎介寿团队于 1994 年成功施行首例尸体供肠小肠移植，患者存活近 1 年，最终死于真菌感染。紧随其后，第四军医大学吴国生团队于 1999 年完成了第一例亲属捐献小肠移植手术，患者如今存活已超过 24 年，移植小肠功能优良，是国际上存活时间最长的小肠移植病例之一。近年来，由于外科技术的进步、新型免疫抑制剂的临床应用及围手术期处理水平的提高，小肠移植患者的生存率明显提高，生活质量明显改善，小肠移植已经成为治疗肠功能衰竭患者一个非常重要的手段。

一、适应证

肠功能衰竭是指由于肠道结构缺损或功能丧失，导致肠道消化吸收功能严重障碍，需要补充营养、水和电解质等以维持健康和（或）生长需求。肠功能衰竭可分为三大类：第一类是肠道解剖缺陷，包括各种原因所致小肠广泛切除后的短肠综合征；第二类是肠道动力障碍，主要包括神经源性或肌源性假性肠梗阻、内脏神经病变和消化道神经节缺如；第三类是先天性小肠黏膜病变，包括微绒毛包涵体病和先天性簇绒肠病。成人引起肠功能衰竭的常见原因有肠系膜血管性疾病、肠系膜低度恶性肿瘤、肠扭转及腹部创伤等造成小肠坏死、克罗恩病、小肠动力障碍和放射性小肠炎等。儿童引起肠功能衰竭的常见原因有先天性腹壁裂、小肠闭锁、肠扭转、坏死性小肠结肠炎、小肠动力障碍和先天性小肠微绒毛包涵体病等。据国际小肠移植注册中心统计，儿童约占小肠移植患者总数的 1/2 以上。

长期以来 TPN 一直是治疗肠功能衰竭的首选治疗方案。然而，随着 TPN 的推广应用，其相关的一系列并发症逐渐清晰，特别是长期应用 TPN 引起的肝功能损害、静脉导管血栓和感染、代谢紊乱等严重并发症，显著影响患者的生活质量和长期存活。与此同时，由于小肠移植多种关键技术的突破，小肠移植的治疗效果获得了明显改观。在国外少数大的移植中心，患者和移植器官的 1 年存活率分别达到 92% 和 89%，接近家庭肠外营养（HPN）的疗效，而且小肠移植的效价比明显优于 HPN。然而，小肠移植的中远期生存率仍不理想，有诸多问题有待研究攻克。当前，TPN 和小肠移植仍然是治疗肠功能衰竭的两种主要手段，究竟选择何种治疗方式尚存争议。

最近，小肠康复和移植协会强烈推荐，所有肠功能衰竭患者都应尽早到专门的小肠康复和移植治疗中心就诊，由相应的专家团队评估病情并决定进一步治疗方案。目前倾向性意见为：对于家庭肠外营养支持耐受良好的病情稳定患者，若不存在发生严重并发症的高危因素，是否需要小肠移植尚存较大争议，可以根据患者情况灵活选择。只有当患者出现下列情况时才优先考虑小肠移植：①肠外营养治疗失败，包括并发肠功能衰竭相关性肝病（IFALD）、两条以上中心静脉导管相关性血栓闭塞、中心静脉导管导致全身细菌或真菌感染，需要多次住院治疗；②原发疾病死亡风险甚高，尤其是侵袭性腹腔硬纤维瘤、先天性小肠黏膜疾病（微绒毛萎缩和小肠上皮增生不良）和超短肠综合征（儿童残留小肠少于 10cm，成人少于 20cm）；③因肠功能衰竭需要频繁住院治疗或患者拒绝接受长期的 TPN 支持。

其中肠衰竭相关性肝病（IFALD）是一种严重的致命性并发症，临床表现为持续或进行性加重的肝功能损害、肝内胆汁淤积、肝脏炎症和纤维化等，应首选手术治疗，术前通过肝活检明确肝脏损伤程度，决定单纯小肠移植抑或肝小肠联合移植。

二、禁忌证

与其他器官移植类似，小肠移植的手术禁忌证包括心、肺、脑等重要脏器严重器质性病变、难以根治的恶性肿瘤、获得性免疫缺乏综合征、无法控制的全身感染、难以控制的精神病等。

三、小肠移植的类型及手术方式

根据移植小肠的来源不同，分为尸体供肠小肠移植和活体供肠小肠移植两种。根据移植物的内容不同，小肠移植一般分为3种类型，包括单独小肠移植、肝小肠联合移植和腹腔多器官簇移植（图7.1）。

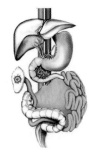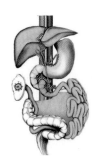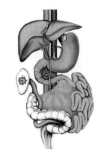

A.单独小肠移植　　　　　B.肝小肠联合移植　　　　　C.腹腔多器官簇移植

图7.1　小肠移植的类型及手术方式

1. 单独小肠移植

移植物中仅包含小肠，不含肝脏和胃，适用于单独小肠缺失或功能障碍的患者。活体小肠移植一般选择远端回肠200cm并连带一定长度的肠系膜上动、静脉，尸源性供肠可保留肠系膜上静脉蒂或门静脉蒂，肠系膜上动脉尽量游离足够长度或带腹主动脉蒂。

动脉吻合：移植肠动脉与腹主动脉吻合，或与受者肠系膜上动脉残端吻合。

静脉吻合：通常采取门静脉回流方式，移植肠静脉与受者肠系膜上静脉或门静脉吻合，也可以选择腔静脉回流方式，即移植肠静脉与受者下腔静脉吻合。

消化道重建：移植肠近端与受者残留空肠远端或十二指肠吻合，移植肠远端与受者结肠或回肠端侧吻合，移植肠末端造瘘供术后定期内镜观察与活检，3~6个月后关瘘。

2. 肝小肠联合移植

移植物中包含小肠和肝脏，适用于合并肝功能衰竭的患者。首先将肝脏、小肠和其他器官充分游离，体内低温快速灌洗之后整块切除移至工作台，再分离切除非必要器官。尽管肝脏和小肠可以分开来移植，然而在当前，大多数欧美著名移植中心多选择保留十二指肠和部分或全部胰腺的方案，这种方法既保留了胆道完整性避免了胆道吻合，同时避免了分离切除胰腺可能造成的邻近重要血管损伤，因而非常适用于婴幼儿。

动脉吻合：切取包含腹腔动脉干和肠系膜上动脉的腹主动脉蒂，采用一段直径一致的大血管（多选择胸主动脉）架桥，最后与腹主动脉吻合。

静脉吻合：供者肝静脉与受者下腔静脉吻合。

消化道重建：在保留十二指肠和胰腺的情况下，供者空肠近端与受者残留空肠近端吻合重建，移植肠远端造瘘。

3. 腹腔多器官簇移植

移植物中包含肝脏、小肠、胃和胰腺，称为全腹腔多器官簇移植，主要适用于广泛门静脉和肠系膜静脉栓塞合并肝功能衰竭者。若移植物中不包含肝脏，则称为改良腹腔多器官簇移植，适用于由吸收、动力和血管因素引起的广泛胃肠道病变而不合并肝功能障碍者。血管吻合重建方法与肝小肠联合移植类似。

消化道重建：过去多采取食管胃直接吻合的方式，近年来多主张采取胃－胃吻合的方式，即保留受者的一小部分胃底部与供者的胃底部吻合，这种方法保留了食管胃结合部的完整性，从而降低了术后反流性食管炎的发生率。多数研究不支持移植结肠，因可能增加感染的发生率。但在结肠很短的患者，保留一小部分包括回盲瓣的回盲部有助于术后维护水电解质平衡，降低腹泻风险。

四、术后免疫抑制治疗

小肠移植排斥反应进展快，治疗不及时可能会迅速演变为不可逆转，因此，需要强效免疫抑制药物联合应用预防其发生发展。免疫抑制诱导治疗通过术前、术中以及术后早期给予生物制剂以降低或调节 T 淋巴细胞对异基因抗原提呈的免疫应答，从而达到预防急性排斥反应、增强免疫抑制效果的目的。近年来诱导疗法的应用越来越广泛，大部分小肠移植患者接受诱导治疗，特别是存在高致敏因素的患者，使用诱导治疗的必要性已达成共识，然而，对于选择何种诱导治疗药物和诱导方案尚无一致意见。小肠移植患者多选择淋巴细胞清除性抗体如抗胸腺细胞球蛋白（ATG）或抗淋巴细胞单克隆抗体 Campath 1H，也有作者选择 IL-2 受体拮抗剂。目前，普遍采用他克莫司为基础的免疫抑制初始和长期维持方案，通常联合抗增殖类药物吗替麦考酚酯（MMF）和糖皮质激素。对于 MMF 不耐受的患者，可以选择抗增殖类的咪唑立宾作为替代治疗方案。

五、术后常见并发症

1. 排斥反应

含有大量淋巴组织的小肠属高免疫反应性器官，术后急慢性排斥反应发生率显著高于其他大器官移植。急性排斥反应是小肠移植术后最常见的排斥反应类型，发生率达 50% ~70%，一般发生在术后 1 周至 6 个月内。近年来由于诱导治疗的常规应用，急性严重排斥反应的发生率有所下降，但死亡率仍然高达 50%。急性排斥反应临床表现缺乏特异性，通常表现为发热、心动过速、腹痛、恶心、呕吐和肠造口分泌量明显增加或突然减少等。急性排斥反应诊断需要结合患者的临床表现、内镜观察和病理学检查结果，肠黏膜活检病理学检查是目前诊断急性排斥反应的金标准。根据黏膜下淋巴细胞浸润程度、黏膜上皮和隐窝上皮损伤程度、黏膜结构变化以及隐窝上皮凋亡小体数量等指标判断排斥反应的严重程度并指导临床治疗。治疗关键是早期发现，及时处理。首选方案为提高他克莫司血药浓度和大剂量糖皮质激素冲击治疗；治疗无效者，必须联合淋巴细胞清除性抗体如 ATG 或 Campath 1H。大部分患者反应良好，排斥反应逆转，黏膜结构功能恢复正常。文献报道，约 9% 患者治疗无效，若治疗过程中出现严重感染或感染性休克，肠镜活检提示肠上皮破坏严重，黏膜下腺体缺失，应及时决定切除小肠，挽救患者生命。

术后慢性排斥反应发生率为 10% ~20%，通常出现在术后 1~5 年，是造成远期移植小肠功能减退并最终失去功能最主要的原因。临床研究表明，单独小肠移植是发生慢性排斥反应的高危因素，而含肝的小肠移植能够降低慢性排斥反应风险，可能与移植肝脏吸收清除 HLA 抗体有关。近年来认为，供者特异性抗体（DSA），特别是术后新生 DSA 在慢性排斥反应中起重要作用。因此，主张术后常规监测 DSA 以早期发现慢性排斥反应的高危因素，当患者存在产生 DSA 的高危因素或出现新生 DSA 时，应维持充分的免疫抑制并进行药物干预。

2. 术后感染

术后感染以细菌感染最为常见，其次为病毒、真菌和原虫感染。感染是造成移植小肠功能丧失和患者死亡的主要原因。术后感染率高可能与下列因素有关：①小肠为空腔有菌器官，缺血 - 再灌注损伤或排斥反应造成肠黏膜屏障破坏导致细菌移位；②大多数小肠移植患者术前有过多次腹部手术史，腹腔炎症、粘连、积液或潜在的感染是术后引起细菌感染的高危因素；③术后各种并发症，特别是腹腔积液、吻合口瘘、腹腔出血或长时间留置中心静脉导管；④术前免疫功能低下和术后长期使用免疫抑制药物降低了机体的免疫防御功能，使小肠移植患者成为机会性感染的高风险人群。

文献报道，小肠移植术后细菌感染发生率高达 70%，多出现在术后 1 个月内，腹腔为最常见的感染部位，其次为血液、泌尿道、肺和手术切口。常见的病原菌包括铜绿假单胞菌、大肠杆菌、肠球菌和肺炎克雷伯杆菌等。小肠移植术后细菌感染呈现多重耐药菌感染趋势是临床面临的一大挑战。有研究表明，术后 1 个月内细菌感染率为 57.5%，47% 为耐药性细菌。其中 31% 的大肠杆菌和肺炎克雷伯杆菌为产超广谱内酰胺酶（ESBL）菌株，36% 铜绿假单胞菌为多药耐药（MDR），75% 肠球菌对万古霉素耐药。长时间应用广谱抗生素、住院时间长、侵入性操作包括各种管道和严重潜在基础疾病是引起 MDR 的高危因素。

巨细胞病毒（CMV）感染是小肠移植术后最常见的病毒感染，其次为 EB 病毒、腺病毒和轮状病毒感染等。CMV 感染发生率在 16%~24%，多出现在术后 1~12 个月。CMV 感染的高危因素主要有：供受者之间 CMV 错配，尤其是 CMV 血清抗体阴性的婴幼儿接受 CMV 阳性的供者器官；使用淋巴细胞清除性抗体作为诱导治疗；并发细菌或真菌感染造成的促炎症环境有助于 CMV 病毒重新激活。CMV 感染的预防是移植术后治疗的重要内容，推荐术后应用预防性抗病毒药物 9~12 个月。另外，术后腺病毒和轮状病毒等引起的肠炎通常表现为顽固性腹泻，必须与排斥反应鉴别以免延误诊断。

侵袭性真菌感染是小肠移植术后常见的并发症之一，发生率在 25.5%~59%，白色念珠菌和曲霉菌为最常见的病原体，可出现在术后任何时间段，血液、腹腔和泌尿系统为最常见的感染部位。免疫抑制是术后发生真菌感染的关键机制，高危因素主要包括小肠黏膜屏障破坏、留置中心静脉导管和长期应用广谱抗生素等。

3. 移植术后淋巴增殖性疾病

移植术后淋巴增殖性疾病（PTLD）是一种与 EB 病毒感染密切相关的淋巴细胞恶性增殖疾病，发生率高达 5%~23%。移植术后由于 T 淋巴细胞数量和功能受损，EB 病毒驱动的 B 细胞不可控增殖可导致 EB 病毒感染或 PTLD。小肠黏膜及系膜大量的淋巴组织负荷和术后强效免疫抑制剂可能是造成 PTLD 发生率高于其他器官的重要因素。PTLD 多发生于术后 1~20 个月，低龄、多器官联合移植、OKT3 和 Campath 1H 是 PTLD 的高危因素。PTLD 诊断采用病理组织学检查。术后 EBV-DNA 持续检测是提示和早期诊断 PTLD 的重要依据。免疫抑制剂剂量调整、利妥昔单抗和化疗等综合治疗可能有利于提高治疗成功率。

4. 移植物抗宿主病

移植物抗宿主病（GVHD）是小肠移植术后早期的严重并发症，多见于术后 1~3 个月，发生率在 7%~11%，死亡率高达 70%，是移植小肠含有的免疫活性细胞，特别是成熟 T 细胞移至受者体内并攻击受者靶器官的临床病理综合征。免疫功能低下的婴幼儿、脾切除和脾移植及多器官联合移植是其主要的高危因素。GVHD 主要累及皮肤、胃肠道和肝脏，严重时可累及骨髓和肺。皮肤是最常受累的器官，主要表现为皮肤充血和斑丘疹，初发于手掌、足底和躯干部，严重者伴表皮坏死和剥脱。GVHD 诊断主要依据临床表现并结合病理活检排除药疹和感染等因素，检测外周血供受者淋巴细胞嵌合率有助于明确诊断。GVHD 缺乏有效的治疗措施，糖皮质激素冲击治疗和提高免疫抑制剂剂量是主要的治疗手段，若治疗效果欠佳，病情严重者可使用生物制剂包括 ATG 或 Campath 1H。

六、预　后

全球小肠移植登记中心（ITR）的资料显示：截至 2013 年 2 月 2 日，全球共有 82 个移植中心对 2699 例患者完成了 2887 次小肠移植，患者总的 1 年、5 年、10 年存活率分别为 76%、56% 和 43%。其中单独小肠移植 1309 次（占 45.3%），1 年、5 年、10 年移植物存活率分别为 74%、42% 和 26%；肝小肠联合移植 898 次（占 31.1%），1 年、5 年、10 年移植物存活率 61%、46% 和 40%；全腹腔多器官簇移植为 539 次（占 18.7%），1 年、5 年、10 年移植物存活率 70% 50% 和 40%。不含肝脏的改良多器官簇移植 141 次（4.9%）。从 2000 年以后移植的患者总体存活率略有提高，1 年、5 年、10 年存活率分别为 77%、58%、47%；相应的移植小肠存活率为 71%、51% 和 41%。

参考文献

[1] Wang J, Zhang W, Wang M, et al. Perioperative alterations in the intestinal microbiota and functional changes mediate innate immune activation after small bowel transplantation. Life Sci, 2021, 277:119468.

[2] Wei J, Yang Y, Zheng J, et al. Small intestinal autotransplantation for spontaneous isolated superior mesenteric artery dissection: A case report[J]. Medicine (Baltimore), 2019, 98(47):e17837.

[3] Sun Y, Yu M, Wei J, et al. Application of contrast-enhanced ultrasonography in a case of small bowel auto-transplantation[J]. Clin Transplant, 2018, 32(11):e13418.

[4] Wu G, Zhao Q, Wang M, et al. Identical Twin Small-bowel Transplantation Without Maintenance Immunosuppression: A 5-year Follow-up and Literature Review[J]. Transplant Direct, 2018, 4(8):e374.

[5] Wu G, Wang X, Zhao Q, et al. Intestinal autotransplantation for neoplasms originating in the pancreatic head with involvement of the superior mesenteric artery[J]. Langenbecks Arch Surg, 2016, 401(8):1249 – 1257.

[6] 吴国生, 梁廷波. 自体小肠移植技术的实践与挑战[J]. 中华消化外科杂志, 2021, 20(1):85 – 88.

[7] 王勉, 陈冬利, 吴国生, 等. 小肠移植受者长期疗效影响因素及其监控防治[J]. 器官移植, 2017, 8(4):333 – 336.

[8] 吴国生, 赵青川, 王为忠, 等. 同卵双生活体部分小肠移植一例报告[J]. 中华器官移植杂志, 2015, 36(1):30 – 33.

[9] 吴国生, 赵青川, 王为忠, 等. ABO 血型不合亲属活体小肠移植一例报告[J]. 中华器官移植杂志, 2014, 35(9):547 – 551.

[10] 宋维亮, 王为忠, 吴国生, 等. 活体小肠移植术后饮食管理及肠吸收功能的恢复[J]. 中国临床康复, 2005, 9(14):50 – 52.

[11] 文爱东, 王为忠, 宋维亮, 等. 普乐可复在国内首例亲体小肠移植患者的个体化用药[J].

第四军医大学学报，2002(6):540-542.

[12] 张洪伟，王为忠，吴国生，等．活体部分小肠移植中移植肠管的植入技术[J]．中华普通外科杂志，2002，17(11):696-696.

[13] 张洪伟，王为忠，凌瑞，等．活体部分小肠移植术后真菌感染的防治[J]．第四军医大学学报，2002，23(7):577-580.

[14] 王为忠，吴国生，宋维亮，等．血缘性活体部分小肠移植术二例[J]．中华外科杂志，2001，39(10):767-769.

[15] 刘小南，王为忠，宋维亮，等．活体小肠移植术后单纯疱疹的诊断和治疗[J]．第四军医大学学报，2001，22(4):343.

[16] 丁杰，李彩宁，王为忠，等．人活体小肠移植术后急性排斥反应一例[J]．中华器官移植杂志，2001，22(2):118.

[17] 王为忠，宋维亮，吴国生，等．活体部分小肠移植一例报告[J]．中华器官移植杂志，2001，22(1):30-32.

[18] 王勉，洪流，孙豪，等．自体小肠移植在累及肠系膜血管根部疾病手术治疗中的应用[J]．中华普通外科杂志，2021，36(5):321-326.

[19] 吴国生，施海．小肠移植后慢性排斥反应的研究进展[J]．中华器官移植杂志，2013，34(3):189-191.

[20] 王为忠，吴国生，宋维亮．临床活体部分小肠移植术一例[J]．中华外科杂志，2000，38(3):236.

第八章　子宫移植

◎魏　莉　杨　红　陈必良

生育后代是一个幸福家庭的重中之重。然而，对于子宫性不孕患者想要亲身孕育子女似乎遥不可及。子宫性不孕除先天性无子宫、子宫发育不良、后天性手术导致子宫缺如外，还包括患者子宫胚胎植入功能障碍、妊娠功能障碍等因素导致的不孕。患者要想成为母亲仅有代孕和领养两种可能，但是，代孕和领养均面临一系列法律、伦理及舆论压力，许多家庭难以接受，因此需要新的医学技术解决这一难题。随着外科移植手术的不断进步、免疫抑制研究的进展、辅助生殖技术的不断发展，子宫移植（UTx）在此领域的应用越来越受重视，子宫移植有望成为治疗子宫性不孕的有效手段。

一、子宫性不孕的病因与诊治现状

子宫性不孕在女性不孕症的病因中占 5% ~ 8%。其病因主要有两种：①子宫缺失、子宫发育不良导致不孕，其原因可能是先天性胚胎时期副中肾管发育异常导致子宫缺如、发育异常或发育不全以及 Mayer-Rokitansky-Küer-Hauser 综合征（MRKHS）；也可能是后天因子宫肌瘤、妇科恶性肿瘤、产后出血、胎盘植入、子宫破裂等因素行子宫切除术后丧失子宫；②子宫胚胎植入功能障碍、妊娠功能障碍导致不孕，例如：子宫内膜结核、子宫内膜炎、反复宫腔手术导致的宫腔粘连等。还有少数患者由于放疗所致（全身照射或盆腔照射），放疗使子宫体积不可逆地显著减小，从而导致无法怀孕或增加妊娠丢失率。

据估计，仅在美国每年就有大约 5000 例 24 岁以下女性接受子宫切除术。因此，在美国及世界其他地区，有许多妇女在进行子宫切除术时还没有机会开始或完成组建她们的家庭。

二、子宫移植在子宫性不孕诊治中的简史

（一）子宫移植的迫切性、适应证

在现代辅助生殖技术出现以前，生殖器官移植被认为是子宫、输卵管、卵巢等不孕治疗的唯一方法。1978 年 7 月 25 日世界首例试管婴儿 Louis Brown 在英国诞生，成为生殖医学史上的里程碑，开启了人类生殖医学的新纪元。在过去几十年中，随着精子卵浆内注射技术、卵巢深低温保存技术等高端辅助生殖技术的出现，至今全球已有超过 600 万辅助生殖婴儿诞生。人类辅助生殖技术在近半个世纪日新月异，现有的辅助生殖技术已经可以解决引起男性、女性不孕不育的大部分主要问题。然而"巧妇难为无米之炊"，对于子宫性不孕患者，全球尚缺乏有效的治疗手段。子宫移植迫在眉睫。

目前解决子宫性不孕的方法只有两种，即领养和代孕。大部分子宫性不孕患者的卵巢功能正常，代孕虽理论可行，但在伦理、法律、宗教方面均存在很多问题。因此，在包括我国在内的大多数国家均被禁止。此外，代孕还会带来遗传学母亲与妊娠母亲分离等一系列社会问题。领养孩子与母亲亦无血缘关系，因此，子宫移植作为未来可能治疗子宫性不孕的有效方法，愈发成为国内外生殖医学研究的重点。

近年来，随着器官移植领域的蓬勃发展，免疫抑制药物研究亦日新月异，器官移植后排斥反应的风险显著减少，因此，临床器官移植领域的研究范围明显扩大。目前，器官移植技术不仅应用于维持生命必需的心、肝、肺、肾等重要器官衰竭的治疗；而且，以改善生活、减少功能障碍为目的的其他器官移植也得到了广泛开展，例如手移植、喉移植、上肢移植、拇指移植，甚至面部移植。作为治疗子宫性不孕的重要手段，子宫移植的基础研究与临床应用也有了长足进步。

（二）子宫移植的发展

1. 子宫移植的动物实验研究

子宫移植技术研究可以追溯到 20 世纪 60 年代。1966 年 Eraslan 等利用雌犬成功进行了世界上第一例在体动物子宫移植。起初，子宫移植研究的目的是探索一种治疗输卵管性不孕的方法，至今，输卵管性不孕症仍是女性不孕的重要因素。但当时由于缺乏有效的免疫抑制剂其治疗结果并不理想。20 世纪 70 年代后期体外受精技术的开展成了不孕症治疗最重大的突破。随着 1978 年 Edwards 和 Steptoe 报道世界首例体外受精（IVF）婴儿诞生，辅助生殖技术迅猛发展，生殖器官移植的研究相对停滞。少数绝对性子宫性不孕的患者，由于先天性无子宫或缺乏功能性子宫，仍然无法治疗。

20 世纪 90 年代末，当钙调神经磷酸酶抑制剂环孢素作为一种有效的免疫抑制剂在实体器官移植中被广泛应用后，对 UTx 的研究重新开始。此后，大量的前期

研究工作在小鼠、大鼠、兔、狗、猪、羊和非人灵长类等动物为模型的动物实验中展开。

子宫移植研究在全球一直是以有序、有组织的方式进行，使用多种动物模型来研究子宫移植在手术、缺血、免疫排斥、免疫调控和生育各方面的特异性。研究者通过自体移植和同基因移植来评估子宫移植的手术技术。通过异基因子宫移植来研究子宫移植的在啮齿类、大型哺乳动物和非人灵长类等动物的免疫调控和免疫排斥，均获得成功，并积累了大量有益数据。

2. 子宫移植的人体实验研究

2000 年，沙特阿拉伯 Fageeh. W 团队成功实施了第一例人体子宫移植术，术后在免疫抑制治疗的同时应用激素替代治疗，其后患者出现 2 次撤退性出血。虽然术后 99d，由于移植子宫固定不足，子宫脱垂、血管扭转，导致子宫静脉血栓形成，最终移植子宫坏死，被迫切除。但第一例人类子宫移植的尝试再次唤起了学界对子宫移植研究的关注及热情。

2011 年，土耳其阿克迪兹大学 Ozlenen Ozkan 团队为一例 21 岁 MRKHS 患者成功实施了全球第二例子宫移植，供者为 22 岁的脑死亡患者，术后受者生化妊娠一次，孕 8 周自然流产一次，至今无生育报道。

随后，在 2012—2014 年间，瑞典哥德堡大学 Brännström M 团队先后为 8 例 MRKHS 患者，1 例 CIN3 全子宫切除术后实施子宫移植手术，7 例获得手术成功。2014 年 10 月 3 号，Brännström M 报道了全球首个在"移植子宫"内孕育的婴儿在瑞典剖宫产娩出。截至 2017 年 9 月，Brännström M 团队已对 7 例患者成功实施子宫移植手术，累计妊娠 14 次，活产 8 次，流产 6 次，已有 5 例在完成生育后实施子宫切除术。

2015 年 11 月 20 日，由我国第四军医大学西京医院的陈必良领衔，包括妇产科等 11 个学科 38 位专家协作，并利用先进的达芬奇机器人技术将一名 43 岁母亲的子宫移植到患有先天性无子宫的 22 岁女儿的体内。整个手术历时 14h。移植的子宫现已存活，患者恢复情况良好，这是我国首例人体 UTx 手术，移植术后 2 年 7 个月辅助生殖技术成功妊娠，孕 33^{+6} 周剖宫产健康分娩一男婴，体重 2000g，出生 1min、5min 和 10min Apgar 评分均为 10 分，母子健康、状况良好。2017 年 12 月 23 日，西京医院子宫移植团队成功实施了全国第二例子宫移植手术，亦获得圆满成功。这标志着我国在子宫移植方面已进入世界前列。西京医院团队基于 2011 年开始的绵羊子宫移植的动物实验，创新提出了全球首例"机器人辅助供者子宫微创切取术式"，全球首创"子宫卵巢静脉作为移植子宫静脉支的血流重建方式"以及国内首创"术后六联免疫监测体系"，为国内外子宫移植研究的进展做出了自己的贡献。

2016 年 2 月美国克利夫兰诊所为一名 26 岁先天性无子宫患者进行了 UTx 手术，供者为 30 岁脑死亡患者。但在移植后 15d，受者因白假丝酵母菌感染导致子宫供血不足，最终切除"移植子宫"。2016 年 9 月下旬，美国达拉斯贝勒大学医学中心也报道了先后为 8 例子宫性不孕患者进行了 UTx 手术，其中 3 例术后检查发现移植子宫无血流，故行子宫切除术，5 例移植术后恢复良好，4 例已成功分娩。

2016 年 9 月巴西团队实施了世界首例成功的尸体供者（DD）UTx。受者 32 岁，为 MRKHS 患者，供者为 45 岁有 3 次分娩史的脑死亡（蛛网膜下腔出血）患者。冷缺血时间为 6h 以上，受者手术历时 10h，接受了包括子宫/髂内血管、髂外血管的双侧端 – 侧吻合。受者在 UTx 后 6 个月接受第一次 ET 时成功受孕，并在孕 35 周后进行选择性剖宫产，成功分娩一健康女婴，并同时实施子宫切除术。值得注意的是，尽管该例移植子宫患者相对年轻，但切除子宫的病理结果显示子宫动脉内膜纤维增生明显。

2017 年 3 月，瑞典 Mats Brännström 团队与塞尔维亚 Milan Milenkovic 团队、哈佛 Stefan Tullius 团队合作，为同卵双胞胎姐妹进行活体供者（LD）UTx。此例患者由于组织类型完全匹配，且无供者特异性抗体，因此未使用免疫抑制剂。2018 年 6 月，媒体报道受者成功分娩一健康男婴。

此外，德国 Tubingen 大学实施 3 例子宫移植，2 例成功；印度团队进行了 2 例 LD 子宫移植研究，1 例成功分娩；日本、捷克以及上海红房子妇产科医院、广州珠江医院都在积极准备、筹划、实施人体子宫移植项目。

总之，子宫移植作为一种涵盖器官移植及辅助生殖两大领域的创新技术，已迅速成为全球的医学研究热点。到目前为止，全世界已经进行了 52 例移植手术。其中，43 例使用了活体捐赠者的子宫，9 例由已故捐献者捐赠。鉴于全球许多子宫移植团队研究成果尚未发表，这些数据仅代表研究案例，有待于持续更新。其中，20 余名婴儿在 UTx 后成功生产。随着相关技术的发展，目前已有达芬奇机器人在子宫移植手术方面发挥作用的研究发表，这表明子宫移植技术近年来逐渐成熟。可以预见，在不久的将来，子宫移植手术将在世界范围内变得越来越普遍。

三、子宫移植的优势

子宫移植是目前临床上对于子宫性不孕的最根本治疗。子宫移植的成功实施，不仅可以使包括先天性无子宫在内的子宫性不孕患者拥有"解剖学"的子宫，同时保证了患者正常性生活、月经来潮，以及未来妊娠时遗传学母亲与妊娠母亲的一致性。这些是领养、代孕都无法同时解决的。此外，子宫移植的目的是延续生育能力，因此子宫移植是迄今为止第一种类型的短暂性同种异体移植。当受者得到期望的子女数后，子宫即被切除。因此，术后服用免疫抑制药物只是一个暂时阶段，不是终生的生活状态，这将会使免疫抑制药物治疗的长期副作用降到最低，最大限度做到有利、有益原则。

四、子宫移植发展中面临的问题与挑战

子宫移植的顺利推广首先必须满足成功的手术技术、理想的免疫调控方案以

及符合伦理学要求三大基本要素。

1. 子宫移植的伦理问题

子宫移植是为了改善生活质量，并非挽救生命。但仍具有很大的风险，例如：手术并发症、长期免疫抑制剂治疗可导致疾病的易感性和其他不确定的健康影响、受者及其家庭成员的心理压力，以及对活体供者、受者潜在的不当压力。目前，UTx 仍处于起步阶段，因此仍然必须作为一种实验研究来对待，而不是严格意义上的治疗。然而，任何患者都不太可能完全出于研究目的而参与这一"实验"。因此，将 UTx 视为一种创新疗法的研究组成部分更合理。知情同意中应承认研究预期的临床结果"帮助受者建立生育能力"，但应向所有潜在的参与者强调目前临床研究数据不足，缺乏现有安全数据的信息。必须获得供、受者，及双方配偶、家人的充分知情同意，确保对风险和未知因素的全面描述和理解。

其次，随着子宫移植技术的发展，其受者的类型将来也可能扩展。例如，利用供精和 IVF 治疗，未来 UTx 手术很可能也适用于单身女性。UTx 的另一类群体是男变女的变性患者，她们与其男性伴侣接受 IVF 治疗时需要接受赠卵。同样，患有雄激素不敏感综合征（AIS）的女性，其染色体为 XY，社会性别是男性，但表型为女性，也可能是 UTx 的潜在适应者。子宫移植技术的突破给患有子宫性不孕的女性另辟一条生育途径，但这项新技术也存在一系列的伦理挑战和问题。因此，子宫移植的研究和发展不仅需要攻克子宫移植实施过程中的技术难题，而且应妥善解决、完善相关的伦理问题，减少子宫移植术的潜在纠纷，从而促进该技术的顺利发展。

2. 子宫移植的技术问题

子宫移植属于器官移植学科，其项目的成功实施不仅包含手术，其实施细节繁多，包括：供者、受者的遴选；伦理委员会的论证批复；供者、受者的心理评估与干预；受者阴道成形术；受者取精、取卵、冷冻胚胎，供者子宫切取手术；移植子宫的缺血再灌注和保存；受者子宫植入手术；子宫移植术后受者免疫排斥反应的监测与控制、辅助生殖技术、子宫移植受者妊娠期用药安全、妊娠期的监测与管理等诸多项目。只有以上所有项目的成功实施才能保证在"移植子宫"中胎儿的顺利诞生。因此，子宫移植的成功实施必须是妇产科、移植外科、药剂科、生殖中心、检验科、心身科、影像等多学科通力协助，需要整合医学理论与实践的介入势在必行。

此外，由于子宫位于盆腔深处，周围存在输尿管、膀胱、闭孔神经、髂血管等重要器官，并且子宫动静脉血管纤细、迂曲，因此供者子宫的切取、子宫移植血管的选取、切取和吻合都存在较多困难。在移植子宫的术后免疫监控中，由于子宫缺少类似肝功、肾功等敏感的术后监测生化指标，同时也不存在类似黄疸、无尿、心衰等肝、肾、心移植后一旦出现排斥反应就出现快速反应临床症状。因此，子宫移植供者手术的微创化、子宫移植术后免疫监控的标准化仍是目前临床难题，如何微创或无创切取供者子宫，如何简易、有效、无创的监测移植子宫的免疫状况还有待进一步研究。

人类子宫移植的目的是让子宫性不孕妇女整体恢复生育能力，因此在实施子宫移植前必须充分考虑妊娠后免疫抑制药物对母体、胎儿和移植子宫的不良影响。目前肝、肾等移植术后已有将近 15 000 例患者正常妊娠、分娩，其中约有 75% 均顺利产下活婴，大约 3% 的移植妊娠患者发现胎儿有明显的先天性畸形，且发生率与正常妊娠妇女类似。因此，器官移植术后妊娠期用药的安全性及可行性可以保证；但针对子宫移植，由于移植子宫供给血管纤细，可能会导致围生期妊娠期高血压、子痫前期、胎儿宫内发育迟缓发生率增加的问题，需要临床的进一步研究、解决。其次，近年来许多新型、高效的免疫抑制药物在临床器官移植中得到广泛应用，同时也包括器官移植后的妊娠妇女，但部分新型免疫抑制药物在妊娠期妇女中应用的安全性尚无定论。

UTx 的发展有赖于手术技术的进步以及移植方案的完善。腹腔镜和机器人辅助手术的发展，可明显缩短受者和活体供者的手术时间并降低手术并发症。此外，评估接受者、捐赠者和器官的新方法，如血管造影技术可简化手术并改善结局。器官移植手术的广泛应用，器官供者短缺的矛盾也日趋严重。据统计，大约有 4/5 需器官移植的患者在等待供者的过程中死亡，因此急需解决器官移植供者的来源问题。通过制造人工器官为解决这个问题寻找到一种极具发展潜力的方法。目前生物工程器官移植领域正在不断探索和发展。器官工程技术尚处于起步阶段，若它能应用于 UTx 领域，不仅可解决供者子宫短缺的问题，还可减少一系列伦理问题，为更多的子宫性不孕女性带来新希望。

五、结　语

子宫移植是一个迅速发展的领域，人体子宫移植技术的开展得益于器官移植、免疫抑制药物研究、人类辅助生殖技术的迅猛发展。其成功攻克了人类辅助生殖领域子宫性不孕的治疗难题，在生殖医学领域它仍然是一重大突破，在临床上存在强大的需求潜能。子宫移植技术将带给子宫性不孕女性不仅是作为母亲的社会角色的转变，同时对其生理和心理给予极大满足。但目前，子宫移植技术还基本处于探索研究阶段，临床上还存在缺乏严格的移植纳入、排除标准；手术难度高、风险大，伦理争议并未完全平息，子宫移植高效、成熟的手术方式尚未建立；缺少有力的免疫调控策略；缺少灵敏的免疫排斥监测策略；妊娠并发症的处理及子宫移植子代安全性问题等许多亟待解决的问题。

但可以相信，随着医学技术的发展和进步，伴随全球多中心研究的开展，子宫移植技术的手术方式、免疫调控策略都会更规范、更安全、更有效。相信在不久的将来，这一技术会得到更广泛的认可，从实验性手术过渡为常规性手术，最终给广大子宫性不孕家庭带来希望。

参考文献

［1］Brännström M，Belfort MA，Ayoubi JM. Uterus transplantation worldwide：clinical activities and outcomes［J］. Curr Opin Organ Transplant，2021，26（6）:616 – 626. .

［2］Favre-Inhofer A，Rafii A，Carbonnel M，et al. Uterine transplantation：Review in human research ［J］. J Gynecol Obstet Hum Reprod，2018，47（6）:213 – 221.

［3］Kisu I，Banno K，Aoki D. Current progress of uterus transplantation in Asia［J］. J Obstet Gynaecol Res，2020，46（11）:2456.

［4］Wei L，Xue T，Tao KS，et al. Modified human uterus transplantation using ovarian veins for venous drainage：the first report of surgically successful robotic-assisted uterus procurement and follow-up for 12 months［J］. Fertil Steril，2017，108（2）: 346 – 356 e341.

［5］Da Graca B，Johannesson L，Testa G，et al. Uterus transplantation：ethical considerations［J］. Curr Opin Organ Transplant，2021，26（6）:664 – 668. .

［6］Jones BP，Saso S，Bracewell-Milnes T，et al. Human uterine transplantation：a review of outcomes from the first 45 cases［J］. BJOG，2019，126（11）:1310 – 1319.

［7］Huang Y，Ding X，Chen B，et al. Report of the first live birth after uterus transplantation in People's Republic of China［J］. Fertil Steril，2020，114（5）:1108 – 1115. .

［9］魏莉，张更，赵广跃,等. 中国首例移植子宫成功妊娠分娩报道及文献复习［J］. 中华器官移植杂志，2019（10）:610 – 615.

［11］魏莉，陈必良. 先天性无子宫应用子宫移植的治疗和价值. 实用妇产科杂志［J］. 2018，34（9）: 652 – 654.

［12］Ejzenberg D，Andraus W，Baratelli Carelli Mendes LR，et al. Livebirth after uterus transplantation from a deceased donor in a recipient with uterine infertility［J］. Lancet，2019，392:2697 – 2704.

［15］Brännström M，Johannesson L，Bokström H，et al. Livebirth after uterus transplantation［J］. Lancet,2015，14:607 – 16.

［17］Ramirez ER，Ramirez Nessetti DK，Nessetti MB，et al. Pregnancy and outcome of uterine allotransplantation and assisted reproduction in sheep［J］. J Minim Invasive Gynecol，2011，18: 238 – 45.

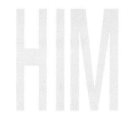

第九章　胰肾联合移植

◎侯一夫　杨洪吉

　　糖尿病是世界范围内最常见的内分泌系统疾病，也是对多系统、多器官产生多种严重影响的全身性疾病，目前已成为世界上最常见的慢性疾病之一。糖尿病对人体的危害体现在多方面，危害的核心并不是高血糖本身而在于糖尿病引起的多系统严重的并发症。糖尿病对人体多种系统和器官产生的影响会互为因果，恶性循环，无法通过单一的治疗手段来完全纠正糖尿病的负向影响。糖尿病肾病为糖尿病终末期最严重的器官衰竭。一旦发生，不仅会丧失肾脏代谢的全部功能，同时也会给心血管系统、循环系统、骨代谢、造血系统等产生众多的整体影响。尽管外源性胰岛素治疗能达到正常的血糖指标，但糖尿病相关的长期并发症终究不可避免，包括多种微血管病变（如视网膜病变、神经性病变、糖尿病肾病等）及大血管病变（如脑血管病变、冠状动脉疾病、外周血管性疾病等）。其中，糖尿病所致的终末期肾病为其最严重的远期并发症。患有终末期肾病的糖尿病患者目前有三种治疗选择。首先，患者可以通过外源性补充胰岛素以及血液透析维持生命。但是，存活率仅为21%左右，证明不是一个很好的选择。第二，他们可以接受肾移植并继续使用外源性胰岛素来控制血糖。接受尸体供肾肾移植的糖尿病患者5年存活率接近70%，接受活体供肾肾移植的糖尿病患者，5年存活率接近85%，因此这种选择的患者存活率良好。第三，糖尿病合并终末期肾病阶段的患者可以通过同时实现终止外源性胰岛素的注射以及治疗肾衰竭双重目的的胰肾联合移植来纠正多系统的异常，使机体多系统、多器官同时恢复正常运转和功能状态，胰肾联合移植5年存活率接近85%，它是特定患者的绝佳选择，是整体医学概念有效临床应用的最佳佐证。

　　自1966年，明尼苏达大学进行了世界上第一例临床胰肾联合移植，患者术后成功脱离了外源性胰岛素，并存活2个月。随后，胰肾联合移植的手术技术逐步成熟，自 20 世纪 90 年代中期以来，胰肾联合移植的受者及移植物存活率稳步提高，已逐渐接近肾移植和肝移植，患者 5 年、10 年和 15 年存活率分别达到了 87%、70% 和 56%。根据 2019 年美国器官供应移植网络/移植受者科学登记系统（OPTN/SRTR）年度数据报道，美国全年完成 872 例尸体供者胰肾联合移植，到达了近 10 年的最高数值。全球每年胰肾联合移植的数量接近 1500 例。胰肾联合移植在全球得到稳定的发展，原因就在于联合移植的结果要明显优于单肾移植或单独胰腺移植的结果，而且患者的生活质量，生理各项指标最接近于健康状态，充分证明了联合器官移植的整体治疗手段是解决糖尿病及多系统并发症的最佳办法。患者不仅可以达到血糖正常，同时也使胰高血糖素的功能得到正常发挥，患者不再出现糖尿病低血糖反应，而且可以摆脱尿毒症、肾性贫血、心脏功能的负面影响等。目前，国际上认为胰肾联合移植适应证在 1 型糖尿病中为：①糖尿病并发肾衰竭；②合并糖尿病单纯肾移植后移植肾衰竭。在 2 型糖尿病中为：①年龄 < 60 岁；②体重指数（BMI）< 30kg/m²；③胰岛素治疗有效；④肾衰竭〔已透析或 GFR ≤ 20mL/（min·1.73 m²）〕；⑤心脏和血管疾病发生的风险低；⑥医疗和饮食的依从性好。

1994 年 3 月，明尼苏达大学又首次进行活体的胰肾联合移植（SPK LL）。活体胰肾联合移植这种手术方式因以下几个原因而得到推广：可能会降低免疫抑制剂的使用量、排斥反应更小（尤其是在长期随访中）以及胰肾移植的最佳阶段。在全球范围内，北美地区、韩国、日本都有活体胰肾联合移植的手术经验。截至目前，全球所报道的活体胰肾联合移植手术例数接近百例。

胰肾联合移植明显提高了患者的生活质量并可预防、阻止甚至逆转糖尿病产生的破坏性影响。数据表明，与单独的活体肾脏移植相比，具有功能性胰腺移植物的胰肾联合移植受者的存活率更高。胰肾联合移植受者和活体肾移植受者在长达 8 年的随访中存活率无差异，前者早期死亡风险更大，后者晚期死亡风险更大。研究结果表明，成功的胰肾联合移植的持久益处可能会随着随访时间的延长而更加明显。其他一些单中心报告也表明，与单独肾移植相比，胰肾联合移植可显著降低 1 型糖尿病和肾衰竭患者的死亡率。

胰肾联合移植相较于单独的肾移植还可以稳定或改善糖尿病的一些继发性并发症。通过胰肾联合移植手术为恢复正常的血糖状态提供了益处。首先，也是最重要的是，糖尿病以及肾功能衰竭患者的生活质量得到了明显的改善。其次，正如明尼苏达小组和其他学者所证明的那样，糖尿病肾病的复发减少了。第三，胰肾联合移植减少了糖尿病视网膜病变。第四，糖尿病造成的神经病变的进展可能会被阻止并在某些情况下被逆转。这包括自主神经病变的改善，以及增强心脏反射功能和胃动力。绝大多数的患者在接受了胰肾联合移植后完全消除了对外源性胰岛素的依赖，对于血糖控制明显优于通过长期注射外源性胰岛素或者进行胰岛细胞的移植。也有研究证实，在胰肾联合移植术后，基于良好的血糖控制，患者微血管的灌注情况得到了明显的改善。也有研究指出，对胰肾联合移植术后 10 年的患者进行随访，肾小管和肾小球的损伤得到了显著改善，肾小球基底膜和系膜基质的厚度也明显降低，并且尿白蛋白排泄率的降低（20mg/d *vs* 103mg/d）也提示了肾脏功能明显改善。

长期研究结果显示，同时进行胰肾移植具有生存优势，我们认为胰肾联合移植应被视为 1 型糖尿病终末期肾病患者的一种增强生命质量和延长生存期的程序。

亲属胰肾联合移植在全球开展的数量较少，亲属中血型匹配的概率少是其不能多量开展的主要障碍。四川省人民医院近期开展了全球第一例双供者跨血型胰肾联合移植。患者接受了来自父亲的血型相容的部分胰腺，同时接受了来自母亲的跨血型的亲属活体肾脏。该患者为一年轻的 1 型糖尿病患者，在长期的胰岛素的治疗过程中，血糖不能得到很好的控制，时常出现低血糖反应，而且出现终末期肾脏衰竭、糖尿病血管病变、视网膜病变、听力受损等多系统严重并发症。四川省人民医院团队经过多年的摸索，已经成熟建立并开展了跨血型的肾脏移植技术，并探索把跨血型肾脏移植应用在联合亲属胰肾移植上。有国外专家认为血型相容的亲属胰腺移植提高了胰腺器官免疫相容性，降低了胰腺被排斥的机会，同时有良好的术后肾脏功能的支持，可以进一步保障胰腺功能得到长期维持，体现了胰肾联合移植在治疗糖尿病并发尿毒症及多系统受损疾病状态的优越性。

我国目前开展胰肾联合移植的病例数与北美相比尚有差距，亲属胰肾联合移植更是刚刚得到探索，跨血型的亲属胰肾联合移植能够给糖尿病肾病尿毒症的患者提供了更多的全面恢复健康的机会。采用整合医学理念，联合器官移植技术发展、器官簇移植的应用、更好的供者胰腺的利用和糖尿病肾病受者的管理是未来关注的重点。

参考文献

[1] Kim SJ, Smail N, Paraskevas S, et al. Kidney function before pancreas transplant alone predicts subsequent risk of end-stage renal disease[J]. Transplantation, 2014, 97(6):675 – 80.

[2] Rayhill SC, D'Alessandro AM, Odorico JS, et al. Simultaneous pancreas-kidney transplantation and living related donor renal transplantation in patients with diabetes: is there a difference in survival? [J]. Ann Surg, 2000, 231(3):417 – 23.

[3] Becker BN, Brazy PC, Becker YT, et al. Simultaneous pancreas-kidney transplantation reduces excess mortality in type 1 diabetic patients with end-stage renal disease[J]. Kidney Int, 2000, 57 (5):2129 – 35.

[4] Humar A, Kandaswamy R, Granger D, et al. Decreased surgical risks of pancreas transplantation in the modern era[J]. Ann Surg, 2000, 231(2):269 – 75.

[5] Singh SK, Kim SJ, Smail N, et al. Outcomes of Recipients With Pancreas Transplant Alone Who Develop End-Stage Renal Disease[J]. Am J Transplant, 2016, 16(2):535 – 40.

[6] Zhou J, Sun HC, WangZ, et al. Guidelines for Diagnosis and Treatment of Primary Liver Cancer in China (2017 Edition)[J]. Liver Cancer, 2018, 7(3):235 – 260.

［7］ Mittal S，Gough SC. Pancreas transplantation：a treatment option for people withdiabetes［J］. Diabet Med，2014，31(5):512 – 21.

［8］ Meirelles Júnior RF，Salvalaggio P，Pacheco-Silva A. Pancreas transplantation：review［J］. Einstein (Sao Paulo)，2015，13(2):305 – 9.

［9］ 付迎欣，王辉，冯钢，等. 胰肾联合移植 145 例单中心回顾分析［J］. 中华器官移植杂志，2019，40(5):260 – 265.

［10］ 明长生. 终末期糖尿病肾病患者移植术前的评估与处理［J］. 中华器官移植杂志，2008，29(1):47 – 48.

［11］ Rayhill SC，D'Alessandro AM，Odorico JS，et al. Simultaneous pancreas-kidney transplantation and living related donor renal transplantation in patients with diabetes：is there a difference in survival?［J］. Ann Surg，2000，231(3):417 – 23.

［12］ Gerber PA，Pavlicek V，Demartines N，et al. Simultaneous islet-kidney vs pancreas-kidney transplantation in type 1 diabetes mellitus：a 5 year single centre follow-up［J］. Diabetologia，2008，51(1):110 – 9.

［13］ Larsen JL，Colling CW，Ratanasuwan T，et al. Pancreas transplantation improves vascular disease in patients with type 1 diabetes［J］. Diabetes Care，2004，27(7):1706 – 11.

［14］ Ojo AO，Meier-Kriesche HU，Hanson JA，et al. The impact of simultaneous pancreas-kidney transplantation on long-term patient survival［J］. Transplantation，2001，71(1):82 – 90.

［15］ Jukema JW，Smets YF，van der Pijl JW，et al. Impact of simultaneous pancreas and kidney transplantation on progression of coronary atherosclerosis in patients with end-stage renal failure due to type 1 diabetes［J］. Diabetes Care，2002，25(5):906 – 11.

［16］ Kobayashi T，Gruessner AC，Wakai T，et al. Three types of simultaneous pancreas and kidney transplantation［J］. Transplant Proc，2014，46(3):948 – 53.

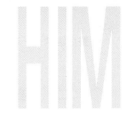

第十章 自身免疫病

◎ 栗占国

一、自身免疫病的重要机制——免疫失稳态

免疫稳态（immunehomeostasis）是维持机体免疫功能的基础，而免疫失稳态（或称免疫稳态失衡）是自身免疫病发生发展的主要驱动因素。免疫系统可抵御感染，也可出现病理性自身免疫现象。T 细胞、B 细胞、NK 细胞等多种免疫细胞之间可相互作用和制约，形成免疫稳态。然而，免疫失稳态时，活化的抗原提呈细胞（APC）将外源或内源性抗原提呈给 T 细胞，诱导 T、B 细胞及其亚群活化，导致多种炎性细胞、自身抗体及因子的产生，出现自身器官和组织损伤，最终引起自身免疫病。

目前，已知的自身免疫病涵盖了 200 多种疾病，如类风湿关节炎、系统性红斑狼疮、干燥综合征、血管炎和皮肌炎等。其中，系统性红斑狼疮（SLE）作为一种"经典"的系统性自身免疫病，以多种自身抗体的产生、免疫复合物的沉积以及多器官和系统受累为特征。已有大量研究发现，SLE 患者体内存在免疫失稳态，表现为 T、B、NK 等免疫细胞及其亚群的数量及功能异常，如效应性 T 细胞（Teff）活化，产生多种细胞因子或趋化因子。同时，患者出现调节性 T 细胞（Treg）、B10 细胞及滤泡调节性 T 细胞（Tfr）数量及功能低下，从而导致 Treg/Teff 比例失调及致炎或抑炎相关因子表达异常，进一步引起 B 细胞活化产生多种自身抗体、免疫复合物等沉积于组织和器官，致使免疫失稳态不断加重，最终引起 SLE 发病和病情进展。

免疫失稳态引发自身免疫现象是自身免疫病的突出特征，患者可出现一系列全身性炎症性改变，如发热、关节炎、血管炎、血液系统受累及内脏损伤等。研究证明，改善免疫失稳态、重建免疫平衡是患者疾病控制和长期缓解的关键。

二、自身免疫病治疗的困境与希望

目前，自身免疫病仍然存在缓解率低、生存状态差的特点。最近，亚太地区类风湿关节炎（RA）缓解率及其影响因素的调查发表，结果显示 RA 深度缓解率只有 17.1%。同样，对 SLE 的研究发现，该病的临床缓解率低于 14%。而达到 5年以上持续完全缓解者只有 7.1%。

在临床上，大多数自身免疫病的治疗主要依赖于糖皮质激素（简称激素）和免疫抑制剂，通过抑制致病性免疫细胞，以缓解自身免疫异常，治疗 RA 及 SLE 等自身免疫病。但是，并非通过增强调节性 Treg 等有益的免疫细胞作用，达到免疫稳态和控制病情的目的（图 10.1）。同时，激素和免疫抑制剂能够抑制致病性免疫细胞，而没有明显促进 Treg 等调节性免疫细胞，必然导致普遍的免疫功能损伤，进而出现骨髓抑制、性腺抑制及感染等，可谓"杀敌一千，自损八百"。除此之外，长期使用糖皮质激素还存在激素诱导性骨质疏松（GIOP）、代谢紊乱、白内障及水钠潴留等不良反应。

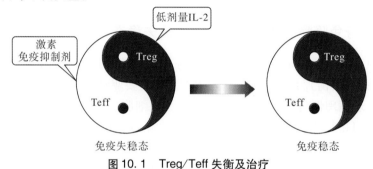

图 10.1　Treg/Teff 失衡及治疗

激素、免疫抑制剂抑制 Teff，而低剂量 IL-2 可促进 Treg，纠正免疫失稳态

目前，临床上这种"单纯抑制"的治疗策略是常用治疗方法，而大多数患者未能获得完全缓解，最终出现系统性病变，甚至死亡。这种现象成为自身免疫病治疗的现状和困境。因此，如何有效纠正免疫失稳态，达到自身免疫病的长期缓解，甚至无药缓解是自身免疫病治疗中亟待解决的重要问题。

可喜的是，近年来的研究发现，通过促进 Treg 及 Tfr 的作用（如低剂量 IL-2），可使 SLE 等自身免疫病患者的病情缓解和免疫失稳态恢复。同时，有研究发现，西罗莫司等其他治疗可能有抑制炎性细胞、促进 Treg 等抑制性免疫细胞的作用，需要进一步研究。致力于改善 Treg 等临床前和基础研究的发现，可为自身免疫病的治疗带来新希望。

三、自身免疫病长期缓解的新方法

1. 免疫稳态和临床研究

SLE 发病和病情发展的主要机制是自身免疫异常，由此导致炎细胞增多和炎性

因子产生，进而引起多器官的损伤。患者表现为 Treg 细胞减少、功能受损，而 Tfh
及 Th17 等炎性细胞增多的免疫失稳态。

临床上，针对自身免疫病免疫失稳态的治疗主要分为药物治疗和细胞治疗两
类。前者以低剂量 IL-2（Ld-IL-2）为代表。研究证明，Ld-IL-2 可选择性刺激 Treg
细胞增殖，尤其对活化的 Treg 细胞具有明显促进作用，从而使失衡的免疫异常得
到改善（图 10.2）。

近年来，Ld-IL-2 已经用于治疗 SLE。国内外的多项临床研究证明，Ld-IL-2 对
SLE 有显著的治疗效果。Ld-IL-2 可显著改善 SLE 患者外周血中 Treg 细胞的水平及
血清中 IL-2 的浓度。Ld-IL-2 治疗对大部分 SLE 患者有明显疗效。

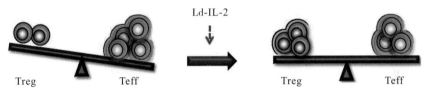

图 10.2 Ld-IL-2 调节免疫稳态，促进 Treg 增殖和功能改善，而抑制 Teff 细胞

最近，通过进一步的随机双盲安慰剂对照研究发现 Ld-IL-2 对活动性 SLE 有显
著治疗效果。患者接受 Ld-IL-2 治疗 12 周后 SRI-4 应答率达 55.17%，狼疮肾炎完
全缓解（CR）率也明显高于安慰剂组（53.85% vs 8.33%）。Ld-IL-2 组患者 24h
蛋白尿从治疗前的 1.55g 减少到治疗第 24 周的 0.48g。Ld-IL-2 治疗可使患者的症
状得到改善，包括皮疹、口腔溃疡、关节炎、血管炎、脱发和发热。此外，Ld-IL-
2 组患者抗 dsDNA 抗体滴度降低。在治疗期间，Ld-IL-2 组比安慰剂组有更多的患
者达到正常的血清 C3 和 C4 水平。

Ld-IL-2 组和对照组患者临床缓解均可进行糖皮质激素减量，而 Ld-IL-2 组比安
慰剂组糖皮质激素减量更多，提示 Ld-IL-2 治疗有利于激素减量或停用。在停药随访
期间，Ld-IL-2 组患者泼尼松剂量减少的比例明显，高于安慰剂组。

Ld-IL-2 治疗的另一个重要结果是，与对照组 20.0% 的感染率相比，Ld-IL-2 组
感染发生率明显减少，仅为 6.9%。这一发现与基础研究的结果一致，即 Ld-IL-2
除了促进调节性 T 细胞的增殖，还可增强 NK 细胞功能。尤其令人欣慰的是，大量
临床研究发现 Ld-IL-2 不增加患者 HCV、HIV 等病毒或细菌（包括结核）感染的风
险。所获临床治疗效果和降低感染风险的作用均得益于患者免疫稳态的恢复。

因此，Ld-IL-2 通过促进免疫稳态的恢复，抑制炎性免疫反应治疗 SLE 等自身
免疫病，既有良好的治疗效果，又无明显不良反应，且可降低患者感染发生率。
这些发现不仅具有重要的临床意义，而且提示 Ld-IL-2 有广阔的应用前景。

迄今为止，已经证明 Ld-IL-2 可用于多种自身免疫病的治疗，包括 SLE、干燥
综合征（SS）、炎性肌病（IIM）、血管炎、炎性肠病、自身免疫性肝炎（AIH）及
多软骨炎等（表 10.1）。这些临床研究均提示 Ld-IL-2 有显著疗效和安全性，并通过
促进 Treg 细胞等抑炎性免疫细胞的机制改善免疫平衡，达到治疗自身免疫病的目的。

表 10.1 低剂量 IL-2 治疗自身免疫病的临床研究

研究者	疾病	n	疗效	实验室指标	不良反应
Rosenzwaig 等	AS、SLE、PsA、BD、GPA、IBD、AIH、PSC	41	治疗有效，第 3 和第 6 个月明显改善，停药随访 2 个月间病情稳定	Treg 细胞增加，Teff 细胞无激活	无严重不良反应，1/4 的患者有注射部位局部反应
He 等	SLE	60	治疗期间病情明显改善，部分狼疮肾炎患者完全缓解，感染发生率降低	Treg 细胞增加，$CD56^{hi}$ NK 细胞增加，补体 C3、C4 改善，尿蛋白减少	注射部位反应，流感样症状或一过性发热
He 等	SLE	40	皮疹、脱发、关节炎、浆膜炎等均明显改善	Treg 细胞的数量和抑制功能改善，Th、Th17、双阴性 T 细胞下降	注射部位反应，1 例乏力，1 例低热
Humrich 等	SLE	12	83% 的患者病情改善，疾病的改善与 Treg 细胞的增加相关	92% 的患者 Treg 细胞改善，Treg 细胞的增加与 IL-2 的累积剂量正相关	无严重不良反应，可见注射部位局部反应
VonSpee 等	SLE	15	未分析	Treg 细胞亚群增加，$CD25^+$ Teff、$CD8^+$ T、NKT、NK 细胞增加	未分析
Zhao 等	SLE	120	病情明显改善	Treg 细胞增加，Th17 细胞没有变化	注射部位针眼反应
Miao 等	SS	190	短期内没有临床改善	Treg 细胞和 Th17 细胞增加	无严重不良反应
Miao 等	IIM	18	多数患者病情改善	Treg 细胞数量增加，功能增强，Teff、Th 细胞数量减少	1/3 患者有注射部位局部反应，个别患者有流感样症状
Wang 等	PsA	117	病情得到改善，包括压痛和肿胀关节数、疼痛 VAS 评分，DAS28-ESR 评分	Treg 细胞增加，但 Treg/Th17 比例没有变化	注射部位反应
An 等	AS	48	未评估	CD4 Treg、CD8 Treg 和 Th17 细胞均增加	无严重不良反应
Castela 等	斑秃	5	5 例患者中有 4 例毛发再生	Treg 细胞在损伤部位聚集	乏力，关节痛，皮疹和注射部位反应
Le Duff 等	斑秃	43	毛发没有明显改善	Naive T 和 Treg 明显增加	个别患者有流感样症状

AS = 强直性脊柱炎；PsA = 银屑病关节炎；BD = 白塞病；GPA = 肉芽肿性多血管炎；AIH = 自身免疫性肝炎；PSC = 原发性硬化性胆管炎；SS = 干燥综合征；IIM = 炎性肌病；IBD = 炎症性肠病

此外，研究发现临床上多种药物可能具有调节 Treg 细胞和 Teff 细胞平衡的作用，包括西罗莫司、秋水仙碱及双嘧达莫等。这些药物已用于临床，有良好的治疗效果和安全性。进一步探讨其纠正免疫失稳态的作用及其机制，尤其对调节性 T、B、NK 等细胞及其亚群的影响，对其临床应用及适应证拓展有重要意义。

2. 免疫稳态治疗和研究热点

目前，针对免疫稳态的临床应用和研究已成为备受学界关注的重要领域，包括临床前基础研究和 Ⅰ～Ⅲ 期临床试验等。这些治疗方法可分为药物治疗和调节性细胞为主的治疗（表 10.2）。

表 10.2 针对自身免疫病纠正免疫失稳态的治疗方法

疾病	药物	细胞治疗
SLE	Ld-IL-2，西罗莫司、抗 IFN、IVIg 等	CAR-Treg、TCR-Treg 细胞*，T 细胞疫苗，间充质干细胞
RA	Ld-IL-2，CTLA4-Ig，自身抗原肽，抗原肽 - MHC-Ⅰ 类分子，DNA 疫苗	Treg 细胞，耐受性 DC，间充质干细胞
SS	Ld-IL-2	间充质干细胞
IIM	Ld-IL-2	间充质干细胞
SSc	Ld-IL-2	aHSCT，间充质干细胞
T1DM	Ld-IL-2，西罗莫司，自身抗原多肽	多克隆 Treg 细胞，TCR-Treg 细胞，耐受性 DC
GVHD	Ld-IL-2，抗 IL-6R	Treg 细胞
MS	IFN-β，IDO 代谢，IVIg，抗原多肽 - MHC-Ⅱ 类分子，Tregitope#	CAR-Treg 细胞，T 细胞疫苗，耐受性 DC
其他自身免疫病§	Ld-IL-2，GM-CSF，OX40L/Jagged-1	多克隆 Treg 细胞，CAR-Treg 细胞，耐受性 DC，TR1△

* 包括多克隆 Treg、嵌合自身抗原受体（CAR）Treg、T 细胞受体（TCR）Treg。# 一种来源于单克隆抗体或免疫球蛋白（Ig）G 的线性氨基酸片段，能够激活 Treg 细胞。§ 包括白塞病（BD）、AIH、IBD、天疱疮、重症肌无力（MG）。△ 高表达 IL-10 的 Treg 细胞。IFN = 干扰素；IVIg = 静脉注射人免疫球蛋白；TNF = 肿瘤坏死因子；IL-6R = 白细胞介素 - 6 受体；CTLA-Ig = 细胞毒性 T 淋巴细胞相关蛋白 4；DC = 树突状细胞；SS = 干燥综合征；IIM = 炎性肌病；SSc = 系统性硬化症；aHSCT = 自体造血干细胞移植；T1DM = 1 型糖尿病；MHC = 主要组织相容性抗原；IDO = 吲哚 - 2,3 双加氧酶；GM-CSF = 粒细胞巨噬细胞集落刺激因子

分子药物中 Ld-IL-2 已用于多种自身免疫病，改善 Treg 及免疫稳态的作用比较清楚，而西罗莫司、羟氯喹（HCQ）、其他小分子及植物药等可能对 Treg 有促进作用，但尚需进一步的基础及临床研究。

体外诱导 Treg 增殖，进一步过继转移给自身免疫病模型（如胶原诱导性关节炎，CIA），可见相应症状及病情的改善。此外，已经证明有多种免疫调节性细胞

和分子在免疫稳态及自身免疫病发生和发展中起重要作用。SLE 和 RA 等自身免疫病患者 B10 细胞数减低，且与病情程度有关。而过继转移 B10 可减轻试验模型的病变程度，提示 B 细胞稳态对自身免疫病的治疗有直接影响。NK 细胞亚群中的 NKreg 以及 Tfr 等同样具有免疫调节作用，这些新型亚群可能与免疫稳态及治疗有关，很值得进一步探索。

四、结　语

毫无疑问，通过恢复免疫稳态可显著改善 SLE 等自身免疫病患者的病情，提高缓解率。同时，使患者的 Treg 数量和功能改善，并抑制 Teff 的致炎性作用。Treg 细胞的降低与疾病活动、复发及长期不能缓解密切相关。因此，临床上，促进免疫稳态对控制病情和长期缓解至关重要，在利用糖皮质激素及免疫抑制剂治疗的同时，应重视给患者带来的一系列临床问题以及加强促进 Treg 恢复的治疗策略。

Ld-IL-2 及其他针对 Treg 及 Tfr 等调节性免疫细胞治疗研究的应用，将为自身免疫病的治疗和长期缓解提供更好的方法和方案。迄今为止，已有大量针对自身免疫病免疫失稳态的机制及干预方法和药物的研究。近年来，这一领域的不断发展已显示出免疫稳态治疗策略在临床上的广阔前景。

参考文献

[1] Sun X, et al. Clinical remission of rheumatoid arthritis in a multicenter real-world study in Asia-Pacific region[OL]. Lancet Reg Health West Pac, 2021online.

[2] Zen M, et al. Prolonged remission in Caucasian patients with SLE: prevalence and outcomes[J]. Ann Rheum Dis, 2015, 74(12):2117 – 22.

[3] Eggenhuizen PJ, Ng BH, Ooi JD. Treg Enhancing Therapies to Treat Autoimmune Diseases[J]. Int J Mol Sci, 2020, 21(19):7015.

[4] He J, Zhang X, Wei Y, et al. Low-dose interleukin-2 treatment selectively modulates CD4(+) T cell subsets in patients with systemic lupus erythematosus[J]. Nat Med, 2016, 22(9):991 – 3.

[5] He J, Zhang R, Shao M, et al. Efficacy and safety of low-dose IL-2 in the treatment of systemic lupus erythematosus: a randomised, double-blind, placebo-controlled trial[J]. Ann Rheum Dis, 2020, 79(1):141 – 149.